湖湘中医文化

主编　何清湖

中国中医药出版社
·北　京·

图书在版编目（CIP）数据

湖湘中医文化/何清湖主编.—北京：中国中医药出版社，
2011.6（2019.11重印）
ISBN 978 - 7 - 5132 - 0452 - 1

Ⅰ.①湖… Ⅱ.①何… Ⅲ.①中国医药学 - 文化 - 介绍 -
湖南省 Ⅳ.①R2 - 05

中国版本图书馆 CIP 数据核字（2011）第 072772 号

中 国 中 医 药 出 版 社 出 版
北京经济技术开发区科创十三街 31 号院二区 8 号楼
邮政编码　100176
传真　010 64405750
三河市同力彩印有限公司印刷
各地新华书店经销
*
开本 880 × 1230　1/32　印张 14.5　字数 373 千字
2011 年 6 月第 1 版　2019 年 11 月第 5 次印刷
书　号　ISBN 978 - 7 - 5132 - 0452 - 1
*
定价　45.00 元
网址　www. cptcm. com

如有印装质量问题请与本社出版部调换（010 64405510）
版权专有　侵权必究
社长热线　010 64405720
读者服务部电话　010 64065415　010 64065413
书店网址　csln. net/qksd/

自　序

　　湖湘，自古人杰地灵。自炎帝于姜水而徙于南，数千年来，湖湘文化发展可谓大儒辈出，思潮迭起。屈原、贾谊、周敦颐、王夫之、曾国藩、毛泽东、刘少奇……为湖湘文化孕育出的济世良才；岳麓书院、马王堆汉墓、三国吴简、里耶秦简、南方长城，更显湖湘文化积淀之深厚。立橘子洲头，感伟人胸怀；登岳麓之巅，听朱张余音，故"心忧天下，敢为人先"乃湖湘文化之精神。

　　"唯楚有材，于斯为盛。"医，材之一。湖湘医家，悬壶活人，传寿世之作，为中医药学之薪传贡献卓越。自神农尝百草卒炎陵；汉·苏耽橘井佳话；马王堆汉墓医书，医经、经方、房中、神仙，四者毕俱；唐·孙思邈龙山采药；宋·朱佐著《类编朱氏集验医方》；元·曾世荣有活幼之作；明·徐明善作《济生产宝》；清·朱增集撰《疫证治例》，周学霆著《三指禅》；至近代，李聪甫、刘炳凡、欧阳锜、谭日强、夏度衡"中医五老"，更显湖湘杏林。据计，湖湘医著约480部，其中宋17部、元3部、明22部、清363部、民国75部，其涉猎之广泛，议论之精辟，见解之独到，令人瞩目。凡此种种，实为湖湘中医之瑰宝。

古语云："石韫玉而山辉，水怀珠则川媚。"湖湘之辈出医家，是黎民之幸、华夏之福。吾辈为深念前贤求医问道之艰辛，彰其功绩，励后学继医药遗绪广大之，创湖湘中医药事业新局面，遂付梓《湖湘中医文化》一书。

何清湖

辛卯年四月廿六日

目　录

绪论　湖湘中医文化概述

第一节　文化导论

一、文化的界定

什么是"文化"？对于这个问题的回答，据不完全统计，已不下200种。在汉语中"文化"是由两个词素组成，而且，最早"文"与"化"是不并用的。

"文"，甲骨文中写作纹理交错的形状。《易·系辞下》曰："物相亲，故曰文。"《礼记·乐记》称："五色成文而不乱。"《说文解字》云："文，错画也，象交文。"均指各色交错的纹理。在此基础上，"文"又有若干引申义：其一，指包括语言文字在内的各种象征符号，后具体化为文物典籍、礼乐制度。如《尚书·序》所载"伏羲画八卦，造书契，由是文籍生焉"，《论语·子罕》载孔子云"文王既没，文不在兹乎"。其二，由纹理之说导出彩画、装饰、人为修养之义，与"质"、"实"对称，《尚书·舜典》疏曰"经纬天地曰文"，《论语·雍也》称"质胜文则野，文胜质则史，文质彬彬，然后君子"，即为此义。其三，在前两层意思之上，更导出美、善、德行之义，即《礼记·乐记》所曰"礼减而进，以进为文（郑玄注：文犹美也，善也）"，《尚书·大禹谟》所谓"文命敷于四海，抵承于帝"。

"化"，甲骨文中写作一正一倒的两人形状，指人姿态的变动。由此衍生，又有变化、感化、教化、生成、造化等意义，如《庄子·逍遥游》称："化而为鸟，其名曰鹏。"《易·系辞下》曰："男女构精，万物化生。"《素问·五常政大论》云："化不可代，时不可违。"《礼记·中庸》载"可以赞天地之化育"等等。以上所说的"化"不仅指事物形态或性质的改变，同时又可引申为教行迁善之义。

"文"与"化"一并使用，较早见于战国末年的《易·贲卦·象传》，有云："（刚柔交错），天文也。文明以止，人文也。观乎天文，以察时变；观乎人文，以化成天下。"这段话里的"文"，即从纹理之义演化而来。日月往来交错文饰于天，即"天文"，亦即天道自然规律。同样，"人文"，指人伦社会规律，即社会生活中人与人之间纵横交织的关系，如君臣、父子、夫妇、兄弟、朋友，构成复杂网络，具有纹理表象。这段话说，治国者须观天文，以明了时序之变化；又须察人文，使天下之人均能遵从文明礼仪，行为止其所当止。在这里，"人文"与"化成天下"紧密联系，"以文教化"的思想已十分明确。

西汉以后，"文"与"化"合成一个整词，如"文化不改，然后加诛"，"设神理以景俗，敷文化以柔远"，"文化内辑，武功外悠"。这里的"文化"，或与天造地设的自然对举，或与无教化的"质朴"、"野蛮"对举。

在西方，"文化"一词来源于拉丁文 culture，原意为土地耕作，后来词义逐渐变化。第一个在科学意义上为"文化"下定义的人是英国的文化人类学奠基人泰勒（E. B. Tyloy，1832～1917），他认为："文化或文明，就其广泛的民族学意义来讲，是一复合整体，包括知识、信仰、艺术、道德、法律、习俗以及作为一个社会成员的人所习得的其他一切能力和习惯。" 20 世纪 50 年代，美国文化人类学家克拉克洪（C. K. M. Kiuckhohn，1905～1960）和克罗伯（A. L. Kroeber，1876～1960）在《文化：概念与定义的批判性回顾》中收集了 164 种关于"文化"的概念和定义。克罗伯认为,"文化"包括语言、社会组织、宗教信仰、婚姻制度、风俗习惯以及生产的各种物质成就。文化是人类独有的,是后天经学习获得的,是"超有机体"的,并就文化发表了"十八条宣言"。前苏联有学者将"文化"定义为人们在社会发展过程中所创造的物质财富与精神财富的总和。

在近年国内学者对"文化"的众多定义中,有两种观点值得注意。一种是将文化分为硬文化与软文化,硬文化就是物质文化、物态文化,软文化就是方式文化、精神文化;另一种是将文化分为三层面,即外层的物文化(即人为的"第二自然"),内层的心文化(即价值观念、思维方式、审美趣味、道德情操、宗教情结、民族性格等意识形态、文化心理状态),中层的物心结合文化(理论、意蕴、制度、政治组织)。我们认为,就其内涵而言,文化就是人化,是与自然相对的范畴,即凡人为的、非自然的东西就是"文化"。文化是人的感情、智慧、观念及其所外化的一切。就其外延而言,文化可分为大文化与小文化,大文化包括上述软文化和硬文化、物文化和心文化及物心文化,小文化则专指软文化或心文化,即精神文化。本书所讨论的中医文化既包含物质文化,又包含精神文化。

简言之,凡是超越本能的、人类有意识地作用于自然界和社会的一切活动及其结果,都属于文化;或者说,"自然的人化"就是文化。

二、广义文化与狭义文化

长期以来,人们在使用"文化"这一概念时,其内涵、外延差异甚大。因此我们又将文化分为广义文化与狭义文化。

所谓广义的"文化",是指人类在认识世界、改造世界的社会历史发展过程中所创造和积累的物质财富和精神财富的总和。它着眼于人类与一般动物、人类社会与自然界的本质区别，着眼于人类卓立于自然的独特生存方式，其涵盖面非常广泛，所以又被称作"大文化"。梁启超在《什么是文化》中称："文化者，人类心能所开释出来之有价值的共业也。"这"共业"包含众多领域，诸如认识的（语言、哲学、科学、教育）、规范的（道德、法律、信仰）、艺术的（文学、美术、音乐、舞蹈、戏剧）、器用的（生产工具、日用器皿以及制造它们的技术）、社会的（制度、组织、风俗习惯）等等。广义的"文化"从人之所以成为人的意义上立论，认为正是文化的出现把动物的人变为创造的人、组织的人、思想的人、说话的人以及计划的人，因而将人类社会——历史生活的全部内容统统纳入"文化"的范畴。

与广义"文化"相对的，是狭义的"文化"。狭义的"文化"排除了人类社会——历史生活中关于物质创造活动及其结果的部分，专注于精神创造活动及其结果，所以又被称作"小文化"。英国泰勒所定义的"文化"即是狭义"文化"早期的经典学说。在汉语言系统中，"文化"的本义是"以文教化"，亦属于"小文化"范畴。20世纪40年代初，毛泽东在论新民主主义文化时说："一定的文化，是一定社会的政治和经济在观念形态上的反映。"这里的"文化"，也属狭义文化。

广义"文化"与狭义"文化"，涉及范围大小有别，狭义文化在逻辑上从属于广义文化、与后者存在着不可分割的联系。本书肯定"大文化"概念，但基本上是以"小文化"为论述范围，主要围绕湖湘地区中医人士所创造的文化现象而展开论述，也包括与中医药有关的非物质文化。

三、中医文化的内涵

从文化的广义与狭义理解，中医文化也就有两种含义：一是从广义"文化"角度看。中医作为一门探索人体生理、病理、防病治病规律的科学，具有自然科学属性，而科学又属于大文化范畴，因而中医本身就是"文化"。二是从狭义"文化"角度看。中医学理论体系形成的文化社会背景以及蕴含的人文价值和文化特征，就是中医学的文化内涵，即中医文化，它只涉及中医学有关人体生命和防病治病理论形成发展的规律，以及文化社会印记和背景，而不涉及中医学关于人体生命和防病治病的手段、技术和具体措施。因此，中医文化其实也是一种特殊的"文化"。具体地说，它研究中医学理论体系形成的文化社会背景，研究中医学的思维方式、哲学思想、价值理念、文化功能、人文精神，研究中医学区别于其他医学的文化特征，研究中医学发生发展的总体规律。因而中医文化学具有人文社会科学性质。

第二节　惟楚有材，于斯为盛

岳麓书院的大门前有一副对联，上联是"惟楚有材"，出自《左传·襄公二十六年》："虽楚有材，晋实用之"；下联是"于斯为盛"，出自《论语·泰伯》"唐虞之际，于斯为盛"，"惟"在这里是个语气词，本意就是说"楚国出人才，而这里（岳麓书院）的人才又最为兴盛"，全联口气颇为自负，毫无谦虚之义。清末亦有人评价："天下不可一日无湖南"；而民国时湘潭人杨度所说"若道中华国果亡，除非湖南人尽死"，口气之大，更是无人可及。翻开历史，我们也不得不承认湖湘大地确是英才辈出。

春秋战国时期，湖南属于楚国，中原地区称这里为蛮夷之地，居住在这里的楚国人被叫做"南蛮子"。"南蛮子"的厉害，史有定论，据《史记·项羽本纪》载，早在楚怀王客死秦时，楚南公就说过"楚虽三户，亡秦必楚"，正确地预告了亡秦的真谛：亡秦这一事业乃起于楚，又终成于楚。"张楚"的陈胜，"西楚"的项羽，"大汉"的刘邦，均为楚地英豪。文以人传，战国时屈原被流放到湖南，最后在汨罗江投江自尽，留下了千古名篇《离骚》。到了西汉，著名的政治家、思想家贾谊也被放逐到"长沙国"，长沙因为他和屈原的影响而被称为"屈贾之乡"。西汉到唐，湖南一直是流放之地，著名诗人柳宗元的名篇《永州八记》就是被贬到湖南永州后所作。而同为"永贞革新"主将的刘禹锡，也被贬到湖南的朗州（今常德市），《旧唐书》中说朗州"地处西南夷，土风僻陋"。到了南宋，由于经济重心的南移，众多的中原人为躲避异族的入侵，纷纷南渡，湖南逐渐得到开发。在这样的背景下，湖南产生了一位具有巨大影响的理学家周敦颐，所作《爱莲说》妇孺皆知。其后，又有像李东阳之类的文学家政治家。明末清初，湖南诞生了三大著名思想家之一的王夫之。

　　到了近代，湖南涌现出一大批的文臣武将，此后一发不可收拾。在中国历史的每个生死攸关时刻，都有湖南人力挽狂澜，并对中国历史产生了深远的影响。鸦片战争时，湖南宝庆（今邵阳）的魏源，是近代"开眼看世界第一人"，著有开风气的《海国图志》，"师夷长技以制夷"的思想就源于此书，他的思想不但在中国而且在日本等国家产生了较大的影响。太平天国和洋务运动时，湖南人"一鸣惊人"，不仅形成了"无湘不成军"、"绍兴的师爷湖南的将"的局面，而且产生了湘乡的曾国藩和湘阴的左宗棠这样叱咤风云的代表人物。曾国藩、左宗棠不仅都是"湘军"的创始人和"洋务运动"的开创者，而且两人还是著名的学者，文武双全。可以这么说，他们率领的湘军镇压了太平天国，改变了近代中国历史的进程；他们倡导的洋务运动，成为中国现代化建设的开拓者。对于曾国藩，青年时的毛泽东很是敬仰，说："吾于近人，独服曾文正。"左宗棠在1881年收复了占我国版图约六分之一的新疆，足以让他名垂千古。胡林翼、郭嵩焘、罗泽南、刘长佑、曾国荃等人也不同凡响。据相关档案史料统计，当时湘军将领前后有14人官至总督（全国共有8个总督），前后有13人担任巡抚（全国共有18个巡抚），至于当过布政使、提督、总兵的更不可胜数。

戊戌变法时，湖南成为变法的中心。湖南巡抚陈宝箴是唯一支持变法的封疆大吏，在他周围还形成了包括谭嗣同、黄遵宪、皮锡瑞、熊希龄等一批维新志士。谭嗣同则是整个维新变法中的"中坚力量"，戊戌变法失败后，在临刑时高声疾呼："有心杀贼，无力回天。死得其所，快哉快哉！"堪称"中国百年来第一大丈夫、真男人"！

到了现代，湖南善化（今长沙）人黄兴和宝庆人蔡锷，成了辛亥革命推翻封建帝制的革命先驱、反对复辟帝制力挽狂澜的大"功臣"。黄兴对于革命的贡献，用章太炎的评价就是"无公则无民国，有史必有斯人"。蔡锷，不仅与唐继尧等人在云南策动反清起义。更值得一提的是，1915年他在云南公开用武力反对袁世凯复辟帝制，宣布拥护共和，最终迫使袁世凯取消帝制，恢复共和。此外，辛亥革命中还涌现了宋教仁、陈天华、蒋翊武、谭人凤、焦达峰等一大批饮誉遐迩的风云人物。

在缔造新中国的过程中，毛泽东、刘少奇、蔡和森、任弼时、左权、林伯渠、李富春、邓中夏、李立三、何叔衡、陶铸、胡耀邦、郭亮、杨开慧、向警予等等立下了不朽的功勋。在新中国十大元帅中有3位湖南人：彭德怀、贺龙、罗荣桓；十员大将中，湖南人独居6位：粟裕、黄克诚、陈赓、谭政、萧劲光、许光达；57员上将中，湖南人占19位，100多名中将中，湖南人有45位。即使在国民党中，湖南也是人才辈出，蒋介石组建的48个军中，16个军长是湖南人，著名的"黄埔三杰（蒋先云、陈赓、贺衷寒）"，全是湖南人。纵观历史，深厚的湖湘文化孕育了大批中华英才，湖南是近代的"中国人才首都"，确实是名副其实。也难怪杨度所说"若道中华国果亡，除非湖南人尽死。"

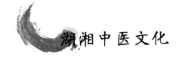

第三节　蓬勃开展的中医文化研究

当今时代，文化越来越成为民族凝聚力和创造力的重要源泉，越来越成为综合国力竞争的重要因素，丰富精神文化生活越来越成为我国人民的热切愿望。2007 年 10 月 15 日，十七大报告提出了推动"社会主义文化大发展大繁荣"，要求弘扬中华文化，在全面认识祖国传统文化的基础上，加强对各民族文化的挖掘和保护，重视文物和非物质文化遗产保护，做好文化典籍整理工作，建设中华民族共有精神家园。

中医药文化是中华民族优秀传统文化的重要组成部分，是中医药学发生发展过程中形成的精神财富和物质形态，是中华民族几千年来认识生命、维护健康、防治疾病的思想和方法体系，是中医药服务的内在精神和思想基础。以十七大报告为指导，为进一步推进中医药文化建设，弘扬中华文化，2007 年 12 月 3 日，国家中医药管理局发布了《关于加强中医医院中医药文化建设的指导意见》的通知，中医药文化研究拉开序幕。我们称这一现象为"中医文化热"。

一、中医文化研究工作回顾

有关中医文化的研究可以溯源至 20 世纪 70 年代，如任继愈的《中国古代医学和哲学的关系——从〈黄帝内经〉来看中国古代医学的科学成熟》，冯友兰的《先秦道家思想与医学的关系》等等。然而，受特定学科视角的影响，那时的研究主要关注的是中医药所反映出的中国传统思想观念的根本性质与价值，而并未将中医药学系统地置于广泛的文化视野中考察。即使是中医界，对中医文化的涉及也仅是从医学史及文献学研究的角度出发，"中医文化"并未作为有特定内涵的语汇提出。

20 世纪 80 年代中后期，中医文化研究热开始在中医学术界酝酿，并取得系列成果。有关中医文化的学术会议，如中医理论与中国哲学及文化国际会议、全国中医药文化学术研讨会、全国中医文化暨普及研讨会等陆续召开；南京中医药大学于1994年成立了国内首家中医文化研究中心；2006年由上海中医药大学创刊的《医古文知识》，更名为《中医药文化》，成为国内唯一的中医药文化刊物。国内许多学者也开始发表相关论文，思考中医文化研究的内容、意义、方式方法，出版了一些专著。通过文献检索发现，比较有影响的成果包括：《中医文化溯源》（薛公忱，1993），《论医中儒道佛》（薛公忱，1999），《医学与人类文化》（邱鸿钟，1993），《走出巫术丛林的中医》（何裕民，1994），《中医文化研究》（任殿雷，1994），《中国传统文化的历史阐释与现代价值》（姜汝真，1997），《中医文化对谈录》（张大钊，2002），《奇迹、问题与反思——中医方法论研究》（张宗明，2004），《中医药文化研究的意义及其战略思考》（张其成，2006），《试论中医药传统文化的学术价值与时代价值》（蒋宏宾，2006）等。

　　这些研究主要是从四个方面开展：①发掘与整理中医文化研究素材。研究者较为全面地整理了"不含自然科学在内的历代非医学文献中的医学史料"（李良松，1990），近几年，还有一些研究者对文学艺术作品中的中医药内容给予关注。②中医文化的总体特征研究。所有研究者都强调了中医文化的民族特性，即对中国传统文化的依赖性。其中，较有代表性的观点是，"中国传统文化为中医学预设了价值取向和发展趋势，限定了研究者的心态结构和研究方式"（何裕民，1990）。③中医文化的历史演变研究。这是投入较多、取得成果较丰的一个研究方向，主要内容包括：中医学的起源、中医学与中国传统文化之间的关联、中医文化与异域文化的交流等。其中中医学起源的研究有代表性的成果包括薛公忱教授先后主编出版的专著。而关于中医文化与异域文化的交流，《中外医学文化交流史——中外医学跨文化传通》（马伯英等，1993）是一部代表作。其主要学术价值在于，通过大量丰富的史料，提炼出了医学跨文化传播的若干规律，并揭示了中国文化与外来文化交流的特征。④与中医药学发展相关的中医药文化价值研究。其研究成果除被用来为中医学发展提供导向性意见外，还被用来解决中医基础理论研究和社会发展中的某些具体问题。如臧守虎认为："中医文化研究有助于审视中医理论的发生发展"、"有助于解释和理解中医文化现象"、"有助于丰富和完善中医理论体系"；张其成认为：中医药文化"不仅能促进中医药学术的发展，而且对地域经济的发展和文化的进步也具有重要促进作用"；张宗明的《奇迹、问题与反思——中医方法论研究》一书，则通过对理论形式、思维逻辑、技术方法、价值观念等中医文化各层次内容与西方医学文化中相应内容的比较，对两者作出了一定的价值评判；在新形势下，也有少数研究者认识到："弘扬中医药文化传统对于坚持科学发展观、构建和谐社会，建设全面小康的国家和社会，有着十分重要而独特的意义"（蒋宏宾，2007）。

纵观已有研究成果，我们发现：对中医药文化及其价值的研究基本局限于从中医药自身发展的角度进行研究，因此存在一些不足之处：其一，没有对中医药文化进行系统的文化学解构；其二，对中医药文化的现代价值研究不系统不全面，尤其对于中医药文化与现代中国社会发展的相关性研究不深入；其三，对当代如何实现中医药文化的现代价值缺乏系统研究。这些为我们今天的中医文化研究留下了一定的空间。

二、中医文化研究的春天

2009 年 6 月 25 日，国家中医药管理局在北京召开了中医药文化建设与科学普及专家委员会成立大会暨专家委员会第一次工作会议，宣布成立中医药文化建设与科学普及专家委员会，将中医药文化的研究推向一个新的高潮。

中医药文化建设与科学普及专家委员会（以下简称"专

家委员会")成立的目的是整合中医药文化科普专家力量，对中医药文化建设与科学普及工作进行总体设计和规划，指导全行业开展相关工作，提升中医药文化建设水平，为中医药文化建设与科学普及长效机制的建立提供人才保障。

专家委员会的职责是对全行业中医药文化建设和科普宣传工作进行指导、研究、咨询和评价，同时承担有关文化科普宣传任务。针对社会上中医药科普作品良莠不齐而群众需求又十分迫切的现状，专家们除举办科普讲座、与各种传媒合作进行中医药知识传播外，还将为中医药文化建设与科学普及活动策划和相关产品创意提供指导，研究挖掘中医药文化资源，在古籍、文献、典故、名人传说、民间故事中提炼中医药文化的内涵，结合现代社会人们养生保健的新需求，以通俗易懂、喜闻乐见的形式，创作一系列科学、权威、准确又贴近群众生活的中医药科普作品。如开发《黄帝内经》等中医经典的文化资源，组织编写"黄帝内经文化系列丛书"，打造中医药文化创意品牌。支持鼓励创作以中医药文化为主体的文学作品、影视剧、动漫作品、游戏软件等，满足群众多层次、多方面、多样化的中医药文化需求，为大众提供高质量的中医药文化服务。让群众更方便快捷地了解中医药、认识中医药，享用中医药文化产品和服务，让中医药文化发展的成果惠及更多人。同时，专家委员会还负责指导和帮助各地建立中医药文化建设和科普宣传队伍，培训相关人员，提高中医药文化传播的有效性和知识普及的科学性。

三、中医文化研究任重道远

1. 中医文化研究是实现中国传统文化复兴的重要途径之一

随着社会的进步，经济的飞速发展，古老的中国开始重新焕发出生命力，人们呼唤着中华民族的伟大复兴。但是，民族的复兴并不仅仅是经济的振兴，还有文化的复兴。

众所周知，中医是中国传统文化的重要组成部分，它吸取了中华文化中《周易》、儒、释、道、法、阴阳、兵、农等诸家丰富的思想营养，与当时的哲理、历法、天文、礼仪等相互依存，相互促进，相互融合，是传统文化的重要载体之一。因此，从某种程度上说，中医药文化的复兴是推动中华民族文化复兴的一个重要途径，中医药文化能够重现昔日辉煌也将是中华民族文化复兴的一个重要表现。

2. 中医文化研究是实现中医药现代化的基础与前提

近半个世纪来，运用现代科技手段对中医的本质、转归，中医药的客观化、标准化、量化的研究，面临着越来越多的困境与问题。许多人开始意识到，我们今天要想使中医理论有所突破和发展，必须正确回答三个问题："什么是中医理论？""中医理论从何而来？""中医理论向何处去？"要回答"中医理论从何而来？"则必须全面阐发中医理论的思想文化基础，探索和揭示中医理论与中国文化的内在联系；若要回答"什么是中医学理论？"则又必须在全面梳理历代经典著作和各家学说的基础上，系统地对中医理论内涵和思维方式进行深入的解析和阐发。也就是说，只有把中医学回归于中国传统文化的大背景下，对中医理论进行返璞归真式的还原研究，才能从中医理论体系自身演绎出其内部所蕴涵着的某些带有本质性的规律，寻找出与现代科学相结合的切入点和突破口，最终实现中医药的现代化。

3. 中医文化研究有利于中医药知识的传播

中医文化研究，笔者认为应该达到三点要求：一"化"政府，加大对中医文化研究的政策倾斜和经济投入；二"化"中医人本身，在中医越来越被"边缘化"的今天，提高对中国传统文化的认知和理解，加强对中医文化的研究，有利于加深对中医理论的认识，坚定从事中医药工作的信念，真正做到热爱中医，使用中医，发展中医。三"化"百姓，充分利用各种媒体、杂志、报刊、广播、网络等来正面宣传和普及中医药文化知识，广播中医药在预防、保健、康复方面的优势，扩大中医中药影响，提升群众对中国传统医学和传统文化内涵的认识，使其崇尚中医，相信中医，选择中医。

4. 中医文化研究有助于审视中医理论的发生发展

辨章中医学术、考镜中医理论源流是中医学研究的任务之一。源与流的关系犹如父与子的关系，弄不清源与流的关系，就如同混淆父与子的关系。中医学接受中国传统思想文化影响，同时是大的中国传统文化下的一个子系统。如果说传统思想文化是源，则中医学就是流。不能在传统思想文化的背景下对中医理论的发生、发展进行一番溯流探源的工作，就容易发生"认子为父"或"认父为子"的逻辑错误，或者把前人已有的思想置后，或者把后人才有的思想强加给前人。例如，阴阳概念是中医理论得以构建的一对基本概念，探讨阴阳思想的起源，对于认识中医理论的产生、形成无疑是一件很有意义的事情。但很多中医文章常引用《周易》之《易传》中的阴阳思想来证明阴阳思想之久远，殊不知《易传》成书于战国中末期，而此时阴阳思想已经成为一种普遍的思想知识。因而，这样的引用混淆了源与流，往往起不到支持论点的作用。又如，《黄帝内经》是中医经典著作之一，其成书标志着中医理论体系的成熟。但由于《黄帝内经》本身内容之驳杂、《黄帝内经》之前的中医文献不足等原因，一般只是笼统地认为约成书于战国至西汉期间。1993 年出土的长沙马王堆汉墓医学帛书，从其内容、特征上一望便知早于《黄帝内经》，也就是说《黄帝内经》的成书不会早于马王堆医学帛书。本来我们可以据此缩小此前关于《黄帝内经》成书年限上的跨度，但如方法不当，不仅不能达到这个目的，反而会适得其反。如有关研究曾这样认为："如果从《黄帝内经》成书于战国时期来推定，那么两部灸经的成书年代至少可以上溯到春秋战国之际甚至更早。"其中的错误，正如日本学者山田庆儿所指出的那样:"推论的方法是错误的。不管我们最后会达到什么样的结论,我们都不应该根据所谓《黄帝内经》是战国时期的著作这个还没有确证的假定,去推断前者成书的年代和过程。"这种不讲究理论源流关系、不讲求逻辑的现象不仅出现在学术研究中,也直接反映在以学术研究为基础的教材编写中。如贾得道等人指出:"现在整理出来的某些中医教材,是很不重视逻辑学原则的。不但缺乏论据的论点,也是也非的折中、彼此矛盾的立论、牵强附会的解释等违犯逻辑的论述亦常常出现。"

5. 中医文化研究有助于解释和理解中医文化现象

中医学受传统思想文化影响,援引传统思想文化以阐明医理。例如,医易关系是中医文化的一个重要方面,尽管对于医易关系究竟是何种意义上的关系,目前还存有不同的意见,但后世以《周易》中的词汇命名药物、方剂、医籍,以易象、易理阐发、说明医理等,却是大量存在的、不容否定的事实。在这种情况下,如果不熟悉和了解相关的易学知识,则难以准确地把握与理解其所阐述的医理。又例如,中医学与道学无论在先天还是后天上,都有非常密切的关系,如潘雨廷先生云:"究夫《内经》作者的哲学思想,全部发挥老子的思想,且有意于轻视尧舜…,故《内经》作者即以具体医理纳入老子的思想,借黄帝朝廷的问答,以破虞廷的咨询。"刘力红先生也说:"我们知道中医的确有很浓厚的道家思想…,因为在《内经》里,我们既可以看到很多易学的东西,也可以看到很多道家的东西。"因此,不了解道家的思想文化,自然也就难以理解中医的东西。例如,《素问·上古天真论》中有"其民故曰朴"一句,其中的"朴"字,有的解释为"朴实无华",有的解释为"《说文·木部》:'朴,木皮也。'凡木之皮,皆较他皮为厚,引申为纯厚义",这样望文生训的解释,未得其深层的文化意蕴。其实,"其民故曰朴"句所在一段完全是援引道家理论所作的发挥,"朴"即"葫芦",喻指元气未分之前的状态,在《老子》等道家著作中是"道"的一种比拟和代称，而"其民故曰朴"即百姓一天天地复归于"道"之义。

6. 中医文化研究有助于丰富和完善中医理论体系

任何理论都来源于实践。正确而完善的理论体系对学科发展起着重要指导作用，反之则会误导与制约学科的发展，中医理论体系也是如此。现在有一种通行的观点，认为中医理论发展缓慢、滞后，并且在探讨其原因。对此，笔者认为，最根本的是我们首先应该反思一下，我们是否已经完全继承与掌握了传统中医学固有的理论体系。仍以教材为例，教材古称"师资"，是授学的重要依据。同时，教材源于经典，应在一定程度上反映和体现学术界对中医经典研究继承的现状。应该说，中医院校历年来所使用的专业教材，在几十年教学中的作用不应抹杀，特别是一版教材，扎扎实实地从文献研究入手，对提高教学质量起到了积极作用，使中医专业各学科教材从无到有，使中医理论向规范化迈进了一大步。但一版之后的中医教材，大部分内容只是"炒冷饭"，虽经多次修订再版，只是在语言的表达上极力避免雷同，以体现"创新"，文字日见繁杂，但核心内容一本初版，增添的只是些琐碎而多余韵阐释。总之，"现在当我们回顾历史，我们会发现：（动乱）之后，中医的教材建设没有能够积极地保持和发扬中医特色，也没有能够积极地保持和发扬中医的理论体系，在继承和发扬祖国医学方面是不理想的，不是发展了而是萎缩了。"教材的这种状况，从一个侧面反映出我们在中医理论体系继承方面的工作尚且不够，因而中医理论发展缓慢也就不足为怪了。

在中国传统思想文化大背景下考察中医学，我们会发现中国传统思想文化中本身有很多内容应纳入中医学体系中，如儒家关于社会与健康的内容，道家关于自然与健康的内容，历代思想家关于道德、心理与健康的内容等，这些内容切近甚至超越世界卫生组织提出的新健康目标，是新世纪人类健康必需关注的内容，有待于进一步充分发掘，吸纳到中医理论体系之中。更重要的是，在传统思想文化影响下，在比类取象的思维

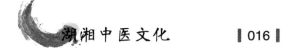

方式下，在天人合一思想观念指导下，以阴阳、五行、气等主要概念构建起来的中医理论体系，在自然、社会、人的心身活动等各方面建立起广泛的联系，虽然其中存在着一些无稽虚构、主观比附的成分，但它将人的生命状态与整个自然和社会环境联系起来加以考察，蕴含和孕育着环境医学、社会医学、心理精神医学等众多医学模式的雏形，宏观上对于如何维护人类健康富于启发意义。对于这些萌芽中的医学模式，我们如能在认真研究的基础上，汲取其精华、剔除其糟粕，进一步发扬光大，对于丰富、完善和发展中医理论体系都具有非常重大而深远的意义。

四、中医文化研究的方向

中医文化研究应当是中医学术研究的一个分支、一个方面，而不应是整个中医药学及其相关设施的总和。目前，中医文化研究的方向主要应是与中医药学相关的知识与产业，即与中医药学基本理论和临床技能相关的哲学、天文学、地理学、气象学、社会学、心理学等学科知识及相关设置与产业，也包括研究医古文。换句话说，中医药文化的学术研究是中医药学相关科学知识与产业的研究，是研究相关科学知识与中医药知识的关系及其影响的学术性研究。主要内容包括：

1. 中医与哲学

哲学是关于世界观的学问，中医学在一定意义上也可以说是运用正确的世界观去认识疾病、治疗疾病的学问。《黄帝内经》对当时哲学领域里的一系列重大问题，如阴阳、五行、气、天人关系、形神关系等进行了深刻的探讨，应用了阴和阳、少和多、表和里、动和静等哲学范畴。一方面用当时先进的哲学思想武装和推动了医学等具体科学的发展；另一方面又在具体科学的基础上，丰富和提高了哲学理论，提出了一些哲学见解，构成了中国哲学史上一个重要的发展环节。譬如：中医学所讲的辨证，本身就是哲学上由抽象到具体的认识过程的深化。后世医学各家进一步用哲学思想阐发医学理论，又用医学理论充实哲学思想，二者互补，相得益彰。因此，研究中医文化，就应研究其中的哲学思想，尤其应重视对秦汉以前哲学思想中特有的思维方式的研究，这将对于中医的继承和发展产生积极的影响。

2. 中医与天文学

天文学是研究天体的位置、分布、运动、形态、结构、化学组成、物理状态和演化的学科。天文学和人类生产、生活实践密切相关。中医理论认为："天人相应"，即宇宙与人体是统一体，这是自然界发展变化的一般原则，也是人体发展变化的一般原则。中医学在天文学中获得了与人的相关知识，《黄帝内经》中有关宇宙结构和演化的认识、星象和天体运动的认识，虽朴素而直观，但却深刻。如"太虚"论的建立，提出了宇宙的形成和运动，以及与人体的关系；将太阳、月亮和五大行星（七曜）运动规律的观察结果，与人体生理病理现象相联系，这些都形成了中医特有的对天地、宇宙、四时的看法。继续深入研究中医与天文学的关系，对中医和天文的学科发展非常有益。

3. 中医与历法

历法是年、月、日等计时单位，依一定的法则组合，供算较长时间的系统。中医理论中的历法，实质为"五运六气"。历，也可称为气候历，这种历法特别注重应用年、月、日与气候变化，来探讨人体生理病理现象与时间周期的关系，以指导人们通过预报气候，养身防病，治疗疾患，即"三因制宜"中的"因时"施治。这些理论都非常独特，应当深入研究，更好地指导临床实践。

4. 中医与气象学

气象学是地球科学的分支，"大气象学"主要研究大气的各种物理、化学的性质现象及其变化规律，应用于人类生产生活实践。气象学分支很多,如大气物理学、大气化学、气候学、天气学等等。中医典籍在气象学方面,涉及大气运动、气候变化、天气预报、医疗气象以及人类活动与自然的关系诸方面。所提出的大气升降论,六气形成与斗争论,四时气候变化与阴阳二气消长更胜论,气候变化与人体生理病理变化相互影响论,"生气通天论",以及用"五运"、"六气"结合干支纪年,制作天气预报的理论,都具有一定的科学性,对于探讨医疗气象学,即气候与疾病的关系,区域地理特征与疾病的关系,气候状况与治疗方法的关系等,均具有很高的价值,医学工作者和气象工作者都应予以深入研究。

5. 中医与地理学

地理学是地学科学中一门研究地球表面,即人类生活在其中的地理环境的科学,主要研究地球表面自然和经济地理要素的分布规律和空间关系,有自然地理学、经济地理学、部门地理学、区域地理学之分。我国中医古典医学,上穷天文,下极地理,中晓人事,其中运用地理学概念说明人的生理病理变化及治则的观点,使中医学与地理学有了密切的关系,奠定了"天、地、人相统一"的医学理论基础,从而提出了发病机理上的东西南北中的"方位"论,在施治方法中的"因地"而治论,集中起来则为"异法方宜"论。研究地理学与中医学的相互关联与影响,仍具有很强的临床指导意义。

6. 中医与社会学

社会学是以人类的社会生活及其发展为研究对象,从而揭示存在于人类历史阶段的各种社会形态的结构及其发展的过程和规律。人类社会生存与发展的三大基础是良好的自然环境,适当数量的人口以及有利于社会进步的文化。中医学"晓人事",在研究提高人口素质方面,有丰富的认识、透彻的哲理、精良的方法,对自然环境的各个要素(如地理位置、地形气候、土壤等)与人类生存发展的关系更有诸多阐述。如病因中的"六淫"、"时疫"、"居处"学说，治法中的"只知病不知人"的"三失"论及"因人"而治论。因此，将中医学与社会学联系起来进行研究，是一项利国利民，促进社会全面、协调、可持续发展的课题。

7. 中医与心理学

心理学是研究心理规律的科学，心理规律指认识、情感、意志等心理过程和能力、性格等心理特征。心理学最初在哲学内部发展，随着自然科学的进展和实验方法的采用形成了一门独立的科学。人类心理学既有自然科学性质，又有社会科学性质。祖国医学中的心理学理论观点非常丰富，如脏象学说中的"心论"，病因病机中的"七情六欲"、"情志内伤"论，治则中的"标本"、"逆从"论，治法中的"调之、散之、抑之、收之、平之"等，都是中医医学心理学的内涵。深入研究心理学对自然科学、社会科学的发展都有裨益。

8. 中医与古汉语言学

古代汉语是我国宝贵的历史文化遗产，这些文化遗产大部分是用文言文的形式保存下来的，其中包含着社会科学、自然科学各方面的内容。古人云：文以载道。然医者，言大道也。在祖国医学浩如烟海的典籍中，特别是先秦的中医文献，更是文言文的典范。中医药文化是一座宝库，古汉语则是打开这座宝库的钥匙。因此，医古文是中医药文化的重要组成部分，必须深入研究，以为所用。

总之，中医文化的研究是一门新的学科，必须正确把握其方向，大胆探索其方法，并努力使理论研究与科学实践相结合，为医学临床服务，为相关学科知识转化为生产力创造条件，使中医文化更加发扬光大。

第四节　地域中医文化研究

一、地域中医药文化概述

我国幅员辽阔，地区间的差异相当悬殊，再加上古代交通、气候、地理等诸因素的影响，在各个相对独立的区域内，当地人们通过长期医疗实践，逐渐积累形成了一系列颇具特色的地域中医流派。如绵延千余年至今而不衰的新安医学、"吴中医学甲天下"的苏州吴门医学、在中医近代史上有重要地位的孟河医学、具有南国特色的岭南医学以及以长沙马王堆汉墓古医书为依托的湖湘中医文化等等。

（一）新安医学

所谓"新安"，系今安徽皖南歙县、休宁、绩溪、黟县、祁门，江西婺源，以及屯溪（今黄山市屯溪区）的古称，因祁门县之新安山而名。据史载，早在西周以前，新安地区隶属扬州，春秋时期为吴国之属地，吴亡遂归越，越亡领于楚。秦统一中国后，新安邑制屡有改变，至宋宣和年间为徽州府，明、清沿袭，仍领六县。后世称"新安"或"古新安"者，即指此而言。历史上新安医学家的医事活动，多集中于此。

新安地处皖南的万山之中，重峦叠翠，河川如练，风光灵秀，气候宜人，民风淳朴，为怡情养性之胜地。特别是境内的黄山，风景独特，变化万端，历来为文人雅士所企踵，李白、徐霞客、朱耷、董其昌等名士均在此留下过足迹。加之交通不便，战乱较少，北方中原地区不少缙绅仕宦为避战祸而流入新安。他们带来了先进的中原文化和生产技术，促进了新安经济商业的繁荣和文化的勃兴。明清之际，徽商控制了长江中下游商业贸易达 400 年之久，故有"无徽不成镇"之说。

经济的繁荣推动了文化的发展。北宋至明清间，新安各地书院林立，文社成群，刊印业蜂起。据清康熙年间统计，分布在新安的社学达 500 余所。明清两代，新安出了 1600 多位进士，故有"同榜十进士，万里一翰林"之称。文风所及，形成了诸如程朱理学、江戴朴学、海阳四家画派、何程徽皖篆刻等文化精英。其间，有很多儒生，或仕宦不售，或体弱有病，在"不为良相，即为良医"的思想指导下，以儒从医者甚众，或承其家学，或受师门之秘传，或同业切磋，或发古典经籍之奥义，或下承诸子百家之说。他们不仅以此运用于临床，且将实践经验笔之于书，自成一家之言。加之公卿显贵出自乡里，名家学者层出不穷，凡一说既出，往往有先辈作序于前，名士撰跋于后，传播极其广泛。在此种人文环境之下，医学流风绵延不绝，使新安医学的声誉远播朝野。

据有关史料及文献记载，从东晋到清末，新安地区有据可查的名医有近 700 人，其中史籍可考的医著 800 余部。仅据黄山市新安医学研究所掌握的资料，新安名医中有 225 人撰写过 461 部医学著作，包括晋代 3 部，宋代 5 部，元代 8 部，明代 153 部，清代 292 部。这些医著涉及经典著作的诠释整理、临床诊治经验的总结、古医籍的辑复、类书与丛书的编撰、医学普及读本的撰写，以及各种医案医话，内、外、妇、儿、喉、眼、伤、疡、针灸、推拿等临床各科专著，还有脉法、诊断及治法等理论著作。

新安医学的发展，大体上分为两个时期：

1. 兴起时期

唐代，吴人杨玄操任歙县尉，对《难经》进行注释工作，是三国事吴太医令吕广注解《难经》的继起者。又歙西七里头圣僧庵慧明，精研医学，时称"圣僧"。从宋神宗原丰年间至宋末（1080～1276 年），新安有名医 14 人，有 2 人写了 3 部医学著作。歙县张扩（1054～1102 年?），从学于湖北蕲水庞安时，随后又到四川向王朴学习脉诀，于是医名大振。他享年四十九岁，从事医学活动约在 1080～1102 年间。张扩之学传弟张挥，又传子张师孟。张挥再传于子张彦仁，继传于孙张杲，仰承俯授达110多年，成为新安第一代名医世家。张杲以儒医著称于世，究心医学五十余年，于南宋淳熙十六年（1189年）写出了新安第一部医学著作——《医说》10卷。此书博采宋以前古代医书而成，记叙了从三皇到唐代名医110多人的临床治验，也是我国现存最早的医史传记。明天启三年（1623年）再版时，田启亮誉之为"医林之珍海"。此后，婺源名医程怒倩（著《医方图说》）、歙县御赐"医博"黄孝通、休宁吴源、婺源江程约、马荀仲等相继涌现，为新安医学的兴起揭开了序幕。

到了元代（1277～1367年），共有名医12人，有4人写了6部医学著作。歙县翰林鲍同仁撰《通元旨要》、《二赋注》、《经验针法》、吴以凝撰《去病简要》27卷，婺源太医王国瑞撰《扁鹊神应针灸玉龙经》一卷（现均为四库珍本）。此外，休宁太医提举程深甫，郡医学提领范天锡，医学教授马萧、张良卿和祁门名医徐存诚等，均相继驰名于时。

明初至正德末年（1368～1521年），共有名医21人，其中有9人写了11部医学著作。歙县程宏宾有《伤寒翼》，汪源有《保婴全书》、许宁有《医学伦理》等。休宁程充辑成《丹溪心法》5卷，使丹溪学说在新安发生了很大影响。歙县程颜阶撰有《松崖医径》、《医论集粹》、《脉法指明》，其兄程阶撰有《太素脉决》、《经验方》，太医陆彦功于弘治十年（1497年）撰写《伤寒便览》11卷，新安刘锡于正德五年（1510年）撰写《活幼便览》，休宁吴显忠则撰有《医学权衡》。在这一百五十多年中，新安医学较宋、元时期，稍有发展。

2. 全盛时期

明嘉靖至清末（1522～1911年），新安医学进入了全面发展的时期。这时候医学名家大量涌现，纷纷著书立说。从嘉靖至清末（1522～1911年），即有名医137人，有45人撰写了96部医学著作。祁门汪机以毕生精力研究医学，写出了《石山医案》、《续素问钞》、《医学原理》、《外科理例》、《针灸问对》等著作13部76卷、歙县江瓘编成了我国第一部《名医类案》12卷，吴昆之老师徐午亭撰写了《诸症析疑》、《徐午亭医案》。此外还有休宁方广的《丹溪心法附余》24卷（1536年），祁门汪宦的《医学质疑》，陈家谟的《本草蒙筌》，徐春圃的《古今医统大全》100卷（1566年），休宁孙一奎的《医旨绪余》、《赤水玄珠》、《孙文垣医案》，歙县方有执的《伤寒论条辨》8卷（1589年），吴琨的《素问吴注》24卷（1594年）和《脉语》、《医篆》、《医方考》，以及婺源江时途的《医学原理》30卷、《丹溪发明》5卷等。大量的医学著作问世，使新安医学为之一振。

从清代来看（1644～1911年），新安医家进一步开展了学术争鸣。在这268年中，涌现出名医281人，有136人撰写了239部医学著作。著名的医家有程敬通、程应旄、郑重光、程云来、汪昂、程国彭、郑梅涧、程杏轩、汪钺、许豫和等人。许多医学著作在全国都有一定影响，其内容有医学经典的注释，理论的发挥，诊断、方药、运气等方面的学说，而且内、外、妇、儿、伤、后、眼、针灸、推拿等各科，无不具备，在新安医学史上出现了一个光辉灿烂的时期。

汪机、吴谦分别被誉为明、清四大医家之一。徐春圃的《古今医统大全》、程杏轩的《医述》等，已被列为中国十大古代医著。

汪机提出"调补气血，固本培元"的医学思想，开创了新安医学的"培元派"先河。方有执认为张仲景《伤寒论》垂世远久，当有错简，竭20余年之精力，寻求端绪，撰成《伤寒论条辨》，称为"错简派"之祖。喉科名医郑梅涧父子用养阴清润之法，治疗白喉，开创了喉科医学史上的"养阴清润派"。徐春圃发起组织的"宅人医会"，是中国最早的医学学术团体。这些成就在新安医学乃至整个中医学的继承和发展中，都起了很大作用。

新安医学专科齐全，世代相传，形成很多的"家族链"，至今不息。如始于南宋的"医博"黄孝通的"黄氏妇科"，至今已有25世，代不乏人，延续至今的还有明代余午亭和吴正伦创办的"内科"，清代王雪健创始的"新安王氏医学"、郑于丰、郑于蕃创始的"南园喉科"、"西园喉科"等。这些专科，内容丰富，经验独特，在中医学发展史上具有重要地位。随着新安医著的外传，还对日本、朝鲜及东南亚各国的医学发展发挥了积极作用。

因此，余瀛鳌曾指出："新安医学的影响至为深广，所遗留的著述与历史上其他一些以名医所在地命名的医学流派（如"易水学派"、"河间学派"、"孟河学派"）相比，在名医人数上处于领先地位；在医学流派所涉及的医著内容方面，亦更丰富多彩。"

（二）吴门医学

苏州作为我国一个久负盛名的历史文化名城，历史上有"吴中"、"吴下"、"三吴"之称，建城已2500多年。早在春秋战国时期，苏州就是吴国的都城，以后历为郡、府、省的首府，是江南著名的大都会。这里文化发达，环境优美，温暖湿润，商业繁荣，故有"鱼米之乡"的美誉。丰富的吴文化底蕴，给吴中医学的发展增添了活力，也为吴中医学的形成提供了丰厚的文化积淀。如果说丰富秀美的吴文化是吴中科学艺术之源，那么悠久精湛的吴门医派则是其流。

苏州历代名医辈出，据资料统计，吴中历代医家有1200余人，其中医官、御医百余人。13世纪下叶，意大利旅行家马可波罗游历苏州时，当地建筑、物产和医学等，给他留下了十分深刻的印象，《马可波罗游记》中写到的"苏州城漂亮得惊人"，"有许多医术高明的医生，善于探出病根，对症下药"。说明了吴门医学很早就引起海外旅行家的重视。

吴中医家以儒医，御医、世医居多，他们既有高超的临床技术和丰富的医学理论，且有较深的文字功底和编撰能力，善于著书立说。他们在长期的医疗实践中，为后人留下了大量的医学著作。据现存资料统计，历代吴医古籍530余种，内容丰富多彩，涉及中医学的各个方面。

1. 吴医的历史源流

吴医的历史，最早可上溯到春秋战国时期，此时的医家以兼道家为主，如周代的沈羲，汉代的赤松子、负局，南北朝的顾欢等人都是道家方士，制丸炼丹，消灾除病。据《苏州府志》载，在唐朝有名医纪明，他的学生周广曾任御医，为苏州第一位御医。南北朝·梁天嘉二年，苏州有僧人知聪，精通医术，他携《内外典》、《本草经脉经》、《明堂图》等164卷医书赴日。他先在朝鲜停留1年余，传授医学，后去日本传授汉方医及针灸技术。知聪后辈继承祖业，精通医术，被日本天皇赐以"和药使主"称号，子孙世袭职位，成为日本最有影响的世医。这是苏州最早的中外医学交流史，也是中国医书直传日本的最早记载。元朝苏州名医戴思恭、王履、赵良仁，师承金元四大家之一朱震亨，著有《证治要诀类方》、《医经溯洄集》、《金匮方衍义》等书，对中医理论多有阐发。名医葛应雷、葛可久父子，他们吸取刘完素"河间学派"、张元素"易水学派"的成就，对疑难杂症能应手而愈，享名江南，著有《十药神书》等书，是修学内科必读之课本，也是中国第一本治疗肺痨的专著。宋朝，苏州药业发达，城内设有"济民药局"、"太平惠民药局"，专门经营药务。

明清时期，苏州医药学进入兴旺发达时期。明朝，缪仲淳不仅在药物学上有极高成就，在临床各科上都有所造诣，著有《先醒斋医学广笔记》、《神农本草经疏》等书。薛己，私淑李东垣，内外妇幼，本草之学，无所不通。他先精疡科，后以内科得名，明正德年间被选为御医，开温补派之先河。清朝，苏州医学进入鼎盛时期，温病学派开始形成，一代温病学宗师先后涌现。如吴又可、张路玉、周杨俊、叶天士、薛生白、缪遵义等名医，对温病学派的形成与发展都作出了贡献。在医经、

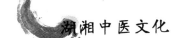

伤寒的研究方面，张路玉著有《张氏医通》丛书。蒋士吉著有《医宗说约》等书。徐灵胎上溯《灵枢》、《素问》源流，下沿汉唐支派，古今学说，融会贯通，著有《徐氏医书八种》等书。尤在泾推崇医圣张仲景，著有《伤寒贯珠集》、《金匮要略心典》等书。他不仅强调仲景立法，更突出治法，被后世推为辨证论治流派。王维德精通外科，兼及内科幼科，著有《外科证治全生集》一书。王氏在外科上的主要成就，以善辨痈疽阴阳虚实，着重对阴疽证的理法方药进行阐述，从而自成一家，成为明清外科医坛两大学派全生派的创始人。高秉钧著《疡科心得集》，形成心得派。王、高二人对中医外科的发展作出了重大贡献。

2. 吴门医派的形成

纵观苏州医学发展史，吴门医派的形成应起源于元代，至明代开始有迅速的发展，到了清代则进入鼎盛时期。医经、伤寒、本草、内、外、妇、儿、骨伤、针灸各学科门类齐全。其中最突出的是，温病学说已成为一门独立完整的中医热性外感病学说。

明末清初，时值战乱初平时期，江南又几度流行温疫，死者无数。由于温疫病系热性烈性传染病，病势凶险，传播迅速，用伤寒治法治疗温疫病收效甚微，形势迫使医家找寻一种新的治疗方法。吴有性目睹疫病之惨状，怀着扑灭瘟疫之决心，深入疫区调查疫情，观察症状，记录病情。他创立了"戾气学说"，著《温疫论》一书，是我国第一部温疫病专著。《温疫论》的诞生，为温病学的发展奠定了基础，起到了承前启后的作用。

张璐玉也是苏州著名的医家，他对外感伤寒病证研究颇深，他力主温病不得混称伤寒，提出治疗温热病"大忌发汗"，"必用辛凉以化在表之热，苦寒以泄在里之热，内气一通，自能作汗"，"对于热伤胃汁，火迫心包，热毒亢盛者，当以凉膈、双解、承气、解毒诸方攻之"，"用法不竣，投剂不猛，必不应手"。张璐玉关于温病的治则，对温病学理论的建立作出了贡献。同时，周杨俊等名家对此也作出了贡献。

吴中名医叶天士则是温病学派的创始人，他著有《温热论》一书，首先提出了温热病的"卫、气、营、血"辨证纲领。在温病的诊法方面，他十分注重"察舌"、"验齿"、"辨斑疹"、"辨白痦"；在温病的治疗方面，他制订了"在卫汗之可也，到气才可清气，入营犹可透热转气…，入血就恐耗血动血，直须凉血散血"的治疗原则，强调"顾护津液"。救治神昏重症病人，他重用清营解毒、芳香开窍之方药，可谓得心应手。至此，温病学说从病因病机到辨证施治，已经形成一套完整的理论体系，成为一门与伤寒并列的中医理论学说。

稍晚于叶天士的薛生白，也是一位温病学专家。他擅长于湿温病的诊治，著有《湿热论》一书。其后，缪遵义对温病学说也作了系统的综合归纳，著有《温热朗照》一书。从此，温病学的研究率先在吴地形成中心，掀起了温病学术研究的高潮。其后吴瑭著有《温病条辨》，首创三焦辨证。王士雄著《温热经纬》，以轩岐、仲景之文为经，以叶、薛诸家为纬，并加以总结阐发。

3. 吴门医派的特点

（1）吴中多名医：苏州历代有名望的医生多达 140 余人，其中任医官、御医者 100 余人。在吴中名医中又以儒医、世医为多。许多医家在学医之前，都熟读经史，后又专研岐黄。他们除精通医术外，还兼攻诗文书画、多才多艺。如：王履、薛生白等人。世医有葛氏家族、钱氏家族、韩氏家族、郑氏女医家族等，都是世代业医。昆山郑氏女医，自南宋以来，历经近 800 年，29 世，代代相传，并有《郑氏女科万金方》传世。

（2）吴医多著述：苏州人文荟萃，文化底蕴深厚。加上清康乾盛世尊经复古和考据的风尚，不少医家对伤寒、金匮、内经、难经等进行注释，在医学文献的整理上出现一批医学巨著。如：徐灵胎的《徐氏医书八种》、《伤寒类方》，尤在泾的

《伤寒贯珠集》、《金匮翼》等。

（3）温病学说倡自吴医：自叶天士创立了温热病的辨证论治方法，以及《临证指南医案》刊行后，大江南北医家均宗叶法诊治温热性外感热病，积累了大量的临床经验与治法，其处方用药特点以轻灵见长。

（三）孟河医派

"孟河医派"是常州近代中医一大流派。自清代道光、咸丰以来，孟河名医迭出，声震朝野，业务兴盛，经验丰富，著作等身，名家林立，学术流派逐渐形成，在全国有一定的影响。当地中药铺多至11家，求治者从各省络绎前来不断，商旅为备食宿者繁盛达200年。"孟河医派"主要有费、马、巢、丁四医家名医组成，因此也称"孟河四大医家"。其中费伯雄、费绳甫、马培之、巢崇山、巢渭芳、丁甘仁四家六人的成就最大。他们各施专长，行医立说，取长补短，互勉共进，丰富了祖国的医学宝库。费家以调治内伤杂病见长；马家以内、外、喉三科兼擅著称；巢家擅长内外两科，刀圭之术尤为独到；丁家以喉、儿科及脉理闻名。其中以马文植为最，慈禧赐额"务存精要"。

从清末至民国初年，"孟河医派"又陆续向外发展，到上海、常熟、无锡、镇江、丹阳等地行医。迁居上海的丁甘仁创办了上海中医专科学校和广益中医院，培养大批中医人才，逐步形成丁氏学派。"孟河医派"以其高深的学术造诣，丰富的临床经验，对中国医学的发展作出了卓越的贡献，世有"吴中医学甲天下，孟河名医冠吴中"之说。

现将孟河四大医家之名医概述如下：

1. 费伯雄（1800～1879年）

费氏祖上，于明末清初自江西迁来孟河从医定居，费伯雄为费家世医第七代。费伯雄字晋卿，号砚云子，书室名"留云山馆"。他幼时聪颖过人，人称"神童"。爱好天文、六壬、技击、诗画、琴书等各艺。道光十二年（1832年）中秀才，无意为官，专攻医药。晚年，出任通江乡总董。

费伯雄秉承家业专攻医学，其医疗思想师古而不泥古，对内科杂症颇有发挥，对各种大症，论证较详。由于他的医术和著作深有影响，医名传播大江南北，有"名士为名医"之誉。1832年，与印墅吴南耀同受业于江苏巡抚林则徐，为林则徐治病。经林则徐推荐，继而治愈了道光皇帝的"失音症"，为道光帝太后治过肺痈。1856年，又为清军江南督帅向荣治咯血于丹阳，手到病除，授一匾额"费氏神方"。1865年，先后获交左宗棠，李小湖等人。自此，各地医家，常来请教，商治疑难杂症。《清史稿》有"清末江南诸医，以伯雄最著"的评语。

费伯雄著有《医醇滕义》四卷、《医方论》四卷、《费伯雄医案》一册、《食鉴本草》一册、《怪疾奇方》一卷等，自制医方186则。另有《留云山馆文钞》、《留云山诗钞》等诗文著作闻世。

2. 费绳甫 (1851~1914年)

费绳甫是费伯雄的长孙，马培之的外甥，名承祖，号绳甫。从小跟随前辈学医，成材很快，青年即名重乡里，成为"孟河医派"的中坚力量。他中晚年移居上海，以善治危、大、急、奇诸病而医名大振。1913年，他在上海为祖父费伯雄出版《费氏全集》和他自己的《临症便览》、《费绳甫医话医案》等著作。

3. 马培之 (1820~1905年)

马培之，名文植，晚号退叟。他祖父马省三无子，招赘女婿蒋汉儒（培之父）在家，故培之亦名蒋文植。

马培之祖上从明代马院判起，即世代从医。马培之13岁受名医费伯雄赏识，传授医术，后又随祖父马省三临床16年，学成各种医术，精通内、外、喉科，为马氏医家中造诣最深、医术最突出的名医。他的治疗特点是强调外症不能只着眼于外表局部，而要内外兼治，使用古代各种丸、散、膏、丹等从内而治外，还用刀针相结合，内外并举，具有辨证论治的整体观思想。1880 年，他经江苏巡抚吴元炳、邮传部大臣盛宣怀（常州人）等推荐，应诏进京为慈禧太后治病，受到赞赏。慈禧太后称他"脉理精细"、"能述病源"、"所拟医方甚佳"、"外来医生以马文植为最"，被封为三品御医。在京历时九个多月，还为朝中许多官员治愈多种疾病。第二年回乡时，慈禧太后特御赐匾额两块：一块"福"字，另一块是"务存精要"四个大字，并金银绸缎等，派江南布政使专门送回孟河。从此，医名更大。

马培之的主要医学著作有《医略存真》、《外科传薪集》、《马评外科证治全生集》、《务存精要》、《马培之医案》、《外科集腋》、《伤寒观舌心法》、《药性歌诀》、《青囊秘传》、《记恩录》等书。

4. 巢崇山 （1843～1909 年）

巢崇山名巢峻，号崇山，晚号卧猿老人。他从小继承祖业，家学渊源，知识和经验都很丰富。在医术上，擅长内外两科，尤以外科更精，能以刀针手法治肠痈，凡经他医治者，大多痊愈。清同治，光绪年间，他至上海，除为人看病外，还培养了很多名医。丁甘仁初至上海，就靠他提携，才逐步名扬沪上。其余名医如贝颂美、陶佐卿、汪剑秋、黄晓和、刘俊丞等也先后在他门下学医。

巢崇山平生忙于医务，著述不多，留有《巢崇山医案》一册，《玉壶仙馆外科医案》一册，《千珍金秘方选》一册，以上三书，都收入 1985 年江苏科技出版社出版的《孟河四医家集》。

5. 巢渭芳 （1869～1929 年）

巢渭芳亦称名医一支，他得老师马培之真传，对时病急症有独到之处，应用火针治肠痈和化脓性外科疾病，深得患者佩服。他认为诊治急症，贵在不失时机。又认为药有专任，不得面面俱到，不能片面求稳，在关键时刻，须审证求因。巢渭芳另在治伤寒、难产、不孕等病症上，有一定研究。他著有

《巢渭芳医话》一册传世。得意门生有朱彦彬，贡肇基等人。巢渭芳儿子巢少芳，孙子巢念祖，曾孙巢重庆，都秉承祖业，世代悬壶孟河、万绥为医，家有病家赠予的"愿为良医，不作良相"等匾额。

6. 丁甘仁（1865～1926年）

丁甘仁，名泽周、甘人，号甘仁。他从小聪明，起初跟圩塘马仲清学医，后拜马培之为师，勤学钻研，广采各家医术，学得内、外、喉三科之长，取得了丰富的医学知识经验，先在孟城本地行医，经常与丁松溪（费伯雄门徒）切磋医术，后到无锡、苏州行医。1896年，经同乡巢崇山推荐，到上海仁济堂药号坐堂设诊，招牌之首冠以"孟河"，慕名求医者很多，后来自己开设诊所。当时上海喉痧流行，由于他治疗伤寒时疫及喉痧得心应手，诊室病员满座，仅先后治愈的喉痧一症即达万人之多。连在上海的外国人士，也重金请他看病，所以医名大振。

丁甘仁热心中医事业，1916年，为改革中医教育，培养中医人才，他联合中医界人士夏应堂、谢观等，集资创办了上海中医专门学校，担任主任，主持校务。后又创办了上海中医女子专门学校，接着又先后办起了南北中医院和广益中医院。世人称誉他"医誉满海上，桃李遍天下"，在整个医学界影响很大。1921年被选为上海市中医学会会长，江苏省中医联合会副会长。1924年，孙中山先生亲自颁发匾额"博施济众"，嘉勉丁甘仁，给了他极大的荣誉。

丁甘仁生前著述有：《医经辑要》、《百病医方大全》、《丁甘仁医案》、《喉痧证治概要》、《药性辑要》、《丁甘仁家传珍方选》、《脉学辑要》、《丁甘仁晚年出诊医案》等。大部分著作均存北京图书馆，《辞海》一书也收有丁甘仁的条目。

纵观"孟河医派"四家六人医学的业绩，孟河医派的成就，是建立在时代需求上的升华。因此，直到现在，仍有临床指导作用。总结他们的特色，乃医学文化之精华，以供后人借鉴和发扬光大，有利于中国传统医学的更上一层楼，造福于人类。

（四）岭南医学

岭南，指五岭以南地区，包括现在的广东、海南两省及广西的一部分。它南临南海，北靠五岭。据1913年商务印书馆出版的《新体中国地理》对五岭的介绍，"自越城岭而东，横障南境，与两广分界。最著者曰萌渚岭、越城岭、都庞岭、骑田岭。又东与大庾岭相续，即所谓五岭也"。许多医家在这片土地上留下了自己的足迹。罗浮山上，葛洪治病炼丹，《抱朴子》千古流传；越秀山下，鲍姑施术救人，红脚艾活人无数；海阳县里，刘昉著书立说，岭南儿科一脉相承；西樵山下，何梦瑶针砭时弊，《医碥》开一代医风。

岭南，自古因重山阻隔，交通不便，与中原交流较少，虽然秦始皇派兵统一百越地区，但是秦将赵佗自立为王，起兵兼并桂林郡和象郡，在岭南地区建立南越国，自称"南越武王"。因此，在短暂的统一之后，岭南，依然"我行我素"地傲立于中央的集权之外。

因为有了五岭的屏障，岭南偏安一隅，免去了战乱的纷争，成为中原世界之外的一片"桃花源"。虽然战争是历史发展的必然，但是，"兴，百姓苦；亡，百姓苦"，战争对于老百姓来说，始终是一种灾难。为了逃难，他们背井离乡，一路向南，带着中原的文化，带着他们的聪明才智来到南蛮之地，来到了有着崇山峻岭庇护的岭南，得以休养生息，也为岭南带来了中原的气息、中原的文化，为岭南医学的产生奠定了理论基础。

五岭山脉横亘岭南的北部，阻断了北方呼啸而来的寒风，亚热带季风气候带来的湿热天气使山岚瘴气肆虐为害，后来人们在生活实践中发现一些独特的岭南草药以及简单治疗方法，这就有了岭南医学的萌芽；再后来，从北方迁徙而来的人们带来了中原的医学，为岭南医学的发展带来了源头活水，与当地原有的医疗经验相融合，岭南医学的理论逐渐成熟；再再后来，经过几千年的历史沉淀，终于成就了中医学中独具特色的一个学术流派——岭南医学。

（五）湖湘中医文化

荆楚之域，论名医，初有炎帝神农氏遍尝百草，卒于今之株洲炎陵；汉·苏耽郴州橘井佳话；长沙马王堆古医书 14 种，医经、经方、房中、神仙四者毕具；医圣张仲景，"勤求古训，博采众方"，开创"坐堂"之先河；唐·孙思邈涟源龙山采药；宋·朱佐著《类编朱氏集验医方》；元·曾世荣有活幼之作；明·徐明善作《济生产宝》；清·朱增集撰《疫证治例》，周学霆著《三指禅》；至近代，李聪甫、刘炳凡、欧阳锜、谭日强、夏度衡等湖南"中医五老"，更是将湖湘中医显于世。论名著，据初步统计，除马王堆出土的医书 14 种外，湖湘医家通计著述 480 部，其中宋代 17 部，元代 3 部，明代 22 部，清代 363 部，民国 75 部，湖湘中医文化也已初具雏形。

这些地域中医流派形式多样、内容丰富，他们除了具有中华民族共同的文化特质以外，还分别具有各自不同的文化特色并分布于不同的地域空间，以自然优势为基础具有自己的鲜明个性，成为了地方人民中医药卫生保健的重要载体，是该地区一笔宝贵的资源财富。

二、地域中医药文化研究现状

随着国家对中医文化研究的重视，地域中医药文化的研究也得到了广泛关注。日前国家中医药管理局和科技部将孟河医派传承规律与传承模式的研究正式列为国家"十一五"科技支撑计划中医药领域项目；安徽省"十一五"卫生事业发展规划中明确纳入对新安医学的挖掘、整理和开发研究，打造新安医学非物质文化遗产品牌；积极开展岭南中医药传统文化保护工作，也被列入广东省中医药发展"十一五"规划等等，对地域中医药文化研究的政策性投入正逐步加大。

目前，对地域中医药文化的研究也确是取得了一系列令人瞩目的成绩。如广东举全省之力充分发掘岭南医学的资源，进行了大力研究和开发，借此打造广东中医药强省的形象；苏州早在 10 多年前就积极对其地方医学流派吴门医学进行了研究和保护，出版了大量的专著，成立了吴门医派博物馆，拍摄了专题宣传片扩大社会影响；安徽则依托安徽中医学院，已基本完成了对新安医派的系统研究，建造了新安医学展览馆；湖南更是充分挖掘湖湘中医文化底蕴，出版了《马王堆医书考注》、《湘医源流论》、大型中医古籍丛书《湖湘名医典籍精华》、《湖南药物志》等。

三、地域中医药文化研究的意义

1. 地域中医药文化是中医药文化的分支，研究地域中医药文化，是为了更好地弘扬中医药文化的优秀传统，将对中医学的发展、对中华文化的复兴、对构建民族精神以及和谐社会建设起到积极的推动作用。

2. 地域中医药文化是与当地的名医、名企文化密不可分的，如南阳的张仲景、亳州的华佗、新安的汪机、孟河的王肯堂、岭南的采芝林、长沙的九芝堂等，这些名医、名企无疑将成为当地的名片，从而提高本地区的知名度，带来本地区经济、文化、旅游、餐饮等产业的繁荣进步，给当地带来了不可估量的无形资产。

四、地域中医药文化研究中的突出问题

1. 如何定义"地域中医药文化"？"地域中医药文化"应包括哪些方面？"地域中医药文化"研究的重点是什么？对于这些问题尚存在争论，也就是说仍需对"地域中医药文化"研究的内涵、任务进行深入探讨，明确目标。

2. 目前研究以文献、数据整理为主，缺乏政府的统一主

导和长远的规划，如何使地域中医药文化研究面向市场竞争，提高文化软实力，将是今后要重点解决的问题。

3. 地域中医药文化研究队伍参差不齐。目前的地域中医药文化研究队伍主要是由中医药研究工作者组成，其中大部分只是业余涉足文化研究，其整体学术背景对于专业性很强的文化研究来说是有缺陷的。因此，对于文化理论欠缺的部分研究者来说，学习文化理论与方法是当务之急。

第五节　有关湖湘中医文化中若干概念、内容的界定

一、湖湘中医文化的产生背景

湖南，东南西三面为崇山峻岭围阻，然北临洞庭湖，纳湘、资、沅、澧四水，吞吐长江。虽谓"四塞之地"，实则"隔山不隔水"。隔于山，闭塞不通，交流不便，故湖湘文化有其相对独立性；连于水，动辄不腐，又给湖湘文化带来活力和发展空间。所谓"一方水土养一方人"，湖湘的这种区域特色，千百年来促成了极具内涵的湖湘文化，也为湖湘中医文化的形成、发展与繁荣奠定了坚实的基础。

1. "湖广熟，天下足"

湖湘之地，据现有考古资料分析，于旧石器时代便有人类繁衍生息。炎帝自姜水而徙于南、舜帝南巡葬于九嶷山等故事传说，也足以证明湖南与中原的早期联系。后楚人入湘，为湖湘发展之活水源头，以洞庭湖为中心，湘、资、沅、澧四水为区域的湖湘之地，因气候温和，雨量充沛，土地肥沃，四季分明，成为水稻种植之福地。在几千年的封建统治中，湖湘民众男耕女织，自给自足，得"鱼米之乡"美名。明清两代，更是转入全盛时期，明·李釜源在《地图综要》中云："楚故泽

国，耕稔甚饶。一岁再获柴桑，吴越多仰给焉。谚曰‘湖广熟，天下足’。言其土地广阔，而长江转输便易，非他省比。"清乾隆时甚至有"湖南熟，天下足"一说，意喻当时包括长沙在内的整个湘北地区已是全国重要的粮食产地。明宣德（1426～1435）年间，湘江河上亦曾现"巨舰潜米，一载万石"的场面。粮食的增产丰收，促进了湖湘地区农业经济的大发展，很快邻省江西等地人口大批吸引入湘，他们"插标为界，开垦落业"。据载，至洪武二十四年（1391年）长沙人口已达50.913万人，此前明洪武四年（1371年），国都南京的人口也不过20万人。经济繁荣、人口密集成为湖湘医药发展的最好助推剂。

同时，湖南的亚热带季风湿润气候，为动植物的生存繁殖提供了良好的环境，适宜各种中药材的生长、种植和栽培。如涟源的龙山自古就有"天下药山"、"植物王国"美称，张仲景、孙思邈、李时珍、周学霆等都曾亲赴山中采药。据统计，湖南省有药用动、植物种类2 384种，总蕴藏量达1 200余万吨，药材年产量17万多吨，居全国前列；全国361个重点中药材品种湖南省就占了241个，居第2位，堪称中药材资源大省，其中枳壳、白术、玉竹、杜仲、金银花、茯苓、鳖甲等41种道地药材更是驰名中外。这些都为湖湘医药的发展提供强有力的保障。

2. "惟楚有材，于斯为盛"

"楚材"一直视为湖湘的骄傲，究其形成，湖湘文化功莫大矣。自楚人始，灿烂辉煌延续至今。屈原楚辞、马王堆汉墓、耒阳蔡伦造纸术等，无疑都是这一时期的代表之作。后魏晋玄学盛行，道教、佛教开始传入湖湘之地，促进了楚文化的进一步完善。这些与当时的中原文化相比还影响甚小，唯有宋时湖湘理学的形成，才可谓湖湘文化的集大成者。北宋营道（今道县）人周敦颐作《太极图说》、《通书》，成为宋明理学开山鼻祖，后经胡安国、胡宏、胡寅相承，全盛于"朱张会讲"之时，影响着后世王夫之、魏源、曾国藩、左宗棠等的经世哲学。至近、现代，谭嗣同、陈天华等资产阶级革新思潮，田汉、沈从文、丁玲、周立波等新民主义和社会主义思潮星月相争，亦展现着几千年来厚重的湖湘文化。各种文化的相互交融，成为湖湘中医发展的沃土。

笔者认为，于湖湘文化中影响最大者莫过于理学。俗话说"秀才学医，笼中捉鸡"，湖湘许多儒者，或因考场失利、或因仕途不顺，承袭"不为良相，则为良医"之风，他们或师门传授、或亲炙、或私塾，一方面，因有理学之根基，故多能在医学中有所成就；另一方面，长期受理学思想的影响，使他们颇具"仁"、"和"之性，有大医精诚之德。此外，清朝"八股取士"、"考据之学"盛行，也影响了许多湖湘医家，他们皓首穷经，毕生致力于《黄帝内经》、《难经》、《伤寒论》等书的诠注，为后世留下了一笔丰富的财产。而近、现代湖湘文化中的革新、求变思潮则成为湖湘中西医汇通的有效推动力。

3. "船到郴州止，马到郴州死，人到郴州打摆子"

在《史记·食货列传》中有"江南卑湿，丈夫早夭"的说法，一度使中原人望"江南"而生畏，这里的"江南"主要是指今江西、湖南和湖北一带。也就是说早在2 000多年前，湖南的气候因过于湿热，男子的寿命都不太长。史料中还有同样的记载，如汉文帝时，贾谊被贬为长沙王太傅，曾担心"长沙卑湿"，竟以为自己"寿不得长"。尤其是湘南等地，因处于南岭山脉之北，山高林密，交通不便，时年瘟疫流行，更有"船到郴州止，马到郴州死，人到郴州打摆子"的说法。汉·苏耽"井水一升，橘叶一枚"之良药亦为此写照。然而，这些地区恶劣的自然环境又从另一方面促使湖湘医家穷极医理，与病魔相争，为百姓疾苦而孜孜不倦。如单在瘟疫证治方面，湖湘医家就著有《瘟疫论辨义》、《瘟疫治例》、《治疫十书》、《瘟疫辑略》、《瘟病正宗》等书14部，书中许多内容皆能发前人之所未备。

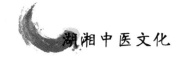

二、湖湘中医文化的提出与定义

目前，国家对于中医药文化研究的重视程度我们有目共睹，地域中医药文化的研究，如新安医学、孟河医学、吴门医学、岭南医学等，也取得了一系列成绩，这些使"湖湘中医文化"概念的提出有着浓厚的中医文化氛围。而近年来，风靡全国的"湖南文化现象"，在传统湖湘文化的推动下，涌现了"电视湘军"、"出版湘军"、"报业湘军"、"动漫湘军"、"演艺湘军"等一批文化品牌，又为"湖湘中医文化"研究提供了良好的平台。基于文化和地域等原因，我们遂提出"湖湘中医文化"研究，借以丰富湖南"文化高地"建设的内容。

作为一种新兴的地域中医文化概念，"湖湘中医文化"从一开始就受到人们的关注和学术界的认可，许多人也开始研究，这是好事。但我们遇到的第一个问题就是如何定义"湖湘中医文化"？每个人站的角度、高度不同，那么定义起来肯定就会存在许多分歧，为了有利于下一步研究，我们有必要对它进行初步的规定，为湖湘中医文化划出一个可供讨论的范围。笔者认为，湖湘中医文化是指以湖湘文化和中医药为背景，湖湘历代医家在医疗实践中所形成的医疗品德、治学方式、学术思想、临证经验等非物质文化和湖湘中医物质文化的总和。

三、湖湘中医文化的精神特质

我们谈文化，很多时候偏重于文化具体内容的搜集，而对文化本身的精神和价值取向缺少总结，这样就显得太流于表面，缺乏对世人的启示作用。而精神特质作为文化意识层面的东西，作为一种思想元素，才是文化研究的重点。我们将湖湘中医文化的精神特质大致归纳为这么几点：

1. 医德为先，心忧天下

湖湘文化是一种忧乐文化，强调"先天下之忧而忧，后天下之乐而乐"，中医文化亦与其一脉相承，湖湘医家自古便怀救死扶伤之心，抱大医精诚之德。炎帝神农氏"遍尝百草，一日而遇七十毒"，后因误食断肠草卒于株洲炎陵，为医药而贡献生命；医圣张仲景任长沙太守期间，感百姓之疾苦，于衙门大堂公开应诊，其医人重德之风亦昭于后世；药王孙思邈涟源龙山采药而作《千金方》，篇中《大医精诚》为湖湘乃至全国医家医德之规绳；时有长沙人卢佩芝，遇瘟疫流行，朝夕往视病者，毫无难色，且不索赀，人咸德之；元·曾世荣，衡阳人士，所著《活幼心书》首先便倡"（医者）凡有请召，不以昼夜、寒暑、远近、亲疏、富贵、贫贱，闻命即赴，视彼之疾举切吾身，药必用真，财无过望，推诚拯救，勿惮其劳"；其后，明·吴中允，"凡延诊者，不分贫富，咸亲视诊，病瘥不责其酬，乡党以此推重"；清·善化人龚梁、湘乡人文负吉、邵阳人罗国瑛、新化人李志星、武冈人彭顺纪、安化人陶孝忠，近代名医李聪甫、刘炳凡等，皆仁心仁术，医德盛誉乡党之辈，不可胜数。

2. 思变求新，敢为人先

湖南人从来是不甘人后的，于医学亦不例外。马王堆医书，据考证，书中很多内容都早于《黄帝内经》，实为湖湘中医之渊源，亦为中国医药创新之源泉；后张仲景创伤寒六经学说，开辨证论治先河；湘乡罗国纲不拘古方之药，而师古方之法，创新方184首，"照脉照症制之，屡试屡验"；周学霆，邵阳人，其发微缓脉，剖析病脉，重视足脉，以脉证病，舍脉从证，于脉学研究可谓自成一家，后乏来者；长沙郑玉坛阐发"三纲鼎力"之说；杨尧章创"胃气论"；湘乡朱增籍对疫病初起，力主透发，所创芦根方，无不应手取效；双峰刘裁吾治流行性脑脊髓膜炎，或"宣发太阳"，或"开泄厥阴"，别具匠心；岳阳吴汉仙则倡形气并重，认为细菌之生灭由六气之变化；衡南欧阳锜建立"三纲鼎足，互为纲目"的辨证体系，倡"病证结合"；当代蔡光先研制中药超微饮片，堪称"打破千年药罐第一人"等等，这些思变、求新思想于湖湘医学之

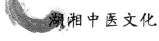

发展影响巨大。

3. 执中致和，道法自然

我们知道，在湖湘文化发展历程中，儒家文化和道家文化为历代湖湘思想之主流，儒家承于周敦颐濂溪学说，后有朱张之名；道家继屈子之后，亦一脉相传至近、现代，深刻影响着湖湘医家的治学精神和治病思维，他们中许多倍崇执中致和之理、道法自然之效。如醴陵黄朝坊强调"天人合一"，谓"人之生也，本天地之道化，而其体极具一小天地"，"凡医家治病，须揆天道以治人"；罗国纲于《会约医镜》中曰"诡僻之方，怪险之法，毫不敢登"，（用药）"必取其中正平稳，切于病症"；李聪甫深究东垣脾胃理论，创"益脾胃、和脏腑、通经络、行气血、保津液，以至平衡阴阳"治疗大法；汨罗刘炳凡以"柔剂养阳"而达阴阳平和之效；欧阳锜更是明确提出"求衡是中医临床思维的核心"。故"和"、"道"实乃湖湘中医文化之精髓。

4. 兼容并举，中西汇通

湖湘文化同样是一种开放、包容的文化。宋时有张栻与闽学派朱熹会讲于岳麓书院，互相取长补短，促进了湖湘理学的发展；清隆回魏源为"近代睁眼看世界第一人"，倡"师夷长技以制夷"，主张洋务运动；后有浏阳谭嗣同等戊戌维新，皆因"西学东渐"思潮涌动，湖湘医学界中西医汇通之说亦渐盛。如吴汉仙认识到细菌繁殖和"细菌之死亡消灭，亦莫不以六气之偏胜为转移"，而且还认为中医治病"即不杀菌而菌亦灭也"，开始有意识地将中医理论与西医理论相结合；邵阳何舒亦力倡中西医汇通，其"治医学有年，既究中医，兼通西法"，且精通外语，涉诸西学，从而和之。这些都为后世湖湘医家中西医汇通的研究打下了基础。1993年湖南中医药大学开始招收全国第一批中西医结合专业本科学生，创建中西医结合系、中西医结合学院；1995年编撰出版了全国第一版中西医结合系列教材，许多年来湖南的中西医结合事业一直走在全国前列，深究起来亦与湖湘文化息息相关。

四、湖湘中医文化的研究内容

1. 湖湘中医溯源

从马王堆汉墓出土的古医书开始，上起先秦，下至民国，查阅历代正史、野史、人物传记、地方志、医史专著，对湖湘历代医林人物的有关资料进行收集、考证、整理，介绍其人姓名、字、号、籍贯、医德修养、医术专长、著作等，理清湖湘中医发展之源流。

2. 湖湘中医各家学说

论述湖湘著名医家的学术成就，内容大致分为医家生平、著作、主要学术或临床经验，简要总结等几部分。充分展示湖湘中医名家在古医籍的整理，新学术理论的建树，以及内科、外科、妇科、儿科、五官科、伤寒、本草等诸方面的证治经验和研究成果。

3. 现代湖湘中医风采

（1）湖湘"中医五老"：介绍建国初期李聪甫、刘炳凡、欧阳锜、谭日强、夏度衡等"中医五老"的生平简介、成才之路、学术思想、主要经验（含专病诊治经验、独创处方、用药诀窍、独特疗法、康复保健等）、代表成果和著作。

（2）当代湖湘名中医：对国家两部一局评定的国家级名老中医和湖南省中医药管理局评定的省级名老中医生平、著作、学术思想、主要经验等进行收集、整理、总结。

（3）湖湘中医教育文化：以湖南中医药大学、湖南省中医药研究院和湖南省中医药高等专科学校为依托，介绍湖湘中医的现代教育体系、人才培养模式、科研成果等。

（4）湖湘中医医院文化：论述湖南省各中医院的发展情况、专科专病建设以及医院文化建设方面的经验。

（5）湖湘中药企业文化：介绍湖湘本土的、有影响的、规模较大的中药企业的基本情况、特色优势产品、企业文化等内容。

4. 湖湘中医文化风景线

以马王堆汉墓、炎帝陵、苏仙岭、仲景祠、药王庙等为代表，全面介绍与湖湘中医文化有关的遗址、出土文物、重大历史事件、历史人物、名胜古迹、旅游景点，以及与中医药有关的湖湘非物质文化遗产。

5. 湖湘中医文化现代化

在上述文献研究的基础上，深入调研、分析、论证，为实现湖湘中医文化的可持续发展，促进湖湘中医文化现代化、产业化，提出初步建议与设想，内容包括：

（1）成立湖湘中医文化研究所，建立湖湘中医文化网，实现湖湘中医文库的数字化，出版相关书籍，初步构建湖湘中医文化体系，为进一步研究建立平台。

（2）大力宣传湖湘中医文化，内容包括：①逐步规划建设株洲炎帝陵"神农中医药文化馆"、中国龙山华夏中药文化园、湖南省博物馆马王堆汉墓陈列馆中医药专馆以及湖南中医药大学中医药博物馆等，对于构建"炎帝陵－马王堆汉墓－仲景祠－药王庙－湖南中医药大学博物馆"湖湘中医文化精品旅游产业链的可行性、科学性以及前景进行论证，促进湖湘中医药文化旅游产业的发展壮大；②定期举办全国性的湖湘中医文化研讨会。

（3）深入挖掘湖湘中医文化内涵，一方面将其转化为企业生产力，促进产－学－研－医的结合，继肝复乐、古汉养生精、乙肝宁、驴胶补血颗粒、妇科千金片、中药超微饮片等全国知名产品之后，促使再创造出更多的、更好的产品；另一方面，汲取其在养生保健、治病防病方面的经验，用于指导现代老年病、常见病、多发病的预防治疗，如以马王堆养生、导

引、性保健方面的成就为基础，开创"马王堆养生学"，出版
相关书籍等。

（4）对湖湘中医文化的进一步传承，加强对湖湘名医的
保护和研究。探索湖湘名医的思想渊源，力求揭示名医的个人
特征，各人的特殊经历、思想和贡献，为启发现代中医教育的
人才培养，以及如何打造现代湖湘名中医提供历史参照，开展
湖湘名医培养工程。

五、振兴湖湘中医文化是湖湘中医人的责任

湖湘中医文化源于湖湘，是湖湘文化遗产中的一块瑰宝，
也可以说是中国地域中医药文化中的一朵奇葩。振兴湖湘中医
文化应该是每一位湖湘中医人义不容辞的责任。

一方面，加强对湖湘中医文化的研究，是为了更好地弘扬
湖湘文化，传播优秀中医药文化，将对中医学的发展、对中华
文化的复兴、对构建民族精神以及和谐社会建设起到积极的推
动作用。另一方面，我们深知地域中医药文化是与当地的名
医、名企文化密不可分的，能提高本地区的知名度，带来本地
区经济、文化、旅游、餐饮等产业的繁荣进步，给当地带来不
可估量的无形资产。因此，加强对湖湘中医文化的研究，更有
利于湖南"文化强省"、"经济强省"战略的实施。

第一章　湖湘中医发展源流

第一节　湖湘医家医籍医事略考

一、湖湘医家发展脉络

湖南，名医不可胜数。初有炎帝神农氏"尝味草木，宣药疗疾，救夭伤人命"；汉·苏耽"庭中井水，檐边橘树，可以代养，井水一升，橘叶一枚，可疗一人"，世传"橘井泉香"佳话；长沙马王堆汉墓出土古医书 14 种，医经、经方、房中、神仙四者毕具，可谓中国医学稀世之璧玉。

唐宋以后，"不为良相，则为良医"者不乏其人，汇聚成浩瀚的湖湘医学，留下了宝贵的财富。如宋代有刘元宾，通阴阳医药、术数，宋真宗曾赐名"通真子"，著作有 13 种，20余卷，尤精脉诊；朱佐著《类编朱氏集验医方》15 卷，采掇议论，详尽曲当，所载多为宋及宋以前不传之秘籍，有很高的临床实用价值。元代有曾世荣著《活幼心书》20 卷，精研小儿之生理、病理、诊断、治疗、药物、方剂及预防。明代有郑元龙，可使"蹙者弃杖，蛊者约带，羸者控拳"，来诊者，轮蹄争门；许希周著《药性粗评》，杂举诸药中性味相对者，属之以词，言其用途则缀成骈句以便记诵。

清代有郑玉坛著《彤园医书》，阐发《伤寒论》"三纲鼎立"之说，倡言三阴病阴邪阳邪之论；杨尧章，善医而长于辨治瘟疫，有《瘟疫辨义全集》行世，为医学名家中之佼佼

者。朱增集，集 30 年之经验，撰《疫证治例》5 卷，对疫病
之传变、鉴别、治疗见解精辟；刘裁吾，"稽诸皇古往哲，参
诸海内时贤，而以三十余年之经验，诊痉病十有一届之艰苦备
尝"撰成《痉病与脑膜炎全书》，独倡"宣发太阳"，"开泄
厥阴"；鲍相璈《验方新编》，荟萃宏富，各门俱备，且具简、
便、廉、验之特点，广为流传；周学霆著《三指禅》以缓脉
说明正常脉象，阴阳对待发微脉学，开创脉学研究新思路；熊
应相著《金针三度》，千古疑城，经先生点破，虽圣人复起不
能易；黄朝坊著《金匮启钥》，凡 35 卷，具有医学全书的特
点。民国孙鼎宜，毕生精力从事古典医籍的整理，著述甚丰；
何舒所著《何氏医学丛书》，凡 19 种，36 卷，理法方药自具
特色。

综观历代湖湘医家所著，医经、伤寒、金匮、温病、诊
法、本草、方剂、针灸、内科、外科、妇科、儿科、眼科、喉
科、医史、医案、医话、养生面面俱到，形成湖湘中医文化体
系。近年来出版的《湖湘名医典籍精华》可见一斑。

二、与湖湘中医相关的古代名人

1. 炎帝神农氏

中华文化肇始于炎黄。炎帝，号神农氏，世人尊之为
"医药之神"、"华夏之祖"。在与大自然、与疾病的斗争中，
留《神农本草经》传于世，为中华医药事业的发展奠定了基
础。诚如韩愈在《赐樱桃诗》中所云："汉家旧种明光殿，炎
帝还书《本草经》"。《司马负·三皇本纪》载：炎帝"味草
木之滋作方书以疗疾"、"察其寒温平热之性，辨其君臣佐使
之义，常一日而遇七十毒。…后迁于曲阜，卒于茶乡"。茶乡
即今湖南省株洲市炎陵县鹿原陂。故炎帝与湖湘中医有着不解
之缘。

人们为了祭奠这位始祖，西汉时期即今株洲炎陵县建有炎
帝陵，唐代已有奉祀，至宋代，太祖赵匡胤奉炎帝为"感生

帝"，于是"立庙陵前，肖像而祀"，禁樵牧。现今炎帝陵已成为全国重点文物保护单位和全国爱国主义教育示范基地，"弘扬炎黄文化。振兴民族精神"，炎帝陵已成为湖湘中医文化中不可缺少的一部分。

2. 马王堆汉墓墓主

1973 年长沙发掘马王堆 3 座西汉古墓。墓主分别是辛追、利苍及利苍的儿子，出土了大量惊世骇俗的文物。其中有医药学方面的著作 14 种。这些都是已经失传了的古医籍，就连《汉书·艺文志》也未能著录，其出土填补了我国医学史上的空白。《足臂十一脉灸经》和《阴阳十一脉灸经》，全面论述了人体 11 条经脉的循行走向、所主疾病和灸法，是我国最早论述经脉学说的文献。《脉法》和《阴阳脉死候》是最早关于脉学、诊断学的文献。《五十二病方》是我国现在所能看到的最早的方剂，全书 1 万余字，载 52 类疾病的治疗方法，少则 1方、2 方，多则 20 余方。医方总数 283 首，书中提到的病名包括内、外、妇、儿、五官各科疾病，关于痔疮还记载了精彩的手术疗法，实在令人叹为观止。《却谷食气》是目前所能见到的最早专门论述气功导引的文献之一。《导引图》是我国现存最早的导引图谱，为研究我国特有的气功疗法的源流和发展，提供了很有价值的线索。《胎产方》则专论有关胎产的宜忌，内容涉及求子、养胎及产后处理等，是我国专论妇产科的最早文献。《杂禁方》及《养生方》、《杂疗方》的一部分，是一些禁祝方术。《养生方》、《杂疗方》的主体，以及《十问》、《合阴阳》、《天下至道谈》等，其性质皆属于古代房中类著作，内容涉及养生学、性医学和性保健等。

这些医书的出土，更凸显了长沙作为历史文化名城的地位，也丰富了湖湘中医文化的内容，让世人看到了湖湘中医辉煌的历史。

3. 医圣张仲景

张仲景，名机，史称医圣。南阳郡涅阳（今河南省邓县穰东镇张寨村，另说河南南阳市）人。北宋高保衡、林亿等在《校正伤寒论·序》中说："张仲景，《汉书》无传，见《名医录》云：南阳人，名机，仲景乃其字也。举孝廉，官至长沙太守。始受术于同郡张伯祖，时人言，识用精微过其师。其所论，言精而奥，法简而详，非浅闻寡见者所能及。"张仲景与湖湘中医的关系也始于此。因其做过长沙太守，故亦有称"张长沙"者，其方亦被称为"长沙方"。传说张仲景在任长沙太守期间，每月初一和十五坐衙为群众诊治疾病。为了纪念张仲景，"坐堂医生"之称呼则始于此。原长沙蔡锷中路、湖南省中医院院内，建有"张仲景祠"和"保节堂"，现已不复存在。

4. 药王孙思邈

唐·孙思邈，史称"药王"，所著《千金要方》、《千金翼方》是我国最早的医学百科全书，其《大医精诚》堪称历代医家之规绳。药王与湖湘中医之缘结于涟源龙山。"草生福地皆为药，人在名山总是仙"，涟源龙山自古就是"天下药山"，汉·张仲景任长沙太守时，著《伤寒杂病论》，曾由昭陵（邵阳）县令陪同登龙山采药。孙思邈的《千金要方》即撰于此。他长期居住于龙山采药、治病，许多地方都留下了他的足迹。如种药的"圣草坪"，采药的"药柜山"，晒药的"安坪村"，药王庙遗址"捣药臼"，诊治疾病的村庄"李八庄"、"汤洼"，为龙、虎治病之地"龙潭"、"虎岭"等。为纪念药王孙思邈，于唐贞观年间在龙山建有药王殿。龙山山麓世世代代沿用孙家桥、孙家桥村、孙家桥乡、孙水河等地名，孙家桥村全都姓孙。据考证系孙思邈嫡传后裔，至今已历30余代。

三、湖湘中医之源

1973年，马王堆三号汉墓出土了一大批帛书、竹木简，其中有古医书14种。包括：《足臂十一脉灸经》、《阴阳十一脉灸经》（甲本、乙本）、《脉法》、《阴阳脉死候》、《五十二病方》、《养生方》、《杂疗方》、《胎产方》、《却谷食气》、《十问》、《合阴阳》、《天下至道谈》、《杂禁方》、《导引图》。据考证，有部分帛医书的成书年代比《黄帝内经》还要早得多，是目前我国最早的医书，是中医药学发展之滥觞，也是湖湘中医药之渊源。"问渠那得清如许，为有源头活水来"，逐本求源，自马王堆医学始，探索湖湘中医药发展之源头，理清湖湘中医药发展之脉络。笔者以《马王堆医书考注》（周一谋，1988）、《湘医源流论》（曾勇，1991）为蓝本，将在后面几节内容中详细论述。

第二节　中药学

马王堆古医书中，如《五十二病方》、《养生方》、《杂疗方》等篇中都散在有许多中药学内容，记载有不同类别的药物的性味、功效、炮制、剂型、用法和剂量等，说明了先秦时期中药学的发展概况及取得的成绩成就达到了一定的水平，为后世湖湘中药学的发展奠定了坚实基础。

一、药物名称及类别

据考证《五十二病方》中，共收载药物 254 种，其中有近半数是《神农本草经》没有记载的，可分 14 个类别。其中矿物类药 22 种，如雄黄、水银等；草类药 53 种，有甘草、乌喙（乌头）等；谷类药 17 种，有赤答（赤小豆）、秫米等；菜类药 11 种，有干姜、薤等；木类药 37 种，有桂、辛夷等；果类药 6 种，杏核中仁（杏仁）、大枣等；待考植物药 3 种，有逸华、采根等；人部类药 10 种，有小童溺、乳汁等；禽类药 9 种，有雄鸡、鸡血等；兽类药 27 种，有羊肉、鹿角（鹿茸）等；鱼类药 3 种，有鲋鱼（鲫鱼）等；虫类药 17 种，有牡蛎、全虫蜕（蛇蜕）等；器物、物品类药 24 种，有女子布、酒等；泛称类药 9 种，有百草末、五谷等；待考药名 10

种，有量簧等。《神农本草经》中和本书相同的药物有 98 个，
《黄帝内经》中和本书相同的药物有 8 个（铁落、凡发、五
答、鸡矢、兰草、猪青、秫米、雄黄）。有些药物还记载有别
名，如治"白处方"的"取灌青，其一名灌曾"；治"牝痔
方"的"青蒿者，荆名曰【萩】"，"骆阮一名曰白苦、
苦浸。"

二、药物性味及功效

"毒堇□□□堇叶异小．赤，茎，叶从（纵）者，□叶、
实味苦"，"青蒿者，荆名曰萩。蘆者，荆名曰卢茹，其叶可
亨（烹）而酸，其茎有刺"，这是对药物性味的最早期认识。

止血用炭类，如"止血出者，燔发以安（按）其痏"；治
癃用石韦，"三温煮石韦若酒而饮之"；治瘙痒以雄黄、水银
外敷，以桃叶煎汤外洗，治疽病以白蔹、黄芪、芍药、姜、
桂、椒、茱、甘草温阳补气托毒，敛阴和营；消毒用硝石，如
"稍（硝）石直（置）温汤中，以洒痈"，说明当时对一些药
物的功效已认识、掌握得比较正确，而且至今仍有实用价值，
值得进一步探讨。

三、药物炮制及剂型

（一）炮制

书中对药物的炮制方法及其炮制的意义等，均有详细描
述，包括亨（烹）、煮、疾炊、灸、燔、冶（研）、渍、淬、
酒袄、切等。

（二）剂型

药物的剂型有汤剂、丸剂、饼剂、散剂、膏剂、熨剂和浸
出药剂等。

1. 汤剂

纵观《五十二病方》全文，不难发现汤剂是使用十分广

泛的剂型之一。"煮"则是《五十二病方》中使用频率相当高的制剂方法，有 44 次之多。煮法不但所用的辅料相当丰富，有水、醋、酒、药物汁液等，而且制作方法也很有特色，如三沸煮、煮胶等。由此可见，《五十二病方》中的煎剂除了水煎剂外，还有酒煎剂、醋煎剂等。"冶乌喙四颗，菱芰一升半，以男童溺一斗半并□，煮熟，□米一升入中，挠，以傅之"，"瘗，取景天长尺，大围束一，分以围三，以醇酒半斗，三煮之，熟，浚取其汁，啜之"。具体内容包括：

（1）煮、煎和炊法：《五十二病方》中汤剂的制作方法，除了"煮"之外还有"煎"。后者既可以等同于现代的煎法，又可以等同于"熬"或"炙"。两层不同含义的"煎"，其主要区别在于是否添加液体辅料。前者如"伤者，以续断根一把，独□长枝者二挺，黄芩二挺，甘草□□□挺，秋乌喙二□，□□□□者二瓯，即前煎□熟，以布捉取，出其汁，以陈媪□□□傅之"；后者如"取雷矢三颗，冶，以猪煎膏和之。"猪煎膏，即煎热的熟猪油。

"炊"，有时候可与煮法等同视之，有时却又和"燀"、"熬"颇为相像。如："煮水二斗，郁一升，术一升，□一升，凡三物，郁术皆冶，入汤中即炊汤，汤温适，可入足…汤寒炊之，热即止火"，中出现的"煮"、"炊"并未显示出明显的区别，显然这里的"炊"也是一种制作煎剂的方法。

又"黑菽三升，以美醯三□煮，疾炊，沸，沸下，後炊，三沸止，浚取汁"，其中的炊，有学者认为和现代的燀制法相似，只是没有明确提出去除种皮。另外有一点特别值得关注的，"病蛊者，以乌雄鸡一，蛇一，并置瓦赤甂中，即盖以□，东向灶炊之，令鸡、蛇尽焦，即出而冶之…三指三撮药入一杯酒若粥中而饮之，日一饮。"此处明确表示要"炊之令焦"，那其中应该也没有加液体辅料，这与煎法的另一种含义颇为类同。

（2）具体要求："煮"在《五十二病方》中已涉及具体的

操作方法，如疾沸、勿令疾沸、十沸、熟煮徐疾等各具特色的煮法。疾沸的意思是大沸，滚开，也就是用猛火将其煮开。熟煮徐疾指的是大火较长时间的煮，火势时缓时急。另外值得关注的是书中出现了5次三汲煮，马王堆帛书整理小组注为："煎煮三次。"这与中药汤剂煎煮中要求的"三煎法"相契合，而且三次煎煮已经能够比较充分利用药物。这说明当时汤剂的应用不仅十分广泛，而且制备也日趋成熟。

（3）浓缩法："乾瘙：煮溺二斗，令二升，豕膏一升，冶藜芦二升，同傅这。"其中的溺不是制作煎剂的辅料而是对象。令二斗变二升是属于加热浓缩的工艺，为现代药物制剂工艺中常用的方法。

2. 丸剂和饼剂

如痔者方中的"冶（研）靡芜本、防风、乌喙、桂皆等，渍以淳酒而垸（丸）之，大如黑叔（豆）而吞之"，"以茯苓，撮取大者一枚，擣，擣之以舂，脂弁之，以为大丸，操"，"犬噬人伤者：取蚯蚓矢二升，以井上瓮断土與等，并熬之，而以美醯□□□□之，稍丸，在熨其伤，犬毛尽，傅伤而已"，"冶芥实，□醇酒后渍而饼之，煏瓦鬵炭…渍□ 煏之如□，即冶，入三指撮半杯温酒…者百，冶"。

丸，原作"垸"，为先秦时代的重量单位。《说文通训定声》："垸，假为丸。"所谓丸剂，系将药物研末后加入赋形剂，制成小丸圆球状者。在先秦医籍中已多采用。《本经》："药有宜丸者。"

《五十二病方》中未涉及具体的丸剂制备方法。书中的丸剂给药方法既有内服，也有外用，吞服的丸剂特别强调其"大如黑叔（菽）"，说明已经注意到内服丸剂的制剂规格。外用丸剂则为"大丸"、"稍丸"（粗制为丸），规格要求比内服丸要低。丸剂的赋形剂为脂、酒、醯、酒和醋，这些至今仍是制备丸剂的常用赋形剂。丸剂在当时并非常用剂型，其出现频率较低。

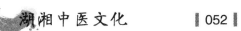

饼是用面制成扁圆形的食品。《释名·释饮食》："饼，并也。溲面使合并也。"此处的"饼"为动词。"而饼之"，即制成平而圆形的饼状。这种剂型后世所见甚少，《五十二病方》中仅此一处，而且并非直接药用，而是为了"煏炭"。

3. 散剂——"冶"

"冶"在《五十二病方》中的出现频率高达 75 次，冠所有制药方法之首。毫无疑问，"冶"在当时的药物处理中有着十分重要的地位。冶，《说文解字》："销也。"本文是熔炼金属，引申为研末。

书中药物冶（研末处理）后，有直接给药（内服或外用），这一种即属于散剂范畴。如"狂犬伤人，冶礜与橐莫（吾），醯（醋）半（杯），饮之"中将礜和橐莫二药共同研末后直接用醯送服；治蚖方中的"燔狸皮，冶（研）灰，入酒中，饮之"；亦有的仅仅是对药物的初步炮制处理，如"取封埴土冶之，□□二，盐一，合挠而蒸，以遍熨之直肯季筋所。…熨寒□□専蒸"。现代中药制剂中"冶"法仍是制作丸剂、片剂、胶囊剂等许多剂型的重要准备工艺之一。

4. 膏剂

如治加（痂）方中的"冶（研）雄黄，以彘膏□修（溲），少肴以醯，令其寒温适，以傅之。傅之毋濯"，"治病毋时，二、三月十五日到十七日取乌卵，…□而乾，不可以涂身，少取药，足以涂施者，以美醯□之于瓦鬵中，渍之□可和，稍如恒。煮胶，即置其于模火上，令药已成而发之"，"以醇酒入□，煮胶"，"闌（烂）者，爵（嚼）糵米，足（捉）取汁而煎，令类胶，即冶浓，和敷"，"以水一斗煮葵种一斗，浚取其汁，以其汁煮胶一挺半，为汁一参"。

"煮胶"、"煎令类胶"也就是"煮成胶状"，类似于现代煎膏剂的一种，即将药材加水煎煮，去渣浓缩后加入糖、蜂蜜等制成的稠厚状半流体剂型。不同的是，此处并没有加入糖或蜜等赋形剂却能够煮成胶状，这也许和药物的种类有关。我们可以发现鸟卵和蘖米粉碎后都是性质比较稠厚或者说含有较多浆液的药物，这也许正是不加糖和蜂蜜同样能煮成胶状的原因。

5. 熨剂

"取商陆渍醯中，以熨其肿处"，"蒸冻土，以熨之"，"冶之，熬盐令焦黄，取一斗，裹以布，淬醇酒中，入即出，蔽以布，以熨头"。这三处原文所列应该都是属于熨剂的一种。

6. 浸出药剂

"取茹芦本商之，以酒渍之，后日一夜，而以涂之，已"，"夕勿食，旦取蜂卵一，渍美醯一杯，以饮之"，"痂：以小婴儿溺渍羧羊矢，卒其时，以傅之"。所谓浸出药剂系指采用适宜的浸出溶剂和方法浸提药材中有效成分，直接制得或再经一定的制备工艺而制得的一类药剂，可供内服或外用。上述几处原文中所指，应都属浸出药剂的范畴，所用的浸出溶剂有酒、美醯、小婴儿溺，制得后有直接给药的，亦有渍后再进行其他处理的。给药方法有饮之，也有涂之，傅之。简单的分析不难看出，《五十二病方》中的浸出药剂已经比较成熟。虽然，"浸出药剂"为后世的概念范畴，但也能很好地概括这一类制剂的大致内涵。

四、药物用法

药物用法有内服和外用两种，而且对用药禁忌和服药时间、次数都有详细说明。

1. 内服药

内服用药所占比例不大，有食、饮、吞、䉤等服法。《五十二病方》中禽兽类药物的内服多称为食；汤汁的内服和汤汁的冲服药粉的多称饮；丸剂的内服多称吞、䉤。

2. 外用药

《五十二病方》中的外治用药比较多，提到的外用药有傅（外敷）、熏、浴、洒（润泽清洁疮面）、沃或浞（均为冲洗之意）、涂或封（外涂）、安（药置于局部后加压按）、印（薄贴）、熨、灸等各种方法。傅、涂、封、安等法，都是把药物外敷于局部；熏、浴法是针对体表或局部；洒、沃或浞等法，均为用于清洗疮口。

3. 用药禁忌

当时已经认识到，环境、有些食物、房事等影响药物疗效。如"□烂者方"有"居室塞窗闭户，毋出私内中，毋见星月一月，百日已"禁忌；治"诸伤方"中提出"治病时，毋食鱼、鶑肉、马肉、龟、虫、荤、麻〇洙采（菜），毋近内（指房事）"；其他还有"夕毋饮"、"毋见风"、服药时"毋食鱼"等禁忌。

4. 用药时间及次数

治"白处"方中提出"旦服药，先毋食□二三日"和"先食饮之"的饭前空服。有些药饭前饭后均可服，如治瘰方中的"饮先食后食恣"，这些都说明当时已认识到药物疗效与用药时间有关。用药次数也有明确记载，如"治诸伤方"中有"日壹饮"，婴儿病闲（痫）方中提出"三日一浴"，治睢（疽）病方提出"日四饮，一欲溃溃，即止"。

五、药物剂量

当时的药物剂量用斗、升、寸、尺、杯、挺、束、抨（小束）、把、颗、三指最（撮）、三指大最（撮）、三指最（撮）到节等来计量或估量，用"大如答"、"大如黑叔（豆）"、"大如李"表示剂型的大小，没有提到汉代通用的斤、两、钱、分、铢、刀圭、方寸匕等剂量单位，体现了早期医药学的计量状况。

第三节　方剂学

《五十二病方》被认为是最古老的医方书，书中载方 283 首，其中有 43 首是 2 味药以上组成的复方。另外，《养生方》载方 79 首，《杂疗方》载方 21 首，其中亦有复方 30 多首，只是可惜还没有方名。纵观其内容，基本记叙了处方的中医治法、用药、组方原则、制剂及其临床运用等内容，反映了这一时期方剂萌芽和初步形成，促进了后世湖湘中医方剂学的进一步发展完善。

一、分类

对于方剂的分类，《五十二病方》采用疾病分类的方法，将所载 283 首方分列于 52 种病之下。每一种病所列方剂数量不等，如"诸伤"载方 17 首，"诸痉"载方 7 首，而"婴儿索痉"则载方 1 首。这种以病类方的分类法，因其方便临床医生乃至病家按病索方的特点，而为后世所沿用，如晋《备急肘后方》、唐《千金方》、《外台秘要》、宋《和剂局方》、明《普济方》等。

二、治法

早期的方剂是在大量的医疗实践中不断积累而成的，主要是经验的东西。因此在这一时期，构成方剂学理论的要素已有呈现，但还很粗糙、很不完善。虽然还没有明确提出中医治疗"八法"，不过八法的主要内容已经隐约可见。

《五十二病方》载有汗、温、清、消、补五法。如汗法治痉，一方用炒盐温熨，使"汗出"；另一方用蘸、醇酒煎服，"温衣"使"汗出"。温法治疽用姜、桂、椒，以方测证，当属寒性阴疽，用温法。清法，治"血疽始发，儵儵以热"用戴糁（黄芪）、黄芩、白蔹清热解毒。消法，用蒲席炭止血化瘀"令伤者毋痛，毋血出"；用蒺藜、白蒿破血解毒疗蝎螫伤；用冬葵子利尿治癃；蜗牛、薤白行气利尿；芎防乌桂消痔丸；狗胆消癥；藜乌矾茹芫治疠。补法，用青粱米补脾胃、养肾气；用鹿肉、野猪肉补益脏腑；胶米补虚。此外，还有两法合用，如治伤痉，汗温兼用；如冬葵子白胶、冬葵子枣蜜治癃，消补同施；如黑菽牡蛎毒堇治癃病，清消同用；如菽芪芍桂姜椒萸七物治疽方，温消联用等。

三、配伍

在这一时期，不再是单味药治病，已开始出现复方。《五十二病方》有复方43首，《养生方》有复方28首，《杂疗方》有复方8首，并且有比较固定的组方和随症加减的观念。如《五十二病方》中治疗疽病的两方，一方由白菽、黄芪、芍药、桂、姜、椒、茱萸、酒8味药物组成，另一方是在前方基础上加甘草组成，可见其处方基本固定，反映出较高的组方配伍水平。并且还指出，针对不同的疽病症状，须调整处方中某味药物的用量，"骨疽倍白菽，肉疽倍黄芪，肾疽倍芍药"，这可以说是反映中医早期辨证论治思想的有力例证。

四、剂型

马王堆医方书所载方剂的制剂繁多，据不完全统计，有汤、酒、醋、丸、末、膏、油膏、饼、胶、药浆、洗、丹、酒浆、药糊、肉脯、药布、阴道栓剂等17种之多。

《五十二病方》所载剂型有汤（如伏龙肝汤等）、酒（如治伤痉薤酒剂、枸杞酒等）、醋（如醯酒黍稷）、丸（如治诸伤方等）、末（散，如金伤毋痛方等）、炭末（如羊屎方等）、膏（如白处膏等）、油膏剂（如芩草油等）、饼（如荞实方）、胶（如兽皮胶）、药浆（如治牝痔药浆）、洗剂（如消石洗剂等）、丹剂（水银、丹砂置烟囱上）。其中尤以汤、酒剂为最多。

《养生方》所载剂型有末（散，如藜兰橙脂散等）、酒（甜药酒、乌喙药酒等）、酒浆（如天门冬酒浆）、醋剂（杨思醋剂）、丸（如雀卵丸等）、膏（阴肿膏等）、药糊（如去毛）、肉脯（如鸡汁肉脯等）、洗剂（如男阴方）。以酒、散剂居多。

《杂疗方》所载剂型有药丸（如壮阴）、药布（如外阴刺激3方）、药醋（如壮阳）、塞阴道（壮阴3方）、药酒（如壮阳酒）。

五、临床应用

《五十二病方》、《养生方》、《杂疗方》所载方剂临床应用广泛，涉及内、外、妇、儿、眼、伤科的疾病，此外还有食疗方、养生方等。其中以外科、内科治病方以及养生方为主。

《五十二病方》治疗范围达52种疾病，其中3个病名缺篇目，其余绝大多数是外科疾病，包括各种外伤、动物咬伤、痈疽、溃烂、肿瘤、皮肤病及痔病等；其次为内科疾病，包括癫痫、痉病、疟病、饮食病、疝病、癃病、淋病及寄生虫病等。再次为儿科疾病，包括婴儿索痉、小儿癫痫、瘈疭。另有眼科病1种（癌）。《养生方》应用范围主要是防治衰老、增进体力、滋阴壮阳、房中补益、黑发方、健步方，治全身偏枯、阴痿、阴部肿胀等。《杂疗方》所载方主要是益气补益、壮阳壮阴、益内利中，以及治蛱虫及蛇、蜂所伤。

第四节   经络学

马王堆出土的古医书中，《足臂十一脉灸经》和《阴阳十一脉灸经》是已知最早的经脉学专著，最早的灸疗学著作。书中已具有一定数目的经脉、排列次序，循行方向和规律、循行路径、主病病候、脉病治疗，故可以认定是经络学说形成的雏形。两部《灸经》的成书年代均早于《黄帝内经》，其内容

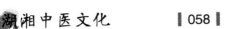

与《灵枢·经脉篇》有许多相似之处，在编写体例上也近乎一致。但《足臂十一脉灸经》记述较简单，《阴阳十一脉灸经》稍微详尽。《灵枢·经脉篇》已具有经脉系统理论。因此，有的学者将这三部古医书看做是经脉学说在早期形成过程中，由简到繁，由少到多，由不完备到成为完整的经络学说理论体系的三个不同发展阶段。

一、经脉的名称、数目和排列次序

《足臂十一脉灸经》和《阴阳十一脉灸经》还没有出现"经脉"名称，但已用"脉"字命名。其中，《足臂十一脉灸经》中写作"温"字，"温"是"脉"的古字，也是迄今为止第一次见于古医学文献中。

《足臂十一脉灸经》和《阴阳十一脉灸经》，各有11条经脉，《足臂十一脉灸经》有"足"、"臂"两个篇目。"足"部包括下肢6条经脉：足泰（太）阳温、足少阳温、足阳明温、足少阳温、足泰（太）阴温、足希（厥）阴温；"臂"部包括上肢5条经脉：臂泰（太）阴温、臂少阴温、臂泰（太）阳温、臂少阳温、臂阳明温，没有臂厥阴脉的记载。《阴阳十一脉灸经》有：巨阳眽（脉）、少阳眽（脉）、阳明眽（脉）、肩眽（脉）、耳眽（脉）、齿眽（脉）、大阴眽（脉）、厥阴眽（脉）、少阴眽（脉）、臂巨阴眽（脉）、臂少阴眽（脉），没有手厥阴脉。也还没有把每一条经脉与身体的一种内脏器官联系在一起。这都说明《足臂十一脉灸经》和《阴阳十一脉灸经》成书时间比《黄帝内经》为早。

各经脉的排列次序如上所述，《足臂十一脉灸经》是根据先"足"脉，后"臂"脉的原则；《阴阳十一脉灸经》是根据先"阳"脉，后"阴"脉的原则。

二、经脉的循行规律与路径

在经脉循行方面，《足臂十一脉灸经》中的11条经脉，都是从四肢末端到胸腹或头面部，全部属于向心性的。其中，臂阴脉由手向胸胁，臂阳脉由手向头部，足阳脉由踝向头部，足阴脉由足向股腹。《阴阳十一脉灸经》中，有9条经脉仍由四肢走向躯体中心，而"肩脉"与"足少阴脉"则与之相反，由头或少腹部走向四肢末端。从总体上看，《足臂十一脉灸经》、《阴阳11脉灸经》所记载的十一条经脉在循行分布上有如下几个共同特点：①经脉的起点多在腕踝部附近；②经脉循行路线的描述非常简单，有的脉甚至为只有起点与终点的两点连一线的最简单形式；③描述经脉循行时，使用频率最高也是最让今人难以理解的术语是"出"字；④经脉循行方向自下而上，各脉之间不相接续，而且与内脏不相联系。

这些特征反映了当时经脉的概念很原始、很简单，还没有形成上下纵横、联络成网的经络系统，但是《足臂十一脉灸经》、《阴阳十一脉灸经》的这些记载与《灵枢·经脉》篇中十二经脉的理论有密切的渊源关系，为我们了解在《黄帝内经》成书以前的经络形态提供了非常宝贵的资料。

三、经脉的主病病候

《足臂十一脉灸经》的病候描述简单而原始，载有78病。其中手太阳、手阳明、手少阴3脉，每脉仅主1病，最多者如足少阳脉主16病，足太阳脉主15病。诸脉病候还没有分类，也无理论和治则上的阐述，仅足厥阴脉后面有一些关于病候预后的记述，较为特殊。《阴阳十一脉灸经》有不少新的病候增加，共计147病。并开始将各脉的病候按照致病原因的不同，区分为"是动病"与"所产（生）病"两大类。

四、脉病治疗

《足臂十一脉灸经》和《阴阳十一脉灸经》中提到的治疗方法，全是灸法，只说灸某某脉，没有穴位名称，更没有针法。这是因为在古代，针与灸并不是同时出现的。灸，是用烧着的材料放在经络上的一些部位烤灼治病，而针刺则是用尖锐的器械在经络上的这些部位扎刺。灸法早于针法出现，针法需要有磨制得特别尖锐的器具如石头、骨、竹、金属制成的针，才能进行。其中尤其是金属针，需要生产力发展到一定的水平，才能制成。因此，可以推测《足臂十一脉灸经》的出现，是在针器尚未十分普遍应用之前写成的。

第五节　内科学

内科病的诊治，在《五十二病方》中所占比重虽然不大，但也从侧面反映了先秦时期的内科学水平。

一、淋证

癃病，在此指淋证，是以小便不利为主症的疾病。《五十二病方》对癃病的论述，内容十分丰富。

1. 淋证症状

"癃，痛于脬及衷，痛甚，弱（溺）□痛益甚，□□□□。""癃，弱（溺）不利，脬盈…"淋证主要表现为小便不利、膀胱及尿道痛、小便时疼痛加剧等症状。

2. 治疗方法

对于淋证的治疗，除了药物疗法之外，还运用灸法、外熨法、外涂法、外熏法及束指法等进行治疗，可见当时治疗淋证的手段多种多样。这些治疗，处方合理，且大多为现今临床所沿用。

（1）药物："【治】之，黑叔（菽）三升，以美醯三□煮，疾炊，潰（沸），止火，潰（沸）下，复炊。参（三）潰（沸），止。浚取【汁】。牡厉【蛎】一，毒堇冶三，凡【二】物□□。取三指最（撮）到节一，醯寒温适，入中□饮。饮先食【后】食次（恣）。壹饮病俞（愈），日壹【饮】，三日，病已。病已，类石如泔从前出。毋禁，毋时。冶厉（蛎）；毒堇不暴（曝）。以夏日至到□□毒堇，阴干，取叶、实并冶，裹以韦臧（藏），用，取之。岁【更】取○毒堇。毒堇□□□堇叶异小，赤茎，叶从（纵）纚者，□叶、实味苦，前【日】至可六、七日莠（秀），□□□□泽旁。●令。"予黑菽、牡蛎、毒堇治疗，并详细记载了"毒堇"的采集时间、加工及储藏方法、药用部位、原植物形态（茎叶大小、颜色、叶脉）、味道、结实的时间、生长环境等。

（2）灸法："久（灸）左足中指。"即左足中趾，属足阳明经。但从《黄帝内经》到后来的针灸文献均未见有以此治癃的记载，值得探讨。

（3）外熨法："□□□□□□干葱□盐隋（脽）炙尻。"炙，将药物炒热对局部进行热熨的方法；尻，即尾骶骨。在臀部周围进行热熨或按摩，这是一种刺激体表部位治疗内脏疾病的远隔疗法。还有如"癃，燔陈刍若陈薪，令病者北（背）火灸之，两人为靡（磨）其尻，癃已。"

（4）外涂法："赣戎盐若美盐，盈隋（脽），有（又）以涂（塗）隋（脽）□下及其上，而暴（曝）若□。"以及"遣华，以封隋（脽）及少【腹】□。"

（5）外熏法："癃，坎方尺有半，深至肘，即烧陈橐其中，令其灰不盈半尺，薄洒之以美酒，□茜荚一、枣十四、象（蘽）之朱（茱）臾（萸）、椒，合而一区，燔之坎中，以隧下。已，沃。"即先挖一土坑尺半见方，一肘深，烧陈禾草灰半尺深，再浇上少许酒，烧皂荚、大枣、煎茱萸、椒等于坑内，然后病人站于坑中，使药烟熏之。

（6）束指法："以衣中衽（纴）绵〈缋〉约左手大指一，三日□。"

3. 分型论治

《五十二病方》将淋证分为血淋、石淋、膏淋、女子淋，可以说是最早的淋证分型，而血淋、石淋、膏淋等病名，至今仍为临床所常用。所用药物如石韦、冬葵子等，是后世治淋组方的主要药物。尤其是血淋、石淋、膏淋、女子淋的分证治疗，可以说是对淋证进行辨证施治的雏形。

（1）血淋："血癃，煮荆，三温之而饮之。"荆，疑为牡荆，《名医别录》言荆叶主治血淋；《千金要方》载："治小便去血方……又方：捣荆叶取汁，酒服二合。"

（2）石淋："石癃，三温煮石韦，若酒而饮之。"

（3）膏淋："膏癃，澡石大若李（核），已食饮之。不已，复之。"膏淋，小便中有如脂膏，沉淀如膏状。从药用上看，以澡石治膏淋，说明澡石有利尿作用，疑澡石或为滑石。

（4）女子淋："女子癃，取三岁陈靃（藿），烝（蒸）而取其汁，□而饮之。""女子癃，煮隐夫木，饮之。居一日，篦（蓖）阳□，羹之。"女子淋，相当于女子尿道感染、膀胱炎、急性肾盂肾炎等，予陈年豆叶、隐夫木（当为药名，未详）进行治疗。

二、痉病

《五十二病方》分别讨论了痉病的病因、病机、症状及治疗方法。

1. 病因病机

"伤痉：痉者，伤，风入伤，…"伤痉，即今破伤风一类的病证，其病因为"诸伤"之后，风邪从伤口而入。另外还谈到"数□注，下膏勿绝，以欧（驱）寒气，…"说明寒气亦为伤痉病的病因之一。

2. 症状

"伤痉：…身信（伸）而不能诎（屈）。""伤而颈（痉）者，…节（即）其病甚弗能饮者，强启其口，为灌之。"描述了痉病的两个主要症状为：抽搐"身信（伸）而不能诎

（屈）"和口噤"節（即）其病甚弗能饮"。

3. 治疗

对于痉病的治疗有内治法与外治法，局部治疗与全身治疗等多种方法。

（1）内治法："伤而颈（痉）者，以水财（裁）煮李实，疾沸而抒，浚取其汁，寒和，以饮病者，饮以□□故。"即用水煮适量的李子，煮药至沸时将药汁取出，滤取药汁，等候汤药凉至温度适合时，以饮病者。又如"伤胫（痉）者，择薤一把，以敦（淳）酒半斗者（煮）溃（沸），【饮】之。"

（2）外治法："治之，燭（熬）盐令黄，取一斗，裹以布，卒（淬）醇酒中，入即出，蔽以市，以熨头。热则举，适下。为□裹更【熨，熨】寒，更燭（熬）盐以熨，熨勿绝。一熨寒汗出，汗出多，能诎（屈）信（伸），止。熨时及已熨四日内，□□衣，毋见风，过四日自适。熨先食后食次（恣）。毋禁，毋时。●令。"具体操作是炒盐令黄，用布裹之，淬以醇酒，在裹盐的布外蒙上一层皮制蔽膝，熨头部，反复更炒熨之。直到身体出汗、能屈伸为止。无论饭前饭后都可任意进行，没有禁忌。

4. 调护

在炒盐熨法中，指出"熨时及已熨四日内，□□衣，毋见风，过四日自适。熨先食后食次（恣）。毋禁，毋时。●令。"在醇酒煮韭法中，指出"【饮】之，即温衣陕（夹）坐四旁，汗出到足，乃□。"这些调护方法，对于提高痉病的疗效是有辅助作用的。

第六节　外科学

外科病在《五十二病方》中所占的比重最大，论述最为详细，说明了先秦时期先进的外科学医疗技术水平。

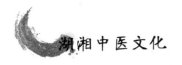

一、痔瘘疾病

早在甲骨文中就有痔的记载，而在西周时期的《山海经》中有提到痔和瘘的命名，但这些都只是零星地散在于当时的非医药书籍之中。也就是说在《五十二病方》出土以前尚未发现有医药专书对痔瘘的病名、证型、分类、治法、药物配制等较系统的记载，直到《五十二病方》出现才填补了这个空白。

（一）痔瘘涵义的认识

1. 痔是肛门部包块状疾病

《足臂十一脉灸经》将痔写作"寺"，《阴阳十一脉灸经》写作"胑"，《五十二病方》写作"時"或者"痔"。寺、胑都与"痔"同义，而"寺"字古代涵义指的是移行，变迁，这一世代和那一世代的交界点为"寺"。人之肛门是体内与外界的出入口，是移行、变迁的部位，故该处病变即"寺"字上加病旁而为"痔"。《篇海类编》云："痔从广，寺着眼，痔有'峙'之意，即高突之状也"。《说文解字》谓痔"后病也。"《增韵》谓痔"隐疮也。"这说明古人当时已认识到"痔"是后阴肛门移行变迁之处发生的包块状疾病的总称。

2. 瘘是肛门旁生管与直肠相通的疾病

《五十二病方》载"牝痔之有数窍，蛲白徒道出"。又曰："痔，痔者其直旁有小空（孔），空（孔）兑兑然出"。《足臂十一脉灸经》将瘘写作"癏"、"瘦"，概指孔窍内生管而栾（弯曲）出水不止之疾。古人根据其特点描述为："有浓血污水淋漓而下，如破顶之屋，雨水时漏之状，故瘘有漏之意，与窍相通。"

3. 痔的发生与筋脉血液有关

《五十二病方》有【脉】者（当指脉痔）和血痔的记载，这两种痔虽未描述病因和症状，但就其命名来看，已认识到痔的发生与筋脉、血液有关。故《黄帝内经》云："因而饱食，筋脉横解，肠澼为痔"。后世医家在此基础上都推衍为经脉瘀滞、出血、脱出等。《东医宝鉴》一言以蔽之：　"痔乃筋脉病。"

4. 痔是相互对应的疾病

《五十二病方》中记载有牝痔、牡痔、血痔、脉痔。"牝"、"牡"二字即雌、雄之意。一雌一雄，一血一脉相互对应，代表了两个对立的方面。这是最早对痔的分类，为以后五痔学说以及更多的分类方法奠定了基础。如《诸病源候论》记载的五痔中就有牝痔、牡痔、血痔和脉痔。《外科大成》载有内痔、外痔。《马氏痔瘘科七十二种》中以互相对应而命名的就有：肛内痔、肛外痔、阴内痔、阴外痔、血热痔、血寒痔、通气痔、通血痔、通经痔、通络痔、通脏痔、通腑痔，亦仍有雌雄痔的记载。至今尚有内痔、外痔、子痔、母痔这种对应区分法。

（二）肛肠病种的分类

《五十二病方》中痔瘘疾病记载涉及了现今如下肛肠疾病：

1. 内痔

"【牝】痔之入窍中寸，状类牛几三□□□然，后而溃出血，不后上乡（向）…。"说明内痔生在肛门内一寸左右，大便时痔核破溃出血，不大便时痔核内缩，将内痔的临床特征（便血、脱出）描写得淋漓尽致。

2. 外痔

"牡痔居窍旁，大者如枣，小者如枣窍（核）。"这是对外痔的描写。又如"其中有兔髁，若有坚血如抯末而出者。"其描述很类似现今的血栓外痔。

3. 直肠息肉和肛乳头瘤

"【牡】痔：有赢肉出，或如鼠乳状，末大本小，有空

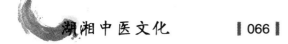

（孔）其中。"本段形象地将息肉、肛乳头瘤或者顶大蒂小而
长的内痔比喻象蜗牛、螺丝肉一样脱出肛外，有的象鼠乳，有
的嵌顿同时并发肛瘘。

4. 肛裂

"牡痔之居窍廉，大如枣窍（核），时养（痒）时痛者
…"此段描写的症状与现在的肛裂所致的哨兵痔、裂口溃疡
而分泌物增加引起肛门瘙痒、便后括约肌痉挛呈周期性疼痛的
症状颇为一致。

5. 肛门直肠瘘

"牝痔之有数窍，蛲白徒道出"，是指肛周有很多瘘道的
外口，且有蛲虫出入；又如"痔，痔者其直（脽）旁有小空
（孔），空（孔）兑兑然出"，"牝痔有空（孔）而栾"，这些
记载不但描述了肛门直肠瘘的典型症状，而且指出了肛道多是
弯曲的。

6. 肛周脓肿

"其直（脽）痛，寻（焆）然类辛状。"此与肛周脓肿蕴
脓欲成之时，局部发生的红肿、灼热、反跳痛颇为一致。

7. 脱肛

"人洲出不可入者"，乃指直肠脱垂或直肠黏膜脱出不能
回复肛内的一类疾病。

8. 肛门瘙痒症

"朐养（痒）"所谈之痒即肠道寄生虫——蛲虫在肛门部
产卵，分泌毒素导致的肛门瘙痒，抓破染毒而疼痛。"出有白
虫"，说明当时人们对寸白虫细小形态的观察是非常细致入
微的。

（三）治疗

《五十二病方》对痔瘘疾病的治法记载是极其丰富的，其
中脉者（痔）1方，牡痔4方，牝痔8方，朐养（痒）1方，

共计 14 方。这些治法都是根据痔瘘病的不同证型，在辨证的基础上而设的方与法，证型和方法有机结合，综合应用。从中初步可以归纳为 11 种治法。

1. 内服法

内服法治疗痔瘘病在《五十二病方》记载虽然不多，但有两处足以说明，如脉痔治法"取野兽肉食者五物之毛等，燔治，合挠□，诲【每】旦【先】食，取三【指大撮】三，以温酒一杯和，饮之。"古人以动物毛烧焦，即利用角质蛋白的碳化物，取其类似血余炭功效，意在止血，和温酒服用，以酒之辛散温通、活血行滞达到治痔目的。又如牝痔用"麋（蘪）芜本、方（防）风、乌喙、桂皆等，渍以醇酒而垸（丸）之，大如黑叔（菽），而吞之"。这是古代用散剂和丸剂内服的治痔方法。

2. 手术割治法

"巢塞直（腘）者，杀狗，取其脬，以穿签，入直（腘）中，炊（吹）之，引出，徐以刀劙去其巢。冶黄黔（芩）而娄（屡）傅之。"本段之"巢"是指多孔之瘘管。在做这种手术时，古人用狗的膀胱，穿以小竹管插入肛中，然后吹气使狗膀胱胀大，引痔瘘外出，以刀慢慢割除病灶，再敷上经过火煅的黄芩末，使其对伤口既可解毒又止血。另外在"牡痔"第二方有"割以刀"，第四方有"先剥割之"的记载，都是说的用手术切割治疗痔瘘的方法。

3. 枯痔疗法

牡痔第四方"弗能割，□龟脑与地胆虫相半，和，以傅（敷）之。"此段明确谈到不能割除的病灶，用乌龟头与地胆虫各等份调合敷之，地胆虫可见于《神农本草经》，外用有腐蚀作用；《名医别录》谓能"蚀疮中恶肉"。可见这是古人用的一种使痔体腐蚀、干枯、脱落的坏死剂。

4. 结扎疗法

"牡痔"第三方"絜（捆束，结扎之意）以小绳，剖以刀。"即用小绳把痔核捆束扎住，然后再切除残端。这种结扎切除法一直在痔瘘治疗方面运用至今。

5. 手指摘除法

"末大本小，有空（孔）其中。□之，疾久（灸）热，把其本小者而鳌绝之。"鳌绝即戻绝、扭断的意思。很显然，这是对顶大蒂小的息肉或内痔，以灸法烧灼后，既能止血，又可在瞬间用手指摘除病灶结束治疗。现在对一些儿童息肉，仍采取这种治疗方法。

6. 薰浴法

"取弱（溺）五斗，以煮青蒿大把二，鲋鱼如手者七，冶桂六寸，干蘁（姜）二果（颗），十沸，抒置罋中，狸（埋）席下，为窍，以熏痔，药寒而休。日三熏。"就是把煮沸的药液置器皿中，盖上有孔之席，蒸气从孔中透出，直薰患处。还有"以羽薰纂"，也是利用煎沸药液乘热蒸腾。这些治痔方法，仍是我们现在常用的熏洗坐浴治法。

7. 烟熏法

是将药物焚烧于器皿或土坑中，取其缭绕之烟直薰患处。如牝痔治法之一"敬女子布，燔，置器中，以薰痔"；另一熏法则是在地上挖一个一尺半深、一尺长、三寸宽的坑，烧炭于坑中，撒上骆阮一药，周围用布遮盖，取烟熏肛门，并不时用手启开肛门，使烟能充分透入肛门。胸痒（可释作肛门痒）薰法大致相同，即挖一坑，先烧火于坑中，使坑壁干燥，再将柳蕈和艾两药烧于坑内，取陶盆一个，在底上打一个直径一寸大的小孔，将盆盖在坑上，用土密闭四周，让病人肛门对准盆孔，使烟从孔中冒出直薰患处。

8. 砭石热敷法

"燔小隋（椭）石，淬醯中，以熨。不已，有（又）复之，如此数"。古人用椭圆形的小石头烧烫淬醋后，以温熨肛门患处，如此反复数次，直至痊愈，类似现今热敷法所取得的效果一样。

9. 药物敷贴法

治牡痔多孔者，将黑色的雌羊肉炖煮，取其汤汁浸泡黍米三斗，待吹干后，用淘米水煮熟，取一半与铜屑、豆酱渣淬一起杵烂，敷在痔疮上，厚如韭菜叶，用厚布覆盖包裹，药凉即行更换，二日就能治愈。这是当时用药物直接敷于患处的治痔方法。

10. 药膳疗法

如"痔者，以酱灌黄雌鸡，令自死，以菅裹，涂（塗）上土，炮之。涂（塗）干，食鸡"。古人当时已认识到，用酱强迫灌喂黄母鸡，待死后用茅草裹鸡，涂上泥土烧烤，食其鸡肉可以疗痔，这可谓最早的治痔药膳疗法。

11. 物理疗法

牝痔第七方"人洲出不可入者，以膏膏出者，而到（倒）县（悬）其人。以寒水戋（溅）其心腹，入矣"。此法是治疗直肠脱垂或内痔脱出嵌顿的一种复位方法。先将脂膏涂在脱出的肿物上作为滑润剂，再嘱患者取肛门向上，头部向下的倒置位，充分利用地心的吸引力，然后用寒凉的水浇溅胸、腹部，以冷刺激促进肛门括约肌的收缩，患者不自觉地作提肛运动，使脱出肿物进入肛内，三个步骤紧密结合，治法设计甚是巧妙，对脱肛和痔脱出的回复堪称一绝。

另外，《五十二病方》中还记载有"先道（导）以滑夏铤，令血出"是对痔管进行探查和搔爬术的治疗。"用小角角之"，是以吸出脓液和血栓死血的拔罐疗法。不难看出，《五十二病方》对痔瘘疾病的治疗，不论是外治或内治，还是手术或姑息治疗，其记载都是比较全面的。

二、疽病

《五十二病方》关于疽病的症状论述，并不十分突出。疽分为骨疽、肾疽、肉疽、嗌疽、烂疽、血疽、气疽等，但对疽病的治疗，书中却颇具特色。

1. 内服法

"睢（疽），以白蔹、黄耆、芍药、甘草四物者（煮），□、姜、蜀焦（椒）、树（茱）臾（萸），四物而当一物，其一骨□□□三□□以酒一桮（杯）□□□□筋者候候翟翟□□之其□□□□□。日四饮。一欲溃，止。"此为治疗疽病的主方，其中，白蔹、黄耆、芍药、甘草为第一组药，具有消痈疽疮肿的作用；姜、蜀椒、树茱萸等为第二组药，四物合用，能辛温散结，通阳下气。对于寒性疽病，本方基本切合。

2. 温熨法

"睢（疽）始起，取商牢渍醯中，以熨其种（肿）处。"商牢，即商陆。《神农本草经》载："商陆，味辛，平。主水胀疝瘕痹，熨除痈肿，杀鬼精物。"醯，醋。《名医别录》："味酸，温，无毒，主消痈肿，散水气，杀邪毒。"

3. 外敷法

"烂疽：烂疽者，□□起而□□□□□□□□□□□冶，以蠡膏未湔（煎）者灸销（消）以和□傅之。日一【傅】乐（药），【傅】乐（药）前洒以温水。服药卅日□已。尝试。【令】。"对于已溃破的痈疽，则将猪脂膏用火烤化后，外敷于上。

4. 按摩法

"气睢（疽）始发，涓涓以屏，如□状，撬（抚）靡（摩）□而□□□□□□□□□二果（颗），令郭叔□（熬）可□，以酒沃，即浚□□□□□□□□□"

□□□□□□出而止。"

5. 外搽法

"三沨煮逢（蓬）虆，取汁四斗，以洒睢（疽）痛。"逢（蓬）虆又名覆盆，见于《神农本草经》。

对于疽病的治疗，《五十二病方》已开始运用辨证论治的原则，其处方用药讲究加减化裁。如"睢（疽）病：冶白蔹（荙）、黄耆（耆）、芍乐（药）、桂、姜、椒、朱（茱）臾（萸），凡七物。骨睢（疽）倍白蔹（荙），【肉】睢（疽）【倍】黄耆（耆），肾睢（疽）倍芍药，其余各一。并以三指大最（撮）一入栖（杯）酒中，日五六饮之。须已。"即一般的疽病用七味药通治，但临证中还要注意辨证，症状不同，用药剂量亦有区别。如骨疽应加重白蔹（荙）的剂量，肉疽应加用黄耆，肾疽应加用芍药。这种思维方法，摆脱了运用单方验方治病的原始状况，开始进入辨证论治阶段。在张仲景辨证论治体系确立之前 400 多年，能出现这样的记载，确实是一项惊人的成就。

三、蛇咬伤

《五十二病方》的蛇伤收方较多，计 14 方，居该书诸病第 7 位。其中治虺（蝮蛇类）咬伤 12 方，说明该书对此种蛇伤治疗积累了丰富的经验。

（一）治疗

《五十二病方》治疗蛇伤采用了多种手段，有内治，有外治，有祝由，有内外兼治，方法灵活，颇有章法。

1. 内治

内治是通过内服药物以治蛇伤的一种方法。本法在书中应用占有重要地位，计有 5 方。如"煮鹿肉若野彘肉，食【之】，歠汁。●精。"内服方药排毒是治疗蛇伤的一种重要方法，现今临床仍广泛采用。

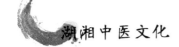

2. 外治

外治是通过在伤口周围涂药、敷药、药熏，或在某特定部位敷药以治蛇伤的一种方法。本法在书中的应用极有特色。

（1）涂汁：如"蛇噬：以桑汁涂之。"

（2）敷药：如"取井中泥，以还（环）封其伤，已。""环封"即是将药敷在伤口周围，以利蛇毒外排。这种认识在当今不足为奇，但在 2000 多年前则是难能可贵的。

（3）药熏："以宰（滓）封其痏，数更之，以熏□。"现代研究得知蛇毒不耐高温，新鲜毒液在室温中放置 24 小时可腐败变质。干蛇毒在高温下，也会变质失效。因此，现在有一种简便有效的破坏蛇毒的办法，即在蛇伤早期用火柴头 5～7 个放在伤口上，点燃烧灼 1～2 次。看来，以药熏这种高温破坏蛇毒的方法，我们祖先早已观察到了。

（4）敷特定部位：如"以蓟印其中颠。"就是用芥子捣烂外敷头顶部的外治法。

3. 内外兼治

内外兼治是将内服与外敷等法综合应用以治蛇伤的一种方法．也是最合理的方法。书中虽仅有 2 方，但从中反映了当时治疗蛇伤的高水平。如"以堇一阳筑封之，即燔鹿角，以弱（溺）饮之。"目前临床治疗蛇伤，也多采取内外兼治的方法。

4. 祝由术

祝由是由当时的巫师或患者本人以祈祷的方式，以求愈疾的一种心理疗法。本书用于蛇伤者 3 方，如"吚：嗟，年，羞杀人今兹。"其中祝由兼外治 1 方："贲（喷）吚：'伏食，父居北在，母居南止，同产三夫，为人不德，'已。不已，青傅之。"

（二）选药分析

《五十二病方》治蛇伤所选用的药物，大都卓有效验，并为后世医家所验证，有些药物至今还是临床治疗蛇伤的常用药。本书所选用药物共 19 种，既有动、植物药，也有矿物药，其中动物药 8 种，植物药 8 种，矿物药 1 种，其他 2 种。

1. 兰草

当为泽兰。书中作内服。《岭南采药录》谓其"治蛇伤，散毒疮。"《福建民间草药》治蛇伤以"泽兰全草二至四两，加水适量煎服；另取叶一握捣烂，敷贴伤口。"

2. 青

可分为曾青、扁青、空青，均为铜矿石。书中作外敷。《神农本草经》有以扁青"解毒气"、"杀诸毒三虫"的记载；《千金要方》有治众蛇毒"用铜青傅疮上"的记载；《常见病验方研究参考资料》（中医研究院编）治土条蛇咬伤，用五灵脂、雄黄各三钱，铜绿二钱，白矾二钱，共研细末，香油调匀敷患处。

3. 堇

应为紫堇。书中作外敷。本品有毒，故外敷似较合宜。《陕西中草药》以本品根捣烂外敷，治秃疮、蛇咬伤。

4. 食茱萸

书中称产豚豪（藙），磨汁外涂。《本草拾遗》谓其"治恶血毒，《胜金方》载治蛇毒"食茱萸一两，为末。冷水调，分为三服。"

5. 蛇莓

书中写作莓，内服。《日华子诸家本草》载其"敷蛇虫咬"；《江西民间草药》直呼其为"蛇不见"，治蛇咬伤"鲜蛇莓草，捣烂敷患处。"

6. 桑汁

书中作外涂。《本草纲目》载："涂蛇、蜈蚣、蜘蛛所伤，有验。"

应当指出，该书对蛇伤治疗观察是十分仔细的，对某方疗效的评价是很有分寸的。如"取莓（莓）茎…已饮此，得卧，卧觉…已懈弱（溺）…"毒蛇咬伤人后，蛇毒直接损害肾功能，出现尿少、尿闭、尿血等症状，而保持小便通畅是排毒的一个重要方法，也是防止出现急性肾衰竭的一个重要措施。民间流传的"二便不通，蛇毒内攻"、"治蛇不泄，蛇毒内结"正是指此。显然，该书观察到"解溺"是对蛇伤治疗至关重要的一环，故强调提出这一临床反应。

对药物临床疗效的评价，书中分为"精"，即疗效良好；"已"即疗效较好，可获痊愈；"多可也"、"不伤人"，即疗效一般等三类。于此可以看出这些评价是通过大量临床病例观察而得出的结论，侧面反映当时蛇伤治疗的水平达到了一个较高的层次。

四、皮肤病

1. 夕下

"【夕】下：以黄枔（芩），黄枔（芩）长三寸，合卢大如□□豆卅，去皮而并冶。□□□□□□捣（捣）而煮之，令沸，而滔（晋）去其宰（滓），即以汁□□凄夕【下】，已，乃以脂□□□□□□所冶药傅之。节（即）复欲傅之，凄傅之如前。已，夕下靡。"本节为夕下（即发于腋下的湿痒类皮肤病）外治法。其法先取黄芩合卢（药名）及豆共捣碎，另取一些药煮汁以洗涤夕下，再用猪脂调前药末敷于局部。

2. 白处

从书中记载的症状来看，应是一种皮肤发白的病症，与现今白癜风相类似。其治疗有3方。

（1）内服方："白处方：取灌青，其一名灌曾，取如□□盐卅分斗一，竈黄土十分升一，皆冶，而□□指，而先食饮之。不已，有（又）复之而□灌青，再饮而已。●令。"

（2）内外兼治："□□其□□□□□与其○真□□，治之

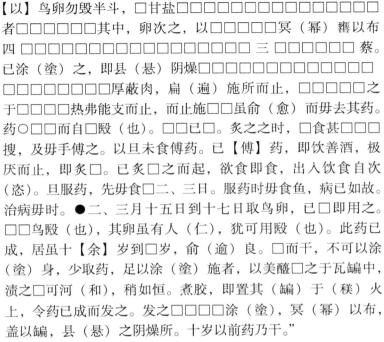

【以】鸟卵勿毁半斗，□甘盐□□□□□□□□□□□□
者□□□□□□其中，卵次之，以□□□□□冥（幂）纂以布
四□□□□□□□□□□□□□□□□三□□□□□□蔡。
已涂（塗）之，即县（悬）阴燥□□□□□□□□□□□□
□□□□□□□厚蔽肉，扁（遍）施所而止，□□□□□之
于□□□□热弗能支而止，而止施□□虽俞（愈）而毋去其药。
药○□□而自□殹（也）。□□已□。炙之之时，□食甚□□□
搜，及毋手傅之。以旦未食傅药。已【傅】药，即饮善酒，极
厌而止，即炙□。已炙□之而起，欲食即食，出入饮食自次
（恣）。旦服药，先毋食□二、三日。服药时毋食鱼，病已如故。
治病毋时。●二、三月十五日到十七日取鸟卵，已□即用之。
□□鸟殹（也），其卵虽有人（仁），犹可用殹（也）。此药已
成，居虽十【余】岁到□岁，俞（逾）良。□而干，不可以涂
（塗）身，少取药，足以涂（塗）施者，以美醯□之于瓦𬬭中，
渍之□可河（和），稍如恒。煮胶，即置其（𬬭）于（𥝨）火
上，令药已成而发之。发之□□□□涂（塗），冥（幂）以布，
盖以𬬭，县（悬）之阴燥所。十岁以前药乃干。"

　　（3）外治："白瘕：白瘕者，白毋奏（腠），取丹沙与鳢
鱼血，若以鸡血，皆可。鸡湩居二□□之□，以蚤挈（契）
瘕令赤，以□之。二日，酒，以新布执㨃（摡）之，复傅。
如此数，卅日而止。●令。"

　　此为"白处"的治疗方法，虽然条文中文字缺损较多，
但从残文中仍可判断这种药性质猛烈，故一再交代，"勿手傅
之"、"不可以塗身"。

　　还有疣、冥病、乾骚（瘙）等，上述病名虽较简单，但
有的病名因正确地反映了诊断特点而沿用至今（如疣、漆疮
等）或成为今日命名之滥觞；并根据不同诊断，采取不同有
效治法。除祝由法外，各类治法约 70 条，有内服、外治、灸
疗、洗浴、熏蒸、按摩等；所用药物有动物药、植物药和矿物
药 30 余种，并常采取多种疗法综合治疗，特别是疮疡疥癣使

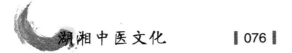

用了堆黄、石（砷剂）和水银（汞剂），这是领先于世界的
记载。

第七节　妇产科学

《胎产书》是迄今发现的最早的有关妇产科方面的文献，
其与"禹藏埋包图"、"人字图"为一卷帛书。原书无名，现
之名系据其内容而定。现存文字34行，主要记载了养胎、埋
胞、转胞、求子、产后处理等内容。不仅是对西汉以前妇产科
知识在某些方面的理论总结，而且成为后世湖湘中医以及整个
中医胎孕理论的渊源。

一、生育

《胎产书》说："我欲埴（殖）人产子，何如而有。"这
反映了当时人们在竭力探求、设法把握生育之权，而且是男性
主动选择交合的。对交合的时间，也有一定的选择，如："月
朔已去汁□，三日中从之，有子。"月朔，即月经，指出交合
的时间不宜在经期，宜选在月经干净以后。也意识到了早孕期
间不宜交合，"二月始膏，…男子勿劳"，这些内容在一定程
度上反映了古人对计划生育问题的看法。在人烟稀少的古代，
希望多字（字，生产、分娩）的思想也在《胎产书》中有所
反映。如产后用"埋包法"祈求多字。而种子的方法，则是
男女共饮药，"求子之道曰：求九宗之草，而夫妻共以为酒，
饮之。"九宗之草系何药，尚待考证，然而却反映了这样一种
思想，即古人不认为生育是男或女一方的因素，而是与男女双
方都有关。为了求子，吃一些认为有效的食物，如蛹、狗阴
器、雌雄乌鸡之类，也是男女同吃。

二、胎养及胎教

逐月养胎法是胎教的最早记载，而《胎产书》在这方面

的论述可谓是养胎法的祖本。《胎产书》认为孕1~2月，孕妇有种种不适反应，所谓"百节皆病"，其时，饮食必精良，君处须安静，避免刺激性食物，宜节制性生活。3月，胎儿"未有定义（仪）"，可"见物而化"，即胎儿的性别尚未能识别，人形未成，品性、体质均未定型，胎儿可随母体所见之人、物的不同而转化。因此必须注意孕妇的言行视听及精神因素、饮食等，祈求胎儿向理想的方面转化。如视，宜见"君公大人，毋使朱（侏）儒，不观木（沐）候（猴）"，以冀儿女相貌堂堂，文静安祥。食，则应"不食茵（葱）姜，不食兔羹"，以免儿女多指、兔唇，或不能发声。又如，欲生男，则看雄雉、牡虎、乘牡马，欲产女，则佩（簪）耳（珥）呻（绅）朱（珠）子。所谓"内象成子"。内，纳也，纳入何种物象，即成何象之子。《胎产书》还认为胎儿的血、气、筋骨、肤、毛之生长过程与自然界之水、火、金、木、土、石相应。

《胎产书》认为，保证孕妇营养，可促进胎儿发育。孕妇营养充足，胎儿皮肌白皙、强劲、好色（面色红润光泽）、良心智（聪明）、少病。如"怀子者，为享（烹）白牝狗首，令独食之，其子美皙，有（又）易出。欲令子劲者，□时食母马肉。"很重视动物蛋白质的摄入。此外，还用洗胎法防止婴儿生疮，使婴儿皮肤细腻，《胎产书》谓之曰"曼理"。

三、母婴保健

古代难产率相当高，人们不仅仅是祈求生产顺利，母子平安，且在《胎产书》中还反映了当时母婴保健方面的一些措施。如孕6月后，孕妇应适当增加活动，吃"白牝狗首"，这一方面能增加营养，另一方面白牝狗首即白色雄性之狗头，阳物主动，能使"易出"，以冀生产顺利。这种吃"阳物"使易产的习俗延续至今，可见其影响之深远。产后，将子置于洁净、松软、湿润的草地上，使"其身尽得土，乃浴之，为劲

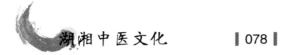

有力",乃取土生万物之意。并将产薄烧灰,浴洗婴儿,并饮产妇,以达母子健康目的。虽然这些方法在今天看来实在显得原始落后,但《胎产书》无疑反映了当时的情形。

第八节 儿科学

《五十二病方》是现存最早记有儿科内容的医书。书中记载有"婴儿索痉"(可能为小儿脐风),"婴儿病痫"(可能为小儿急惊风),"婴儿瘛"(可能为小儿慢惊风)。对于这三证的诊断基本上抓住了主要症状,治疗已注意到年龄大小区别,说明先秦医学对不同性质的小儿痉挛性疾病已能作出较为准确的鉴别诊断和治疗。

一、小儿脐风

1. 病因

"婴儿索痉:索痉者,如产时居湿地久。"索痉,帛书整理小组认为是产妇子痫一类病证,也有认为是小儿脐风。根据后面的婴儿病痫、婴儿瘛,本病当为小儿脐风。其病因为出生时久居潮湿之地。

2. 症状

"其肓(胃)直而口钳,筋(挛)难以信(伸)。"即症状表现为肌肉强直,口唇拘急,筋脉挛缩而难以伸张。对小儿脐风的症状作了简要具体描述。

3. 治疗

"取封殖治之,□□二,盐一,合挠而烝(蒸),以扁(遍)熨直肓(胃)挛筋所。道头始,稍□手足而已。熨寒□□复烝(蒸),熨干更为。令。"在治疗上与伤痉病的治疗方法相类似,都是用温熨的方法,但本法所用的药物有增加。痉病单用炒盐一味,而本方则更加封殖土二倍于盐,合搅拌后蒸热，以温熨筋脉挛缩之病。

二、小儿急惊风

一般情况下书中都是先述病证，后述方药，但本条则是先述方药，再谈症状，并直曰"婴儿病痫方"。

1. 症状

"婴儿病痫方：…间（痫）者，身热而数惊，颈脊强而復（腹）大。□间（痫）多众，…"婴儿病痫，即小儿急惊风。症状主要表现为发热而惊，颈脊强直，并且发病的人很多。

2. 治疗

"取雷尾（矢）三果（颗），冶，以猪煎膏和之。小婴儿以水【半】斗，大者以一斗，三分和，取一分置水中，挠，以浴之。浴之道头上始，下尽身，四支（肢）毋濡。三日一浴，三日已。已浴，辄弃其水圂中。"取雷丸三颗，与猪煎膏混合，分成三份，取一份置于水中，浴之，从头上开始，直至下身，四肢不浴。浴后弃水于猪厕中。并且还指出小婴与大婴是有区别的，在治疗上已经注意到年龄大小的区别。

三、小儿慢惊风

1. 症状

"婴儿瘛者，目繲䀮然，胁痛，息瘿（嘤）瘿（嘤）然，戾（矢）不○化而青。"婴儿瘛，即小儿瘛瘲类疾病，类似于现今小儿慢惊风。症状表现为小儿眼球上翻，胁肋疼痛，呼吸有声音像鸟鸣叫一样，大便色青而夹有不消化的食物。

2. 治疗

"取屋荣蔡，薪燔之而□匕焉。为湮汲三浑，盛以桮（杯）。因唾匕，祝之曰：'喷者歔（剧）喷，上○○○○○○如篲（彗）星，下如脍（衃）血，取若门左，斩若门右，为

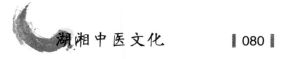

若不已，磲薄（膊）若市。’因以匕周揩婴儿瘛所，而洒之棓（杯）水中，候之，有血如蝇羽者，而弃之于垣。更取水，复唾匕条（浆）以揩，如前。毋徵，数复之，徵尽而止。●令。”对于小儿慢惊风的治疗，书中采用的是祝由之法，但其中用匕摩拭病所的方法，类似于后世的铍针及按摩等治疗方法，对于慢惊风的治疗不无参考意义。

第九节　骨伤科学

《五十二病方》中有关伤科的内容也占了很大比例，对后世伤科病症学、治疗学以及方剂学等方面的发展具有较大影响。

一、伤科疾病命名

1. 根据病因命名

如因金属器械打、砸所致的谓“金伤”；被利器刺破皮肤称“刃伤”；被带毒的箭射伤名“毒乌喙”等。

2. 根据病位命名

如对“痈”的命名，根据病位有“颐痈”、“股痈”、“痈首”之分；“疽”也有“骨疽”、“肉疽”、“嗌疽”、“肾（外肾）疽”等等。

3. 根据病变特征命名

如因伤而流血不止者谓之“血出”；对烧伤谓“瞭”、“阑”（同“烂”），《左传·定盛三年》注：“火伤曰烂”；对溃疡流脓的疽称“烂疽”等。

二、治疗

《五十二病方》中收载了很多伤科治疗方法，不但内容丰富，而且充分体现了中医因病因人制宜的辨证施治思想，可以说是今天伤科治疗学的渊源。

1. 内服药

《五十二病方》"诸伤"一节共有 8 方，其中解痛消肿是最为常用之法。如"诸伤：□□膏、甘草各二，桂、（姜）、椒□□□□□□□□□□□□□□□□□□□毁一坬音（杯）酒中，饮之，日【壹】饮，以□其□"，"□□□□胸，令大如荅，即以赤荅一斗并□"，"治齐□，□淳酒渍而饼之"，"伤者，以续（断）根一把，独□长支（枝）者二廷（梃），黄黔（芩）二梃，甘草□廷（梃）"，"□者，冶黄黔（芩）与□□□□□巆膏□□之"等等，其中所用药物大致有以下几类：麻醉止痛药，如乌头、椒；辛温活血药，如桂、姜、辛夷、独活、续断、酒等；清热利湿消肿药，如黄芩、甘草、赤小豆、白术、齐实等。其他的像鼢鼠、巆膏等，作用多是活血消肿止痛。其中乌头、续断是后世外伤科治疗中的常用药物。

2. 洗涤法

（1）对创口的早期处理：如"令伤者毋痛，毋血出，取故蒲席厌□□□燔□□□□痏。"以及"犬所啮，令毋痛及易瘳方，令【啮】者卧，而令人以酒财沃其伤。已沃而□越之。尝试。毋禁。"就是用酒冲洗伤口的记载。"冶黄黔（芩），…□涽之"则是以药物煮水洗涤伤口的记录。

（2）感染伤口的洗涤：方法是用"稍（消）石直（置）温汤中，以洒痏"，稍石即芒硝，含硫酸钠，现代研究已证实其对感染伤口有抗菌作用。

（3）臁疮病药汤洗涤法：如"胻久伤：…郁、（术）皆【冶】，□汤中，即炊汤，汤适温，…入足汤中，践木滑□"，胻久伤，即腿胫部伤久后不愈形成的慢性溃疡，现今谓臁疮。本条虽文字短缺，但洗涤法已可由此略见一斑。

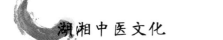

3. 包扎固定法

《五十二病方》已注意到局部的包扎固定在伤科疾病治疗中的重要性，指出："伤者，…以陈缊（傅）之一"，"令金创毋痛，…裹以缯藏"，"缊"意为麻絮，"缯藏"是丝织品的总称。对创伤用麻絮及丝织品包扎，既能固定患处，又能压迫止血，部分还能止痛，这已被数千年的经验及现代医学所证明。从现在将杉树皮铺上棉花后用绷带包扎的小夹板固定中，我们仍可看到《五十二病方》经验的痕迹。

4. 外敷法

《五十二病方》全书283个方剂中，涉及外敷法的约79方，可见该法在当时最常使用。如："止血出者，燔发，以安（按）其痏"，是用经"燔"后的药物炭作散剂，外撒以止血；又如："令伤毋般，取歲膏、□衍并治，傅之"，是用猪脂与药物同煎炼成膏剂外敷的方法；而"伤者，以续（断）根一把，独□长支（枝）者二廷（梃），黄（芩）二梃，甘草□廷（梃），秋乌（喙）二□□□□者二瓯，即并煎□孰（熟），以布提取，出其汁，以陈缊□□傅之"，则是指将药物煮后以旧棉絮汲取药汁外敷的方法。

第十节　五官科学

马王堆古医书中，尚无五官科疾病的专门论述，大都散在各篇之中，其在《五十二病方》、《足臂十一脉灸经》、《阴阳十一脉灸经》等多篇内有涉及五官科内容20余处，病证10余个。

一、病证

1. 耳科

《足臂十一脉灸经》足太阳脉有聋，足少阳脉有聋、耳前病，臂少阳脉有聋；《阴阳十一脉灸经》巨阳脉有耳聋、耳强，耳脉有耳聋煇煇腪腪。

2. 鼻科

《足臂十一脉灸经》足太阳脉有鼽衄，足阳明脉有鼽衄；《阴阳十一脉灸经》阳明脉有鼻鼽；《五十二病方》中虫蚀有鼽蚀口鼻（与虫蚀有关的口鼻败疮疾病）。

3. 喉科

《足臂十一脉灸经》足少阴脉有数喝；《阴阳十一脉灸经》肩脉有嗌痛、喉痹，耳脉有嗌肿，厥阴脉有嗌干，少阴脉有舌坼、嗌干、噎、嗌中痛、瘖，臂少阴脉有嗌渴欲饮；《五十二病方》牝痔有咽敝（喉中干渴），疽病有嗌疽（即喉痈），虫蚀有□□在于喉。

二、治疗

《足臂十一脉灸经》、《阴阳十一脉灸经》中只有灸法而无针法，如《足臂十一脉灸经》有"诸病此物者，皆灸××脉"，《阴阳十一脉灸经》有"灸几息则病已矣"。《五十二病方》中记载了医治咽喉病证 3 个医方和敷药、换药方法。其中治疗"咽敝"，"饮药浆"；治"嗌疽"，用"白蔹三，罢合一，并治，□□□□□□饮之"。罢合，为一药名，具体不详。治"蚀口鼻"，"冶菫葵□□□，以桑薪燔□□其□□令汁出，以羽取□"。桑薪，即桑柴火。将菫葵用桑柴火煎之。

第十一节　性医学

马王堆出土的古医书中，《十问》、《天下至道谈》、《合阴阳》为性医学专著，《养生方》、《杂疗法》、《杂禁方》和《胎产书》中也含有大量性医学内容。是我国迄今发现最早的房中养生学专著，它的出土，填补了中国汉代以前性医学文献

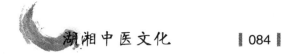

的空白，也为中国性医学研究提供了极其珍贵的资料。

一、《十问》篇

书中通过黄帝和天师、大成、曹熬、容成，尧和舜，王子巧父和彭祖，盘庚和耇老，禹和师癸，文执（挚）和齐威王，王朝和秦昭王的讨论和问答，提出十个有关养生保健特别是房中养生的问题进行讨论，主要内容和观点有：

1. 要顺天地阴阳的发展规律补阴养气

黄帝问于天师曰："万勿（物）何得而行？草木何得而长？日月何得而明？"天师曰："（尔）察天地之请（情），阴阳为正，万勿（物）失之而不（继），得之而赢。食阴横阳，稽于神明。"

这一段的意思是，黄帝问天师："万物为什么能运行变化？草木为什么能生长？日月为什么能发光？"天师回答说："你仔细察看天地的情况，以阴阳为准则，万物如果违背了阴阳发展变化的规律就不能继续生存与发展，如果遵循这一规律就会兴旺地发展。服用滋阴之品而补益阳气，就能到达神明的境界。"

再如容成答曰："君若欲寿，则顺察天地之道。天气月尽月盈，故能长生。地气岁有寒暑，险易相取，故地久而不腐。君必察天地之请（情），而行之以身。有徵可智（知），间虽圣人，非其所能，唯道者智（知）之。天地之至精，生于无徵，长于无刑（形），成于无膲（体），得者寿长，失者夭死。故善治气槫（抟）精者，以无徵为积，精神泉益（溢），翕（吸）甘潞（露）以为积，饮榣（瑶）泉灵尊以为经，去恶好俗，神乃溜刑。"

这段话的意思是，你如果想长寿，那么就要顺察天地发展的自然变化规律。天气变化如月有圆有缺，所以能长生；地气的变化有寒暑之分，地势高低不平而相辅相成，所以大地能长久而不朽。你一定要了解天地变化的规律，并且亲身去做。如果有征兆可知，现今即使是圣人，也不一定能弄明白，只有通晓自然规律的人才能掌握。天地之间最精美之物，都是自然发生而没有征兆的，它生长时无一定的形状，长成后也没有固定的体态。按规律办的就长寿，不按规律办就会过早夭死。所以善于治气和聚精的人，都是在没有征兆的情况下自然地蓄积，精神健旺有如泉水涌溢，经常饮用清泉和美酒，去恶好善，形体就显得十分有精神。

2. 要善于保护性功能

"尧问于舜曰"一段中："尧曰：'人有九缴（窍）十二节，皆设而居，何故而阴与人具（俱）生而先身去？'舜曰：'饮食弗以，谋虑弗使，讳其名而匿其膡（体），亓（其）使甚多，而无宽礼，故兴（与）身俱生而先身死。'尧曰：'治之奈何？'舜曰：'必爱而喜之，教而谋之，饮而食之，使其题领坚强而缓事之，必盬之而勿予，必乐矣而勿写（泻），材将积，气将褚，行年百岁，贤于往者。'舜之榢（接）阴治气之道。"

这段话的意思是，尧问：人有九窍、十二节，都有一定的部位，为什么生殖器和人体同时产生，但功能却最早衰退？舜回答说，对于生殖器，饮水吃饭不用它，思考问题不用它，人们忌讳提它的名字而把它隐藏起来，可是性交时却经常用它，而且不让它休息和节制，所以它与人体同时产生而先衰败。尧又问：那么该怎么保护性功能呢？舜回答说：一定要爱护它，研究保护它的方法，用饮食滋补它，使它经常坚硬而又不要多用它，即使有性冲动也不随便性交，即使在性交到高度快乐时也不要泻精，这样，精液和真气得以积蓄起来，那么即使年过百岁，体质反而会比过去更强健。这就是舜所主张的房中养生原则。

又如"王子巧（乔）父问于彭祖曰：'人气何是为精虖（乎）？'彭祖合（答）曰：'人气莫如竣（朘）精。竣（朘）气宛（菀）闭，百脉生疾；竣（朘）气不成，不能繁生，故寿尽在竣（朘）。竣（朘）之葆爱，兼予成甀（佐），是故道者发明唾手循辟（臂），靡（摩）腹从阴从阳。必先吐陈，乃翕（吸）竣（朘）气，与竣（朘）通息，与竣（朘）饮食，饮食完竣（朘），如养赤子。赤子骄悍数起，慎勿出入，以修美浬（理），轱白内成，何病之有？……死生安在，徹士製（制）之，实下闭精，气不扁（漏）泄。心製（制）死生，孰为之败？慎守勿失，长生累进（世），累进（世）安乐长寿，长寿生于蓄积。'"

　　这段话的意思是，王子巧父问彭祖说，人的生气为什么是精华呢？彭祖回答说，人的生气莫过于阴精，如果阴精郁闭，百脉就会出毛病，而如果生殖功能发育得不成熟，就不能繁衍后代，所以人的寿命长短都在于阴精。所以对阴精要加以爱护，并且帮助它，促进它成长。由于这个缘故，掌握养生之道的人发明了一些方法，如叫人垂下双手，按摩肩肘与腹部使它顺于阴阳。一定要先吐出废陈之气，吸收天之精气，使新鲜空气流于阴部。要以饮食来滋补阴精，如抚养婴儿那样仔细地保养它。即使阴茎多次勃起，也要谨慎房事，不能放纵，以调养身体，如果内脏都很坚实正常，那么又会有什么疾病呢？……死生的关键是什么呢？高明的人能驾驭它，补益下身而闭守精关，使精气不漏泄于外，意念上能控制死生，那么谁又能使他失败呢？要谨慎地守护阴精而不要使它受损失，就可以累世长生，永远安乐而长寿，长寿的诀窍就在于蓄积阴精。

3. 强调对阴精要守而不泄

　　"黄帝问于曹熬曰"中提到："长生之稽，侦用玉闭，玉闭时辟，神明来积。积必见章，玉闭坚精，必使玉泉毋顷（倾），则百疾弗婴，故能长生。楼（接）阴之道，必心塞葆，刑（形）气相葆。故曰：壹至勿星（泻），耳目葱（聪）明；再至勿星，音气高阳（扬）；三至勿星，被（皮）革有光；四至勿星，脊胠不阳（伤）；五至勿星，尻脾（骼）能方；六至勿星，百脉通行；七至勿星，冬（终）身失（无）央（殃）；

八至勿星，可以寿长；九至勿星，通于神明。曹熬之楼（接）阴治神气之道。"

这段话的意思是，长生的诀窍在于寻求闭守精关的方法，精关护守则精气藏聚，人就会生机旺盛而精神蓄积。蓄积的效果一定很明显，精关坚固，一定要使精液不要随意泄泻，那么就能去百病而长生。性交的原则，是要做到心绪安宁，使身心都很健康。所以说，性交一个回合而不泄精，就会耳聪目明；性交两个回合而不泄精，声音就会洪亮高扬；性交三个回合而不泄精，皮肤就增添光泽；性交四个回合而不泄精，脊柱和臂肘关节就不会损伤；性交五个回合而不泄精，臀和大腿就壮实起来；性交六个回合而不泄精，全身经脉通畅；性交七个回合而不泄精，终身不会有什么病痒；性交八个回合而不泄精，可以长寿；性交九个回合而不泄精，将会进入神明的境界。这就是曹熬关于性交和治理神气的原则。

4. 要服用滋阴之品

如"黄帝问于天师曰"那一段："食阴之道，虚而五臧（藏），广而三咎，若弗能出楏。食之贵静而神风，距而两栌，参筑而毋遂，神风乃生，五声乃对。翕毋过五，致之口，枚之心，四辅所贵，玄尊乃至。饮毋过五，口必甘眛（味），至之五臧（藏），刑（形）乃极退。薄而肌肤，乃夫发末，毛脉乃遂，阴水乃至，浅坡（彼）阳沸，坚塞不死，饮食宾腾（体），此胃（谓）复奇之方，通于神明。天师之食神弃之道。"

这段话的意思是，服用滋阴之品的原则，在于补益五脏，充实三焦，使精气全保持在体内。服用滋阴之品贵在安神静志，保护精气，与女子性交能抗衡持久，交合三次而不泄精，就会产生神气，女方就会发出五种呼吸声作为反应。吸气不要超过五次，从口吸入，藏于内脏，精气归于四体，津液就会产生。饮用滋阴之品不超过五口，必须保持良好的味觉，精气归

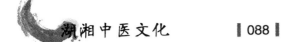

于五脏，形体就会很快地发生变化。迫使精气流行而外充于肌理皮肤，直至头发末端，周身的毛孔和脉络就会畅通，阴液就会产生，阴茎就会明显地勃起，坚硬而不萎，饮食调和适体，这就是补偿精气亏损的方法，可使人达到神明的境界。这是天师服食天之精气的方法。

又如，"黄帝问于大成曰"中有这么一段："……君必食阴以为当（常），助以柏实盛良，饮走兽泉英，可以却老复壮，曼泽有光。楼（接）阴将众，膉（继）以蚩虫，春爵（爵）员骀，兴彼（彼）鸣雄，鸣雄有精，诚能服此，玉筴（策）复生。大（太）上执遇，麃坡（彼）玉窦，盛乃从之，员骀送之；若不执遇，置之以纆。诚能服此，可以起死。大成之起死食鸟精之道。"

这一段说的意思是，你一定要经常服用一些滋阴之物，加上一些柏实，牛羊奶，这样就可以去除衰老，恢复健壮，容颜焕发光彩。如果要多次和女子交合，就要吃飞鸟、雀卵、公鸡，公鸡有睾丸，如能服此，性机能就会恢复。体质好的人阴茎能勃起，具有和女子性交的能力，可以顺其自然，加上用雀卵补益之；如果阴茎不能勃起，就吃麦粥和雀卵。如果能这么服用，就可以治好阳痿症。大成的服鸟精以治阳痿的方法就是这样。

5. 性交应与气功导引相结合

在"帝盘庚问于耇老曰"这一段中说："亓（其）事壹虚壹实，治之有节：一曰垂枝（肢），直脊，桡（挠）尻；二曰疏股，动阴，纅（缩）州；三曰合疌（睫）毋听，翕气以充腦；四曰含亓（其）五味，饮夫泉英；五曰羣精皆上，翕亓（其）大明。至五而止，精神日抬（怡）。耇老妾（接）阴食神气之道。"

这一段的意思是，性交应有泻有补，同时要有方法：一要垂直肢体，伸直脊背，按摩臀部；二要放松大腿，活动前阴，收敛肛门；三要闭目养神，不听杂音，吸引精气以充实大脑；四要口含津液，自感酸、苦、甜、辣、咸五味俱备，并且吞下口中津液；五是各种精气都上升于脑部，以收敛全身诸阳。性交至五个回合而停止或闭精勿泄，可以使人精神愉快。这就是耇老处理性交与吸引精气的方法。

又如"王期见秦昭王问道焉"这一段说："楼（接）阴之道，以静为强，平心如水，灵路（露）内藏，款以玉筴（策），心毋秫（怵）荡，五音进合（答），孰短孰长。"

以上这段的意思是，与女子性交的原则，以情绪平静为贵，心情要平静如水，可使阴精内藏而不外溢。以阴茎叩击女子阴户，内心毫不紧张，聆听女子的五种呼吸声，就可知道该如何调整性交动作。并且应讲究呼吸吐纳，与气功导引紧密结合。

二、《合阴阳》篇

全书专论行房的原则和方法，如在对女性性反应的五征描述时，指出男性应怎样运用相应的亲昵行为。书中还阐述了一日之中男女精气各自旺盛的时刻，以及男女交合的各自适宜和时机。

"凡将合阴阳之方，土揗阳，揗村（肘）房，抵夜（腋）旁，上竈纲，抵领乡，揗拯匡，覆周环，下缺盆，过醴津，陵勃海，上常山，入玄门，御交筋，上欲精神，乃能久视而与天地牟（侔）存。交筋者，玄门中交脉也，为得操揗之，使膣（体）皆乐养（痒），说（悦）怿以好。虽欲勿为，作相响相抱，以次（恣）戏道。戏道：一曰气上面执（热），徐响；二曰乳坚鼻汗，徐抱；三曰舌薄而滑，徐屯；四曰下汐股湿，徐操；五曰嗌干咽唾，徐撼（撼），此胃（谓）五欲之征。征备乃上，上堪而勿内，以致其气。气至，深内而上撅之，以抒其热，因复下反之，毋使其气歇，而女乃大竭。然后热十动，接十节（節），杂十修。接刑（形）已没，遂气宗门，乃观八

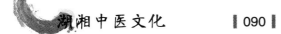

动，听五音，察十已之征。"

以上这段的意思是，凡是男女交合的原则和方法，应先出于腕阳，按摩肘旁，抵达腋窝，上经肩峰，再至颈项，承光穴，绕颈项一周进行按摩，下走缺盆，经由乳晕，越过胸窝，到达曲骨和横骨之间，进入阴户，触摩阴蒂，吸引天之精气以醒脑提神，就能长生久视而与天地共存。所谓交筋，就是阴户中的交脉即阴蒂，从下至上进行按摩，使浑身产生快感，情绪愉悦良好。即使不交合，可以相互拥抱亲吻，尽情嬉戏。性前戏有一定的方法：一是精气上升，面部发热，慢慢地张口出气；二是女子乳头竖起，鼻上出汗，当轻柔地进行拥抱；三是舌苔薄而舌面滑，当徐徐地相互依从；四是阴液流湿大腿，应徐徐地操动；五是女子不断地咽下口中津液，轻轻地摇动。这就是女子产生性兴奋的五种表现。有这五种表现后，就可性交，阴茎要挺刺而不深入，以聚集精气，精气到来后，阴茎要深刺而上翘，以发散性交时所产生的热，上下反复抽送，不要使精气止息，这时女方达到性高潮后精气大为竭耗。然后再抽送十个十次，做十种模仿动物动作的性交，进行上下、左右、快慢、多少、深浅等十种情况的交合。性交快结束时，精气通于阴部，再观察对性交时八种动作的反应，听女子发出的五种呼吸声，了解性交十个回合而不泻精的反应特征。

1. "十动"、"十节"

"十动：始十，次廿、卅、廿廿、五【十】、六十、七十、八十、九十、百，出入而毋决。一动毋决，耳目葱（聪）明，再而音声【章】，三而皮革光，四而脊胁强，五而尻脾（髀）方，六而水道行，七而至坚以强，八而奏（腠）理光，九而通神明，十而为身常，此冒（谓）十动。

"十节：一曰虎游，二曰蝉柎（附），三曰斥（尺）蠖，四曰困（麇）桷，五曰蝗磔，六曰爰（猨）据，七曰瞻（詹）诸，八曰兔骛，九曰青（蜻）令（蛉），十曰鱼嚵。"

所谓"十动"的意思是阴茎插入阴道后，一次抽送十下，共抽送一百下。每抽送十下称为一动，一动不泻精，就会耳目聪明，二动不泻精会令人声音洪亮，等等。大意和《十问》中的"黄帝问于曹熬曰"差不多。"十节"是模仿动物活动姿态的十种性交动作，一叫虎游，二叫蝉附，三叫赤鳖缘木，四叫獐鹿角触，五叫蝗虫或凤凰展翅，六叫猿猴攀引，七叫蟾蜍吸气或跳跃，八叫兔子奔跑，九叫蜻蛉飞翔，十叫鱼吞食饵。

2. "十修"、"八动"

是有关男女性交的体位、频率、姿态、深浅等技巧问题，以及女方在性交过程中的表情与反应。

"十修：一曰上之，二曰下之，三曰左之，四曰右之，五曰疾之，六曰徐之，七曰希之，八曰数之，九曰浅之，十曰深之。

"八动：一曰接手，二曰信（伸）村（肘），三曰直踵，四曰侧句（钩），五曰上句（钩），六曰交股，七曰平甬（踊），【八曰】振动。夫接手者，欲腹之傅也；信（伸）村（肘）者，欲上之攤（摩）且距之；直踵者，深不及也；侧句（钩）者，旁欲攤（摩）也；上句（钩）者，欲下攤（摩）也；交股者，夹（刺）太过也；平甬（踊）者，欲浅也；振动者，欲人久持之也。"

所谓"十修"，一是刺磨女阴上方，二是刺磨女阴下方，三是刺磨女阴左边，四是刺磨女阴右边，五是动作要快，六是动作要慢，七是动作要稀少，八是动作要细密，九是刺入要浅，十是刺入要深。

所谓"八动"，一是双手互接，二是伸直臂肘，三是伸直双腿，四是举足从侧面钩对方，五是举足向上钩对方，六是双方大腿相交，七是身体平展而跃动，八是全身振动。双方的手相接，是使双方的腹相贴附；伸直臂肘，是要摩擦女阴上方；伸直双腿，是因为交合的深度不够；举足从侧面钩人，是因为女阴两边需要摩擦；举足向上钩人，是要摩擦女阴下方；大腿相交，是因为刺进太深；平展身体跃动，是因为想浅刺；全身振动，是为了希望交合的时间能延长。

3. "十已"

"十已之征，一已而清凉出，再已而臭如燔骨，三已而澡（燥），四已而膏，五已而芗，六已而滑，七已而迟，八已而脂，九已而胶，十已而绲，绲已复滑，清凉复出，是胃（谓）大卒。大卒之征，鼻汗唇白，手足皆作，尻不傅席，起而去，成死为薄。当此之时，中极气张，精神入藏，乃生神明。"

以上叙述的意思是，男女性交"十已"的征候：一是出现清新凉爽之感，二是可闻到烧烤骨头的气味，三是闻到焦香的气味，四是女阴流出膏状分泌物，五是可闻到稻谷般的清香，六是女阴十分润滑，七是交合时间延长，八是女阴产生如浓稠脂状的分泌物，九是女阴分泌物如胶似漆，十是精气力竭。精气力竭以后又会出现滑润与清新凉爽之感，这说明性交已经完全结束。性交完全结束的特点是，女方鼻上出汗，嘴唇发白，手足抖动，臀部离开床席，这时男方就应停止性交，否则，如果等到阴茎已完全萎缩还不停止性交，就将造成损害。这时，精气汇集于阴部，使阴部张大而得补益，精气输入内脏，就会进入神明的境界。

三、《天下至道谈》篇

本书首先以"天下至道"来强调房事养生保健的重要。进而明确指出房事须经学习，从而提出了性教育问题。学习的主要内容有房事体位和技巧（十势），房事中有利于养生的要点（十修）和方法（八道），房事中男女性生理反应的表现（三诣、八动、五音、五征、十已、八观），女性外阴及阴道的十二处解剖部位。指出了房事需在男女的心理、生理准备充分时方能完美。该书还解答了"七损八益"即七种有损于人体的性行为和八种有益于人体的性行为。

1. 强调男女性交要掌握规律，要有节制，谨慎房事，男子要闭精守关

"人产而所不学者二，一曰息，二曰食。非此二者，无非学与服。故贰生者食也，孙（损）生者色也，是以圣人合男女必有则也。"

这就是说，人出生以后，有两件事是不学就会的，一是呼吸，二是吃东西，此外就没有不通过学习与实践就会的事了。由于补益身体的是饮食，损害年寿的是色欲，所以懂得养生之道的人对待性生活必须按一定的法则去做。

"神明之事，在于所闭，审操玉闭，神明将至。凡彼治身，务在积精。精赢（赢）必舍，精夬（缺）必布（补），布（补）之舍时，精夬（缺）为之。为之合坐，阙（骨厥）尻畀（鼻）口，各当其时，物（忽）往物（忽）来，至精将失，吾奚以止之？庳（虚）实有常，滇（慎）用勿忘，勿困勿穷，筋骨凌强。蹱（踵）以玉泉，食以粉（芬）放（芳），微出微入，侍（待）盈是常，三和气至，坚劲以强。将欲治之，必害其言，蹱（踵）以玉闭，可以壹迁（仙）。"

这一段的意思是，那神明的房事，关键在于闭精勿泄。如果能谨守闭精之道，神明的境界就会到来。凡是要保养身体，一定要积累精气。精气充盈时，一定要泄泻，精气亏损时一定要滋补。补泻之法，应视精液消耗的情况采取具体的措施。主要做法是：男女合坐，臀部和大腿靠近，口鼻相对，在适当的时机进行交合，如果随意地想怎么样就怎么样，不按规律是不好的，那样就会耗损真精，所以要谨慎房事才对。不要纵欲，筋骨就会强健。要吞咽津液，多呼吸新鲜空气，呼吸时微出微入，待其盈满为度，将这三者结合起来，身体就会健强有力了。如果要奉行强身健体之法，在性交前必须审慎地思考其节度，而且闭经勿泄，就可以得仙人的长生之道。

2. 重点指出了房事养生的注意事项，这就是著名的"七损八益"理论

"气有八益，有（又）有七损。不能用八益去七孙（损），则行年廿廿而阴气自半也，五十而起居衰，六十而耳目不葱（聪）明，七十下枯上涚（脱），阴气不用，澡泣留（流）出。今之复壮有道，去七孙（损）以振其病，用八益以贰其气，是故老者复壮，壮【者】不衰。君子居处安乐，饮食次（恣）欲，皮奏（腠）曼密，气血充赢，身體（体）轻利。疾使内，不能道，产病出汗煯（喘）息，中烦气乱；弗能治，产内热，饮药约（灼）灸以致其气，服司以辅其外。强用之，不能道，产痤穜（肿）橐；气血充赢，九激（窍）不通，上下不用，产痤睢（疽）。故善用八益、去七孙（损），五病者不作。"

以上这段的意思是，房室生活中有八种做法对人体有所补益，有七种做法对人体健康有损害，如果不能作八益来去七损，那么人到了 40 岁，生理功能就会减半，到了 50 岁生活举止就呈老态，到了 60 岁时，视听功能下降，到 70 岁就下体干枯而上体虚脱，生殖功能丧失，眼泪、鼻涕一起流出。现在要使人恢复健壮有办法了，这就是去七损以救治疾病，以八益来补益精气，可使老年人恢复健壮，壮年人不会衰老。有修养的人生活在安乐之中，能随意饮食以摄取营养，使皮肤肌理健美细腻，气血充盈旺盛，身体灵活轻便。如果急急忙忙地交合而不遵循一定的法度，会使人生病，出虚汗，呼吸喘促，心烦意乱。如果不能及时医治，就会产生内热之症，要服药或用艾火熏灸以恢复元气，再服滋补之物以扶助体力。如果强力入房而不按规律办事，就会生痤瘰或阴囊肿胀之类的疾病。如果气血充盈，九窍不通，上下四肢麻木，就将生痤瘰和痈疽。所以，人如果善于用八益、除七损，以上所说的"阴气自半"、"起居衰"、"耳目不聪明"、"下枯上脱"、"澡涕流出"的五种体弱衰老现象就不会产生。

那么，什么是八益呢？

"八益：一曰治气，二曰致沫，三曰智（知）时，四曰畜气，五曰和沫，六曰窃气，七曰寺（待）赢，八曰定倾。"

这一段的意思是，所谓八益，一是调治精气，二是常服食舌下津液，三是知道交合的最佳时机，四是蓄养精气，五是交合动作舒缓而阴液绵绵不绝，六是聚积精气，七是保持满盈，八是防止阳痿。

关于如何运用八益，《天下至道谈》提出："治八益：旦起起坐，直脊，开尻，翕州，印（抑）下之，曰治气；饮食，垂尻，直脊，翕周（州），通气焉，曰致沫；先戏两乐，交欲为之，曰智（知）时；为而爽脊，翕周（州），卯（抑）下之，曰蓄气；为而物（勿）亟勿数，出入和治，曰和沫；出卧，令人弃之，怒择（释）之，曰积气；几已，内脊，毋𧾷（动），翕气，卯（抑）下之，静身须之，曰侍（待）赢；已而洒之，怒而舍之，曰定顷（倾）；此胃（谓）八益。"

即清晨起床打坐，伸直脊背，放松臀部，收敛肛门，导气下行，这叫治气；吞服津液，垂直屁股如坐式，伸直脊背，收敛肛门，导气下行，通其精气，这叫致沫；男女双方在交合之前，先相互嬉戏，性欲充分激发了才性交，这叫知时；性交时放松脊背，收敛肛门，导气下行，这叫蓄气；性交时不要急暴图快，抽送出入要轻柔，这叫和沫；从床上坐起，当阴茎还能勃起时就很快脱离交接，这叫积气；性交将要结束时，纳气运行于脊背，静止勿动，吸引天气，导气下行，静静地等待着，这叫待赢；性交结束时将余精洒尽，清洗阴部，当阴茎还能勃起时就坚决脱离，这叫定倾。这就是所谓八益。

那么，什么叫七损呢？

"七孙（损）：为之而疾痛，曰内闭；为之出汗，曰外泄；为之不已，曰楬（竭）；奏（臻）欲之而不能，曰帯；为之槂（喘）息中乱，曰烦；弗欲强之，曰绝；为之奏（臻）疾，曰费；此谓七孙（损）。故善用八益，去七孙（损），耳目葱

（聪）明，身膸（体）轻利，阴气益强，延年益寿，居处乐长。

即性交时阴茎疼痛，叫内闭；性交时大汗淋漓，叫走泄精气；房事没有节制，叫精液耗竭；到了想性交时却不能，叫阳痿；性交时喘息并心烦意乱，叫烦；女方无性交要求时男方勉强她，对女方的身心健康很有害，叫绝；性交过于急速图快，这就浪费精力，以上就是七损。所以善于用八益而除七损的人会耳聪目明，身体灵活轻便，生理功能日益增强，就能延年益寿，生活快乐长久。

3. 性功能障碍的论述

《天下至道谈》分析阳痿的原因："怒而不大者，肌不至也；大而不坚者，筋不至也；坚而不热者，气不至也。肌不至而用则遛，气不至而用则避，三者皆至，此胃（谓）三脂（诣）。"

以上这段话的意思是，阴茎勃起而不大，是因为肌气不至；阴茎涨大而不坚硬，是因为筋气不至；阴茎坚硬但不温热，是因为神气不至。肌气不至而性交就会发生阳痿，神气不至而性交就会发生回避的现象。只有三气合起来，叫三至，这才是真正适合性交的时机。

4. 有关女子的性反应的详细描述

例如，"五言（音）：一曰候（喉）息，二曰喘（喘）息，三曰累哀，四曰疢（吷），五曰啮。审蔡（察）五音，以智（知）其心；审祭（察）八瞳（动），以智（知）其所乐所通。"

在性交过程中，女子因性快感而发出的五种声音：一是张口呼吸，二是急促地喘息，三是发出一种叹息声，四是呵气，五是亲吻咬啮。要仔细审听这五种声音，以了解女方的性心理反应，要了解八动，从而知道女方对性交的快乐和满意程度。

《天下至道谈》还对女子的性生理作了一些剖析："一曰笄光，二曰封纪，三曰调瓠，四曰鼠妇，五曰谷实，六曰麦

齿，七曰婴女，八曰反去，九曰何寓，十曰赤缴，十一曰赤
殴九，十二曰碌石。得之而物（勿）择（释），成死有薄，走
里（理）毛，置朳（腰）心，屑尽白，汗流至国（腘），已
数以百。"

这段列举了女性阴道十二个解剖部位的名称：一是阴道口
或阴道前庭；二是大小阴唇；三是阴阜或阴道前庭；四是阴道
口或阴蒂；五也是指阴蒂；六是处女膜；七是阴道内后穹窿；
八是阴道内左右穹窿；九是阴道穹窿；十是阴道口或阴道穹
窿；十一是阴道穹窿内子宫颈口，十二指阴道后穹窿与直肠子
宫陷窝相接处。男女交合要能持久，但不要等阴茎萎缩再结束
性交，否则对健康有害。要导气运行于皮肤肌理，进而至腰身
和内脏，出现嘴唇发白，汗流至膝腘部位等性高潮反应。性交
时阴茎抽送达到几百次计算，这个数字就算相当高了。

《天下至道谈》还对如何探索女子性反应的特点，照顾到
这些特点来性交，作了比较精辟的论述："人人有善者，不失
女人，女人有之，善者独能。毋予毋治，毋作毋疑，必徐以
久，必微以持，如已不已，如乃大台（怡）。侯（喉）息，下
咸土阴光阳；楴（喘）息，气上相薄，自宫张；粲哀者，尻
彼疾而蹱（动）封纪；疾（吹）者，盐甘甚而养（痒）乃
始；喵者，身振寒，置已而而久。是以雄杜（牡）属为阳，
阳者外也，雌牝属为阴，阴者内也。凡牡之属靡（摩）表，
凡牝之属靡（摩）裹，此谓阴之数，牝牡之里（理）。为之弗
得，过在数已。娱乐之要，务在迟久。苟能迟久，女乃大喜，
亲之弟兄，爱之父母。凡能此道者，命曰天士。"

以上这段的意思是，凡是善于处理房事的人，不在女子产
生性兴奋前就进行交合，必待女子产生性冲动后，再恰当地处
理房事。在这个问题上，既不能犹豫也不能仓卒从事，既不要
过于兴奋也不要太迟疑，性交应该动作轻缓而持久，动作幅度
不要太大但能牢牢地把持住，如果持久到将停止而不停止的状
态，女方就会十分愉快、满意。要张口呼吸，往下排出阴气，

不断地充实阳气；喘促地呼吸，迫气上行，女子的阴户自动张开；发出哼哼的叹息声，臀部迅速摆动，表明阴户需要冲刺；向外呵气，是由于性交快乐、快感产生；女子主动地亲吻咬啮男子，身体抖动，是希望性交能够延长、持久。因此，凡雄性的属阳，阳主外；凡雌性的属阴，阴主内。雄性在性交时摩擦阴气的表部，雌性在性交时摩擦阴气的里部，这就是阴阳交合的法度，雌雄相配的道理。如果想交合而阳痿不举，问题在于房事过多过滥。男女相互作性前戏，使双方充分兴奋，性交才能持久。如果性交能持久，女方就会十分愉快、满意、对男方产生亲如弟兄、爱如父母那样的感情。如果能掌握以上这些方法，就可以算能人了。

四、《养生方》、《杂疗方》篇

《养生方》一开始就提出"老不起"，这显然是指阳痿这一男性性功能障碍，但由于下文全部残损，无法确知其意。它最后几段描写了男女性生活，也有些残损，但大意还能了解，与《天下至道谈》大致相同，认为人必须蓄积精气，有精则生，无精气则死，性交时男子出现阳痿，或是阴茎勃起但不坚硬，就是因为精气虚弱的缘故。饮食能滋补身体，而纵欲则损伤年寿，所以圣人主张男女交合必须遵循一定的法度，性交要有节制。性交时动作要舒缓，切忌粗暴急躁，要模仿许多动物的姿态作为性交方式，并要坚持做房中气功导引。此外，还要了解女子阴道的结构，对性交动作的高、下、深、浅、左、右等都是很有讲究的。

《杂疗方》中有几段主要论述了男女性功能的补益。帛书也有破损，但大致内容还能够了解。例如有一个叫"内加"的药方，是用以补阳、治疗阳痿的。该方用桂枝、干姜、花椒、皂荚等芳香辛温的药物，粉碎后混合起来，用米汤和成丸子，干了以后收藏在筒内，防止走泄药性。用时将药塞于男子肚脐，等到阴茎能勃起时，即可将药去掉。

还有一类叫"约"的药方，看来是用来补益女子性功能，特别是用来治疗女子阴冷等病的。这个药方取巴豆、蛇床子、桂枝、干姜、皂荚等辛温药物粉碎后混合起来，用蜜或枣膏和成薏苡仁大小的丸药，塞入女子前阴，或用小囊装裹塞入阴道内，等到女子的性欲被激发后再取出来。

总括这些书中的内容，它包括下述几方面内容：

（1）观念。视人为自然中的一部分，男女之间的交合为天地阴阳变化的规律。

（2）宗旨与目的。有利于健康的和谐、满足的交合。

（3）生理。以八动、十已、五征、五音、三诣等概念所构成的男女在房事中的生理反应。

（4）解剖。男女外生殖器各部位的标志。

（5）行为。以八观、十势、十修、八道等概念叙述男女交合的体位与技巧。多以男性为主动的一方，但强调女性的快感。

（6）性功能保健与障碍治疗。保健应注意七损八益；治疗以男性阳痿和女性阴冷为主，也包括一些促进男女性功能的药物和方法。

总之这批现存的最早的房中书构成了中国古代性医学的基本框架，是严肃的房事指导，在此后两千余年的中国传统性医学的发展过程中，这一框架中某些部分的内容得到丰富，但未见逾越。

第十二节　养生保健学

马王堆古医书有《五十二病方》、《养生方》、《杂疗方》、《却谷食气》、《十问》、《导引图》等篇中涉及有养生保健的诸多理论与方法，提出了以精、气、神为基础，通过聚精、养气、存神而达"寿参日月"，在今天仍有现实指导意义。

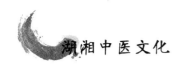

一、聚精

"凡坡（彼）治身，务在积精。"（《天下至道谈》）"累迣（世）安乐长寿，长寿生于蓄积。""以精为充，故能久长。"（《十问》）就是说凡调养身体，都必须积蓄精气，只有精气充满才能长生久视。如若过于耗泄阴精，则会经脉郁闭痿废，损身折命，即"坡（彼）生有央（殃），必亓（其）阴精（漏）泄，百脉宛（菀）废。"（《十问》）明确提出养生必须聚精、蓄精，勿使阴精漏泄。

1. 食养生精

安生之本，必资于食，最有益于身体健康的莫过于饮食，故《天下至道谈》曰："人产而所不学者二，一曰息，二曰食。非此二者无非学与服。故贰生者食也。"《十问》开篇也提出："食阴（拟）阳，稽于神明。"通过服食滋阴之品养阴扶阳，就可通达于神明。以下是马王堆医书中有关食养生精的记载：

（1）柏实、牛羊乳："君必食阴以为当（常），助以柏实盛良，饮走兽泉英，可以却老复壮，曼泽有光。"（《十问》）常食滋阴之品，加上柏实（《神农本草经》载柏实：久服令人悦泽美色，耳目聪明，不饥不老，轻身延年）、牛羊乳，可返老复壮，使肌肤细腻润泽有光。

（2）毒韭："子泽（绎）之，卧时食何氏（是）有？淳酒毒韭。…草千岁者唯韭，故因而命之。亓（其）受天气也蚤（早），亓（其）受地气也葆，故辟聂（慑）懹肤（怯）者，食之恒张；目不蔡（察）者，食之恒明；耳不闻者，食之恒葱（聪）；春三月食之，苟疾不昌，筋骨益强，此胃（谓）百草之王。"（《十问》）毒（《说文》：毒，厚也。害人之草，往往而生）韭，即厚腴的韭菜。其受天地之气，睡觉前食用，可使心志舒张，眼睛明亮，听觉灵敏，疾病不生，筋骨强健。

（3）淳酒："酒者，五谷之精气也，亓（其）人（入）中散溜（流），亓（其）人（入）理也彻而周，不胥卧而九（究）理，故以为百药繇（由）。"（《十问》）酒由五谷精气凝聚而成，能通行周身，助行药力。

（4）鸡蛋："夫鸡者，阳兽也，发明声葱（聪），信（伸）头羽张者也。复阴三月，与韭俱彻，故道者食之。"（《十问》）鸡属于动物中的阳类，可以改善人的视力、听力，以鸡蛋与韭菜配合食用，有补阴通阳之效。

对于饮食方法，马王堆医书中也有严格的要求，如"于味也移"，即饮食口味要多样化，不能偏食。因为美酒佳肴，五味之食，各有其功效（"酒食五味，以志治气"），只有这样才能达到"目明耳葱（聪），被（皮）革有光，百脉充盈，阴乃盈生，繇使则可以久交，可以远行，故能寿长。"（《十问》）

2. 房中守精

房中养生是马王堆医书中的一个重要部分，《十问》、《合阴阳》、《天下至道谈》中都有许多关于积聚阴精的认识。《十问》曰："人气莫如竣（朘）精。"就是说男阴之精是最重要的，"是以圣人合男女必有则也。"（《天下至道谈》）因此，我们在性生活中就应该遵循一定的原则与法度。主要包括：

（1）节欲："阴阳九（窍）十二节俱产而独先死，何也？…至多暴事而勿（无）礼，是故与身俱生而独先死。"（《天下至道谈》）男阴与身体其他器官同时产生，功能却最先衰萎，主要是由于性生活太频繁而无节制。因此要做到"必爱而喜之，教而谋之，饮而食之，使其题領坚强而缓事之。"（《十问》）爱护它，掌握一定的性科学知识，用食物滋补它，节制房事，这样才能使男阴变得更为坚强。

（2）固精少泻："于（呜）虖（呼）謓（慎）才（哉），神明之事，在于所闭。审操玉闭，神明将至。"（《天下至道谈》）性生活关键在于闭精少泻，若能持守闭精之道，精神元气就会到来。但我们也应当认识到"闭精"并不是完全的不泄精，正确的理解当如《十问》所说："精盈必写（泻），精出必补。"

（3）七损八益：是指在性生活中，有七种做法对人体精气有损害作用，即"一曰闭，二曰泄，三曰渴（竭），四曰勿，五曰烦，六曰绝，七曰费。"（《天下至道谈》）也有八种做法对人体精气有补益作用，包括："一曰治气，二曰致沫，三曰智（知）时，四曰畜气，五曰和沫，六曰窃（积）气，七曰寺（待）赢，八曰定顷（倾）。"如果不能运用八益，除去七损，"则行年卅而阴气自半也，五十而起居衰，六十而耳目不葱（聪）明，七十下枯上涗（脱），阴气不用，溧泣留（流）出。"（《天下至道谈》）

（4）不先女人："人人有善者，不失女人，…如已不已，女乃大台（怡）。…（嬛）乐之要，务在（迟）久。句（苟）能迟久，女乃大喜。"（《天下至道谈》）善行房事者，绝不会在女子产生性冲动之前进行交合，这样才能使性生活舒缓持久，女子倍加欢喜。因此，《合阴阳》、《天下至道谈》篇提出了在性生活中做到不先女人的具体技巧与方法，如五欲、十动、十茆（节）、十脩（修）、八动、十已之徵等。

（5）药食养精："与竣（朘）饮食，饮食完竣（朘），如养赤子。"（《十问》）告诉我们应像哺乳婴儿一样给男阴以饮食滋养，如用春雀卵、才开鸣的雄鸡等，即"桱（接）阴将众，繼（继）以蜚虫，春（爵）（雀）员骀，兴坡（彼）鸣雄，鸣雄有精，诚能服此，玉笋（策）复生。"《养生方》中也有治疗阳痿方，如老不起、不起等；壮阳方，如加、麦卵等；补益方，如轻身益力、除中益气等，这些都有益于阴精的积聚。

二、养气

马王堆医书中有许多关于养气的理论，如《十问》中谈及的曹傲（第三问）、舜（第五问）、耆老（第七问）、师癸

（第八问）等的接阴、养气之法，还提到具体方法与禁忌，"善治气者，使宿气夜散，新气朝最，以彻九徼（窍），而实六府。食气有禁，春辟（避）浊阳，夏辟（避）汤风，秋辟（避）霜（雾），冬辟（避）凌阴，必去四咎，乃探（深）息以为寿。"（《十问》）笔者认为，最重要的是明确了养气与聚精之间的辩证关系："治气有经，务在积精。""翕（吸）气之道，必致之末，精生而不厥。"即积精是养气的基础，养气有利于精生。

1. 导引行气

导引行气之法，首载于帛画《导引图》，开创了我国气功导引养生先河。书中绘有 44 个不同姿态的男女，配以标题。其中大都是徒手运动，如通过上下肢、头、腰的姿势变换，也有少数是利用器械如盘、球、棍杖、袋等辅助运动以及呼吸运动等。通过肢体运动、呼吸运动、意念活动的结合，使人体气血疏通，达到治疗某些疾病的目的，如烦、引颓、引聋、引膝痛、引胅积、引温病等；或保健养生的目的，如龙登、鹞背、鸟伸、熊经等。

2. 寒头暖足护气

"寒头暖足"首载于《脉法》："气（也）者到下而【害】上，从煖（暖）而去清焉。听（圣）人寒头而煖（暖）足。"就是说阳气的运行常常有利于人体上部而有害于下部，因为它秉性追随温暖，远离清凉，所以圣人养生治病都采用使头部清凉，足部暖和的方法，用以保护阳气。经后世医家发挥而成为一条重要的养生原则。

3. 却谷食气

马王堆医书中有《却谷食气》专篇，主要记载的是有关服食养气的方法，如"去（却）谷者食石韦，朔日食质，日驾（加）一节，旬五而止；旬六始铣（匡），日□一节，至晦而复质，与月进退。"介绍了石韦的服食养气方法。还有呼吸

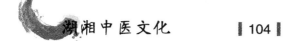

养气，如"食气者为煦（呴）炊（吹），则以始卧与始兴。凡煦（呴）中息而炊（吹）。"以及四时的食气宜忌，"春食一去浊阳，和以铣光、朝暇（霞），昏清可。夏食一去汤风，…秋食一去□□，…冬食一去凌阴…"

4. 劳逸养气

导引、呼吸吐纳、服食之法皆属于运动养生范畴，即《十问》所说："非事也，无以动亓（其）四支（肢）而移去其疾。"通过四肢的运动可以去除疾病。马王堆医书中也同样强调休息的重要性，如要适当的使头脑放松，"于腦也失"；重视睡眠的作用，"子之长卧何邪？夫卧，非徒生民之事也。举凫雁、鹄、萧（鸹）相（鹳）、蚖檀（蟺）、鱼鳖（鳖）、奠（蝡）动之徒，胥食而生者也；食者，胥卧而成者也。夫卧，使食靡宵（消），散药以流刑者也。"（《十问》）因为睡眠是所有生物所必需的事，通过睡眠有利于食物的消化吸收；若是睡眠休息不好会导致"食不化"等。

三、存神

《十问》第一问记载了天师服食神气的方法，第三问、第七问、第八问也有关于存神的记录，如通过固精勿泻之法或呼吸之法积聚神气，即"长生之稽，偵用玉闭（玉，生殖器之雅称；闭，闭精勿泻），玉闭时辟，神明来积。""将欲寿神，必以奏（膝）理息。"还明确了聚精、养气与存神之间的关系，"故善治气槫（抟）精者，以无征为积，精神泉益（溢），翕（吸）甘潞（露）以为积，饮稻（瑶）泉灵尊以为经，去恶好俗，神乃溜刑。"就是说若善于养气、聚精，神气就会泉源而不竭。

1. 顺察天地之道

《十问》首先讨论了万物与阴阳的关系，"（尔）察天地之请（情），阴阳为正，万勿（物）失之而不繼（继），得之而赢。"提出天地万物的变化都是以阴阳为准则。而人作为万物之一，要想养生长寿也必须遵循阴阳规律，故曰"君若欲寿，则顺察天地之道。…天地之至精，生于无征，长于无刑（形），成于无（体），得者寿长，失者夭死。"并以巫成招"长生不死"为例，曰"巫成招以四时为辅，天地为经，巫成招与阴阳皆生。"进一步说明顺察天地之道对于存神的重要性。

2. 神形相安

存神的另一个重要方面就是要做到神形相安，也可以说是"魂魄安形"，即《十问》所说"云云（魂）柏（魄）安刑（形），故能长生。""神和内得，云（魂）柏（魄）皇□，五臧（藏）帖（固）白（薄），玉色重光，寿参日月，为天地英。"只有神志相合，魂魄内守，五脏精气凝聚，方可寿比日月。

3. 喜怒制神

若是喜怒无常，就很容易损伤神气，如《十问》所说："喜怒不时，不明大道，生气去之。"如能谨慎控制着心志、精神，就将长生久视，即"心（制）死生，孰为之败？慎守勿失，长生累迣（世）。"

第十三节　药膳学

药膳，在我国起源很早，早在西周时代已有食医的分科。《周礼·天官》篇就有食医、疾医、疡医、兽医的记载，而把食医列为四医之首，即专职管理食物补养和饮食卫生的医生。《吕氏春秋·本味》篇所载商汤和伊尹的对话中有"阳朴之姜，招摇之桂"，这里的姜、桂既是食物和调味品，也供药用。战国名医扁鹊曾说："君子有疾，期先命食以疗之，食疗不愈，然后命药。"《黄帝内经》中写道："五谷为养，五果为助，五畜为益，五菜为充。"这些见解就非常接近现代的"药膳学"观点。《五十二病方》中有关药膳的内容丰富，为后世应用食品，治疗疾病开辟了先河。

该书有关药膳内容记载 25 方，药膳用药品种繁多，如姜（包括干姜、枯姜）、薤、葱（包括干葱）、蔗、青粱米、糵米、秫米、黍（包括美黍米、陈黍）、稷、麦、赤答（即赤小豆）、菽（包括菽汁、良菽）、菽本、大菽（即生大豆）、黑菽、蜀菽、盐、戎盐、杏核中仁、桃叶、李实、枣、枣种、桂、菌桂、乳汁、雄鸡（白鸡、乌雄鸡、黄雌鸡）、鸡血、鸡卵（包括卵）、雒、羊肉、牛肉、鹿角、野彘肉、鼢鼠、牡鼠、彘膏（包括猪膏、豕膏）、犬尾、鲋鱼、彘鱼、蚕卵（包括冥蚕种）、蜜（包括蜂饴）、蛇、龟脑、苦酒、酒、胶、饭焦、肪膏（脂膏）、久膏、久脂、牛脂、豹膏、蛇膏、羸牛（即蜗牛）等。

一、药粥

《五十二病方》中载有："以青粱米为鬻（粥），水十五而米一，成鬻（粥）五斗，出，扬去气，盛以新瓦，冥（幂）口以布三□，即封涂（塗）厚二寸，燔……"这是以青粱米粥治疗蜥蝎或腹蛇咬伤的医方。"职石大如卷（拳）二七，孰（熟）燔之，善伐米犬半升，水八米，取石置中，□□孰（熟），……"此种即"火齐粥"用加热的石块煮米内服治肛门痒痛。

"病蛊者：以乌雄鸡一，蛇一，并直（置）瓦赤铺（黼）中，即盖以□，□东乡竈炊之，令鸡、蛇尽焦，即出而冶之。令寐者每旦以三指三最（撮）药入一栖（杯）酒若鬻（粥）中而饮之。日壹饮，尽药，已。"此方将药烧成焦炭，研末，将药末放到一杯酒或一碗粥里喝下去。《黄帝内经》载"药以祛之，食以随之，谷肉果菜，食养尽之"，而药粥正是以药治疗，以粥扶正的一种药膳方法。《五十二病方》中这些方法是我国最早食用药粥治疗疾病，也可以说是药粥现存最早的文献记载。药粥疗法既不同于单用药物祛邪治疗，又不同于纯用米粥调养，而是药物与米谷配伍煮粥，相须相使，起到协同作用。正如清·黄官绣在《本草求真》中所说："米虽常食之物，服之不甚有益，而参以药投，刑其力甚巨，未可等为泛常而忽视也。"

二、动物脏器

"脏器疗法"在药膳中亦占有十分重要的地位。祖国医学早就认识到动物的脏器与人体的脏器在形态、组织、功能上均有相同之处，在人体内脏功能发生病变时，用相应的动物脏器来替代治疗，或单独使用，或配伍使用，或作为治疗，或作为补益，往往收到很好的疗效。动物脏器是"血肉有情之品"，能产生"同气相求"的效果。它的意义不只是动物的脏器可以补益人体的同名脏器，而且通过调整，控制其有关的生理功能，可以广泛地用于疾病的治疗。《五十二病方》有关脏器疗法记载共26方，其中以多种方式记述了古代脏器药膳在防病治病中的作用。全书动物脏器，如鼢鼠、野彘肉、豚、鹿角、雄鸡、犬、狸、雉、羊肉、牛肉、鸡血、蛋、蛇、蜜、黄牛胆、彘鱼、牡鼠、彘膏，蚕卵、龟脑、蠃牛（即蜗牛）等。

"亨（烹）三宿雄鸡二，泊水三斗，孰（熟）而出，及汁更泊，以食□逆下，炊五（榖），兔肉陀（他）中，稍沃以汁，令下盂中，孰（熟），饮汁"、"煮鹿肉若野彘肉，食之，（歠）汁，精"、"燔狸皮，治灰，入酒中，饮之。多可殹（也），不伤人。煮羊肉，以汁□"，以上三方用鸡、鹿肉、野彘肉、狸、羊肉等"血肉有情之品"，取其补血养肝，壮阳扶植正气，滋阴益肾等作用，并以食物的偏性调节人体内部的平衡。脏器疗法能起到"以脏治脏"、"以脏补脏"，既能治疗疾病又能预防疾病。这些脏器疗法，确实独具匠心，胆识过人，堪称创立动物脏器疗法的先驱。

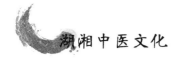

三、醋、酒食疗

醋在古代就开始酿用。《五十二病方》称"醯"、"苦酒"。书中以醋煮汤服散，主治癃病（淋证）痛于膀胱，溺痛益甚者。"癃，黑菽三升。以美醯三汲煮，疾炊，沸，止火，沸下，复炊，…饮"，"女子癃，以醯、酒，三汲煮，黍稷而饮其汁"，又如治疗男子痉疝病，"破卵（杯）醯中，饮之"，"以冥蚕种方尺，食表白鱼一七，长足二七。熬蚕种令黄，靡（磨）取蚕种治，亦靡（磨）白鱼，长足，节三，并以醯二升和，以先食饮之。婴以一升"，"少毋食，且取蜂卵一，渍美醯一杯，以饮之"。以上诸方以醋单服或以醋作汤剂溶媒能使其有效成分生物碱形成盐，而易溶解于水，此能加强活血、理气、镇痛的作用。《五十二病方》醋之食疗法给后世医家提供了依据，尤其是中医外科方面的书籍都有很多有关用醋方剂，并收到一定疗效。

酒剂是最古老的辅剂，古称醪醴。《五十二病方》制酒剂法有将药物入酒中烹煮和以酒浸渍药物等方法。全书以酒入药共32方。治伤痉方："择藿一把，以淳酒半斗煮沸，饮之。"此方酒配合藿的辛温发汗、通阳温中、宣痹行气止痛作用，使全身大汗出，达到治疗目的。治癃病方："癃，联景天长尺，大围束一，分以为三，以淳酒半斗，三汲煮之，熟，浚取其汁。"此方以酒配景天治淋证。又如治干瘙方："熬陵（菱）（芰）一参，令黄，以淳酒半斗煮之，三沸止，蛊其汁，夕毋食。"此方是治疗皮肤病干瘙的医方。

第二章　湖湘中医各家学说

　　湖湘历代医家数目之众，自不胜举。他们在医经、伤寒、金匮、温病、诊法、本草、方剂、针灸、内科、外科、妇科、儿科、眼科、喉科、医史、医案、医话、养生等诸方面均有涉猎，各种医学理论、临床经验，不断汇聚、薪传，不断综合、提炼、升华，汇入中国医学的知识海洋。本章将重点论述二十五位湖湘著名医家的学术成就，内容大致分为医家生平著作、主要学术或临床经验、简要评价、原著摘录等几部分。充分展示湖湘中医名家在古医籍的整理，新学术理论的建树，以及临床各科等诸方面的证治经验和研究成果。

第一节　刘元宾

一、生平著作

　　刘元宾，字子仪，号通真子，约生活于宋熙宁至元祐年间，具体籍贯不详。从其初主邵阳县薄，后任潭州（长沙）司理来看，他大半生的时间在湖南。刘氏因母病多年不愈，而寻求方书，习业医学，在伤寒、针灸、脉学等方面均有成就，终为一代名医。

　　《神巧万全书》又名《神巧万全书方》。是刘氏在方剂学上的代表作。据《宋史》记载，原书12卷，早已亡佚。部分内容仅存于《医方类聚》，现从《医方类聚》中辑出，共240首方。从其现存内容来看，本书是一部集内、外、五官等各科的方书。宋代医家陈无择在《三因方·大医习业》中曾把刘氏及《神巧万全方》与仲景、华佗、《圣惠》、《名医别录》相提并论，是以证明本书在医学上的价值是非比寻常的。该书约成书于宋·熙宁四年左右。

此外，刘氏还著有《集正历》、《注解叔和脉诀》、《伤寒括要》、《通真子伤寒诀》、《脉要新括》、《脉书训解》、《脉诀机要》、《通真子续注脉赋》、《洞天针灸经》、《横天卦图》，现均未见。

二、学术内容

刘氏在医学方面的学术成就是多方面的，其在伤寒、针灸、脉学等方面均有发挥，从其《神巧万全书》中方剂学所列病种，足资证明其临床经验之丰富，现以此来证明之。

1. 以病为纲附方

观刘氏《神巧万全方》，全书所列以病为纲，随病分证附方，即从总论概述该病，病后列证，证后附方，颇具特色。如第一为中风病，后有风总论、急风、五脏中风、瘫痪风、中风半身不遂、风痱、风痉、风寒热候、风眩、大风、风诸杂候等。又如论中风之因："殊不知风者，八方之风也。其从本向方来者，人少病；若从所胜方来者，人多病，是天之虚邪也。夫人以身之虚，逢天之虚，两虚相感，故病生焉。盖阴阳于人，岂有情哉！如水流湿，火就燥，遇之者是也。风中之，随其虚实，而有浅深，故人病有轻重，或为热中，或为寒中，或为厉风，或为偏枯，或为瘫痪，其病各异，其名不同。盖风者，善行而数变，若腠理开，则洒然而寒；腠理闭，则热而闷。寒则衰饮食，热则消肌肉。"（《神巧万全书·中风》）书中对中风之分证有急风、五脏中风两大类，论急风者指出："夫急风与卒中理固无二，指风言则谓之急风，指病而言则谓之卒中。其风癔，盖出于急风之候也，何者？经云：奄然忽不知人，咽中塞窒窒然，舌强不能言，如此则是中急风而生其候也。发汗身软者生，汗不出身直者死。若痰涎壅盛者，当吐之。视其鼻人中左右上白者可治，一黑一赤吐沫者死。"(《神巧万全书·急风》)其论五脏中风时指出："夫风邪中人，皆缘虚而入，犹须辨识形候，是何脏中风。肝脏中风，关节不利，筋脉拘急，甚者但踞坐，不得低头，若绕两目连额色微有青，唇面黄者，可治；若大青黑，面一黄一白者，是肝已伤，不可复治。心脏中风，精神离散，悲乐不常，面赤头痛，翕翕发热，甚则但得偃卧，不得倾侧，汗出，若唇赤汗流者，可治；若唇或青，或黑，或白，或黄，皆是心坏为水，面目停停，时悚动者，皆不可治。脾脏中风，身体怠堕，多汗恶风，舌强语涩，唇口㖞斜，肌肉不仁，甚者神思如醉，手足不能摇，踞而腹满，身遍黄，吐咸汁出者，可治；若手足大青者，不可复治。肺脏中风者，其脉浮数，大肠不利，皮肤不仁，或生疮毒，甚者偃卧，而胸满短气，冒闷汗出，视目下鼻上下两边下行至口色白可治；若色黄，为肺已伤，化为血，不可复治；其人当妄，撮空指地，或自拈衣，寻衣缝，不可治。肾脏中风，两脚冷痹，缓弱不遂，面黧耳聋，语声浑浊，四肢沉重，流注生疮，甚则腰痛，视胁左右未有黄色如饼糁大者，可治；若齿黄赤，须发直，面土色者，不可治。"(《神巧万全书·五脏中风》)刘氏于每病每证之后，各附方药加减，由此可知，刘氏论治是有其经验与心得的。

2. 论三消证治

刘氏论治三消，可谓全面，既有证治，又有注意事项，为该病论治的后世发展奠定了基础。刘氏指出：夫消渴者，有三般：一者消渴，二者消中，三者消肾。若饮水多者，小便又少，名曰消渴；若吃食多，不甚渴，小便数，消瘦，名曰消中；若渴饮水不绝，甚者腿膝瘦弱，小便浊，有脂液，名曰消肾。此盖由积久嗜食咸物炙肉，饮酒过度，皆成消渴。然大寒凝滞，唯酒不冰，明其酒性酷热，物无以喻，如此之咪，酒徒耽嗜不离其口，酣醉已后，制不由已，饮啖无度，加以醋酱不择酸咸，积年长夜，醋饮不休，遂使三焦猛热，五脏干燥，木石犹且焦枯，在人何能不渴？治之愈不愈，属在病者。若能如方节慎，旬日而瘳；不自保惜，死不旋踵。方虽效验，其如不慎者何！其慎者有三：一酒、二房、三咸食热面。能慎此者，虽不服药，自可无他；不知此者，纵使金丹玉粒，亦不可救矣。诊其脉数大者生，细小浮者死；又沉小者生，实大者死。病有口甘者，名之为何？何以得之？此五气之溢也，名曰脾瘅。夫五味入于口，藏于胃，脾之所为行其气液，在脾令人口甘，此肥美之所发，此人必数食甘美，上溢为消渴也。又平人夏月喜渴者，由心旺也；心旺便汗，汗则肾中虚燥，故渴而小便少也，冬月不汗，故小便多而数也，此为平人之证也。名为消而不饮者，肾实也。经云：肾实则消而利是也。所以服石之人，于小便利者，石性归肾，肾得石则实，实则消水浆，故利；利多则不得润养，五脏衰则生诸病。刘氏论三消既继承先贤论消渴病的分类，即上、中、下三消；又发挥了治消渴应注意的三慎，即一酒、二房、三咸食热面，可谓是其临床经验的总结。

3. 论治咳嗽

刘氏论咳嗽继承了《内经》"五脏六腑皆令人咳，非独肺也"之论。结合自己的临床实践，加以阐发，并在病证及方药加减方面有自己的心得，现简介如下："经言五脏六脏皆有咳嗽，盖各因其时而感其寒。故受病不同，形证亦异。谓乘秋而得之者，肺先受病，肺咳之状，嗽而喘息，有音声，甚则唾血；乘夏而得之，心先受病，心嗽之状，心痛，喉中介介如鲠，甚则咽肿喉痹；乘春得之者，肝先受病，肝嗽之状，咳则两胁下痛，甚则不可转动，两胠下满；乘季夏得之者，脾先受病，脾嗽之状，咳则两胁下痛，阴阴引背膊，甚则不可动，动则辄嗽，乘冬而得之者，肾先受病，肾嗽之状，则腰背相引而痛，甚则嗽而多唾。若如所论，则五脏各于旺月而生病也。"刘氏认为旺月之际为病，是因为各脏当旺而不旺，所以易感外邪而生病，这种解释和理论是符合生理机能和临床实际的。"五脏嗽久，则传与六腑，故脾嗽不已则传之胃，胃嗽之状，嗽而呕，甚则长虫出；肝嗽不已则传胆，胆嗽之状，嗽而吐胆汁；肺嗽不已，则传大肠，大肠嗽之状，嗽而大肠泄利；心嗽不已则传之小肠，小肠嗽之状，嗽而失气，气与嗽俱出；肾嗽不已则传之膀胱，膀胱嗽之状，嗽而遗溺。"刘氏进一步研究认为暴嗽之病在肺为多。是什么原因呢？此因为：肺主气，合于皮毛，风邪之入，先客于皮毛故也。况且五脏六脏又皆禀气于肺，故暴嗽病多在于肺，治者能别其冷热之候，尤为善医。从预后而言，大多是嗽病浮脉大者生，沉小伏匿者死。另外刘氏强调有十咳之证，具体表现为：夫欲语，因咳言不得尽，谓之风咳；饮冷食寒，因之而咳，谓之寒咳；心下坚满，咳则引痛，其脉反迟，谓之支咳；咳则引腹下痛，谓之肝咳；咳而唾血，引手少阴，谓之心咳；咳则入出，续续不止，引小腹，谓之脾咳，咳引颈项而唾涎沫，谓之肺咳；咳则耳无所闻，引腰脐中痛，谓之肾咳；咳而引口中，头痛，口苦，谓之胆咳，咳而引舌本，谓之厥阴咳，留饮咳者，其人咳不得卧，引颈上，咳时如小儿掣纵状。对久咳的治疗，刘氏提出针刺与药物并举的原则：夫久咳家为疗，风者不下之，寒咳、支咳、肝咳、心咳、脾咳刺足阳陵泉，厥阴咳刺足大趾三毛中。咳而时发热，脉在卒弦者，非虚，此为胸中寒实所致也，当吐之，夫咳家其将欲行吐药，当相人强弱而无热可吐耳。咳家，其人脉弦者，为有水，可与十枣汤下之。不能卧者，阴不受邪故也。夫有支饮家，咳烦胸中痛者，不卒死，至一百日、一岁，可与十枣汤。

三、简要评价

刘氏所著《神巧万全方》虽以方书名之，但从具体内容而言实为各科病证论治之书，其中有历代医家对各科病证所主用之方，又有刘氏自验之方。日本著名医学家丹波元坚曾评价曰：其方药采之《圣惠》者十居七八，多可施用。其论说亦原本古人，间加己见，至如其举伤寒各治，辨中风诸证，最为赅备，颇有发明，可谓中肯之语。

四、原著摘录

经言：大风五种，皆以五色言之，谓青、黄、赤、白、黑五者之风，能生五虫，五虫食人五藏。此说疑未别白。盖五藏之经，惟虚者风邪中之，既中风邪，始生虚热，虚热既盛，乃变生虫，如肝病生青虫，心病生赤虫，脾病生黄虫，肺病生白虫，肾病生黑虫。犹蠹生于木，反食于木，故食肝则眉睫堕落，食肺则鼻柱崩坏，食脾则卧，语声变散，食肾则耳鸣啾啾。其曰蟋蟀面癞者，亦以虫所似言之，盖不越五色之证也。古人谓之恶疾，然亦多种不同所得，遍体无异，而眉发已落；有遍体已坏，眉须俨然；有诸处不异好人，而四肢腹背有顽处；重者，手足十指已有堕落。有患四体大寒，而重衣不暖者；寻常患热不能暂凉者；百体枯槁者；有津汗常不止者；有身体干痒撤骨，搔之白皮如面，手下作疮者；有疮痍荼毒乃迭而生，昼夜苦痛不已者；有直置顽钝不知痛痒者。此候虽种种状貌不同，而难疗易疗，皆在病人，不由巫者。何则此语？口慎心违，不受医教，直希望药力，不求诸己，百余人差者十分有一。《神仙传》有数人皆因恶病而致，何者，由割弃尘累，怀颖阳之风，所以非止差病，乃由祸而取福也。一遇斯疾，即须断盐，一切公私物务，释然皆弃，犹如脱履，凡百口味，特须断除，渐渐断谷，不交后事，绝乎庆吊，幽隐岩谷，周年乃差，差后终身慎房。（《神巧万全书·大风》）

第二节　朱　佐

一、生平著作

朱佐，字君辅。湖南省湘乡县人，具体生卒年代不详，约生活于宋代咸淳年间。朱氏是一位临床经验丰富的医生。"医师之方，集之者众，而未有灼然保其验者。吾宗君辅萃闻见，纪其效而录之，视疾病疴痒之于身切矣，求余序所以作。"（《类编朱氏集验医方》）可知朱氏在当时是很有影响的一位医家。

所著《类编朱氏集验医方》，简称《朱氏集验方》共15卷。卷一至卷九为诸风、伤寒、诸气、脾胃、痰饮、积聚、黄疸、虚损、头痛之方；卷十为妇人方；卷十一为小儿方；卷十二至卷十四为痈疽、补损、中毒方；卷十五为拾遗门、载养生、杂论、养性等内容。全书共载方900首，均为临床上行之有效之经验方。该书一直为临床医家所重视，如明代《普济方》及朝鲜的《医方类聚》等均收录了本书内容。本书最初刊行于宋代咸淳元年（1265年）。

二、学术内容

朱氏广泛收集当时民间医生尤其是湖南名医及历代方书的有效经验方，结合自己的临床经验加以整理，撰成《类编朱氏经验医方》。该书集中体现了他的学术思想与临床经验，现简介如下。

1. 详论虚损

朱氏论虚损病证甚详，其在第八卷中列有治虚损方共58个，虽有几方共治一证者，但其列方之多可知已包括虚损病证的各方面。其认为虚损一证，证候多端。或大病未复，便合阴阳；或筋力疲倦，饥饱失时，用心计算，高呼大叫；或极目观书，精思文字，是致气血耗散，百病顿生。或吐衄交作，或白浊遗精，下部虚冷，洞泄下利，盗汗自汗，潮热发热；或手足厥冷，或便数溺溲，咳嗽吐痰，种种不一；或呕吐不食，日就羸黄；或饮食虽多，不生肌肉，日久月将，积微成损，气血愈微，微则衰矣。妇人产后营卫虚耗，其为虚也尤甚。大抵潮热者，不可过用寒凉之剂；秘结者，不可倍使疏泄之药。咳嗽者，不可妄施发散；咯血者，不可误以为热。是必调和卫气，滋养营血。古人所谓补肾不如补脾，所谓精气、血气，未有不自谷气以为本也。治之之法，要当察其脉理，随其证候，施之治疗，万无失焉。故在证治上有治水火不济的既济固真丹，治诸虚不足的聚宝养气丹、十补丸、腽肭脐丸等五十余方，足见朱氏辨证分治之精细。

2. 论治伤科病方

对伤科病证，历代方书收录较少，但在朱氏《类编朱氏集验医方》中列为一卷，既有总论又分列各病证方药，实属难能可贵，亦可知其类聚之全。其在伤损证治方面指出：伤损一科，尤为难事。假如刀伤一证，甚至破肚出肠，头破出髓，又有断指断臂者，诚然可畏。然切观被伤之人，不在致命处，尚可治疗。如破肚肠出，大小肠不曾伤破，则以桑皮使香油浸，用药散止血；次以香油洗去血秽，内入却以针穿桑白皮线，缝合伤处，续以生肌活血药敷之，自然无事。要知香油乃伤损上药，一则止血，二则不出虫，三则生肌。如被伤处口未合聚，常用之自有奇效。设或肠间但伤一窍，不拘大小，便无可活之法。其间粪秽从孔中出，日烂一日，焉有再生之理哉。又如头破髓露者，依旧与药服饵，治血去风，然后敷以去风生肌之剂，如南星、血竭、柏皮之类是也。外有斗殴磕损，坠马损伤，折足断臂，或有碎骨者，必须刮开去其碎骨，整顿条理，以绵帛缚定，敷以祛风生肌之剂，服之以活血接骨之药，如自然铜、血竭、乳香、没药之类是也。其间腰腹内恐有败血，必须除去，卒急无药可办，急以火麻骨烧灰为末，热酒调服，或以童便一半相投，服之为妙。如无麻骨，用麻布亦可。然后用桃仁、大黄、川乌、血竭、无往不效。曾有腰内瘀血不除，年老为终身之病者，亦有之矣。或有闪挫及脱臼之类，治之又有手法。医者须以意调理之。朱氏除记述损伤各种病证外，尚根据伤损的各个阶段分列不同的方药治疗，共记载治伤损 13 方。

3. 论治痰饮

朱氏论治痰饮强调气的作用，认为人之一身，无非血气周流，痰亦随之。夫痰者，津液之异名。流行于上者为痰饮，散周于下者为精液。其所以使之流行于上下者，亦气使之然耳。大抵气滞则痰滞，气行则痰行，故三生饮佐之以木香无有不效。人之气道贵乎顺，顺则津液流通，决无痰饮之患。一失其宜，则气道闭塞，停饮聚于膈上，结而成痰，其为喘、为嗽、为壅、为呕、为眩晕、为风痫、为狂迷、为惊悸，或吞酸、或短气、或痞膈、或肿胀、或寒热、或疼痛，其证不一。假如头风证，眉棱、耳角俱痛，治以风则不效，治以痰则收功。又如饮酒之人，有时臂痛，时或麻痹，治以二陈汤、白丸子、消饮丸无不作效。疗痰之法，调气为上，和胃次之，故治痰多用半夏。半夏性利，以其能利痰饮。朱氏记载了治痰饮的玉壶丸、半夏汤、煮浮丸、玉浮丸、玉液汤、白术丸、参苓散、灵砂白丸子等方剂，为后人保存诸多有实用价值的治痰饮方药。

4. 临床经验

朱氏在其著作中记载了不少临床医案，为我们学习其治疗思想提供了很好的借鉴。现将其摘录如下。

发搐案

有妇人二十岁，偶食中吃惊，发搐涎塞，不省人事，牙关紧急，以白梅擦牙，次用冷水茶调常山细末二钱服下，吐涎而省，后投《局方》乌沉汤而安。吐法，壮实者可用。（《类编

朱氏集验医方·诸风》)

卒中案

有人忽然不省人事，身体软弱，牙关不紧，涎不潮塞。医言中风，投雄珠丸，星附之属，病者转昏。仆诊其脉皆濡（气闭隔绝，所以脉濡）投以《局方》木香流气饮，煎熟入麝香少许，两服而痊。（《类编朱氏集验医方·卒中》）

鼻衄案

予在汝州时，因出验尸，有保正赵温，不诣尸所，问之即云：衄血已数斗，昏困欲绝。予使人扶腋以来，鼻血如檐溜，平日所记治衄数方，旋合药治之，血势皆冲出。予谓治血者莫如地黄，试遣人四散寻生地黄，得十余斤，不暇取汁，因使之生吃，渐及三四斤，又以其滓塞鼻，须臾血定。又癸未岁，予妇吐血，有医者教取生地黄自然汁煮饮之，日服数斤，三日而愈。有一婢病经血半年不通，见釜中饮汁，以为弃去可惜，辄饮数杯，随即通利。地黄活血，其功如此。（《类编朱氏集验医方·失血》）

三、简要评价

朱氏是一位临床经验丰富的医家，其把自己在临床上常用的方剂编成《朱氏集验方》，其学术涉及内、外、妇、儿、养生等方面，尤其是朱氏收录了宋以前诸多医学著作的内容，是其可贵之处。

四、原著摘录

风之为病，或为寒中，或为热中，或为厉风（世传大风也），或为偏枯，或为腰脊强痛，或为耳鸣鼻塞，头晕痰厥，其证各异。且肺风之状，多汗恶风，时嗽短气，浑身瘙痒，昼静夜甚；心风，喜怒不常，色赤，甚则语言不快；肝风，善悲色苍，嗌干，多怒上视；脾风，身体怠堕，四肢不收，色黄，不嗜饮食；肾风，面浮脊痛，不能正立，色炲。夫风热怫郁，风本生于热，以热为本，而风为标。虚极亦生风也。治疗当察老、幼、虚、实，先究其原，不可一概而言之。凡中风，初觉不语，牙关紧急。痰涎作声，眼目直视。经云；视物而睛不动，五脏六腑精气皆上注于目，得血气和，则目转动而还明。便以白梅擦牙，以《局方》苏合香丸炙去脑子，用冷生姜自然汁灌下三两丸，再以纸拈打鼻，引其气通。若省有痰，继以《局方》醒风汤和橘皮半夏汤加南木香煎，入麝香服。气弱者，增附子、天雄。《书》云：除荆棘者先断其根，欲医风者先理其气。若投坠涎铁粉风药之类，寒药入胃，则使血脉凝涩，真气内烁，必为废人。若摇头直规，心肾脱绝，盖诸阳独留，诸阴悉尽，故直视摇头，心脏绝，真脏病也，鲜有再生。若遇此证，先以防风、生姜煎汤，调《局方》木香匀气散加木香，下黑锡丹一二百粒，入盐煎附子、川姜、天麻等分服。年幼壮实中风，面赤，烦躁加渴，《局方》牛黄清心丸。若痰盛，《局方》小儿比金丸，一帖作一服，灯心汤下。气虚中风或小便不禁，手足厥逆，《局方》姜附汤加天雄煎，下养正丹，更灸脐心或丹田、气海一二百壮。因食所伤，气道不通，壅闷气厥。痰涎作声，大便不通，《局方》解毒雄黄丸，每服七丸，姜汤下。更加大黄煎、《局方》三和散服，并沉香降气汤。如是左瘫右痪，候其人事省定，即当依其所感，随证医疗。若内因七情而得之者，先当调气，不当治风；外因六淫而得之者，先理其气，次依所感六气，随其证而治之。经云：风者，百病之首，其变化为他病无常，皆风气所发。所谓除病之道，察致之由，当斟酌用药，必获十全效也。（《类编朱氏集验医方·诸风》）

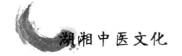

第三节　曾世荣

一、生平著作

曾世荣，字德显，号育溪，衡州燕西（今衡阳市）人，约生于（南宋）1252 年，卒于（元代）1332 年，元代著名儿科医家。曾世荣幼从李月山先生习儒学，及长，从世医刘思道学医，后又继承其师五世祖先刘茂先及宋代御医戴克臣两位儿科名家的学术经验，以儿科知名于时。曾世荣活人之幼无数，被誉为"活幼宗师"。曾世荣重德爱幼，把广大患儿当做自己的儿孙看待，对患儿不分贵贱贫富，全都一视同仁。凡有请召，不以昼夜寒暑，远近亲疏，富贵贫贱，闻命即赴，举切其身，药必用真，财无过望，推诚拯救，勿惮其劳。其在《活幼心书》中说："为医先要去贪嗔，用药但凭真实心，富不过求贫不倦，神明所在俨如临。"其医德高尚，治学严谨，学识渊博，经验丰富，疗效显著，深得人们的爱戴。《衡州府志》载："大德丙午，衡民不戒于火，延及二千余家，火迫世荣宅，四顾无以为计，忽飙尘中但闻人声宣呼：'此曾世荣宅！'并力进水百余器，烟止风收，而宅与书版俱得不焚。"曾世荣还在《活幼心书》中首先提倡"戒毁同道"，主张对待同道要谦虚谨慎，互相学习，不嫉妒贤能，不诽谤他医。曾世荣将其师所遗方论、诗诀等详加编次，删增补缺，又汇集其平时的论证和方剂，上探三皇前哲之遗言，下探克臣、茂先之用心，实则其心固有之理，旁求当代明医之论，于 1294 年撰成《活幼心书》3 卷，刊行于世。此书乃曾氏毕生儿科医学经验之精华，对小儿疾病的诊疗具有很好的实用价值，是我国儿科文献中的重要著作，在中医儿科医学史上具有重要地位，对后世儿科发展影响很大，并传至日本。

《活幼心书》主要论述了小儿生理、病理及各种儿科疾病

的诊断、治疗和处方用药。全书分上、中、下 3 卷。上卷为
"决证诗赋"75 则，以歌诀形式简要介绍儿科观形、望色、诊
脉等诊断方法，并择要论述了一些儿科常见病证，内容多用歌
赋七律写成。卷中为"明本论"43 则，主要论述儿科各种常
见疾病的病因病理、病证和诊断治疗方法。卷下为"信效
方"，载有治疗小儿疾病的各种方剂 230 首，其中有不少方剂
为曾氏所独创。总之，全书内容丰富，辨证详明，处方精审，
又以歌诀列于卷首，利于初学者记诵，实为难得的儿科参考
书，在中医儿科学发展史上占有重要的地位。

《活幼口议》共 20 卷。本书对于小儿生理病理、平素乳
保鞠养、初生儿证候、小儿伤寒、小儿形证歌诀、小儿面部气
色、胎中受病、治诸病杂方及前人方书等均有详细的论述。对
小儿保育、审脉、辨证、用药等提出了许多新的见解（此书
是否系曾世荣所作，学术界亦有争议）。

二、学术内容

曾世荣医德高尚，医技精湛，治病因人、因地制宜。对儿
科病证，主张积极攻邪，对惊风论治加以发挥，治疗疳证重视
理气，提倡积极预防保健，提倡科学养育观。其在小儿养育和
病证的辨证论治方面有许多独特见解。

1. 首倡惊风四证八候

曾世荣在多年临床经验的基础上，对惊风的病机和临床表
现作了概括，提出"四证八候"。其于《活幼心书·明本论·
明小儿四证八候五》中说："四证者，惊、风、痰、热是也。
八候者，搐、溺、掣、颤、反、引、窜、视是也。搐者两手伸
缩；溺者十指开合；掣者势如相扑；颤者头偏不正；反者身仰
向后；引者臂若开弓；窜者目直似怒；视者睛露不活。"曾世
荣在钱乙、刘昉等人关于小儿惊风有关论述的基础上有自己的
创见，认为惊风是外感风热，暴受惊恐，郁热于心，传之于
肝，而发为病。把惊风病变主要归咎于心肝，"盖心有热而肝

有风"，"……气促痰喘，忽而闷绝，目直上视，牙关紧急，口噤不开，手足搐掣，此热甚而然，况兼面红脉数可辨。盖心有热，而肝有风，二脏乃阳中之阳，……二阳相鼓，风火相搏。肝藏魂，心藏神，因热则神魂易动，故发惊也。心主乎神，独不受触，遇有惊则发热，热极生风，故能成搐，急曰急惊"，后学多从其说。曾氏认为："惊生于心，风生于肝，搐始于气，是为三证"（《活幼心书·明本论·急惊风五》），故其将惊风分为三证论治。急惊风乃由"热积于心传于肝"所致，治疗当以清热为主。急惊当先定搐，搐由风也，风由热也，搐既已作，方可下热退惊，热若不退，惊亦不散，不移其时，抽搐又作。曾氏治疗急惊风善用五苓散，用五苓散治疗小儿惊风实为首创，且多获奇效。其认为：五苓散内有泽泻导小便，心与小肠为表里，小肠流利，心气得通，其惊自减；内有桂，木得桂则枯，是以有抑肝之气，其风自停。曾氏将五苓散灵巧应用于惊风、痰搐、疮疹等疾病。

对于急惊风，曾氏认为要及早防治。大抵婴孩得疾，如火燎原，扑之在微，不致有延蔓之盛。疗病亦然。若初觉是受惊伤风发热，便与疏解，何患有传变之误？曾氏反对滥用金石之品治惊风。曾氏尝感慨诸人，每见惊风搐作，不明标本，混为一证，遽然全用金石、脑、蜈、蚕、蛇、蝎，大寒搜风等剂投之，耗伤真气，其证愈甚，多致弗救。曾氏注重气机升降出入，他说："盖其气也，四时平和则身安，一息奎滞则疾作。况小儿啼哭不常，其气蕴蓄，内则不能升降，外则无由发泄，展转经时，亦能作搐""大抵治搐之法，贵以宽气为妙，气顺则搐停，此自然之理。"（《活幼心书·明本论·急惊风五》）在治法上，曾氏又提出："若阳实证，煎平和汤调三解散主之，此急惊有搐之类。若阴虚证，煎固真汤调宽气饮治之，此慢惊有搐之类。若暴感此证，未别阴阳虚实，先用五苓散和宽气饮，及少加宽热饮，三药合用，姜汁沸汤调灌即解。"（《活幼心书·明本论·急惊风五》）

对于慢惊风，曾氏认为慢惊风多属阴证，急惊风、洞泄、过用下药都可致慢惊风，需根据病因来施治。因急惊风传变者当以截风药治之，因洞泄成风者当以补药治之，因服寒凉药太过而成风者当以助气醒脾药温之。

2. 主张攻邪和发散外邪

至宋代，儿科形成了寒凉与温补两个学派。钱乙主张以辛凉、清利之味治疗痘疹，陈文中倡导用温补方药治疗痘疹。曾氏受张子和影响，认为"病由邪生"，治疗当"攻邪已病"，主张积极攻邪治病，药用寒凉之品，并提出了"攻中有补"的学术观点，有异于张子和的汗、吐、下三法。曾氏根据小儿病多由外感而生的特点，主张攻邪治病，主张攻邪应以发散外邪为主。他在《活幼心书·及幼攻补》篇中说："张子和曰：人身不过表里，血气不过虚实，此言其大略耳。惟庸工治病，纯补其虚不敢治其实……。所谓攻者，万病先须发散外邪，表之义也；外邪即去而元气自复，即攻中有补存焉，里之义也"。曾氏主张"攻邪"，但同时主张用药当以辨证为先，不可妄用。如其治疗急惊一证，主张以五苓散加黄芩、甘草水煎，或百解散发表。百解散由干葛、升麻、赤芍药、黄芩、麻黄、薄桂、甘草组成，能和解百病，其药以发散为主。《活幼心书》中论治43个病证，所收之方也多以发散为主。其治疗慢惊一证，则根据不同的致病原因，而用不同的方法和药物来治疗，用药不一，治疗不等。由于发作不同，曾氏并不一味强调攻下。

曾氏主张攻邪，但也注意顾护脾胃。如他认为夹食伤寒皆因饮食过伤，又感风寒，激搏而热。其热气与食熏蒸于胃，胃为水谷之海，脾实则能克化，今脾胃因饮食所伤，致有斯疾。其提出在治疗后期宜调理脾胃以善后的原则，如：先煎小柴胡汤，加生姜自然汁同服，或五苓散入姜汁沸汤调下，与解寒邪，温胃止吐。次用百解散及当归散，水姜煎服，疏解外邪，温正胃气，乌犀丸去积，匀气散止补，参苓白术散调脾胃则愈；有食饱伤脾，脾气稍虚，物难消化，留而成积，积败为痢，腹肚微痛，先调胃气，次理积，却止痢，则病根自除。其还于《活幼心书》中明确指出："脾虚胃弱病根源，水谷如何运化行，清浊相干成吐泻，久传虚渴便风生。"

3. 注重辨证尤重望诊

曾氏非常注重辨证论治。他于《活幼心书》中说："色脉参详贵造微，早凭疾证决安危，时医怕触病家讳，病稍差池便怨咨"、"善医者审察病源，从而疗之，万无一失。更辨阴阳虚实，不可轻忽"。如关于泄泻，他指出：论吐之原，难以概举，有冷吐、热吐、积吐、伤风嗽吐、伤乳吐。其吐则同，其证有异；论泻之原，有冷泻、热泻、伤食泻、水泻、积泻、惊泻、风泻、脏寒泻、疮积酿泻，种种不同，各分于后；倘不辨其虚实冷热，妄行施治，必致脾胃愈虚，不能乳食，成噤口痢者，则难疗矣。其不仅提出了先后缓急证治的原则，还指出妄行施治会导致严重后果。

曾氏认为治病应先分表里寒热虚实，治疗上应遵循先表后里或表里同治以及攻补先后的原则。曾氏业医五十余载，凡调理旬月外婴孩有病，所用寒凉温燥之剂，必先明标本，辨虚实，然后处之以药，屡试辄效，此特又在察色听声，心诚求之而得，非假脉取。三岁之上小儿，以色合脉，尤其为妙。曾氏尝用其验活法，诊疗诸疾，危而复安者多矣。曾氏对夹惊伤寒认为"亦须先表次宁心"；对夹食伤寒认为需"发表有功方下积"；对伤积则认为"因食所伤脾气弱，下宜迟缓表宜先"。大概外感风寒暑湿，内因饥饱失节，不能调护，以传受日深，医不辨其表里虚实，汗下失宜，使阴阳反错，邪气得胜，正气将衰，甚或偶六淫所侵，治不如法，则外邪日盛，正气乖常，胃气衰微，变证多出，或作泻痢青黄，吐逆寒热，或为肿满偏枯，五疮八痢，或成丁奚哺露，传变不一。曾氏辨证注重因人因地制宜。其于《活幼口议》中曰："殊不知南人得病以北人处方，自是地道相反，意义不同，所谓北人水气多，南人瘟疫盛，地气天时使之然也。北人水气盛，盛则就湿，湿即与燥之；南人瘟疫盛，盛即作热，热宜发散"。

四诊之中，曾氏尤重望诊。《活幼口议》曰："凡理婴孩先看面部，定气察色最为要也，良由内有疾而形于外，是以本位与地位一体。"同时在望诊之中，他认为要"精观形气"、"细察盈亏"。并对"观形气"作了论述，认为形者面色也，气者神色也，指出"观形气"主要观察小儿面部气色和精神状态两个方面。其分别从"五脏五色本立"、"分定五位所属"、"五脏伏敌喜伤"、"面中气色忽现"、"五脏分部定位"等方面论述。"五脏五色本立"，叙述了五脏所主五色及五行生克、五位生本相临、五脏胜伏相交等内容。"分定五位所属"，叙述了五脏在面部的所主部位，如心脏部位是：颧面脸颊，心火所属，气池之下，法令之旁，食仓之上，高骨取之一寸二分，皆属心之部位。肺脏部位是：准头至山根，两孔并中梁，皆头直下，年上寿上，里外通息，皆属肺之部位。"五脏伏敌喜伤"，曾氏运用五行生克关系叙述了五脏伏敌喜伤及所主疾病，如心脏伏敌喜伤为：心所伏者肾，所敌者肺，所喜者苦，所伤者咸卤，三变八蒸之脏，和则情性悦乐，疾主惊痫、恐悸、虚躁、啼叫、谵语、狂烦、涎流口角；肺脏伏敌喜伤为：肺所伏者心，所敌者肝，所喜者辣，所伤者焦苦，二变七蒸之脏，和则喜欢气爽，神清魄强。曾氏认为望诊不应只局限于外部形态，而应重视"气色"。小儿虚实有非系乎肥瘦，而系乎气色。有肥而气怯，瘦而气壮，气怯则色必嫩，其为虚可知矣；气壮则色必盛，其为实可知矣。

4. 提倡科学养育和保健

曾氏在书中提出：与其病后求良药，不若病前能自防。曾世荣认识到预防小儿疾病发生的重要性，竭力提倡正确的护养观，认为"四时欲得小儿安，常要一分饥与寒。但愿人皆依此法，自然诸疾不相干"（《活幼心书·决证诗赋》）。为避免对小儿过分溺爱而使小孩易于发病，曾氏提醒后人：殊不知忍

一分饥,胜服调脾之剂,耐一分寒,不须发表之功。并指出:
"大凡幼稚,要其常安,在乎谨寒温,节饮食,夫复何虑。"
"孩提之童,食不可过伤,衣不可太厚,此安乐法也。为父母
者,切宜深省"(《活幼心书·明本论》)。对于世人养育小儿
的误区,他感慨道:"每见婴孩目有所睹,心有所欲,但不能
言,惟啼泣而已。父母不察其详,便谓饥渴,速哺之以乳食,
强之以杂味,不亦多乎?有数岁者,娇惜太过,不问生冷、甘
肥、时果,听其贪食,岂能知足!爱之实以害之……,有遇清
朝薄暮,偶见阴晦,便加以厚衣重裘,或近于红炉烈焰,又且
拘之怀抱,惟恐受冷;及长成者,所爱亦复如是,遂致积温成
热,热极生风,面赤唇红,惊掣烦躁,变证多出,此乃失于太
暖之故。"(《活幼心书·明本论》)

三、简要评价

曾世荣医理精通,尤擅长儿科病症诊治,于儿科病证治多
有发挥,提出了许多独特的观点,对后世儿科的临床及研究产
生了深刻影响。其撰写的《活幼心书》、《活幼口议》,极大地
丰富了中医儿科学内容,对中医学的发展也产生了重要的
影响。

四、原著摘录

形者,面色也。气者,神气也。张吉夫云:小儿证候不可
取之一端,在表里相应,随机消息,岂胶柱调瑟者所能观其形
而知其证哉!信斯言也。况小儿虚实,有非系乎肥瘦,而系乎
气色。何以言之?盖有肥而气怯,瘦而气壮,气怯则色必嫩,
其为虚可知矣;气壮则色必盛,其为实可知矣。由是论之,五
脏之气皆形放面部,肝青、心赤、肺白、肾黑、脾黄,是其本
体。肝旺于春、心旺于夏、肺旺于秋、肾旺于冬,各七十二
日,脾寄旺于四季后一十八日,是其本位。然有时乎不春不冬
而面变青黑者,非肝之与肾也;不秋不夏而面变赤白者,亦非

心之与肺也。盖五脏之气，层见叠出，随证流形，初无一定。忽然青黑主乎痛，忽然赤者主乎热，忽然白者主乎冷，忽然黄者主乎积。此其气之开阖非系平时，非拘乎位。又如心主颏，肝主眼并左脸，脾主唇之上下，肺主右脸，肾主耳前颏外。其形或见于位，或露于他部，所谓不可取之一端明其义也。且脾主唇之上下，为吐泻，或患痢日久；然其色黑则肾之乘脾，水反克土，名为强胜，其脏或败耳。肝主眼并左脸，其色青，本色也，主惊骇风痰发动，是为顺证；若见白色，乃肺之克肝，即为逆证。以此推考，变而通之，存乎其人。学者留心于此，诚有用焉。（《活幼心书·决证诗赋·观形气一》）

第四节　滕　弘

一、生平著作

　　滕弘，讳弘，别号可斋，明代邵阳人，世袭邵阳县公，仁心为政。幼习仪部公过庭之训，尝言对当地有益之事乃著书立说，并认为以注解《神农本草经》为最有益。滕弘在做官公干之闲余，注意采辑各医家对《神农本草经》（简称《本经》）注解的要旨，博览群书，历经十二年著成《神农本经会通》一书，如其六世孙藤万里在此书跋中所云："遂于公余，稍辑其略，及赋归来，止赢两袖清风，而是书独不离坐卧，潇然环堵，凡五七易稿，始成文行忠信之册。……年垂白，犹屈首雠校，握毛锥子日不倦，凡寒暑遍一支干，乃克投笔，盖十岁又二云。"《神农本经会通·序》中记载了《神农本经会通》成书后流传及刊行的经过："而邵阳公长世滋大再传之，后为海州二守，为南安别驾，为赠少司马，为今京兆公，且层垒而上靡不人，又引考者亦既累世食其报矣。昔司马公总理留都江政，寓安集于震，剔行简练于淘汰。其疏上江防八事，匪乌附而参术也。……间其敫历粤浙，所在民惠之如获再生，盖以邵阳公之心施于实政。今京兆公持政事，悉遵司马公成法，复以《本经会通》一书刊行，传布益永。"对本草、医方的运用，滕弘有独到的认识。其不赞同"施药不如施方"一说，认为同施药一样，施方亦有所不及之处。其亦不赞同《神农本草经》将药品分为上、中、下三品，认为所谓下品之药亦可奏上上之功，关键在于对证施药。其还认为用药必须要考虑人的差异，不同的人，虽病同而用药不一定相同。

《神农本经会通》一书为 4 部，共 10 卷，为滕弘任邵阳尹时所著，刊于明万历四十五年（1617 年，由司马公荫子亦即京兆公而梓是书）。根据其六世孙藤万里为该书题的跋，可知该书成书年代应早于《本草纲目》。该书共载药 958 味，分草、木、果、谷、菜、玉石、人、兽、禽、虫鱼十部，每药分述性味、归经、功用、采集，以《本经》为据，参考诸家本草，对各种药物有关记载内容进行辨误、决疑、校正、正句读，并载验方，其内容多采自《证类本草》及金元诸家本草。在该书中，通考与《神农本草经》有关的书籍达 78 种之多，其中既有医药类书籍，如《素问》、《本草》、《本经》、《灵枢》、《难经》、《食疗本草》、《经史证类本草》等，亦有文学史志类书籍，如《尔雅》、《楚词》、《说文》、《淮南子》等；通考有关姓氏达 53 个之多，其中多为人们熟知的医药名家，如：炎帝、黄帝、扁鹊、孙思邈、张仲景、成无己、王叔和、金元四大家等；通考有关方书近 25 种，如：《太平圣惠方》、《千金方》、《肘后方》、《鬼遗方》等。该书中所通考及引用的书目，有一部分后世已失传，有的于后世本草及方书引用中均未见，可见其文献价值较高。

二、学术内容

滕弘以《神农本草经》为本，考核诸药物之本义，编著了《神农本经会通》这部本草学著作，对《神农本草经》之本草学要旨进行了阐发，其医药学思想主要体现在此书中。其重视本草学经典著作《神农本草经》，主张充分领会《神农本草经》诸药物之要旨以运用，主张"用药不论品"、"用药必论人"，认为"人不一病，病不一方，方不一药"，体现了其尊古而不崇古、守法而不泥法的医学思想。下面主要介绍《神农本经会通》一书的主要特色，以藉此彰显滕弘之医学思想。

1. 以《本经》为据

《神农本草经》最初为三卷，药数 365 种。此后，梁·陶隐居、唐·苏韩和李动递加增补，仍不太完善。到宋·嘉祐年间，朝廷累颁方书委诸郡，收掌以备军民医疾，对《本经》注明药物产地、开花、结果、收采时节、应用功效，并仔细识别根、茎、苗、叶、花、实、形、色、大小并虫鱼、鸟兽、玉石等，堪入药用者，逐件绘图，而又以林忆等人同共校正，始成《补注神农本草》。唐慎微又以己学识所及，以诸家方书与经学传记、佛道等参考，始成《证类大观本草》一书，流传后世。后来还有如《养生类要》（吴春严著）等一些相关著作，均有一定的局限。而滕弘所著之《神农本经会通》，内容全面，辨析深入，乃一部总结性本草学著作。正如《神农本经会通序》中所云："展读一二，见其收揽宏博，辨析微芒，取物之不齐合之，人之多病靡不曲折详尽，而利其用。探斯以往，何必遇七十毒而始知药、三折肱而始知医乎？"

滕弘编著《神农本经会通》，始终以《本经》为据，据《本经》考核。其说："歧黄氏之有《本经》也，如缁衣氏之《金刚经》，羽衣氏之《道德经》，学士大夫之于四子、六经，皆童而习之，白首而不厌者。橘井、杏泉，著若汗牛，总之根极《本经》者，为是始于炎帝，衍于唐本。美载洋洋乎大观也与哉！或谓五经、六气、十二脉络。《经》似未详，不曙《经》所云乎。荣卫、骨节、肌肤、脏腑及阴阳太少，诸关窍、腠理，药能及之，则《本经》匪弗概及之矣。故是刻务以《本经》为据。"（《神农本经会通·凡例》）

2. 参古今见闻

滕弘编著《神农本经会通》，以《本经》为据，博极群书，参古今见闻，从而使《本经》所述药物知识更准确、更合理。如滕氏于该书中说："《素问》一书，医家多所不睹。是集原病多有采撷之者，而丹溪所著为尤要。至于近所见闻，又有出于本草诸论之外。如桑寄生，世共用之，闻之东粤陈宪副云：'海边桑树人往采桑寄生，乃有采之不真，遂以他树寄生为桑寄生，服之杀人。'如此见闻，中非一类，并附载于集；最有益于用药者，不可不知。"(《神农本经会通·凡例》)

3. 原会通本义

滕弘于《神农本经会通》一书中，着力阐明《本经》之本旨、阐明药物的要义，以便于实际应用。其认为：不握其会，不足穷《本经》之旨；不要于通，不足究《本经》之用。故博极穷书所由会也，而通之于用。则有诸书所载，各医家品尚未见，见尚未试者，其名炫杂不一。其治议论不齐，则非通之处处，非通之世世者。此会通之说较之大观，不于其多，于其验也。又不避于诸书之迭证，于其确也。

4. 校正与决疑

滕弘于《神农本经会通》一书中，正《本经》之句读，校正书中讹字，以方便使用，对《本经》等相关著作的有关错误进行了辨析，对有关疑惑进行了考证、决断，以防止误导临床用药。如其所说："凡一句一字，有当连上句取用者，有当带下句取用者，有当自为一句取用者。今悉圈明，庶便考究及临期取用。""一字之讹，便非此药，便非此病。讹而复讹用之，立致人之命者，不独如疽、如疸、如痿、如唾、如睡、如正、如止之类而已也。今以大观本草细查之，如苏恭误以木蠹为蛴螬，误以青鱼枕状如琥珀者为堪代琥珀，又误以水龟亦名水马者为海中水马。而丹溪之本草，与食物之本草、发明之本草，其刻本讹字，各非一、二。今悉校正，俾证无讹，药亦无讹。其所益于世人，非浅浅也。""有记载误者，有制用误者，有考订误者。考订之误，如《脚气论》中，证药令人食莼，每见病起者，食之多死，其误深矣。又如《药性论》中，证姜黄性热不冷，而《本经》云寒，其误可知。陶隐居证车前子为疗精泻，而此药最滑利，尝见多用者小便不禁，亦似误言。制用之误，如紫河车，俱用瓦焙，研成末，其气从火散，味因火夺，功力大减，误矣。法在封固蒸用，详载《会通》，始为全力。又如厚朴，用于寒胀，则大热药，内结用结散之神药也，用于虚弱，则必损元气，何可误用！至于记载之误，尤难缕述，今悉校正。令人一查了然，庶不为所误矣。""疑事无功，疑药鲜效。如当用者，疑而不用，不当用者疑而用之。医以寄人之命，疑可不决乎哉？如黄柏多疑其苦寒，而决其为疼痛必用之药。如枳实多疑其破气，而佐以人参、干姜、白术，则决其为益气之剂。又人多知补之为补而不知泻之为补，多知泻之为泻而不知补之为泻。似此之类悉究群书，并证医案，以决诸不决之疑。"（《神农本经会通·凡例》）

5. 考品味气功

滕弘认为，欲言药，必先考证药之"品味气功"。"品"，《本经》将药物分上、中、下三品（亦有以君、臣、使来言药之三品），即药物被分成的三种等级。"味"，指药物之辛、甘、淡、酸、苦、咸六种味道。"气"，指药物的寒、热、温、凉四种药性。药性升、降、浮、沉、阴、阳及阴中之阳、阳中之阴，与夫主治、兼治、和药以治，语其"功"也。天食人以五气，地食人以五味，气入鼻藏于心肺，味入口藏于肠胃，味生五气，气和而津液生，神乃生焉。

滕弘结合《内经》有关理论，将药物之"品味气功"进一步解释、阐述为：阳为气，阴为味。味厚为阴，薄为阴之阳。气厚为阳，薄为阳中之阴。味厚则泄，薄则通，气薄则发泄，气厚则发热，药味气功不越乎此。审而用之，存乎其人。故有辨五方气味之正者，有辨五方气味之应者。东方甲风乙木，其气温，其味甘，其应肝胆。南方丙热丁火，其气热，其味辛，其应心、小肠、三焦、胞络。中央戊温巳土，戊之本气平，兼气温、凉、寒、热，其应胃。巳之本味咸，兼味辛、甘、酸、苦，其应脾。西方庚燥辛金，其气凉，其味酸，其应肺。北方壬寒癸水，其气寒，其味苦，其应肾、膀胱。又有辨五方之伤与胜者，有辨五方之宜与忌者，味过于酸，肝气以津，脾气乃绝，惟辛胜酸。味过于咸，大骨气劳短肌，心气乃抑，惟甘胜咸。味过于甘，心气喘满，色黑肾气不行，惟酸胜甘。味过于苦，肺气不濡，胃气乃厚，惟咸胜苦。味过于辛，筋脉阻弛，精神乃央，惟苦胜辛。肝色青，宜食甘，甘走肉，肉病人无多食甘。令人脱心，心色赤，宜食酸，酸走筋，筋病人无多食酸。令人癃，肺色白，宜食苦，苦走骨，骨病人无多食苦。令人变呕，脾色黄，宜食咸，咸走血，血病人无多食酸。令人渴，肾色黑，宜食辛，辛走气，气病人无多食辛。令人洞心，惟辛之味能缓急，能上行，能发之。苦之味，能燥湿，能坚软，能直行，能发之。酸之味，能收缓，能收散，能束之。

6. 守法不泥法

　　滕弘于《神农本经会通》一书中，始终以《本经》为基本依据，然并不是一味尊经崇古而墨守其成法，而是守法不泥法。《本经》以上、中、下分为三品，而《会通》一书不拘泥于此。藤氏认为用药不应论品，药取治病，虽下下药，亦能奏上上功。苟非对病之药，虽欲以菖、茯引年，安所用之？滕弘认为，用药必论人，药物要结合具体病人、具体病症而施。药一而用殊，若概以主治、兼治言药，则用之不精，如妇人产前、产后之类，如小儿慢惊、急惊之类，必论其人，辨其症，以定于药功之下。滕弘认为，人不一病，病不一方，方不一药。如《圣惠方》、《千金方》等书，古昔载之。而地有南北，人有贵贱，年有老少，力有强弱，脏有热凉，病有久近，伤有深浅，脉有虚实，若执一方以应，是庸医之术也。对一些药物，《神农本经会通》一书中摘录了其在一些方药著作中的临床治验。如牛黄，书中就摘录了《海上方》之有关治验：治喉痹肿塞欲死者，沙牛角烧刮取灰，细筛，和酒服枣许大，水调亦得。对药物的采摘法，滕弘认为也要灵活处理。药物之月采、日采、晒干、阴干、取枝、取实、取首、取身之类，皆有成法，亦有活法，惟善守法而不泥法者得之。

7. 临证效果

未见滕弘治病行医的记载，其有无临证经验不得而知。然人们遵照滕弘所著的《神农本经会通》处方施药，防病保健，取得极佳的效果。如《神农本经会通·序》中记载："余曾祖携是书于海州为州司马，所核盗狱多全活。高姊寿至百岁，有司为树百岁坊，得上上寿。祖又携是书于豫章之南安为郡别驾，所辖储糈料量率称平得中寿。先司马敩历中外，足迹半天下，无不携是书者几得上寿。而付之剞劂氏，则余不肖之佐京兆尹时也。先是不肖少小善病，侍先淑人于乡之日，多阅卷有所考验，每为辗然思以先世之泽泽斯世，且可贻乏世世也。""昔人有云：施药不如施方。言有及不及也。虽然，不又有方书之所不及者乎？于是，抱仁心者为之博极群书，会通《本经》，俒世穷其物，物穷其用，用穷其变，以汇为一帙。习之者无漏，行之者无误，人可彭、歧，而家可卢、扁，而其用传神矣。"

三、简要评价

滕弘之《神农本经会通》在《神农本草经》的基础上，重新对药物进行分类注解，参考诸本草书籍，阐发诸药物之要义，发挥《神农本草经》之经旨，是对《神农本草经》之内容的完善、内涵的提升。与《神农本草经》比较，《神农本经会通》药物更多，分类更合理，论述更详细、全面、深入。此书亦凝聚了滕弘的主要医药学学术思想，有较高的实用价值。

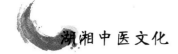

四、原著摘录

苍术

《衍义》云，其长如大拇指，肥实，皮色褐，气味辛烈，须米泔洗，再换泔浸二日。去上粗皮，干，火炒。

味甘，气温，无毒。《汤》云，入足阳明经，太阴经。

《东》云，主治与白术同，补中除湿力不及白，宽中发汗功过于白。又云，治目盲，燥脾，去湿。《珍》云，治上中下湿痰，疗足胫湿肿。《疌》云，调脾，治湿痰，宽中发汗功过白。《本经》云，主大风在身面，风眩头痛。《本草》又云，除恶气，辟山岚瘴气，消痃癖气块，心腹胀痛，健胃，安脾，宽中，进食。《象》云，主治同白术，若除上湿发汗功最大，若补中焦除湿，力小于白术也。东垣云，入足阳明太阴，能健胃安脾。《本草》但言术不分苍白，其苍术别有雄壮之气，以其经泔浸火炒，故能出汗，与白术持异。用者不可以此代彼。《海藏》云，苍白有止发之异，其余主治并见《图经》。又盐水炒，佐黄柏，力健行下焦，腰足湿热。一名山精。《神农经》曰：必欲长生，当服山精。今按二术，功用颇同，俱能补脾燥湿，但白者补性多，苍者治性多。《衂》云，苍术气温其味甘，调脾更治湿之痰，宽中发汗功过白，除湿之功白术戡。《局》云，苍术本来攻胃气，米泔浸炒始为奇，伤寒痹痛并温疟，发散须知用此宜。苍术，平胃，压山岚，米泔浸炒。（《神农本经会通·卷之一·草部上》）

第五节　罗国纲

一、生平著作

罗国纲，字振占，号整斋，湖南湘乡人。约生于清康熙五十四年。罗氏少治举子业，因居长而佐家政，督教弟兄，使均入庠，后因四弟国俊捷南宫，获敕封三代，罗得晋赠承德郎。罗氏少攻举子业时即好读医书，有不为良相、愿为良医之志。故"自轩岐而下，《灵枢》、《素问》之书，传于奕世，后医如仲景、河间、东垣、丹溪辈，皆能深究其理，出所心得，成一家之言。凡外感内伤，业医者循而用之，每著功效。然其得力处固多，而各持己见偏误者，亦间有之。越人、张景岳起而辩论，有以见此道中纯粹以精者之难其人也。纲何人斯，敢著书立说以误人哉？然有不容己于心者。忆自少治举子业，即好读医书，朝夕研求，意欲于世稍效一得于病患者。又思古人座右语：绵世泽莫如为善，振家声还是读书。"（《罗氏会约医镜·自序》）遂矢志于医学，至七十余岁，勤竟于斯，以终其生。

《罗氏会约医镜》全书共 20 卷。该书初刊于乾隆五十四年，为罗氏代表作。"纲今者七旬有余，优游杖履，披览医书，随境施方，其治痼疾以登寿域者，难以数记。恐后失传，将平日所考脉法治法，得诸心而应之手者，会约为一集，质诸高明，佥云明析简确。在深于医者，不得视为陈言，即初学者，开卷亦可朗然。其于医道，不无小补。"（《罗氏会约医镜·自序》）全书卷一论脉法，卷二论治法，卷三、四论伤寒，卷五论温疫，卷六至十三论杂症，卷十四、十五论妇科，卷十六至十八论本草，卷十九论儿科、疮科，卷二十论痘科。本书从理论到临床各科理法方药俱备，其论病先别病变类型、病症性质，博采前人论治，间评得失。次括证列方，详述加减变通，并于各证之后，广收实用单方以备急需。本草论及五百余常用药，要言不烦，并多有比较，切于实用。全书资料丰富，内容精炼，理法严谨，选方切用，于临床具有重要参考价值。

二、学术内容

罗氏学术思想宗《内》、《难》之旨，"纲本《内经》，兼集名言，著为是书，名之曰《会约医镜》。盖会群籍之精蕴，约千百言为一二言云。"（《罗氏会约医镜·凡例》）其学术及经验涉及脉法、治法、伤寒、温瘟、杂症、妇科、本草、儿科、痘科、外科等方面，说明罗氏备拣古来切要方论，无一不验者录之以备取用的学术理念。现将学术要点简述如下。

1. 论脉法治法精要

罗氏认为："凡古今之论脉者不一，有深远而不明者，有繁多而无用者，有简略而不赅者，有臆撰而背谬者，令人阅之，不惟不能朗然，且有用之而贻害者。余于此道已阅历五十年矣，稍有所会。故自生平诊脉以来，或势危断生，或身旺断死，或断三年死，或五月、或百日、或即日死，无一之不验者。此余之心得，初非可以言传也。余于后尺脉条勉强言之，亦不过明其概耳。但规矩准绳须当明析，庶不致有误。今余拣《内经》及历代名贤最显最约决不可少之脉诀，录之于后，以便人取用，是由浅入深之道也。人能细意会之，亦可以无遗蕴矣。"（《罗氏会约医镜·脉法》）故罗氏汇聚历代论述脉象，一脉一形，各有主病，脉有相兼，须当细论。如论二十七种脉象、脉证就十分详细；论胃脉、尺脉、阴阳真假脉、从症从脉、脉证真假辨、论气血衰微脉、论脉之有神无神等等。"胃脉关病吉凶，欲察病之进退吉凶者，当以胃气为主。察之之法，如今日尚和缓，明日更弦急，知邪气之愈进，则病愈甚矣。如今日甚弦急，明日稍和缓，知胃气之渐至，则病渐轻矣。即如顷刻之间，初急后缓者，胃气之来也，初缓后急者，胃气之去也。胃气来或不药而愈，胃气去大非佳兆。""脉有真假，证亦有真假。病而遇此，最难明析。证实脉虚者，必其证为假实也；脉实证虚者，必其脉为假实也。何以见之？如外虽烦热，而脉见微弱者，必火虚也（火即阳也）；腹虽胀满，而脉见微弱者，必胃虚也。虚火虚胀，其堪攻乎？宜从脉之虚，不从证之实也。其有本无烦热，而脉见洪数者，非火邪也；本无胀满，而脉见弦强者，非内实也。无热无胀，其堪泻乎？此宜从证之虚，不从脉之实也。凡此之类，但言假实，不言假虚，果何意也？盖实有假实，虚有假虚。假实者，病多变幻，此其所以有假也；假虚者，亏损即露，此其所以无假也。大凡脉证不合者，中必有奸，必先察其虚以求根本，庶乎无误。此不易之要法也。"(《罗氏会约医镜·脉法》)

在治法精要中论人元气宜早培补中指出："上古之时，气运浑厚，人心醇朴，故人之享寿或耄耋，或期颐，且有百余岁者。而其后则不然，气运不同，浑噩之风日远。而人之生也，或数月而嬉笑，或童稚而灵慧，迨十余岁后，知识日开，六淫七情，无往而非斫丧之事。所以壮者日丧，少者易老，牙落发秃，腰膝疼痛，内伤咳嗽，喉烂身热，饮食不思，由是形容枯槁，坐以待毙。虽有良医，不可救援，而欲以寿终也难矣。人皆归之于数，而不知所以自致者不可也。譬之烛燃，将一枝燃于静室无风之所，一枝燃于门外多风之地，而外者之易烬，不及内者之可以久延也。余年二十以前体弱多病，二十以后知看药书，至生病陨身之处，至再至三，谆谆恳恳，读之痛心，不觉毛骨悚然。凡一切损身耗神之事毫不敢犯，并调养药饵，常年服之，所以目今七旬，未有老迈光景，大约得力于保养之力者居多。夫人得于气运之薄及先天之不足者，固无可如何，若能惜身重命，凡一切损身者戒之，益身遵之，早为培补后天，人功可以挽回造化，体旺而寿长也。""夫人生之自天，成之自己，乃人不知自成，而扰于酒色财气之中，终身昏迷，不能出其藩篱，而祸患无极者，此皆聪明之误，而愚拙者或不至此也。广成子曰：毋劳尔形，毋摇尔精，乃可以生长。盖形言其外，精言其内，内外俱全斯得我生之常度，而可以寿终矣。此古人圣人垂念苍生，至真至极之良方也，可不佩之以为终身之戒乎！"(《罗氏会约医镜·治法精要》)

2. 论伤寒

罗氏论伤寒颇具特色，在伤寒总论中指出："自仲景以来，名贤代起，有言其病而不言其阴阳者，有立其方而未详其增减者，支离繁碎，令人难用。惟约以汗、吐、下、温、清、补六法，更以虚实二字为提纲，凭证察脉，变化治之，易于拾芥。虽伤寒变证不一，有循序传经者，有不循序传经者；有始终止在一经者，有不由表入，直中阴经者；有三阳同病，三阴俱病，阴阳齐病者；有二经并病，并后合病者，及杂证互见，阴证似阳，阳证似阴者。能明虚实，则宜表宜里，宜攻宜补，而立方用药，无不曲中，又何虑乎？若执方书，以某方治某病，因某病用某药，恐病合而人之虚实不合，以及孰宜急、宜缓、宜重、宜轻，不能神明变通，亦非上工。余虽详言调治，逐条分注于后，亦要在人之善用耳。"（《罗氏会约医镜·伤寒上》）罗氏在伤寒脉论中提出杂病与伤寒之脉的区别："杂病以弦为阳，以缓为弱。伤寒以弦为阴，以缓为和。寸为阳，或沉细而无力者，为阳中伏阴。尺为阴，或见沉数者，为阴中伏阳。寸口数大有力，为重阳；尺部沉细无力，为重阴。寸脉浮而有力，主寒邪，表实宜汗；浮而无力，主风邪，表虚宜实。尺脉沉而有力，主阳邪在里，为实、宜下；无力，主阴邪在里，为虚，宜温。寸弱无力，忌吐；尺弱无力，忌汗、忌下。汗下后脉静者生，正气复也；躁热者死，邪气胜也。温之后，脉来歇至者，正气脱也。纯弦者名曰负，按之如解索者曰阴阳离，皆死。阴病见阳脉者生，正气在也。阳病见阴脉者死，正气绝也。"（《罗氏会约医镜·伤寒上》）凡感冒伤寒，初入在足太阳膀胱经，次传足阳明胃经，三传足少阳胆经，四传足太阴脾经，五传足少阴肾经，六传足厥阴肝经。以上所言六经传变，是其理之常也。亦有越经传变，有不拘日数传者，有二经三经同病者，宜见病治病，不可拘泥，其脉其论，俱于调治各证各方。"凡治伤寒，历祖仲景。但仲景所制麻、桂、硝、黄等剂，峻猛已极，原因当时人气禀强壮，且为冬月感冒重邪而设，自然适中。第流传既久，天气人气，日薄一日，不必尽同，凡寒热感冒，及伤食房劳等候，皆有头痛、发热、口渴等症，若即谓太阳、阳明之证，泥执古方，通治今人弱质，必被夭枉者多矣。故存古人传经之论者，俾人知《伤寒》、《局方》之原，立法之所以自始也，遵列古方次第汗下者，俾人知立方

用药之体，而易于仿也。集诸贤之说者，俾人知古今变化之理
而慎于用也。后之治此证者，当因时因人而权衡之，勿以生死
大关轻徇旧方。庶几人登寿域，乃为司命上工，幸勿以余言为
妄也。"（《罗氏会约医镜·伤寒上》）

3. 论瘟疫与伤寒不同治法

罗氏在论述伤寒病的同时，强调瘟疫与伤寒的不同，首先
他指出：瘟疫之病，不与伤寒同也。伤寒，感天地之常气；疫
者，感天地之厉气，勿论老少强弱，触者即病。邪自口鼻而
入，内不在脏腑，外不在经络，舍于伏膂之间，去表不远，附
近于胃，乃表里之分界，是为半表半里，即《针经》所谓横
连膜原是也。"其病初起，先寒后热，日后但热而无寒，脉则
不浮不沉而数。此邪不在经，若用麻、桂强发其汗，徒伤表
气，热亦不减。此邪又不在里，若用硝、黄早为之下，徒伤胃
气，其泻愈甚。"（《罗氏会约医镜·瘟疫》）"伤寒者，感冒
寒气，初起发热恶寒，头痛身疼，其脉浮紧无汗者为伤寒，浮
缓有汗者为伤风。瘟疫初起，原无感冒之因，忽觉凛凛，以后
但热而不恶寒。伤寒投剂，一汗而解；瘟疫发散，汗不易出，
即强逼出汗，亦不能解。伤寒之邪，自毫窍而入，不传染于
人；瘟疫之邪，自口鼻而入，能传染于人。伤寒汗解在前，瘟
疫汗解在后。伤寒解以发汗，瘟疫俟邪内溃，汗自然出，不可
以期，且汗出多战，方得解也。伤寒发斑则病笃，瘟疫发斑则
病衰。伤寒感邪在经，以经传经；瘟邪感邪在内，内溢于经，
经不自传。伤寒感发甚暴，瘟疫多有淹缠一二日，或渐加重，
或淹缠五六日忽然加重。伤寒初起，以发表为先；瘟疫而起，
以疏利为主。其所同者，邪皆传胃，悉用承气汤类导邪而出
也。伤寒下后，脱然而愈。以其传法，始终有进而无退也。瘟
疫下后，多有未能顿解者，何也？盖疫邪有表里分传者，一半
向外传，则邪留肌肉；一半向内传，则邪留胃家。邪留于胃，
故里气结滞，里气结滞，表气因而不通，于是肌肉之邪不能即
达于肌表。下后，里气一通，表气亦解，则肌肉之邪发于肌

表，或汗或斑，然后脱然而愈。伤寒下后，无有此证，所谓病不同而治法亦异者，此也。"（《罗氏会约医镜·瘟疫》）

4. 内科杂病论治

《罗氏会约医镜》中对内科杂病加以重点论述，其中对常见的五十多个内科杂病，从脉证方治方面详加论述，足可见其临床经验之丰富，现举例介绍如下。

如论脾胃则继承东垣的学术思想和经验，认为人之始生，本乎精血，以立形体之基，其司在命门。人之既生，养以水谷，以成形体之旺，其司在脾胃。胃主纳，脾主运。经曰：脾胃者，仓廪之官，五味出焉。又曰：人受气于谷，谷入于胃，以传于肺，五脏六腑，皆以受气。所谓阳明者，十二经之长也，人或先天不足者，但得后天培养之力，则补先天之功，亦可居其强半。此脾胃之所关于人者，为甚重也。而人之伤其脾胃者有二：其伤于外也，惟劳苦最能伤脾，脾伤，则表里相通，而胃亦受其困矣。其于内伤者，惟忧思忿怒最为伤心，心伤，则母子相关，而化源隔绝者为甚。此劳倦情志之伤，较之饮食寒暑为更多也。脾胃属土，恶寒喜暖，使非真有火邪，则寒凉之物，最宜慎用。昔柳公度善摄生以致寿，尝曰：我不以气海熟生物、暖冷物，亦不以元气佐喜怒也。此真善养脾者也。然则人之元气充盈，由于脾胃健旺，而诸病悉除，惟觉之早者得之耳。

罗氏论脾胃尤重与五脏的关系，其认为："凡五脏之邪，皆通脾胃，治者当知权宜。如肝邪之犯脾者，肝脾俱实，单宜平肝；肝弱脾强，舍肝而治脾也。心邪之犯脾者，心火炽盛，清火为急；心火不足，补火以生脾也。肺邪之犯脾者，肺气壅塞，当泻肺以疏脾之滞；肺气不足，当补肺以防脾之虚。肾邪之犯脾者，脾虚则水能反克，救脾为主；肾虚则启闭无权，壮水为先。至若胃不能纳，脾不能运，大虚之证，即速用十全大补，六味回阳，尤恐不及，而尚欲以楂、枳、曲、芽为永赖乎！是以脾胃受伤，但使能去其伤者，即是脾胃之药。"（《罗

氏会约医镜·杂证》)

又如真中风似中风病症，罗氏认为中风之证，有真似二者：真中风者，外感之表证也；似中风者，内伤之里证也。二者不明，未免误人。其外感者，经曰：风为百病之长，静则肉腠闭拒，虽有大风苛毒，弗之能害。否则，天有八风，乘虚感袭，自有表证可以疏散，但有中经、中脏、寒热、虚实之分。中经者，邪在三阳，其病尚浅；中脏者，邪入三阴，其病则深。在经不治，则渐入脏，由浅而深也。因寒者，则拘急挛痛而脉浮紧；因热者，则弛缓不收而脉浮洪。又若正胜邪者，乃可直攻其邪；正不胜邪者，则必先顾其本，或攻补交施，此虚实之谓也。其内伤者，不由外感，而亦谓之风。如病机篇所云：诸暴强直，皆属于风；诸风掉弦，皆属于肝。是皆属风，而非外中之风也。夫肝为东方之木，其藏血，其主风，肝血病而筋失所养，筋病则掉弦强直，以及神魂昏愦，口眼歪斜，牙紧语涩，吐沫遗尿，痰壅瘫痪之类，无所不至。此皆属于肝，皆属于风，即木邪也。正《内经》所谓厥逆内夺之属，何得概以为风！设以风药而散厥逆，所散者非元气乎？真阴愈伤，真气愈失，是速其死矣。治此者，以补气血为主，元气复，则诸证自愈，但须分寒热、气血、阴阳，孰轻孰重，权变用药，方得中綮。若拘方书，以某经用某方，恐胶柱鼓瑟，未必适中也。经曰：寒则反折筋急，热则筋弛不收。然不可拘，寒盛则血凝而滞塞，故多拘急；热亦拘急者，以火盛则血燥，血燥则筋枯也。热盛则筋软而不收，故多弛纵；寒亦弛纵者，以寒盛则气虚，气虚则不摄也。且寒热有脉者证可验，当因而治之。若无寒热，则宜专治气血无疑矣。至于偏枯瘦弱之类，本由血虚，然气血不相离，补血者，当知血以气而行；补气者，当知气非血不化。二者各有偏重，但不得偏废耳。"夫人生于阳而根于阴，根本衰败，而人危矣。所谓根本者，即真阴也。然阴虚有二：有阴中之水虚者，则多热而燥，宜六味地黄丸主之，彼参、术、羌、桂辛温之类，不宜轻用。有阴中之火虚者，则多寒而滞，宜八味地黄丸主之。彼生地、麦冬、石斛清凉之类，皆非所宜。若气虚猝倒，或汗出尿遗，口开涎流，瘫软不言，此气脱危候也。倘无痰火等症，必须大剂参、附、芪、术，或可挽回元气；随以归、地、枸杞补真阴以培其本，盖精即气之根也。经曰：精化为气，即此之谓。而或者妄言中风，投以祛风化痰之药以散其气，何能救乎？余因此证不明久矣。庸医固莫知，即河间用汗下，亦以实证治也。东垣、丹溪所论间有所得，而观其用方，则以小续命汤，此治外感则可。又以大秦艽汤为养血，而散寒之药，居其大半。若羌活愈风汤，更觉不可，后之医者，勿域古方则得矣。"（《罗氏会约医镜·论真中风似中风》）

5. 论治妇科病证

罗氏论治妇科病证认为："妇人之证与男子无异，惟经、孕、胎、产、崩、淋、带、漏、乳、阴之不同耳，故别著方论，不得混同。"（《罗氏会约医镜·妇科》）其论着意从月经、论经先期、论经后期、论经乱常、论经期腹痛、论经水多少、论血色、论经不行、论崩、论漏、论血崩心痛、论热入血室，论赤带白带白浊白淫、论五色带下、论癥瘕等常见病证，此外还论及胎、产等病证，其在嗣育门中强调"阴阳和而后万物育，夫妇之道，阴阳和而后男女生。'和'之一字，生儿之精义也。"（《罗氏会约医镜·嗣育门》）

罗氏特别注重男女用药之不同，认为天地收藏之后，至阳春靡不发育，此自然之理。所以少年生子多虚弱者，欲其而精薄也；老年生子多强壮者，欲少而精厚也。富贵亦有乏嗣者，以富多纵欲，贵每劳心，亦犹是也。然肾经虚耗，由心火妄动而相火翕然从之，虚火上炎，阴虚内热，劳瘵丛集，燥热甚焉。而世之多欲而无子者，不知肾虚，只谓女之血冷，男之精寒，遂用一切燥热之药，岂知水亏不能制火而真精益耗，嗣育之音杳然矣。迩知欲种子者，先修阴德，后经清心收敛，复补真阴，则得矣。便肾中有阴阳，补得其宜，则有益无损。其治"凡肥盛妇人，禀受甚厚，不能成胎，谓之躯脂满溢，闭塞子宫，宜燥湿痰，如星、半、苍术、台芎、香附、陈皮，或导痰汤之类。所忌者熟地，所爱者补脾，土旺可水克火也。若是瘦怯性急之人，经不调，不能成胎，谓之子宫干涩，无血不能摄精。宜凉血降火，如四物加黄芩；养阴补血，如六味地黄丸之类。凡人气血，各有虚实寒热之异，惟察脉可知。脉不宜太过而数，数则为热。不宜不及而迟，迟则为寒。不宜太有力而实，实者正气虚而火邪乘之以实也，宜散郁以伐其邪。不宜太无力而虚，虚则气血虚，宜调补气血。务使夫妇之脉，和平有神，不妄用药，乃能生子。若微弱而涩，皆无子也。夫妇本属姻缘，而有为乏嗣以续娶者，须宜留心拣取，以薄福之妇不能裕后也。盖以妇人之质，贵静而贱动……贵苍而贱嫩。故凡唇短而嘴尖，耳小轮薄，身细体弱，发焦齿豁，睛露臀削，山根唇口青黑，脉见紧数弦涩之类。此外，如横面竖眉，声如豺狼，心如蛇蝎者，皆不能有子。"(《罗氏会约医镜·论男女用药》)

三、简要评价

罗氏博览群书，学宗《内经》、《难经》，集五十余年之经验，撰成《罗氏会约医镜》。书中体现荟萃各家精华，结合自己长期临床实践，提出了自己独特的学术见解，尤其对脉法、治法、伤寒、温疫、内科杂病、妇科、儿科、本草等方面作了可贵的发挥，析理精当，切合实用。

四、原著摘录

精一者，圣道之本。而医道，亦须精一以为之本，故《内经》曰："治病必求其本"。盖以病之变态虽多，其本则一。或寒或热，或虚或实，既得其要，但得一味二味，便可拔除。即或多味，亦不过于此而辅佐之，而其意则一。此余之数数然也。若医之不精者，必不能一。凡遇一症，毫无定见，欲用热而复制之以寒，恐热之为害；欲用补而复制之以消，恐补之为害。若此者，其何以拨乱而反正乎！即使偶愈，亦不知其热之之功，寒之之功也；若其不愈，亦不知其热之为害，寒之为害也。彼病浅者，或无大害；若安危所系，即用药虽善，而不敢猛用，则药不及病，尚恐弗济，矧执两端而妄投者，其害更将何如！为医者先求其精，乃知其本，而能一之，不可以人而试药也。（《罗氏会约医镜·治法精要·治宜精一》）

第六节　周学霆

一、生平著作

周学霆，字荆盛，号梦觉道人，人呼其为小颠。生卒于1741～1834年。湖南邵阳（今新邵县爽溪乡）人，享高寿，年九十余尚存。出生书香世家，幼聪慧，工诗文，年十三应童子试，见赏宗工，曾拔前茅，旅馆感风霜，归患水肿，误服桂附，几濒于危矣。遂弃儒习医。周氏由儒而医，且慕道好释，以深厚的儒学功底，精研《内经》、《难经》及刘、李、朱、张之说，此外周氏尚受道家及佛教思想影响极深，羡慕"自在菩萨"，常与郡人谢际洛、刘宗因同居于梅城雷公洞（现新化县梅城区，洞迹尚存，在城南90里，洞境幽深，山环水复，地极幽静）求养生导引之术。故其年七十于大雪中衣单夹，挥羽扇无寒栗状，或盛暑，衣重裘坐烈日中，与之饮尽十斗不乱，或经旬不食亦不饥，颇有羽仙之风采。周氏临证之际，屡起沉疴，声誉日盛，终成一代名医。

《三指禅》全书共3卷，为周学霆的代表作。自总论以下以81个论题，遍涉诊脉部位、方法、诸脉特点、相似脉的区别、诸脉主病、诸病常见脉象等，并精选前人效方及本人经验方，附载相关病中。全书上遵《内经》、《难经》，下承王叔和，旁及高阳生、李濒湖诸家脉象，研而发挥。推一缓脉为平为纲，以别于病脉，次以阴阳对待，详论脉象，并就舍脉从证、舍证从脉述有专论。其论脉论证，微词奥旨，自成一家之言，于探取病情，无一不验，实乃道人得心应手，有功世道之作，为清代脉学的重大贡献者，为后世所赞许。此外，周氏尚著有《医学百论》、《外科便览》、《医案存》、《梦觉道人诗集》，惜均遗失无存。

二、学术内容

周氏穷毕生的精力，探究脉学奥理，着意阐发脉诊方法、部位、凭脉诊病等方面，现就《三指禅》探讨其学术思想及临床经验如下。

1. 阐发缓脉

"医理无穷，脉学难晓，会心人一旦豁然，全凭禅悟。余未及冠，因病弃儒，留心医学，研究诸书，并无一字之师，独于脉稍得异人指示，提一缓字而融会之，全身脉症于瞬息间尽归三指下。距今四十余年，所过通都大邑，探取病情，无一不验。"（《三指禅·总论》）可知周氏论脉以"缓脉"为平脉以定病脉。脉学专籍继西晋·王叔和《脉经》后，有六朝高阳生撰《脉诀》，明·李时珍撰《濒湖脉学》等，但究未得平脉诀，医无权度，殊失《内经》以平人定脉之旨，周氏"诀以缓为极平脉，余二十六为病脉。定清缓脉，方可定诸脉，精熟缓脉，即可以知诸病脉，脉之有缓，犹权度之有定平星也。"（《三指禅·二十七脉名目》）"四至调和百脉通，浑涵元气此身中，消融宿疾千般苦，保合先天一点红。露颗圆匀宜夜月，柳条摇曳趁春风。欲求极好为权度，缓字医家第一功。四时之脉，和缓为宗，缓即为有胃气也。万物皆生于土。久病而稍带一缓字，是为有胃气，其生可预卜耳。"（《三指禅·有胃气者生》）"无病之脉，不求神而神在，缓即为有神也，方书乃以有力训之，岂知有力，未必遂为有神，而有神正不定在有力，精熟缓字，自知所别裁。"（《三指禅·脉贵有神》）以上是周氏论缓脉为正常的生理象征，缓脉为有胃气、缓脉为有神。那么缓脉之脉象是，有云"不浮无沉，恰在中取。不迟不数，正好四至。欣欣然，悠悠然，洋洋然，从容柔顺，圆净分明。"（《三指禅·四时平脉》）这种立缓为标，言平脉，是体现在四时平脉之中的，天地之气分寄四时，化生万物，故春木、夏火、秋金、冬水，皆乘其令以分司。独土则旺于四季。分阴分阳，迭用柔刚，盖言平也。人得天地之气以生，而脉即与之为比附。春为肝木脉弦，夏为心火脉洪，秋为肺金脉毛，冬为肾水脉石，惟胃气属土，其脉从容和缓，散布于洪弦毛石，以默运于春夏秋冬。浑沦元气，流畅贯通，生生不已，平孰甚焉。如春肝宜弦，弦而缓者若风飚柳梢，柳杨宛转；夏心宜洪，洪而缓者若活火烹茶，熏灼舒徐；秋肺宜毛，毛而缓者，若拣金砂砾，渐次披搜；冬肾宜石，石而缓者，若水泽腹坚，徐行绍透；四季脾胃用事，厥脉宜缓，不问可知，此平脉所以犹生也。盖平者，和也，所以和其脉，使无急躁也。平者，准也，所以准其脉，使无偏胜也。以缓平之，而后四时之脉得其平耳。夫缓即胃气，原秉天地生成，与诸脉互相主辅，而不可须臾离焉者。经所云春弦、夏洪、秋毛、冬石，皆以胃气为本，诚得诊脉之大宗也。惜医不识察，囫囵读过，毫无心得。未知有胃气者为平为生，无胃气者为病为死，遂使一成不易之理，徒蓄千载莫破之疑。同时以浮沉迟数四脉为大纲，立缓为标，言平脉，既统该乎弦洪毛石；提病脉，先分著于浮数迟沉。而二十二脉之旁见侧出者，无不寓于其中，举其纲而目自见。"浮脉，浮从水面悟轻舟，总被风寒先痛头。里病而浮精血脱，药非无效病难瘳。沉脉，觉居筋骨有无痾，著骨推筋仔细摩。有病而沉兼别脉，沉而无病世人多。迟脉，迟为三至欲亡阳，好与医家仔细详。总是沉寒侵脏腑，只宜温药不宜凉。数脉，数脉为阳至倍三，脉中数脉实难谙。而今始识诸般数，嘱咐医人莫乱探。"（《三指禅·浮沉迟数四大纲》）

2. 对病理脉象的认识

周氏对病理脉象探讨采取对比分析的方法，使学习者便于掌握。事以相形而易明，理亦对勘而互见。

微与细脉：微为阳弱欲绝，细乃阴虚至极，二脉实医家剖阴阳关键。最宜分晓。微者，微脉有如无，难容一呼吸。阳微将欲绝，峻补莫踟蹰。细者，细脉一丝牵，余音不绝然。真阴将失守，加数断难痊。

虚与实脉：二脉举按皆得，而刚柔异质。实为邪气实，虚乃本气虚。虚者，虚脉大而松，迟柔力少充。多因伤暑毒，亦或血虚空。实者，实脉大而圆，依稀隐带弦。三焦由热郁，夜静语尤癫。

长与短脉：寸关尺为脉本位，长则过乎本位，短则不及本位。欲辨长短，先明本位。长者，长脉怕绳牵，柔和乃十全，迢迢过本位，气理病将痊。短者，短脉部无余，犹疑动宛如，酒伤神欲散，食宿气难舒。

弦与弱脉：脉而弦，脉之有力者也。雄姿猛态，可以举百钧。脉而弱，脉之无力者也，纤质柔容，不能举一羽。弦者，弦脉似长弓，肝经并胆宫。疝瘕癥瘕疟，像与伤寒同。弱者，弱脉按来柔，柔沉不见浮，形枯精日减，急治可全瘳。

滑与涩脉：脉之往来，一则流利，一则艰滞。滑涩形状，对面看来便见。滑者，滑脉走如珠，往来极流利，气虚多生痰，女得反为吉。涩者，涩脉往来难，参差应指端，只缘精血少，时热或纯寒。

芤与革脉：同一中空，而虚实两分焉。虚而空者为芤，实而空者为革。悟透实与虚，旁通芤为革。芤者，芤字训慈葱，中央总是空，医家持拟脉，血脱满江红。革者，革脉惟旁实，形同按鼓皮，劳伤神恍惚，梦破五更遗。

紧与散脉：松紧聚散，物理之常。散即松之极者也。紧则聚之极者也。紧如转索，散似飞花，紧散相反，形容如生。紧者，紧脉弹人手，形如转索然，热为寒所束，温散药居先。散者，散脉最难医，本离少所依，往来至无定，一片扬花飞。

濡与牢脉：浮之轻者为濡，平沙面雨霏千点；沉之重者为牢，锦匣内绵裹一针。濡者，濡脉按须轻，萍浮水面生，平人多损寿，莫作病人评。牢者，牢脉实而坚，常居沉伏边，疝癥犹可治，失血命难延。

洪与伏脉：浮之最著者为洪，水面上波翻浪涌；沉之至隐者为伏，石脚下迹遁踪潜。洪者，洪脉胀兼呕，阴虚火上浮，应时惟夏月，来盛去悠悠。伏者，伏脉症宜分，伤寒酿汗深；浮沉俱不得，著骨始能寻。

结与促脉：迟而一止为结，数而一止为促，迟为寒结，则寒之极矣。数为热促，则热之至矣。结者，结脉迟中止，阳微一片寒，诸般阴积症，温补或平安。促者，促脉形同数，须从一止看，阴衰阳独盛，泄热则宜寒。

动与代脉：动则独胜为阳，代则中止为阴。动代变迁，阴阳迭见。动者，动脉阴阳搏，专司痛与惊，当关一豆转，尺寸不分明。代者，代脉动中看，迟迟止复返，平人多不利，惟有养胎间。

可见，周氏论述病理脉象，别具一格，尤其对二十二种病理脉象的鉴别，可谓内容翔实，词旨晰明，切合临床。此外，周氏还对"室女脉数"、"纯阴脉"给予论证，认为室女脉数是因室女血盛，脉上鱼际，而不言数，但言脉数惟有儿童作吉看。周氏还进一步补充之，认为脉数室女亦应作吉看。《脉经》曰：有生来脉旺，谓之纯阳，未言及纯阴脉。周氏以自己临床实例论证纯阴寿脉："余弱冠时，尝至一地，见二妇人，一妇二子，一妇三子，家皆饶裕。按之至骨，丝毫欲绝。问其体，一毫无病，过十年……，过三十年……诊其脉依然如初也。距今又十有余年矣。二妇白发齐眉，青衿满眼，其发达更有未可限者。"（《三指禅·纯阳脉症》）

3. 重视足脉的作用

脉之诊法自《内经》有遍身诊法，而至《难经》倡独取寸口，仲景《伤寒杂病论》有人迎跌阳三部诊法。然后世则以独取寸口为主。周氏主张宗《难经》寸口三部九候之法的同时，还强调结合临床实际诊足部的冲阳、太冲、太溪三部。其指出："人之两手为见脉之所，而不知足尤为树脉之根。冲阳动脉在足跗上五寸陷中，属阳明胃经。太冲动脉在足大趾本节后三寸陷中，属厥阴肝经。太溪动脉在足踝后跟骨间，属少阴肾经。病当危殆，寸关尺三部俱无，须向三脉诊之。如往来息均，尚有可生之路。试观小儿二三岁时喜赤足，八岁好趋，十岁好走，阳气从下而升也。五十足渐畏冷，六十步履维艰，阳气从下而耗也。两足无脉，纵两手无恙，其命不能久留。两手无脉，而两足有脉，调治得宜，亦可挽转生机"。（《三指禅·冲阳太冲太溪解》）

周氏对人迎气口诊脉亦有精详的论述。"左手关前一分为人迎，右手关前一分为气口。《脉经》曰：人迎紧盛，伤于风寒；气口紧盛，伤于饮食。夫关前一分，即左右寸也。左寸本以候心，心非受风寒之所，而以为紧盛，伤于风寒；右寸本以候肺，肺非积饮食之区，而以为紧盛，伤于饮食。辗转思维，不得其解，乃今于天地运行而知之矣。天左旋，风寒为天之邪，人迎之而病，邪氛协迫，畏风恶寒，亦见于左之上部。地无旋，地之气右旋，人身之气亦从右始，是以右之上部不名寸口，而名气口。一部各分天地人三部。上部之地属阳明胃经，主消纳五谷，内伤饮食，亦先见于右之上部。以其本位而言，则曰心与肺；以其受邪而言，则曰人迎气口。"（《三指禅·人迎气口解》）在临床诊脉中，有的医生不细心为病人诊脉，握手不及足，人迎跌阳，三部不参，向为张仲景医圣所不齿。故周氏足部三诊，对人迎气口之部位和所主病症加以详解之。除兼察胃气外，还注意详审肝、胃动脉之气，这就更为全面地察了生气之机。特别是对肾气诊察，因为人身十二经脉，全靠肾间动气以为发生。肾气犹存，好比树木之有根，枝叶虽枯，根本不坏，尚可生机。然肾气未绝，脉必有根。"天地之三元，总领五脏六腑，营卫经络之气，而为诸气之宗。以其资生于肾，与肾合气。肾为原气之正，三焦为原气之别，并命门而居，候脉者亦候之右尺，可谓深知经脉者。"（《三指禅·三焦辨》）

4. 脉证病脉证合参

周氏主张以脉证病，以病证脉，脉证合参，以定其治之原则，首先强调医生诊脉要保持诊脉的基本要素，并归纳为"七诊辨"。其指出："七诊者，一静其心，存其神也；二忘外意，无思虑也；三均呼吸，定其气也；四轻指于皮肤之间，探其腑脉也；五稍重指于肌肉之际，取其胃气也；六再重指于骨上，取其脏脉也；七详察脉之往来也。"（《三指禅·七诊辨》）据《脉经》所说，指临时言，以余诀之，用功不在临时，而在平时。平居一室之中，内以养己，恬静虚无，一存其神，二忘其虑，三均呼吸，沉潜于脉理之常，从容于脉理之圃，将心所存之神、意所忘之虑、鼻所出入之呼吸尽附指头。不以心所存之神为存，而以指所存之神为存；不以意所忘之虑为忘，而以指其所忘之虑为忘；不以鼻所出入之呼吸为呼吸，而以指所出入之呼吸为呼吸。以之探脏腑，取胃气，察脉之往来，无论燕居闲暇，即造次之时，颠沛之际，得之于手，应之于心矣。盖手中有脉，而后可以诊他人之脉。

周氏在此基础上列举临床常见39个病证所见脉象，详加论证。如论痢，"痢症不与世相递嬗，而名则因时而变易。方策所传，其来有自，不容不据古以准今……痢之情形，已显示于称名之表。历代以来，扬确指陈，不啻以暮鼓晨钟，发人深省。治是症者，顾可孟浪从事……热湿燥汇于一时，三气凑而为病。有时行者从皮毛入，微恶寒腹痛，泄尽宿食，方转红白。风之所过，行于一家，则病一家；行于一境，则病一境。有传染者，从口鼻入，不恶寒腹痛，随泄宿食，即转红白。气之所触，染于一人则病一人，染一方则病一方。于斯时也，抚枕席而兴嗟，何分男女；如厕坑而抱痛，莫测此生……余尝以六味汤治痢，此又余之创见也。如果脉虚自汗，赤白将尽，真人养脏汤、诃子散，俱可酌而用之。夫痢不分赤白，既出于热，翻服辛热而愈者，此乃从治之法。盖人之禀赋，有寒有热，邪热之中人，每从其类而化。辛热药能开郁解结，使气血得以宣通，特宜于以寒化热之人，若遇以热化热而误用之，其祸将不可胜言矣。存心济世者，倘遇以寒化热之痢，用温补而大获其效，慎无执以为例。"（《三指禅·痢症脉论》）又如认为消渴症，其发于阳也，阳明被火煎熬，时引冷水自救，脉浮洪而数。其发于阴也，阳明无水涵濡，时引热水自救，脉沉弱而迟。发于阳者，石膏、黄连可以折狂妄之火，人所共知。发于阴者，其理最为微妙，非三折其肱，殊难领会。人之灌溉一身，全赖两肾中之水火，犹之甑乘于金，釜中水足，釜底火盛，而甑自水气交流；倘水涸火熄，而甑反干枯缝裂。余尝治是症，发于阳者十居二三，发于阴者十居七八，用桂附多至数斤而愈者。彼《本草》所注，无非治气分之品，而治血分之药性，不注于《本草》。方实始于仲景，至喻嘉言而昌明其说。上消如是，中下消可以类推矣。

5. 舍脉从证辨证施治

　　周氏虽着意发挥脉学，重视凭脉辨证，但临床辨证治病，并不泥于凭脉，根据临床实际，主张脉与病、因、证、治相结合，在全面分析的基础上有时甚至舍脉从证。可见周氏临床经验之丰富、辨证之灵活。如论治痿症时指出：方书多杂见于风痹论中，将经文混淆，后学迷离莫辨。按四体纵弛曰痿，与风相近而实相远。不仁不用，究非痪非瘫，不痛不肿，实非瘛非疭。有即发即愈者，有历一二日方愈而复发者，有周年半载而不愈者。语言依然爽朗，神气依然清明，饮食形体依然不变不减，令医有莫知所适从者。考《本草》所注，黄柏、苍术为治痿之要药，医多不解，不敢轻用，而以为脾主四肢，纯以补脾温脾之品治之，致痿成终身者比比矣。间亦有幸用获效者，第知病人愈而不知病之所以愈，盍读《内经》而恍然焉！经曰：治痿独取阳明。阳明主润宗筋，为湿热所伤，宗筋不润，弛而不能束骨，发而为痿。苍术陡健阳明经，黄柏清热而坚骨，药到病除，而后叹古人，名为二妙，实有妙不可言者。"夫病源不清，见其方而不敢用其药；病源既清，推其类可以尽其余。麦冬能治痿者，湿热蒸肺，肺叶焦而难以宣布；干地能治痿者，湿热伤血，血脉涸而不能养筋。《本草》所注，可以清热而凉血者，皆可以治痿也。病自我识，方自我立，即不用黄柏、苍术可，即倍黄柏、苍术亦可。其或兼风、兼痹、兼虚，杂用治痹补虚有何不可？至于脉，置之勿论可也。"（《三指禅·痿不从脉论》）又如论治血症时，周氏指出：血症有不必诊脉有必须诊脉论，"失血之症有四……失血则一，而轻重攸分……有形之血，一时所不能滋，几希之气，速当挽回，急用参、芪以补气督血，补气以摄血，补气以生血，虽气息奄奄亦可回生……方书积案，从未有发明其义者。盖胃为五脏六腑之海，血易为之聚。人而饮食煎熬，停留瘀血，结成窠臼，久则相生相养，习以为常，如蚁之有穴，鱼之有渊，生生不已。补之愈足以滋其党，凉之徒足以塞其路，辗转图维，惟三七、郁金以破负固之城，淮膝、大黄以开下行之路，扫除而荡涤之，庶有瘳焉。常见山居之民采草药以治血，遇是症得愈者居多。草药之性，无非破血之品，有明征矣。最重者，吐血、咳血、咯血、唾血。致病之衅，原不一端，发病之源，总归五脏。脏者藏也，所以藏其血以养神养魂，养魄养意，养精与志也。心不主血则神为之消散，脾不统血则意为之惝恍，肝肺不归则魂魄为之飘荡，肾不贮血则精志为之梏亡。一滴之血，性命随之，全凭脉息，以决吉凶。脉而虚弱，火犹未发，归脾汤、养营汤，俱能奏效。脉而洪数，则内火炽矣。火愈炽而血愈亡，血愈亡而阴愈虚，故曰阳邪之甚，害必归阴。当此之时，寒冷适足以伐五脏之生气，温补又足以伤两肾之真阴，惟以甘寒滋其阴而养其阳，血或归其位耳。又有一种，五脏为内寒所侵，血不安位而妄行者，脉虚而迟，非附子、干姜不足以祛其寒而温其经，此百中仅见一二者。至于外寒犯乎五脏，扰血逆上者，脉浮而紧，惟麻黄人参芍药汤，可以攻其寒而安其血，此亦血症之常事，甚无足怪。所以五脏之血，必诊脉而后能决也。综而计之，譬诸军伍，齿衄鼻衄，巡哨之士卒也；呕血，护卫之士卒也；咳、吐、咯、唾之血，则守营之士卒也。巡哨之士卒可失，即护卫之士卒亦可失，而守营之士卒断不可失者也。经四十载之推求，而血症了解，阅千百万之性命，而血路敢详。"（《三指禅·血症有不必诊脉有必须诊脉论》）

三、简要评价

周学霆发挥《灵枢》、《素问》、《难经》之旨，"是编取缓字为平脉以定病脉，根据《内经》以平人定病脉之谛，其余阴阳对待，恰好安置二十七脉。一奇一偶，配合天成。"（《三指禅·凡例》）其论症首例易女异尺，剖阴阳之蕴，论自痨至咳嗽篇，溯源先天主宰，以通元之妙手，写济世之婆心，语语自圣经出，却语语从心坎中出，医见之为医，元见之为元。论自泄至哮喘篇，发挥后天功用，饮食劳役。病有四百四种，立论难于悉备，而大端却已隐括无遗。论自春温至温疫篇，所有外感诸症，率根据于四序乘除，五行衰旺之理，经经纬史，抉汉分章，是医家经论，是草元家作用，令人把玩不尽。周氏积四十余年之经验，"畅发《内经》未发之旨，透写世人难写之情，而金液还丹之说，可知其非自外来。"（《三指禅·凡例》）

四、原著摘录

六部之脉候之寸、关、尺，出于《脉要精微篇》。左寸以候心，左关以候肝，左尺以候肾；右寸以候肺，右关以候脾，右尺以候命门，以明六部各有所属。究之候脉，分而不分，不分而分，则得诀矣。《脉经》曰：春弦夏洪，秋毛冬石，依经分节气，婀娜缓若春杨柳，此是脾家居四季。假如春脉弦，岂有肝脉弦而余脉不弦之理乎？弦则俱弦，不过言春乃肝气主事，非谓独候之左关。但得浮洪，即属心火，不必定拘左寸。但得短涩，即属肺金，不必定拘右寸。但得沉细，即属肾水，不必定拘左尺。但得和缓，即属脾土，不必定拘右关。五脏之脉分，五脏之部不分也。是以伤寒之脉，仲景一书曰浮曰篮，曰长曰弦，曰沉曰微，曰伏曰代，但统分脉之浮紧长弦、沉微伏代，并未专指何经。内伤之脉，又叔和一书，失血宜沉细不宜浮紧，水症宜浮大不宜沉伏，上气宜浮滑不宜沉数，腹痛宜沉伏不宜浮洪，消渴宜数大不宜虚细，咳嗽宜浮缓不宜细数，但分脉之宜与不宜，亦不必辩其何脏，此其明白可证者也。要须知先天一点真阳之火潜于水中，寄居两尺。在右，火用事，水为之涵，火生土，是为脾土，居右关。土生金，是为肺金，居右寸。在左，水用事，火为之温。水生木，是为肝木，居左关。木生火，是为心火，居左寸。自无而生有，由下而上，各有其位而不可易者。《难经》曰：取寸口以决五脏六腑之死生吉凶，寸口者，手太阴之动脉。《内经》曰：心脉满大，痫瘛筋挛。肾脉小急，肝脉小急，心脉小急不鼓，皆为瘕。肾肝并沉为石水，并浮为风水。此又于部分之间而别有会心者。分而不分，不分而分，神而明之，存乎其人。（《三指禅·六部脉解》）

第七节　常朝宣

一、生平著作

　　常朝宣，字浣枫，号妙悟子，湖南星沙（今长沙县）人，约生活于清代雍正、乾隆时期。早年习举子业，因于乾隆十年（1745年）患肠道病，诸医治之无效，遂悉心攻岐黄之术，邃心医学。常朝宣常见诸医家诊脉各不相符，及考求医经，翻阅脉学名著《脉经》，始知叔和一书近半属伪诀，真伪莫分，是以诊视各异。于是常氏汇纂各家脉诀，参以己见，于1749年著成《医学脉灯》一书，并于当年刊行，以便观览。其说："后有学者展卷焉，而脉之理得已，不必他求可也。"常朝宣尝谓医家首重切脉，犹作文首贵认题。其认为由于前人之脉学在流传中被篡改，内容真伪难分，乃至各医脉诊各不相符，故将所著书名称为《医学脉灯》。

《医学脉灯》全书共4卷，为脉学专著，以论述诸脉部位、脉象、主病等为主。全书首列"脉神"，详述五脉平病死脉。次以《诊家正眼》二十八脉为目，详述诸家之说。继列脉要歌、死脉歌等。该书对脉学著作之有关内容进行了辨别，对许多脉学理论进行了阐述和发挥，对脉诊研究及临证辨脉具有重要参考价值。1999年，该书经点校，被收入《湖湘名医典籍精华》中重刊发行。另常氏还著有《医方纂要》、《痘疹慈航》，两书未见。

二、学术内容

由于文献资料所限，我们现今只能了解常朝宣在脉学方面的部分学术成就和学术思想，下面列举一二。

1. 阐发脉学精要

常朝宣主要参张景岳、萧通隐、李时珍等名家脉学之言，对脉神、五脏脉、二十八脉等脉学精要内容进行了阐发，并附以己验。

如论述"浮脉"：虽浮为在表，然真正风寒外感者，脉反不浮。但其紧数而略兼浮者，便是表邪，其症必发热无汗，或身有酸疼，是其候也。若浮而兼缓，则非表邪矣。大都浮而有力有神者，为阳有余。阳有余，则火必随之，或痰见于中，或气壅于上，可类推也。若浮而无力空豁者，为阴不足。阴不足，则水亏之候，或血不营心，或精不化气，中虚可知也。以此等为表证，则害莫大矣。其有浮大弦硬之极，甚至四倍以上者，《内经》谓之关格。此非有神之谓，乃真阴虚极而阳亢无根，大凶之兆也。凡脉见何部，当随其部而察其症，诸脉皆然。至若浮芤失血，浮革亡血；内伤感冒，而见虚浮无力；痨瘵阴虚，而见浮大兼疾；火衰阳虚，而见浮缓不鼓；久病将倾，而见浑浑革至，浮大有力。此后，常朝宣进一步进行阐发，其指出：浮主在表，举世皆然，杀人多矣。因闻见不广，读书不多。若读诸先生论浮脉一条而引伸之，则脉之全体大用无不明矣。

2. 脉学多宗景岳

常朝宣阐发脉学，虽参诸家之言，然以张景岳为最。在《医学脉灯》一书中，引述了大量景岳论述有关脉学的内容。

如开篇的"脉神论"："脉者，血气之神，邪正之鉴也。有诸内必形诸外，故血气盛者，脉必盛；血气衰者，脉必衰；无病者，脉必正；有病者，脉必乖。矧人之疾病，无过表、里、寒、热、虚、实，只此六字业已尽之。六者之中，又惟虚实二字为最要。盖凡以表证、里证、寒证、热证，无不皆有虚实，既知表里寒热而复能以虚实二字决之，则千病万病可以一贯矣。且治病六法，无逾攻补，用攻用补，无逾虚实。欲察虚实，无逾脉息。虽脉有二十四名，主病各异。然一脉能兼诸病，一病能兼诸脉。其中隐微，大有玄秘，正以诸脉中亦有虚实之变耳。言脉至此，有神存矣。倘不知要，而泛焉求迹，则毫厘千里，必多迷误，故予特表此义。有如洪涛巨浪中，则在乎牢执舵杆；而病值危笃，则在乎专辨虚实。虚实得真，则标本阴阳，万无一失。其或脉有疑似，又必兼症兼理，以察其孰客孰主、孰缓孰急。能知本末先后，是即神之至。"（《医学脉灯·脉神》）

又如论"数脉"："数脉有阴阳，今后世相传，皆以数为热脉。及详考《内经》，则但曰诸急者多寒，缓者多热，滑者阳气盛，微有热。曰粗大者，阴不足，阳有余，为热中也。曰缓而滑者，曰热中。舍此之外，则无以数言热者。而迟冷数热之说，乃始自《难经》云：'数则为热，迟则为寒'。今举世所宗，皆此说也。不知数热之说，大有谬误。何以见之？盖自予历验以来，凡见内热伏火等症，脉反不数，而惟洪滑有力，如经文所言者是也。至如数脉之辨，大约有七，此义失真，以至相传遗害者，弗胜纪矣。兹列其要者如下，诸所未尽，可以类推。一外邪有数脉。凡寒邪外感，脉必暴见紧数。然初感便数者，原未传经，热从何来？所以只宜温散。即或传经日久，但见数而滑实，方可言热。若数而无力者，到底仍是阴症，只须温中。此外感之数，不可尽以为热也。若概用寒凉，无不杀人。一虚损有数脉。凡患阳虚而数者，脉必数而无力，或兼细小，而症见虚寒，此则温之且不暇，尚堪作热治乎？又有阴虚之数者，脉必数而弦滑，虽有烦热诸症，亦宜慎用寒凉。若但清火，必至脾泄而败。且凡患虚损者，脉无不数。数脉之病，惟损最多，愈虚则愈数，愈数则愈危，岂数皆热病乎？若以虚数作热数，则万无不败者矣。一疟疾有数脉。凡疟作之时，脉必紧数，疟止之时，脉必和缓，岂作即有火而止则无火乎？且火在人身，无则无矣，有则无止时也。能作能止者，惟寒邪之进退耳。真火真热，则不然也。此疟疾之数，故不可尽以为热。一痢疾有数脉。凡痢疾之作，率由寒湿内伤，脾肾俱损，所以脉数。但兼弦涩细弱者，总皆虚数，非热数也，悉宜温补命门，百不失一。其有形症多火，年力强壮者，方可以热数论治。然必见洪滑实数之脉，方是其症。一痈疡有数脉。凡脉数身无热，而反恶寒，饮食如常者，或身有热，而得汗不解者，即痈疽之候也。然疮疡之发，有阴有阳，可攻可补，亦不得尽以脉数者为热症。一痘疹有数脉。以邪毒未达也，达则不数矣。此当以虚实大小分阴阳，亦不得以数为热脉。一癥癖有数脉。凡胁腹之下，有块如盘者，以积滞不行，脉必见数。若积久成疳，阳明壅滞，而致口臭牙疳发热等症者，乃宜清胃清火。如无火症，而脉见细数者，亦不得认以为热。一胎孕有数脉。以冲任气阻，所以脉数，本非火也。此当以强弱分寒热，不可因其脉数，而执以黄芩为圣药。"（《医学脉灯·二十八脉》）对于景岳论述的以上数脉诸症，常朝宣还认为，凡邪盛者，多数脉，虚甚者，尤多数脉，可据此辨别"是热非热"病症。

三、简要评价

常朝宣学术多宗张景岳之说，其重视脉学，对临证诊法进行了总结，于脉学理论多有总结和阐发，对中医脉诊学的发展作出了一定的贡献。此外，其在中医方剂学、痘疹学方面亦取得不少的成就。

四、原著摘录

五脏正脉

肝脉弦，心脉钩，脾脉代，肺脉毛，肾脉石。

五脏平脉

肝脉弦，弱弱招招，如揭长竿末梢，曰肝平（乃弦长而兼和缓柔软之象也）。心脉来，累累如连珠，如循琅玕，曰心平。脾脉来，和柔相离，如鸡践地，曰脾平。肺脉来，厌厌聂聂，如落榆荚，曰肺平。肾脉来，喘喘累累如钩，按之而坚，曰肾平。

五脏病脉

肝脉来，盈实而滑，如循长竿，曰肝病（盈实而滑，弦之太过也。长竿无梢，失和缓之意。此弦多胃少，故肝病）。

心脉来，喘喘连属，其中微曲，曰心病（至全曲，钩多胃少之象，故心病）。

脾脉来，实而盈数，如鸡举足，曰脾病（如鸡举足，虽不能如践地之和，亦不至如鸟距之疾，弱多胃少之象也）。

肺脉来，不上不下，如循鸡毛，曰肺病（不上不下，涩之象也。如循鸡羽，浮之象，毛多胃少，肺病将见也）。

肾脉来，如引葛，按之益坚，曰肾病（引葛者，牵引蔓之象也。按之益坚，则石多胃少，肾病矣）。（《医学脉灯·脉神》）

第八节　贺升平

一、生平著作

　　贺升平，字奠邦，号鸿磬，湖南攸县人，生卒年代不详，约生活于雍正、乾隆时期，年八十余岁方卒。贺氏安贫嗜古，以正直仁孝为世人称赞。其精通《灵枢》、《素问》，活人甚多。时人赠其联云"困而好学，贫不要钱"。贺升平对脉学尤多研究，颇有阐发。其认为察脉之道，存于《内经》；认为脉法众多，以十二经脉脉法为最精要；认为应结合全身诸多相关体征来进行诊脉，而不单局限于"寸关尺"。如其于自序中云："察脉之道，存乎《素问》、《灵枢》之书，书曰《内经》，盖轩岐之所作也。汉儒则张长沙仲景氏实阐经蕴，功莫尚焉。百世而下，名家咸宗师之。夫脉法不一，而十二经脉为最要微，独二十八脉当辨其真。诊法亦不一，而形身脏腑之诊，阴阳五行之诊，骨度血气之诊，颜色声音之诊，皆为脉法之要，又何独寸关尺当明其位？若此者，不可以无学，舍经其奚从。"于脉学，贺升平受医著《医宗金鉴》之影响亦颇深。后贺氏参考诸家脉学之言，结合自己临证经验，编撰成脉学考注类著作《图注脉诀详解》。

　　《图注脉诀详解》，又名《脉要图注》。该书以考证述评古今脉学为主，共4卷。其中卷一论三部九候诊法、小儿诊法及五运六气；卷二论二十八脉脉象及主病；卷三论经络循行及主病；卷四论身形脏腑、阴阳五行、骨度气血、颜色声音诊法。全书纂辑经训，广采前闻，证以心得，论理透彻，条分缕析，层次井然，且列图解，附以歌诀，切合临证所用。该书于清·乾隆四十八年（1783年）首刻梓行，嘉庆五年、光绪年间均有翻刻。此外，贺氏还著有《操心要规》，然书未见。

二、学术内容

贺升平学宗《内经》，其集生平所得，对脉理、脉象、脉法等诸多脉学理论进行了深入的阐发。其发脉学之微，订脉义之正，复《内经》之真，足为后世效仿。

1. 阐发脉义之精要

脉之内外上下。对于脉之定义，《内经》中早有叙述，如："壅遏营气，令无所避，是谓脉。"脉为气血之先，非气非血，主宰乎气血之神而行气行血者，故脉贵有神。贺升平认为，人禀阴阳五行之气以生，手三阳三阴，足三阳三阴，十二经脉环络一身，往来流通，无少间断，应于两手六部脉之部位，学者于此应当先知。对脉象与病症内外上下之对应关系，《内经》亦有论述，然其旨意后世多误传不明，贺氏对其进行了精确的阐述。如"推而上之，上而不下，腰足清也"，贺氏解释为：清者，冷也，推求于上部，上部脉强盛，下部脉虚弱，此上盛下虚，故腰足冷。又如"推而下之，下而不上，头项痛也"，贺氏解释为：推求于下部，下部有力，上部无力，此清阳不能上升，故头项痛，或阳虚而阴凑之，亦头项痛。再如"按之至骨，脉气少者，腰脊痛而身有痹也"，贺氏认为其意是：按之至骨，肾肝之脉沉而无力，肾阳虚故腰脊痛，肝血亏故身有痹。贺氏认为凡诊脉必先推求于外，若但见沉脉而无浮脉，是有内疾而无外病，并可知其病是因腹内有积滞。在此之前，有关脉诊脉象之"内外"二字讹传已久，贺升平使其得以订正，以复《内经》之真，从而使脏腑能有定位，内外能有定候，泽被生民，功莫大焉。

脉之表里虚实。贺升平认为，脉之来去疾迟，乃用以诊表里虚实之法。对此，贺氏进行了深入而详尽的阐述。来者，自骨肉之分而出于皮肤之际，气之升而上，此为阳脉候表。去者，自皮肤之际而还于骨肉之间，气之降而下，此为阴脉候里。疾者，脉数疾有余，候实。迟者，脉徐迟不足，候虚。出来疾，入去迟，为表实里虚。出来迟，入去疾，为表虚里实。
疾为阳，为太过；迟为阴，为不及。表实里虚者，为阴不及而
阳太过；表虚里实者，为阴太过而阳不及。贺升平认为，来去
出入者，乃脉之大关键；表里虚实者，乃病之大纲领。其指
出：知内外之阴阳，而辨其孰为虚、孰为实者，诊家之切要。

　　脉之常与变。贺升平认为，正常人和病人之脉皆有常变。
正常人之脉有清浊，有滑涩，有浮沉，有盛衰，有缓急，此系
禀气使然。一些纯阴之脉，两手清微如无脉，或有纯阳而洪
大，皆是贵脉。而病人之脉，有倏缓倏疾，乍进乍退，病去脉
去，病来脉来，病减脉减，病增脉增，病变脉变之不同。凡诊
脉者，必先识平脉，然后能识病脉；先识常脉，而后可以察
变脉。

2. 辨识脉法之玄奥

　　审察形气。贺升平主张从脉之形与气是否相适应来判断疾
病的安危。形盛脉细，少气不足以息；或形瘦脉大，胸中多气
者，皆属危象。贺氏认为逐脉审察有一定之规矩，应随人变
通。肥盛之人气居于表，六脉常带浮洪；瘦小之人气敛于中，
六脉常带沉数。性急之人五至方为平脉，性缓之人四至便作热
看。北人多实，南人多弱。酒后之脉常数，饭后之脉常洪，远
行必疾，久饥必虚，室女常濡，婴儿常数。贺氏认为以上是一
些基本的常识，业医者不可不精晓。

　　谨辨疑似。贺升平认为，脉法有一定的常理，然有些与常
理看似不相符的疑似之脉象，亦属合理，临证需谨慎分辨。
如：浮为在表，沉为在里，数为多热，迟为多寒，弦强为实，
微细为虚。贺氏认为浮虽属表，然而凡阴虚血少、中气亏损者
亦表现浮而无力，是浮不可以概言表。沉虽属里，然而凡表邪
初感之深者，寒束皮毛脉不能达，亦必沉紧，是沉不可以概言
里。数为热，而真热者未必数，凡虚损之证，阴阳俱困，气血
张皇，虚甚者数必甚，是数不可以概言热。迟虽属寒，凡伤寒
初退，余热未清，脉多迟滑，是迟不可以概言寒。弦强类实，

而真阴胃气大虚及阴阳关格等证，脉必豁大而弦健，是强不可以概言实。细微类虚，而凡痛极、气闭，营卫壅滞不通者，脉必伏匿，是伏不可以概言虚。以此类推。贺氏指出：凡诸脉中皆有疑似，皆有真辨，诊能及此，必其得鸢鱼之学者。

从舍辨略。贺升平认为，治病之法，有舍证从脉者，有舍脉从证者，大抵如此。如：外烦热而脉见微弱，必有虚火；腹胀满而脉见微弱，必有胃虚。贺氏认为于虚火虚胀之证，当从脉之虚，不当从证之实论治。又如：无烦热而脉见洪数，并非邪火；无腹满而脉见弦强，并非内实。于无热无胀之证，贺氏认为当从证之虚而不应从脉之实论治。盖实有假实，虚无假虚，凡此可以类推。

疮疡脉法。于疮疡脉法，贺升平认为，浮数之脉应发热，其不发热而反恶寒者，若有痛处，则是疮疽之候。贺氏对人体各部位不同之疮疡病症的脉法、脉象及证治，进行了详细的论述。如：痈为阳毒，脉宜洪大；疽为阴毒，脉宜沉弱。痈疽脉伏由毒气闭塞，惟宜穿通经络，宣发营卫；肿疡脉浮，非气血不足，即为风寒在表，须详证施治；溃疡脉浮是气从外泄，须补剂调养。肿疡脉沉，乃毒闭使然也；溃疡脉沉，是毒气尚存于内也，沉迟为寒，沉数为热。肿疡脉滑，治痰为先；溃疡脉滑，补气为急。肿疡脉涩，乃气血为毒滞之征，当辨虚实；溃疡脉涩，为血伤不足之象，当补气血。肿疡脉虚宜托里，脉实宜消散；溃疡脉虚宜补益，脉实宜清毒。肿疡脉长宜消散，脉短宜补养；溃疡脉长可勿药，脉短宜峻补。肿疡脉洪大宜宣热攻毒，脉微宜补剂内托；溃疡脉洪大乃正虚邪盛，脉微乃元气衰弱。肿疡见动脉、紧脉者，乃毒气外搏于经，宜从表治；溃疡见动脉、紧脉者，乃毒气内搏脏腑，宜从里治。若夫缓脉，肿疡溃疡见之皆吉。未溃见芤，血必素虚；已溃见芤，血去脉虚。肿疡脉弦，毒气攻痛；溃疡脉弦，肝邪侮脾。肿疡见牢难溃，溃疡见牢难消。肿疡见濡，必用扶元托里；溃疡见濡，尤宜大补气血。肿疡溃疡并忌散脉，补虚收固为是；脉见细小，兼补气血为是。肿疡见结脉，温散解毒；溃疡见结脉，补阴理虚。促为阳结，代则难治，须详察色脉，宜补者补之，宜温者温之，宜汗者汗之，宜攻者攻之。

贺升平还认为，外证痈疽犹如内证伤寒，善治伤寒，则杂病无不易治；能疗痈疽，则诸疮无不精妙。其关键原因在能辨表里阴阳虚实寒热。

3. 治病之道首在审脉

方者一定之法，法者不定之方。在贺升平看来，古人之方即古人之法寓焉，立一方必有一方之精意存于其中，不求其精意而徒执其方，是执方而昧法。故古之医方，一般是遇到非常适合行医者才传，不会轻易传授给一般的人。有方者主要是担心一般人审脉不明，察证不确，不得方之精意，妄以其方而夭人性命。贺升平认为，张仲景著《伤寒杂病论》，立众方公之天下，是因其书脉证治法俱详明，然其良法奥旨尚非后人所能彻晓。

贺升平认为，治病之道，审脉、辨证、方法、药性四者不可缺一，然必以审脉辨证为本。脉理既明，成方可考。若脉理不明，古方虽多，亦无法施治。贺氏指出：脉证相符则用方不惑，通晓方法药性则加减无疑，当温者温之，当凉者凉之，当汗者汗之，当下者下之，其效如响之应声，误用者，其应亦如斯，损人于倏忽，皆由于审脉不明也，脉之理可不精欤！

三、简要评价

贺升平之医学学术思想及成就，主要体现在脉学方面。其以《内经》、《伤寒杂病论》、《医宗金鉴》诸书为宗，广采博引，参以己验，发挥中医脉学理论，为脉学研究提供了思路与途径。

四、原著摘录

《内经》曰：妇人手少阴脉动甚者，妊子也。手少阴心脉也，心主血，血旺乃能成胎。阴阳相搏，故其脉动。动脉之状颇似数脉，动甚者圆滑流利，血旺之象，故当妊子。滑伯仁曰：得太阴脉为男，得太阳脉为女，太阴脉沉，太阳脉浮。又曰：尺脉左疾为男，右疾为女。又曰：左手沉实为男，右手浮大为女。此无关实要，不必定论。经曰：何以知怀子之且生也？身有病而无邪脉也。妇人欲生，其脉离经，夜半觉，日中则生也。离经者，谓离于经常之脉，如昨小今大，昨涩今滑，昨浮今沉是也。夜半觉日中生者，子午相冲也。又离经自肝始，肝脉弦大则离经矣。妇人经断有其脉弦者，后必大下不成胎也。弦者肝脉也，肝主疏泄，今脉见弦，则肝脉太过不能藏血也。妇人尺脉微迟为居经（即停经也），月事三月一下。脉微迟者，虚寒之象，血不足也。妇人尺脉微弱而涩，少腹冷，恶寒，年少得之为无子，年大得之为绝产。新产伤阴出血不止，尺脉不能上关者不治。（《图注脉诀详解·妇人脉法》）

第九节　蔡贻绩

一、生平著作

　　蔡贻绩，字乃庵，约生卒于 1752 年～1823 年，清代楚攸（今湖南攸县）人。"晚年生予，负体羸弱，由童而冠，而壮，廿余年间，每患外感者十常一二，患内伤者十常七八，屡濒于危，均赖陈学周先生极力调救，三旬外始安健。而陈先生尝劝勉习医，于是自补弟子员后，辄殚心医道。"（《内伤集要·自序》）蔡氏爱好医学，苦于习读，上溯《内经》、《难经》、仲景等活人之书，博采良方，三十岁左右开始学医，殚心医道四十余年，活人无数，从习者众。而活己、治人、多历年所，似觉胸有把握，差无贻误。爰举先贤脉理，于蒙晦处则汰之，于明确处则录之，辑成医学指要，欲以明乎脉之要，斯得其治之要尔。

《内伤集要》又名《虚损失血集要》，共6卷。卷一至卷四，首先论述内伤虚损经旨、脉法、病源、证治，次述饮食伤病源与内伤传尸劳瘵证治，继述内伤虚损失血经旨、脉法、证治，然后对内伤虚损宜耐医说、内伤虚损宜重保养说进行了阐述；卷五、卷六，汇集内伤虚损的治疗方剂178首。分为内伤虚损方法、内伤失血方法、内伤备用选方三部分，重在对药物配伍与治病机制进行了探讨；卷末附《素问》浊气归心辨讹、考正古方权量说二则。该书体现了作者论治内伤血证学术思想和临床经验，是一本不可多得的内伤疾病专著。另外，其还著有《伤寒温病摘要》、《医元会要》、《医元指要》。

二、学术内容

蔡氏对内伤、虚损、失血的文献资料有较深入的研究，结合自己的临床实践，在学术上提出："创立方法，不外补之以味，调之以甘，惟以培元、养阴为务"（《内伤集要·内伤虚损证治》）。这对当今内伤证治仍然具有临床实用价值。现将其学术思想与临床经验简述如下。

1. 论内伤虚损详述经旨脉理

蔡氏对内伤虚损病证，详述经旨究其蕴，深晰脉理探其本。取《内经》内伤经旨为总纲，归纳出该病的主要精神，如：久视伤血，久卧伤气，久坐伤肉，久立伤骨，久行伤筋为特点的行为损伤致病原因。又有营气虚，则不仁；卫气虚，则不用；营卫俱虚，则不仁且不用，内如故也。人身与志不相有曰死的营卫气虚观。从五脏而言，虚者有肝虚，则目了了无所见，耳无所闻，恐惧如人将捕之。心虚，则胸腹大，胁下与腰相引而痛。脾虚，腹满肠鸣，飧泄，食不化。肺虚，则少气不能报息，耳聋嗌干。肾虚，则胸中痛，大腹、小腹痛，清厥，意不乐等五脏虚损的具体病证。又有气与血关系在虚损病证上的反映，主要体现在气与血并走于上，则为大厥，厥则暴死。气复反则生，不反则死。气之所并，为血虚；血之所并，为气虚，有者为实，无者为虚，故气并则无血，血并则无气，今血与气相失，故为虚焉。从形与气的关系方面看，形气不足，病气有余，是邪胜也，急泻之；形气有余，病气不足，急补之。形气不足，此阴阳俱不足也。俱不足也，不可刺也，刺之则重不足，重不足则阴阳俱竭，血气皆尽，五脏空虚，筋骨髓亏，老者绝灭，壮者不复矣。在论内伤虚劳之脉时，蔡氏认为："虚劳之脉，大抵多弦。或浮大、或数大者，易治；弦者，难治。若双弦，则为贼邪，尤为难治。如数极，则殆。凡诊虚、弱、细、数，皆为不足，阴阳俱虚之脉，惟平旦见之；日中，则必洪数；浮而大、浮而弦者，皆为火盛阴虚之脉，暮多见之。凡六部重手沉取损小，轻手浮取实大，谓之阳盛阴虚。以寸尺论之，阳主寸，阴主尺。寸浮者损小，尺沉者实大，谓之阴盛阳虚；寸浮者实大，尺沉者损小，谓之阳盛阴损。脉浮属阳，沉属阴。阴虚则浮之洪大，沉之空虚。"（《内伤集要·内伤虚损脉法》）同时，蔡氏论及虚损之脉与虚损病证的关系时指出："虚损之脉，凡甚急、甚数、甚洪、甚实者，皆虚劳太甚。然惟渐缓则有生意，若弦甚病甚，数甚病危。若弦细而加紧数，则百无一生。脉芤，为血虚；沉迟而小，为脱气；大而无力，为阳虚；数而无力，为阴虚；大而芤，为脱血；微细，为盗汗。寸弱而软，为上虚；尺弱软涩，为下虚；尺软滑疾，为血虚；两关沉细，为胃虚。脉来软者，为虚；缓者，为虚；弱者，为中虚；细而微小，气血俱虚。"（《内伤集要·内伤虚损脉法》）

2. 论内伤虚损病源

蔡氏论内伤虚损之病源，主要分为二途：其一是劳伤虚损；其二是饮食内伤。《内经》之论虚劳，惟气血两端。盖以人过于劳，气血受伤，伤则五脏六腑气血不足为虚，虚甚而脏腑经络有亏为损，故劳有七情之伤，而遂致五极之应。劳伤乎肝者，应物筋极；劳伤乎心者，应乎脉极；劳伤乎脾者，应乎肉极；劳伤乎肺者，应乎气极；劳伤乎肾者，应乎骨极。毋论劳心、劳力，皆能损其精血；而其房劳更甚者，则以形与神俱劳，而精与气均损矣。此《内经》论虚损之主旨。但在劳伤虚损之中，五脏各有所主，而惟心脏最多，因为心为君主之官，一身生气所系，而五脏之神皆禀于心。故忧生于心者，肺心应之，忧之不已，则阳气日索，营卫日消，劳伤及肺，弗亡弗己。如经言：尝贵后贱之为脱营，尝富后贫之为失精，暴乐暴苦，始乐后苦，皆伤精气，精气竭耗，形体毁沮。益因脱势而虑竭将来，追究已往，故二阳并伤，潜消暗烁于冥冥之中矣。此外，蔡氏还认识到情志与虚损之间存在着联系，喜因欲遂而发，似乎无伤，实际上暴喜过甚则伤阳，而神气因以耗散矣，或纵喜无节，则淫荡流亡，以致精气疲竭，不可救药矣。又如淫欲邪思又与忧思不同，而损惟在肾。益心欼欲念，肾必应之。凡君火动于上，则相火应于下。相火者，水中之火也，静而守位，则为阳气；动而无制，则为龙雷，而涸泽燎原，无所不至。故其为病，则为遗淋带浊，而水液渐以干枯；炎上入肝，则逼血妄行，而为吐衄血，或为营虚，筋骨酸疼；又上于脾，则脾阴受伤，或为发热，而饮食悉化痰涎；再上至肺，则皮毛无以扃固而亡阳喘嗽，甚至音哑声嘶。是皆无根虚火，阳不守舍，而光熸滔天，自下而上，由肾至肺，本原渐槁，上实下虚，是诚剥极之象也。凡男女失偶之辈，虽非房劳之伤，而私情系恋，思想无穷而欲不遂，则欲火摇心，真阴日削，遂至虚损不救。凡五劳之中，莫此为甚也。（《内伤集要·内伤虚损病源》）人自有生以后，惟赖精气以为生命之本，故精强神亦强，神强必多寿；精虚气亦虚，气虚必多夭。其有先天所禀原不甚厚者，有知自珍而培以后天，则无不获寿。设禀赋本薄，而又恣情纵欲，戕伐后天，则必成虚损劳瘵也。

虚损之由，无非酒色劳倦、七情饮食所致。故或先伤其气，气伤必及于精；或先伤于其精，精伤必及于气。而精气在人，无非谓之阴分。因为阴为天一之根，形质之祖，故凡损在形质者，总曰阴虚。然分而言之，则有阴中之阴虚者，其病为发热燥烦、颧红面赤、唇干舌燥、小便痛涩等症；有阴中之阳虚者，其病为怯寒憔悴、气短神疲、头晕目眩、呕恶食少、腹痛胀泄、二便不禁等症，甚至咳嗽吐痰、遗精盗汗、气喘声喑、筋骨痠疼、心神恍惚、肌肉尽削、梦与鬼交、妇人经闭等症，此皆由于真阴之败耳。蔡氏对饮食所致的内伤虚损之因，强调指出："夫饮养阳气，食养阴气。过于大饮则气逆，形寒饮冷则伤肺，肺伤气逆，则为喘满、咳嗽、水泻等症矣；过于饮食而脾与胃并伤，形与神俱困，则为呕吐、痞满、筋脉横解、肠澼痔漏等症矣。此饮食不节而为内伤如此。"（《内伤集要·饮食伤病源》）

3. 详证治及方法以明其用

蔡氏认为：秦越人始发虚损之论，谓虚而感寒则损其阳，阳虚则阴盛，损则自上而下。主要表现在如下几方面：一损损于肺，皮聚而毛落；二损损于心，血脉不能荣养脏腑；三损损于胃，饮食不为肌肤。虚而感热则损其阴，阴虚则阳盛，损则自下而上；四损损于肾，骨痿不起于床；五损损于肝，筋缓不能自收持；六损损于脾，饮食不能消化。自上而下者，过于脾则不治。盖饮食多，自能生血；饮食少，则血不生，血不生则阴不足以配阳，势必五脏齐损。对具体虚损病证，蔡氏强调，无非脏腑之虚损所成也，故心劳血损，肝劳神损，肺劳气损，肾劳精损，其大端也。至其见证，忽生喜怒，大便苦难，口内生疮，此为心劳；短气面肿，不闻香臭，咳嗽唾痰，两胁胀痛，喘息不定，此为肺劳；面目干黑，精神不定，不能独卧，目视不明，频频下泪，此为肝劳；口苦舌燥，呕逆恶心，气胀唇焦，此为脾劳；小便赤涩，兼有余沥，腰痛耳鸣，夜多异梦，此为肾劳。然忧未已也，曲运神机，为心之劳，其证血少面无色，惊悸盗汗，梦遗，极则心痛咽肿也；尽力谋虑，为肝之劳，其证筋脉拘挛，极则头目昏眩也；意外过思，为脾之劳，其证胀满少食，四肢倦怠，极则吐泄肉削；预事而忧，为肺之劳，其证气乏，心腹冷痛，津枯咳嗽，极则毛焦烘热也；

矜持志节，为肾之劳，其证腰背痛，遗精白浊，极则面垢脊痛也。然要不外乎阴阳气血之虚损焉。凡见面红颧赤，或唇红者，阴虚于下，逼阳于上。虚而多渴者，肾水不足，引水自救。咳嗽声不出者，由肾气之竭者，盖声出于喉，而根于肾，经曰：内夺而厥，则为喑痱，此肾虚也。虚而喘急者，阴虚格肺，气无所归也。喉干咽痛者，真水下亏，虚火上浮，不眠恍惚者，血不养心，神不能藏。时多烦躁者，阳中无阴也。易生嗔怒或筋急痠痛者，水亏木燥，肝失所资也。饮食不甘，肌肉渐削者，脾元失守，化机日败。心下跳动，怔忡不宁，气不归精，盗汗不止者，有火则阴不能守，无火则阳不能固。吐而多痰，或如清水，或多白沫者，此水冷为痰，脾虚不能制水也，骨痛如折者，真阴败竭也。腰胁痛者，肝肾虚也，膝以下冷者，命门衰绝，火不归源也。小水黄涩淋沥者，真阴亏竭，气不化水也。足心如烙者，虚火燥阴，涌泉涸竭也。劳瘵之证，无非由于内伤虚损也。此为蔡氏论内伤虚损的主要症候和临床表现。

对虚损的治疗原则，蔡氏提出："劳瘵治法，当以脾肾二脏为要。肾乃系元气者也，脾乃养形体者也，经曰：形不足者温之以气。气谓真气，有少火之温以生育形体。然此火不可使之热，热则壮，壮则反耗真气也。候其火之少壮，皆在两肾间。经又曰：精不足者补之以味，五味入胃，各从所喜之脏以归之，以生津液，输纳于肾者。若五味一有过节，反成其脏有余胜克之患起矣。候其五味之寒热，初在脾胃，次在其所归之脏，即当补其不足，泄其有余，谨守精气，调其阴阳，夫是故天枢开发而胃和脉生矣。"（《内伤集要·内伤虚损证治》）就具体的病症而言，蔡氏认为："虚损伤阴，本由五脏，虽五脏各有所主，然证治有可分、有不可分者。如诸气之损，其治在肺；神明之损，其治在心；饮食、肌肉之损，其治在脾；诸血、筋膜之损，其治在肝；精髓之损，其治在肾，此有可分者也，然气立于肺而化于精，神主于心而化于气，肌肉主于脾而土生于火，诸血藏于肝而血化于脾胃，精髓生于肾而受之于五脏，此其不可分者也。故凡补虚之法，但当明其阴阳升降、寒热温凉之性，精中有气、气中有精之因。但上焦阳气不足者，下必陷于肾也，当取之至阴之下；下焦真阴不足者，多飞越于上也，可不引之归源乎。所以治必求本，方为尽善也。元气虚与虚损不同，元气虚可复，虚损难复也。故因病致虚，东垣、丹溪法，在所必用。若虚上加虚，而致于损，元气索然，丹溪每用人参膏至斤余，多有得生者。其见似出东垣之右，然则丹溪补阴之论，不过救世人偏于补阳之弊耳，岂遇阳虚之病，而不捷于转环耶。且丹溪不尝云：虚火可补，参、芪之属；实火可泻，芩、连之属。初何尝不拘于滋阴降火之法乎哉。"（《内伤集要·内伤虚损证治》）

4. 治虚损经验举要

蔡氏在《内伤集要》中指出："是书言虚损，失血，虽未分男女若何，究之妇人惟产有异，其余病症、治法，何尝有异。然不异而异，异而不异，会心不在远耳。"（《内伤集要·凡例》）尤其是在"本书只明内伤、虚损、失血，未及详其杂症，然杂症孰有重于此者。矧能细心会通，则凡杂症之治疗，自无不得其要矣。"（《内伤集要·凡例》）可见蔡氏对本书的立意主旨及临床经验之特色。现举例证之。

"凡治血症，须知其要，而动血之由，惟火及气耳。故察其有火、无火，气虚、气实，而得其所以，则治血之法无余义矣。凡治血症，前后调理，须按三经用药，以心主血、脾统血、肝藏血，而归脾汤一方，三经之主剂也。远志、枣仁，补肝以生心火；茯神、龙眼，补心以生脾土；参、芪、术、草，补脾以固肺气；木香者，香先入脾，总欲使血归于脾，故以归脾汤名。有郁伤脾、思虑伤脾者，尤宜。火旺者，加山栀、丹皮；火衰者，加丹皮、肉桂。又有八味丸，以培先天之根。治无余法矣。夫血病而有血药，亦必兼气药为主。经曰：无阳则阴无以生血。血脱者益气，为血不自生，必得阳和之药乃生，阳生则阴长也。若单用血药，血无由而生，反有伤犯中州之患矣。东垣云：人参甘温，补肺气。肺气旺，则四脏之气皆旺，精自生而形自盛也。自王好古、节斋之论出，而天下皆以人参为虚劳毒药，殊不知肺家本有火，右脉必大而有力，东垣所谓郁热在肺者，诚为勿用；若肺虚而虚火乘之，肺已被病，非人参何以救之。古方治肺寒以温肺汤，肺热以清肺汤，中满以分消汤，血虚以养营汤，皆用人参。自《内经》以至诸贤，谆谆言之以气药有生血之功，血药无益气之理，可谓深切著明，人亦奈何不察耶。"（《内伤集要·内伤虚损失血症治》）

对妇人血证，蔡氏亦例举之。如"室女有月经不来，腹大如娠，面乍赤乍白，脉乍大乍小，此为鬼凭，非血枯经闭也。盖心邪则鬼来，或梦里求亲，日中相狎，或托戚属贪欢，或言仙子取乐，久之精神仅供腹中邪，邪旺正衰，必经闭血枯。欲导经，邪据腹，经难通；欲生血，邪引精，血难长，因成瘀癥，至死不悟。悲夫！宜先去邪，后补正。用荡邪丹下秽物，后再用调正汤。""妇人每战即如血崩，人谓胞胎有伤，触即动血，此乃子宫血海因热不固也。子宫在胞胎下，血海在胞胎上。血海，冲脉也。冲脉寒，血亏；冲脉热，血沸。血崩正冲脉热，然冲脉热何以交战始血来？盖人未入房，君相二火不动，虽冲脉热，血不外泄；及战，子宫大开，君相火齐动以鼓精房，血海泛溢不可止遏，肝欲藏血而不能，脾欲摄血而不得，故经水随交感而至。必绝色三月，用滋阴降火药凉血海，则终身之病可半载愈。用清海丸。"（《内伤精要·内伤虚损失血症治》）

三、简要评价

蔡贻绩治学以《内经》、《难经》为宗，博采众家，广泛收集整理了有关内伤、虚损、失血的文献资料，集其旨要，并结合自己四十余年的临床经验，编著成《内伤集要》。其提出：治内伤虚损方法，不外补之以味，调之以甘，惟以培元，

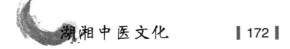

养阴为务，至今临床仍有指导价值。

四、原著摘录

按：内伤劳损，病之至剧至危者也。自《内经》、《难经》明其根源，脉证治法赖仲景《金匮》阐发其义，始得以窥其微妙。至东垣主于补中益气，丹溪主于滋阴降火，究亦举一节以立言，非以概其全体也。迨后喻嘉言深体《金匮》之旨，诚得治虚损之良法耳。而薛立斋、张景岳、李士材诸公，又何尝非遵内典以著论施治也。近世医流，未能融会贯通，往往胶柱鼓瑟，物而不化。予尝见其治虚损也，每执乎滋阴降火，而奉知柏、四物为神丹，不知丹溪所以用之者，为救其偏于扶阳之弊也。彼不尝用人参斤许以为治疗乎，其全书原自可考焉。抑又有重用地黄为滋阴补肾者，不知此惟景岳用之，但彼多有人参以相斡旋，藉以固其元气而鼓舞药力，不至有泥膈坏胃之愆。今则无参可用，安能重用地黄耶。此皆不善读书以明其理，何漫以医任而夭枉人命也哉。然而补阳，则又未可苟矣。古方用桂、附以补命门之真阳，若虚损而至失血，则辛热之药大非所宜。故嘉言深契《金匮》建中之义，惟在补脾中之阳气，而谓桂、附之用，恐已亏之血无能制其悍，而未动之血不可滋之扰也。试深绎其言，惟用稼穑作甘之本味，而酸咸辛苦，在所不用，舍是别无良法。则可知劳损而不失血，成方有可专施；劳损而至失血，成方未可尽泥也。予所以于干血劳证，而不存《金匮》之大黄䗪虫汤、百劳丸，以其过于峻劫，未敢轻用，勿令昧昧者之贻害无穷也。谬为僭削，仁人君子谅有以明其心者矣。（《内伤集要·内伤传尸劳瘵证治》）

第十节 何本立

一、生平著作

何本立，字道生，号务中（人们多尊称为"务中先生"），生于乾隆四十四年（1779年），卒于咸丰二年（1852年）。何氏幼习儒学，中年从事药业。其长年奔波于各地采购药材，到过四川、湖北、山东、广东等许多地方，见识较广，善于识别药材，精通药物的性能。何氏潜心于本草之道，探源究旨，在研究本草的同时，研习《内经》诸医书，兼习医术，享有"品重儒林、学通医术"之美称。五十岁左右，何本立从四川迁居湖南衡阳，继行医药，开设怀仁堂药店。何本立经多年苦心，近七十岁时，著成《务中药性》这一药物学专著。何氏曾说："大家希望我长寿，可是，我却更愿意人人都长寿。"尔后，将其所著《务中药性》一书出示予众人。道光二十五年，由其子何晴皋以何怀仁堂的名义将此书刊刻发行。何氏医学药学兼精，尤精药物之性能。其认为施方用药前应熟练掌握相关中医理论、经络等知识，主张将药理与医理结合运用于实践，主张医药学知识实用化。

《务中药性》全书共20卷，其中药物部分18卷，卷首及卷末各1卷。药物分草部（7卷）、木部（2卷）、果部（1卷）、金石部（1卷）、卤石水土部（1卷）、谷部（1卷）、菜部（1卷）、禽兽部（1卷）、鳞介部（1卷）、虫部（1卷）、人身部（1卷）。该书是一部本草学著作，载药700余种，每药将其药性、功用、主治等编成七言八句的歌诀，附加注解说明，并标注音释，附上图识。书中卷首及卷末附有药性总义、脏腑标本用药式、内景真传、五脏六腑、十二经、奇经八脉、脉诊、五运六气等歌诀，附有十二经循行图、中指定同身寸图、督脉经图、任脉经图、十四穴动脉图、五脏六腑腧穴图等图表。

　　该书引经据典，论断精细，考核详明，药味齐全，歌诀流畅，便读易记，通俗易懂，适于初学药物者习用。何本立认为，历来的本草学著作大都卷篇繁杂，不易习记，难以领会，故其将《本草纲目》中有名而无用、有功用而人们没能识别的药物选出约560种，以歌诀形式精心编著而成《务中药性》一书。如何氏在《务中药性·自序》中说："《本草》一书，撰自轩皇，药分三品，凡三百六十五种，法周天三百六十五度，与《内经》诸书并为世宝。梁·陶通明增药一倍，唐、宋重修，各有增附，此历季之旧本也。其编辑为纲目者，于明万历年初，楚黄李东璧集诸家为大成。自金石、草木、禽兽、虫鳞、器物、菜果以及人身肤发垢腻，通列十六部为纲，六十类为目，使温凉、燥湿、宜忌，无微不录，诚为济世要编。但卷篇繁赜，未易领会，人多苦之。鄙欲就简，浩浩茫茫，无从而入，旦夕翻阅，何法贯之？久思乃悟《本草纲目》五十二卷，一千八百九十二种，有有名而无用者，或有功用而人卒未识者，置之后续，兹以最要者编为歌诀，俾学者便于诵读，默记胸中，由是再玩全书，则易读易解，有会心之乐，而无望洋之叹矣。然鄙年近七秩，忘其固陋，恭逢盛世，光天化日之下，草创成稿，不敢自是，而必就有道以正之，庶几匡我所不逮欤！"

　　《清江县志》如此评论《务中药性》："论脉经则综乎五运六气，论物性则极于五味六淫。举凡禽兽草木之由，以及鳞甲昆虫之细，无不缕晰务分，详《本草》所未详，载《尔雅》所不载。"《务中药性》最早版本即道光二十五年何怀仁堂刻本现存世，北京图书馆、中国中医科学院及沈阳医学院图书馆三家存有，著作弥足珍贵。

二、学术内容

　　何本立所著的《务中药性》是一部以本草学内容为主的

著作，在此书中，何氏对近 700 余种药味的药性、功用、主治、用法、注意事项等进行了精辟的论述，书中亦涉及了大量有关中医基本理论、脉法、经络、病证治疗等方面的内容，体现了何氏高深、渊博的医药学学识。

1. 总结药物之药性

《务中药性》之卷首，即为"药性总义"篇，是篇对药物的五色、五味、归经、药用部位、制备、禁忌等内容作了全面而又简要的总结。

如关于药味，其总结为：药有五味，酸、苦、甘、辛、咸也。酸者属木入肝，苦属火入心，甘属土入脾，辛属金入肺，咸属水入肾。此五味，五行入五脏。药之味酸者，能涩能收；苦者，能泻能燥；甘者，能补能和能缓；辛者，能散能润能横行；咸者，能下能软坚；淡者，能利窍，能渗泄。此五味之用。味酸者伤筋（敛则筋缩），辛胜酸；苦者伤气（苦能泻气），咸胜苦；甘者伤肉（甘能壅气），酸胜甘；辛伤皮毛（疏散腠理），苦胜辛；咸者伤血（咸能渗泄），甘胜咸。此五行相生之义。五味酸者，走筋，筋病毋多食酸，筋得酸则拘挛，收引益甚也。苦走骨，骨病毋多食苦，骨得苦则阴益甚，重而难举。甘走肉，肉病毋多食甘，肉得甘则壅气，肬肿益甚。辛走气，气病毋多食辛，气得辛则散，而益虚也。咸走血，血得咸则凝涩而口渴（咸能渗泄津液）。此五病之所禁。五味毋多食，适可而止。多食咸则脉凝涩而变色（脉即血，心合脉，水克火），多食苦则皮槁而毛拔（肺合皮毛，火克金），多食辛则筋急而爪枯（肝合筋，爪，筋之余，为金克木。肝喜散，故辛能补肝，惟多则为害），多食酸则肉胝皱而唇揭（脾合肉，其华在唇，木克土），多食甘则骨痛而发落（肾合骨，其华在发，土克水）。此五味之所伤。

如关于五行相生与药物补泻的关系，总结为：人之五脏应五行，木、火、土、金、水，子母相生。《内经》曰：虚则补其母，母实则泻其子。又曰：子能令母实。如肾为肝母，心为

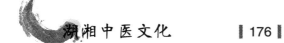

肝子，故入肝者，并入肾与心，肝虚补母（地黄、黄柏），实则泻子（甘草）。肝为心母，脾为心子，故入心者，并入肝与脾，心虚补母（生姜），实则泻子（甘草）。心为脾母，肺为脾子，故入脾者，并入心与肺，脾虚补母（炒盐），实则泻子（桑皮）。脾为肺母，肾为肺子，故入肺者，并入脾与肾。肺虚补母（五味子），实则泻子（泽泻）。肺为肾母，肝为肾子，故入肾者，并入肺与肝，肾虚补母（五味子），实则泻子（芍药）。此五行相生，子母相应之义。

如关于六淫所致疾病的用药宜忌，总结为：风、寒、暑、湿、燥、火，六淫所伤，佐使宜忌。若风淫于内，治以辛凉，佐以苦甘，以甘缓之，以辛散之。热淫于内，治以咸寒，佐以苦甘，以酸收之，以苦发之。湿淫于内，治以苦热，佐以酸淡，以苦燥之，以淡泄之。火淫于内，治以咸冷，佐以苦辛，以酸收之，以苦发之。燥淫于内，治以苦温，佐以甘辛，以苦下之。寒淫于内，治以甘热，佐以苦辛，以咸泻之，以辛润之，以苦坚之。此六淫主治各有所宜，故药性宜明，而施用贵审。

2. 重视脏腑虚实标本用药式

在《务中药性》一书中，何氏从脏腑的性能、本病、标病、寒、热、虚、实等方面，结合主治药物，列出了五脏六腑的虚实标本用药式。

如五脏中"肝脏"之虚实标本用药式：

肝藏血，属木，胆火寄于中，主血，主目，主筋，主呼，主怒。

本病：诸风眩晕，僵仆强直，惊痫，两胁肿痛，胸胁满痛，呕血，小腹疝痛，疝瘕，女人经病。

标病：寒热疟，头痛吐涎，目赤面青，多怒耳闭，颊肿筋挛，卵缩，丈夫癫疝，女人少腹肿痛，阴病。

有余泻之

泻子：甘草。

行气：香附、芎劳、瞿麦、青橘皮、牵牛。

行血：红花、龟甲、桃仁、荆三棱、莪术、大黄、苏木、穿山甲、水蛭、虻虫、牡丹皮。

镇惊：雄黄、金箔、铁落、代赭石、珍珠、胡粉、铅丹、夜明砂、银箔、龙骨、石决明。

搜风：羌活、荆芥、薄荷、蔓荆子、槐子、独活、防风、白花蛇、皂荚、乌头、僵蚕、白附子、蝉蜕。

不足补之

补母：枸杞、杜仲、狗脊、熟地黄、苦参、萆薢、阿胶、菟丝子。

补血：当归、牛膝、续断、白芍药、血竭、没药、芎劳。

补气：天麻、白术、菊花、谷精草、细辛、柏子仁、决明、蜜蒙花、生姜。

本热寒之

泻木：芍药、乌梅、泽泻。

泻火：黄连、黄芩、苦茶、猪胆、龙胆草。

攻里：大黄。

标热发之

和解：柴胡、半夏。

解肌：桂枝、麻黄。

又如六腑中"胆"之虚实标本用药式：

胆属木，为少阳相火。发生万物，为决断之官。十一脏之主。主同肝。

本病：口苦，呕苦汁，善太息，憺憺如人将捕状，目昏不眠。

标病：寒热往来，痁疟，胸胁痛，头额痛，耳痛，鸣聋，瘰疬，结核马刀，足小趾次趾不用。

实火泻之

泻胆：胆草、牛膝、猪胆、生蕤仁、黄连、苦茶、生酸枣仁。

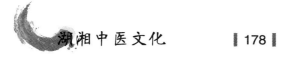

虚火补之

温胆：人参、细辛、半夏、炒蕤仁、当归、地黄、炒酸枣仁。

本热平之

降火：黄芩、黄连、芍药、连翘、甘草。

镇惊：黑铅、水银。

标热和之

和解：柴胡、芍药、黄芩、半夏、甘草。

3. 重视归经用药

何本立非常重视归经施药，重视经络学知识在临床用药上的应用。药之性有走太阳者，有走少阳者，有走阳明者，有入太阴者，有入少阴者，有入厥阴者，人体共十二经。十二经脉不熟，则不知某病属某经，某经用某药。何氏认为，《灵枢》十二经脉之循行、穴位，习医者宜熟练掌握之。

在《务中药性》一书中，何氏总结了许多经络学知识，并将其编著成歌诀，或以图表表示，如有：十二经脉歌、奇经八脉总歌、八脉分经异病歌、中指定同身寸图、督脉经图、督脉分寸歌、任脉经图、任脉分寸歌、十四穴动脉图、五脏六腑腧穴图、内景真传图。

如督脉分寸歌：督脉龈交唇内乡，兑端正在唇中央。水沟鼻下沟中索，素髎宜向鼻端详。头形北高面南下，先以前后发际量。分为一尺又二寸，发上五分神庭当。发上一寸上星位，发上二寸囟会房。发上前顶三寸半，发上百会五寸央。会后寸半即后顶，会后三寸强间明。会后脑户四寸半，后发入寸风府行。发上五分哑门在，神庭至此十穴真。自此项骨下脊骶，分为二十有四椎。大椎上有项骨在，约有三椎莫算之。尾有长强亦不算，中间廿一可排椎。大椎大骨为第一，二椎节内陶道知。第三椎间身柱在，第五神道不须疑。第六灵台至阳七，第九筋束中枢十。十一脊中之穴在，十二悬枢之穴奇。十四命门肾俞并，十六阳关自此知。二十一椎即腰俞，脊尾骨端长强随。

如任脉分寸歌：任脉会阴两阴间，曲骨毛际陷中安。中极
脐下四寸取，关元脐下三寸连。脐下二寸为石门，脐下寸半气
海全。脐下一寸阴交穴，脐之中央即神阙。脐上一寸为水分，
脐上二寸下脘列。脐上三寸名建里，脐上四寸中脘许。脐上五
寸上脘在，巨阙脐上六寸五。鸠尾蔽骨下五分，中庭膻下六寸
取。膻中却在两乳间，膻上六寸玉堂主。膻上紫宫三寸二，膻
上华盖四八举。膻上璇玑五寸八，玑上一寸天突起。天突结喉
下四寸，廉泉颔下骨突已。承浆颐前唇棱下，任脉中央行
腹里。

4. 重视脉诊诊法

何本立亦非常重视脉诊诊法在临床上的应用。其将各种脉
法、脉象、脉候的基本内容以四言歌诀形式编著成《四言脉
诀》，让人读之，朗朗上口，极易记诵。如：浮沉迟数，辨内
外因。外因于天，内因于人。天有阴阳，风雨晦明。人喜忧
怒，思悲恐惊。其大意是指：浮脉法天，候表之疾，即外因
也。沉脉法地，候里之病，即内因也。外因者，天之六气，风
淫木疾、寒淫阴疾、暑淫心疾、湿淫腹疾、燥淫涸疾、火淫阳
疾是也。内因者，人之七情，喜伤心、怒伤肝、忧思伤脾、悲
伤肺、恐伤肾、惊伤心也。

对一些有关脏腑脉象的歌赋，何氏亦进行了精辟的解释。
如"春得脾而莫疗，反以微邪为可畏"，何氏解释为：是春中
独见脾脉也，春乃肝令，而不见肝木之脉，是木自衰矣。木衰
则土盛，土盛则生金，金来克木，故可畏也。若春中脉得微弦
带缓，是本脉尚存，虽脾土乘之，则为微邪，不足虑也。若本
脉全无，独见脾脉，是则害。余脏仿此。另外，何氏还就四时
与五脏脉象的对应关系以图表和歌诀相结合的形式加以概括，
让人阅之，一目了然。

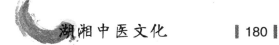

三、简要评价

何本立是以药学闻名，然其医理亦精，其注重将中医基本理论、经络、脉法等知识与中药学知识结合起来，融会贯通，灵活运用。何氏编著的《务中药性》，内容全面，论述深刻，形式新颖，通俗易懂，具有较高的实用价值。

四、原著摘录

知母

知母苦寒清肺金，下润肾燥而滋阴，

二经气分虚劳热，能退有汗之骨蒸，

清痰定嗽止烦渴，久疟下痢胃火清，

相火有余知柏泻，肢体浮肿二便分。

知母辛苦寒滑，上清肺金而泻火，能泻胃热、肺中邪热、肾命相火，下润肾燥而滋阴，入二经气分，黄柏入二经血分，故二味必相须而行，消痰定嗽，止渴安胎，皆清火之功，治伤寒烦热，蓐劳骨蒸。蓐劳，即产劳。能退有汗之骨蒸燥渴虚烦，久疟下痢。治嗽者，清肺火也。治渴者，清胃火也。退骨蒸者，泻肾火也。利二便，消浮肿，小便利，则肿消。东垣曰：热在上焦气分，便闭而渴，乃肺中伏热，不能生水，膀胱绝其化源，宜用淡渗之药，泻火清金，滋水之化源；热在下焦血分，便闭而不渴，乃真水不足，膀胱干涸，无阴则阳无以化，宜用黄柏、知母大苦寒之药，滋肾与膀胱之阴，而阳自化，小便自通。丹溪曰：小便不通，有热有湿，有气结于下，宜清宜燥宜升。又有隔二隔三之治，如肺不燥，但膀胱热，宜泻膀胱，此正治也。如因肺热，不能生水，则清肺，此隔二之治也。如因脾湿不运，而精不上升，故肺不能生水，则燥胃健脾，此隔三之治也。泻膀胱，黄柏、知母之类；清肺，车前、茯苓之类；燥脾，苍术、白术之类。讱庵曰：凡病皆有隔二隔三之治，不独便闭也。然苦寒伤胃而滑肠，多服令人泻。李士材曰：苦寒肃杀，非长养万物者也，世以其滋阴、施之虚损之人，如水益深矣。特表出以为戒。得酒良，上行酒浸，下行盐水摔。(《务中药性·卷一·草部》)

第十一节　魏　瑶

一、生平著作

魏瑶，字次白，号雪堂，约生活于清·乾隆至嘉庆年间（1748～1822 年），湖南衡阳人。为清初名医李无大之再传弟子。魏氏出生于世官之家，而不为良相，愿为良医，隐身医学。其少时，"性至孝友，事父兄终身无忤色。顾以刚直不能俯就司试，乃以医自隐。"（《雪堂公医学真传·清贻赠文林郎雪堂公传》）对于医学，魏氏颇有心得，"医岂易言哉！业医者，能熟药性、察病情，于古人之成法，以意消息之妙，如拆旧料造新屋，一经匠手而屋即成。若徒以古人之法为法，不啻毫厘千里之谬矣。盖气运本自不同，人之禀赋各异，且所染岂尽如一，古人规矩固不可弃，而要以意消息之为妙也。喻先生《寓意草》，固为振聋启瞆之至论，后学当于此加意焉！余虽不佞，心向往之。自二十一岁即行医，初学若茫无所恃。继将前人所注之言，所立之方，细意研求，间有得于心者，用之即获效，不敢云寓意，只可云用意耳。用意云者，惟在一思，思之思之，鬼神通之也。"（《雪堂公医学真传·自叙》）由此可知，魏氏之学渊源所出、治学之严谨精思、为人之敦厚可信。

《雪堂公医学真传》4 卷。魏氏之著作，可见先生学有根柢，治有经验，诚为医家不可多得之书，其特点是"经络脉诀最难明晰，先生萃荟群言，撰为赋词，或为歌诗，无非令学者便于诵读。且于望、问、闻、切四诊并重，尤为融会贯通，不遗余议。"（《雪堂公医学真传·凡例》）第一卷为经络赋、望色赋、闻声赋、问因赋与切脉之赋词，共 18 篇；第二卷为载常见疾病辨治歌诀67篇，以四时外感热病与内科杂病为主，亦及妇、儿科疾病；第三卷为汤头歌诀，分为补养、发表、涌吐等14类；第四卷载医案34则。本书内容十分丰富，简明扼要地论述了脏腑、经络、四诊、证治、方剂、医案等内容，是一部以内科临床为主的综合性著作，并且以赋词歌诀为体裁，便于记诵，利于初学者习之。

二、学术内容

世人所谓名医，以其品诣纯正，济世苦心，方治精良，著作宏富，足为后世法，如日月之经天，江河之行地，而不可磨灭者也。魏氏认为医者应学识并重，学者医之底蕴，识者医之经验。在临床之时，用药如大将将兵，议病如老吏断狱，"临证毫无游移之见，是先生之善于用方，即先生之善于识症也。"（《雪堂公医学真理·凡例》）现将魏氏学术思想与临床经验简介如下：

1. 诊病以望闻问切为要

魏氏认为作为医者于临床诊断应以望闻问切之要领，四诊并重，尤宜融会贯通。提出"行医有要，望色为先。别部位以审察，按时令为究研"（《雪堂公医学真传·卷一》）的学术思想。强调四季五色五脏相应，如："肝属木而春征，左颊可指；肺为金而秋应，右颊相沿，心寄天庭，系离火而夏时不爽；肾呈地角，秋坎水而冬季乃宜，鼻配脾而中央是王，位列土而长夏实专。是故紫为心火，青乃肝风，脾虚则面㿠白，痰热则色深红……况乎身既有征，舌还堪证，在表则淡红足观，半里则微白是应，鲜红则是火炎，多白知为冷胜。化从水、化从火，舌均黑而有无津分；热属实，热属虚，胎皆黄而多少液定。如刮灰于瓦面，疫实染传；若去油之猪腰，阴无余剩。白点舌现，确是积虫之萌；白泡口生，的为虚寒之径，纵一百余之舌鉴，非古难以尽遵，而三十六之舌辨，沿今讵弗可听。要之审时则顺逆当区，见顺喜而见逆终殆；察部则生克宜别，相

生吉而相克堪惊，骤染不妨光润，久病最忌鲜明。"（《雪堂公
医学真传·卷一》）对闻声，魏氏着意从五脏所主而论，其声
忽异常，闻堪知病，术非独精，心能相映。有如无端而怒，少
触辄呼，是为肝躁，信若合符。过于思虑，发作讴歌，是为脾
困。无待揣摩，喜不中情，笑非因乐，是为心伤，原堪测度等
等。在问诊方面，魏氏认为：行医之巧，惟问为多，非倩我不
由我，实藉他以证他。对脉诊而言，魏氏认为应唯斯旨为能了
了，庶临时不至冥冥。尔其六部分持，八纲统举。浮表、沉
里，以手之轻重殊名；数热，迟寒，因息之多少异序，细大缘
形，有阔窄虚实乃区，短长是象，见歉余盛衰非侣，浮而迟，
浮而数，表寒，表热之端，沉而数，沉而迟，里热、里寒之
绪。彼细偕大，互参于四者之中，惟短与长，更贯乎六端之
围。故惟濡为湿兆，紧是寒殃，滑实是痰之定验，洪虚乃暑之
本行，若呕、若吐、若哕兮，紧滑胥虑；为癫，为狂，为痫
也，实大无伤。疟脉本滑弦，代散逢则莫救；肿疾须浮大，细
迟见为祥。疾急畏于中风，迟浮皆吉；实滑知为伤食，虚涩必
伤。对脉象之辨视，魏氏强调："行医之难，莫难于辨脉，尤
莫难于辨近似之脉，而各见其真。盖脉固有相对而言者，如浮
与沉对，以下手之轻重而辨。迟与数对，以息至多少而辨。细
与大对，以脉形之阔窄而辨。短与长对，以脉形之丰歉而辨。
此固两相反而显然易见者，八脉之所以可作提纲也。"（《雪堂
公医学真传·卷一》）

2. 论治病证方药简要

魏氏论述病证以歌诀的形式，简明扼要，又提纲挈领，随
证出方，便于掌握，切于实用。如论咳嗽病："五脏六腑皆有
咳，方法繁杂难详悉，何若只分实与虚，虚实之中又分别。实
咳不离热与寒，表寒脉紧浮弦看，鼻塞流涕或头痛，六安
（煎）金沸（草散）小（青）龙（汤）蟠。脉来沉细里寒的，
真武（汤）干姜味辛般。热则脉洪长数实，面红口渴小便难，
重者猪苓（汤）轻泻白（散），往来潮热小柴（胡汤）安

（此言治实咳，有表寒、里寒、甚热、潮热之异）。若虚则气为精敝，气虚瘦倦脉微细，六君（子汤）补中（益气汤）归脾汤，阿夏二冬紫菀缀。色黯痰稀腰膝酸，干咳喘逆精愈例，左尺脉弱六味丸，弱在右迟八味替，阿胶麦味及胡桃，加入二方标本济（此言治虚咳，有气虚、肾虚之异）。此外更有燥暑湿，三般兼气法宜存。兼暑清络（饮）湿桑菊（饮），秋燥还将救肺（汤）抢。"（《雪堂公医学真传·卷二》）又如论治血证："血随气升气即火（提火字为血之大主脑），虚实龙雷灯烛伙，吐衄咳血皆是因，得要无容过烦琐。外受风寒脉紧浮，味加（苏子）降气（汤加芥穗、茜草、降真香、玉竹之类）可先投。啖酒嗜辣热先蕴，洪实脉来犀角（地黄汤）抽。均以四生丸遏止，唯于实火三方优（此言治吐衄之由虚火者）。……何为灯烛竭肾精，涩数为虚脉甚明，大补阴丸收大效，每疑知柏弗与烹（此言治吐衄之由阴虚火泛者）。两寸浮洪过关尺，重按弱濡相火逆，镇阴（煎）方既全真（一气汤）方，均能顿使雷龙熄（此言治吐衄之由相火上浮者）。……下血只因火与虚，火虚苦参子（去壳取仁，以龙眼肉包之，开水送下）急茹，或取前方（即吐衄诸方）择可用，再加槐角苓榆疏。倘系虚寒圣术煎，黑姜为引病当除。血来先后更当别，（先便后血宜）黄土汤偕（先血后便宜赤）小豆（散）锄（此言治下血有属火属虚、先血后血之异，血痢不在此例）。似淋不痛为尿血，六味（丸）发灰及藕节。当归补因血气虚，热加竹栀寒附撒（此言治尿有肾虚气虚、兼热兼寒之异，而血淋不在此例）。青竹刮茹备用良，举凡血病皆不越。去瘀亦为治血要法，凡经络已动之血不能复还其故道，上着于背脊胸膈之间，下着于胁肋少腹之间，着而不和，壅塞气道，瘀血踞住，新血不能生，终久必妄走而吐溢。如桃仁、丹皮、蒲黄、蕊石、三七、郁金随可参用（行血以止血）。但初起吐血，暂宜用十灰散、京墨、百草霜、黑姜灰、柏叶灰、藕节、童便之类以止之。此时血未停瘀，切勿用去瘀药。若先逐瘀，必至大

动其血，慎之慎之。"（《雪堂公医学真传·卷二》）

3. 临床经验实录

魏氏临床经验丰富，在其著作中录有治疗各种病证之医案，涉及内妇儿等科，现取几则以证之。

治周一灿内人产后痰嗽危症验案。"余表姐适周一灿，年三十余，已三产矣。至四胎将有七月，得嗽症，十月分娩后痰嗽更甚，至十二月始延余。先有一七十老医王姓者坐诊，周即请予诊。诊之六脉如悬丝，气息奄奄，视其痰一大钵约二碗许。问曰：此几日痰也。周曰：昨半夜倾之，以后未倾。余即以竹片拭之，膏涎二三尺不断。阅其胎中所服之方，及产后所服之药，皆行气化痰之品，且有用麻黄一、二钱二贴者，即当归概未一用。余曰：此血虚证也，血即阴，阴虚水泛为痰也。出问王医看此何病，王曰：瘀血未尽也。用桃仁、红花、苏木等药，瘀血出尽即愈。予曰：两月余矣，尚有瘀血作祟乎？此实阴虚水泛为痰也。王曰：尔后生家不识此症。余不敢复言，但嘱周今夜只服一到，至次早复诊，脉更弱疾更甚。王又叫二到药守服，且要即服第二剂。余无如何，惟嘱周曰：今日不服药亦可。至次日午饭后余与王向火，少时人来持火盆，问何如？答曰：人死矣，去烧纸钱。王不安。余慰曰：此系先生侄女，系余表姐也，何伤。余见哭声少杀，往诊之，脉尚一丝，余曰：且勿悲，配大剂贞元饮灌之。吃药后二更始苏，王爽然若失。贞元饮服尽百剂而病廓然。后频年每大吐血，余以内补建中汤、归脾汤加丹皮、黑栀、人参养荣汤治之。多年皆服原方，间有发时，守前方服之，竟不延余矣，复连生二子。"（《雪堂公医学真传·卷四》）

治赵氏小儿麻毒入腹危证验案。"余在湘邑，有赵氏子年十五六，出麻已十三日矣，一身冰冷，发狂不止，全不思食，急请诊。予即欲往，曰：此病岂可延一日耶？予至赵家，见先有一医陈姓者，已持笔开方，适予至，停笔。予视病症，按其大腹，虽不大热却鼓手之至，曰此麻毒入腹也。即用活鸡劈破封脐上，嘱其至半夜换一鸡封之。出即以陈未开之纸，开黄连解毒汤。嘱服二剂。明早手足温则生，可来接余，不然不必治矣。次早辰后接余至，探其手足始温，狂亦少止。命再换封鸡一只，仍服原方。连服六七剂，狂言始息。赵出先医之方，所服皆归、地、枸杞、枣皮、茯神等药，尚有用八味者。盖麻本热毒，热深厥亦深。若再服此等药品，宁有廖乎？（《雪堂公医学真传·卷四》）

　　治刘天与内人头痛气冲证验案。"刘天与内人年近五十，冬月间患头痛，自右颈冲上，日坐矮凳，自以手捏颈者月余，所服药补凉兼施。延余治，余以养血之剂服之，稍安。次年新正，余为湘邑阳家促请就道。刘亦随至，请复诊。余曰：去湘百余里，仅一二日即返，不惟主家固留，即余未得病情，亦未便遽归，仍以前方加减与服之，不减亦不增。后更数医，硝、黄、黄连杂投，而痛更甚，其坐如故，捏颈如故，且要他人捏颈矣。二月间复来请余，念其情恳，随往视诊。脉大而虚，间有一止，《脉诀》云：缓时一止，其名曰结。此血虚气涌也，古人程法具在，《集解》内四物汤，加木香、槟榔也。初投一剂，即可就枕，三四剂即脱然矣。古语云：奇书不厌千回读，熟读深思理自明，诚哉是言也。"（《雪堂公医学真传·卷四》）

三、简要评价

　　魏氏以不为良相即当为良医之志，潜心医学，著有《雪堂公医学真传》存世。"生平熟《内经》诸书，未尝一日去手。治病视缓急先后，富者不计酬，庸贫辄施医药。坐筲與寒暑不施帷幕，老犹持盖自蔽。曰：此亦人子，吾何忍求安？然嫉恶甚严，见人越于礼与夫孳孳为利者，虽贵势必面叱之。姜桂之性老而愈辣，独以居心仁厚，故人亦不怒焉。"（《雪堂公医学真传·清妣赠文林郎雪堂公传》）其于临床亦疗效甚佳，"独魏公之名赫然在人耳目间，虽隔百年，而里间所传，犹有'救得治，魏次白'之谣。"（《雪堂公医学真传·序》）可见其评价和影响。

四、原著摘录

革与牢对，而革在浮分，牢在沉分，则革与牢不可不辨。结与促对，而结在迟时，促在数时，则结与促不可不辨。散与紧对，而散为缭乱无神，紧为牵转有力，则散与紧不可不辨。滑与涩对，而滑为流走不定，涩为蹇滞难行，则滑与涩不可不辨。微与洪对，而微则小弱欲绝，洪则涌沸弗驯，则微与洪不可不辨。虚与实对，而虚系三候无神，实系三部有力，则虚与实不可不辨。是犹显然相反而成对待之形者，亦可互勘而得之。若相近而实不相同之脉，则辨之殊非易易。如伏与沉近，而沉则重手即得，伏则着骨乃彰，以此而辨。革与芤近，而芤则中空而浮沉有，革则浮有而中沉空，以此而辨。代与结近，而结则迟时一止，止无定数，代则迟时一止，止有定数，以此而辨。濡与弱，而弱则细小现于沉中，濡则细小居于浮面，以此而辨。而且缓与迟近，而缓则不愆四至之期，迟则不足四至之数，是迟更较甚于缓。细与微近，而细则小而分明，微则小而隐约，是微脉更甚于细。洪与大近，而大则形阔而象清，洪则形阔而势涌，是洪脉更甚于大。动与短近，而动则仅见于关中，短则均欠其部分，是短更甚于动。实与革近，亦与牢近，而牢则见于沉，革见于浮，实是三部相等，是实更甚于革与牢。代与结近，亦与促近，而结亦无定数，促无定数，代则止期不爽，是代更甚于结与促。凡此皆宜明辨确记者也，假令差以毫厘，谬即千里矣。学者可不慎哉。（《雪堂公医学真传·卷一》）

第十二节　周诒观

一、生平著作

周诒观,字湘门,号孚若,约生于清·乾隆十七年,卒于道光末年,湖南湘潭人。周氏少习举子业,屡试不第,故弃儒从医。其"亲聆族高祖于纶、岳太邑庠陈树蕙二公清训,俱云斯道不易,而妇科尤不易。"(《秘珍济阴·自序》)故此专攻妇科,自调经种子,胎前产后,以及一切杂症。可知周氏为湖湘有名的妇科医家。

《秘珍济阴》共3卷。卷一为调经门、求嗣门;卷二为胎产病;卷三为产后病及妇科杂病,并附方歌及医案。是书乃周氏晚年采辑《达生编》等历代医经医法数十百家,删除繁杂,分门别类,参以个人临证经验而成,书中录有个人心得验案良方,辨析详明,颇合临证之用,且"能令阅者一目了然,询医家之圭臬,证治之准绳也。"(《秘珍济阴·序二》)本书刊于道光十年。

二、学术内容

周氏治学博采众家,重于实践,辨证清晰,论治准确。在妇人病证之中,首论调经,他指出,阴阳异质,男女殊科,特立专门之诊治,以救在室之沉疴。因其血之亏也,故调之必使流通;因其血之盈也,故抑之不使旷达,因而周氏论妇人疾病有如下特色。

1. 论月经不调证治

周氏认为:经曰,女子二七而天癸至,冲任满盛,月事时行,必有常候。得其常候者为无病,不可妄投调经之剂,苟不及期而经先行者,或过期而经后行者,或一月而经再行者,或数月而经一行者，或经闭不行者，或崩，或漏下者，此皆失其常候，不可不调也。月经不调周氏认为有三："一曰脾虚。经曰：二阳之病发心脾。夫二阳者，阳明胃也，胃主受纳水谷，溉灌脏腑，流行经隧。为血气之母而亦与心系，惟忧愁思虑以伤心，心气受伤，脾气失养，郁结不通，腐化不行，则脾胃虚弱，饮食减少，气渐耗，血渐少，以致妇人有血枯、血闭及血少色淡、过期始行、数月一行之病。二曰冲任损伤。经曰：气以吹之，血以濡之。故气行则行，气止则血止焉。女子之性多执拗、褊急、忿怒、妒忌，致伤肝气。肝为血海冲任之系，失守则血气妄行。又或未及二七天癸之期，而男子强与之合，或适月事未断之时而男子纵欲不已，致冲任内伤，血海不固，由斯二者乃有为崩，为漏，一月再行，不及期而行者矣。三曰脂痰凝塞。盖妇人之身所贵，内而肠胃开通，无所阻塞，外而经隧流利，无所凝滞，则血气和畅，经水应期，惟彼肥硕者，膏脂充满，元室之户不开。挟痰者，痰涎壅滞，血海之波不流。故有过期而经始行，或数月而经一行，及为浊、为带、为经闭、无子之病。"（《秘珍济阴·经候不调有三》）对行经之时应注意防范的问题，周氏亦提出三个方面的禁忌。若行经感冒风寒，不宜发表取汗，必俟经尽，方可服解表退热之剂；行经不宜多浴冷水，恐患四肢麻痹，又不宜多饮冷水，恐伤肺气，致声哑咳嗽，无可救治；经行不宜饮酒大醉，恐引血妄行，又不宜郁怒太甚，恐经血忽停，变成闭经。又不宜骤用补药，恐致蓄血，或四肢疼痛，或五心发热，为害非轻。对月经不调证，周氏论治强调以血为本，故以四物汤为调经之主方加减变化而应用。

2. 论治妊娠产褥病证

周氏论治妊娠病证颇为详细，对此类常见之病证分析较为透彻，用方多采先贤经验。如论求嗣：闻之乾道成男，坤道成女。乾坤以二气交感而生化万物。男女以二气感而广其嗣。源此，男女配匹厥系匪轻也。然必阳道乾健而不衰，阴癸应候而不愆，阴阳交畅，精血凝合而胎元易成。倘阳衰而不能下应乎阴，阴衰而不能上从乎阳，即欲有子而不可得。虽云天命之有定，抑亦人事之未尽欤。此论认识到育子成功取决于男女身体健康与否。在论及妊娠伤寒、妊娠恶阻、妊娠中风、妊娠漏胎、妊娠咳嗽、妊娠疟疾、妊娠痢症、妊娠子痫，妊娠子烦等二十多种病证时均采用歌诀来表述，这样简单明了，易记易用。如论治妊娠子淋的病症时有歌诀如下："小便涩痛曰子淋，移热膀胱虚肾阴，加味火府丹速进，兼治溺血此方寻。麦冬生地通芩芍，竹叶甘梢引灯蕊，小便尿血生地散，柏叶发灰胶黄芩。"也有以常文形式表述的。如论妊娠诸血病："大凡胎热者血易动，血动者胎不安。吐血、嗽血、呕血、咯血、鼻血，胎前皆不宜见。盖胎赖养血，不宜上溢妄行，妄行者多致堕胎，惟便血溺血者次之。面赤声哑不治，心闷者不治，产后吐衄者不治。"（《秘珍济阴·妊娠诸血论》）以上是周氏论治妊娠诸种病症的特色，体现其临床论治简明扼要，抓住主症，施治不以奇方，而以主症主方加减变化，便于后学者掌握使用。

3. 临床经验举证

周氏在产科方面亦有丰富的临床经验，对临产有六字真言：一曰睡、二曰忍痛、三曰慢临盆。此六字无不灵验，临床谨记。初觉腹痛，产母自己要拿稳主意，要晓得此是人生必然之理，极容易之事，不必惊慌。此时第一要忍痛为主，不问是试痛，是生产，要忍住疼，照常吃饭睡觉，疼得极熟，自然易生。因此时必要养精惜力为主，能上床安睡闭目养神最好。同时，无论迟早，切不轻易临盆，切不可听稳婆胡言乱语，致临盆过早，误了大事。盖瓜熟蒂落，气血两分，浑身骨节一时俱开，无所勉强，及至生下，即产母亦不知其所以然矣。并举例如下："前太补卿霍山张公三君葆华，继夫人年轻体壮，孕则八个月而产，产必数日，百苦而后生，所生必周而夭。再孕再产再夭，皆同。予谓后当生，宜相闻，明年又八个月，坐草三日不下，忽忆予言，飞舆相召，中途闻驱车者云：迎其父母作永诀计。比余到其家已夜分，诊之脉，未离经，人余残喘，稳婆在旁，问之曰：儿头已抵产门，不得出耳。予急令安卧，且戒勿扰，与安胎药。次早主人出，笑而不言。问之，曰：好了。予曰：昨言儿头已抵产门，今若何？曰：不见了。予曰：夫人本是试痛，并非正生，妄听稳婆之言，无故坐草，且误听儿头抵产门之说，夫人过于用力，故此仅余残喘。岂有儿抵产门而不生之理，岂有先抵产门而今反倒转之事，是稳婆误之也。后此百二十日，计十二个月生男，谓余为父。今已长成，始知从前难产而夭者，乃活活逼出，以体壮年轻，幸保母命耳。"（《秘珍济阴·达生篇上卷·验案》）

周氏尤其吸取《达生篇》内容，在下卷中对妊娠之保胎、饮食、小产、产后等方面提出了许多宝贵的经验，如论"保胎以绝欲为第一，其次亦宜节欲。盖欲寡则心清，胎气静逸，不特胎安，且易生育，少病而多寿。安胎又宜小劳为妙，试看乡间农妇仆婢下人，堕胎甚少，以劳故也。盖劳则气血流通，筋骨坚固，胎在腹中习以为常，以后虽有轻微闪挫，不至坏事。倘安逸不动，则筋骨柔脆，气血不行，略有闪挫，随至随落，然非胎后方劳，正谓平日不宜安逸耳。若平日安逸，及孕后方劳，适足损胎，何筋骨坚强之有耶？夫敬姜百乘之家也，老而犹绩寻常富贵年少力强，正宜勤事，岂可暇逸以自病乎？"（《秘珍济阴·达生篇下卷·保胎》）以上经验是可取的，对孕妇孕产亦有指导作用。

三、简要评价

周氏年少弃儒从医，精于妇产科，其所著《秘珍济阴》对经带胎产等诸多病证及妊娠保养各方面均有论述，其中参以自己临床心得及验案良方，辨析详明，询医家之圭臬，证治之准绳，至今仍有较强的指导意义。

四、原著摘录

或问试痛何故。曰：儿到七八个月，手足五官全备，已能动弹，或母腹中火盛，或起居不时，令儿不安，以此大动而浦，名曰试痛。只宜照常稳食安眠一二日，自然安静。或痛之不止，用保胎药服一二剂自止，此后近则数日，远则月余，甚至再过三四个月才产，人多不知。轻易临盆，终日坐立，不令睡倒，或抱腰擦肚，或用手拖，或用药打，生生将儿逼出，母则九死一生，儿则十胎九夭，惨不可言，世间难产皆此故也。盖胎不足气血不全，比方剖卵出雏，裂茧出蛹，岂能活乎！只说小儿难养，谁复根究到此。又有受寒及伤食腹痛者，勿认作试痛，不可不知。

或问何以辨其为试痛，为正生。曰：只看痛法：一阵紧一阵者，正生也。一阵慢一阵或乍紧乍侵者，试痛也。

或问伤食受寒何以辨之。曰：伤食者当脐而痛，手按之更痛，或脐旁有一硬，寒痛多在脐下，绵绵而痛，不增不减，得热物而稍缓是也。

或曰试痛亦有，恐未必多。曰：甚多。曰：何以见？曰：以今之难产者多也，盖难产皆因试痛认作正生也。

或问试痛认作正生，其害如此，倘将正生认作试痛，以致过时，不亦有害乎？曰：何害。若果当其时，小儿自会钻出，纵或过时，不过落在裤中，生在床上而已，有何大害乎！（《秘珍济阴·达生篇上卷·试痛》）

第十三节　吴德汉

一、生平著作

吴德汉，字宗海，号南溪，又名为章，湖南郴州宜章人。年少学博，而兼精岐伯黄帝之学，存心济人利物，誉日鹊起。

乾隆丙子（1756 年）乡试中举，举孝廉，后官居善化（长沙）教谕，监课岳麓、城南两书院。吴氏品行端方，学问纯粹，文章大雅，精于儒而明于医，为儒、医兼精之名士，常与人谈诗论文，兼及医理。内阁中书舍人张梅汝称赞吴氏说："为章之学问文章，粹然如金玉，适济时用"。其诊病常能切中根源，其居里时，远近相延者接踵而至，所至必获奇效。有酬其德者概不受，其贫无汤药之资者则解囊施之，全活甚众。吴德汉抉医经之要，参景岳之说，以为基础，经过两年的熟读精研，殚精竭虑，于乾隆二十八年著成《医理辑要》一书。时人常觉仲景诸书文义深奥，苦其浩繁而未易索解，而一旦阅及此书，则了如指掌。所集诸书内容，皆古人用其意而获效者。前翰林院庶吉士刘宗琪说："其所为书大旨，皆抉《内经》之心而参景岳之秘，其术精，其力勤，于体真、原化、慈幼、达道、正纪、食颐、守机、卫生、药理、审剂诸法，悉得其要领焉。……异日调元理化，以此为医国之手，夫何难，而宁仅区区参《政和》、《圣济》之经也耶？"（《医理辑要·刘序》）吴德汉学识渊博，医学思想多宗景岳，兼及诸名家之说。

　　《医理辑要》全书共 13 卷，卷首为"类经要语"，卷一为"基础概论"，卷三至卷七为"证治各论"，卷八至卷十一则详列"古方八略"、景岳"新方八略"及妇儿诸方，卷十二和卷十三为景岳本草。另外，书中还载有薛氏妇科医案、薛氏幼科医案和薛氏疮疡医案。全书内容涉及中医基础理论、证治、内科、外科、妇科、儿科、本草、方剂等，乃一部综合性中医学著作。该书以《类经》、《景岳全书》为本，以仲景、东垣、立斋诸家之言为参，兼及群书之旨。药虽进于医手，方多传于古人，正恐差之毫厘，谬以千里，不可不慎。对于诸家医籍议论稍偏、证治互异者，该书概不登录，而尽选其精要者。

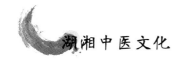

二、学术内容

在医学方面，吴德汉以景岳为尊，主张博采诸家，精研医道而后施治，反对滥用方药，其于中医诸理论及各科临床都有较深的认识和体会，下面仅列举几点，以兹说明。

1. 学术思想多宗景岳

吴德汉认为，医道始自轩岐，厥后作者代出，各有论解，折衷非易。惟绍兴张景岳先生潜心研习《灵枢》、《素问》，博及群书，而于仲景、东垣、立斋诸家，尤所宗仰，故其所著《类经》、《景岳全书》二种，阐发详明，最得古人深奥。在《医理辑要》一书中，包括中医基本理论、临床各科病症、方药等，各篇大都是摘录景岳所著《类经》、《景岳全书》的相关精要论述，以之作为全书之纲要，再附以诸家名言。方剂和本草部分，更是详列了景岳"新方八略"及"景岳本草"。吴氏认为这样可以使习阅者开卷了然，可免分歧。

如张景岳所著之《类经》，对《黄帝内经》全书进行分类并注释，由于其医学理论深厚，学术研究价值极高，被后世学者所推崇，成为医学入门的指南和必读医书。吴德汉亦极其重视此书，在《医理辑要》一书中，卷首即为"类经要语"，对《类经》中的41个常见中医名词进行了载述。

如"摄生"：虚邪贼风，避之有时。恬淡虚无，真气从之。精神内守，病安从来。夫精者，身之本。故藏于精者，春不病温。能知七损八益，则二者可调。不知用此，则早衰之节。七为少阳之数，八为少阴之数。七损者，言阳消之渐；八益者，言阴长之由。夫阴阳者，生杀之本始。生从乎阳，阳不宜消。死从乎阴，阴不宜长。能知七损八益之道，则阴阳二者可调，否则不免早衰。

如"阴阳五行"：寒暑燥湿风火，天之阴阳也，三阴三阳上奉之。木火土金水，地之阴阳，生长收藏下应。天以阳生阴长，地以阳杀阴藏。阳气者，若天与日，失其所，则折寿而不彰，故天运当以日光明。阳明，何谓也？两阳合明。厥阴，何谓也？两阴交尽。太阴脏搏者，三阴，一阴至厥阴之始。太阳脏者何象？象三阳而浮。少阳脏何象？象一阳。阳明脏何象？象大浮。二阴搏至，肾沉不浮。足之阳者，阴中之少阳。足之阴者，阴中之太阴。手之阳者，阳中之太阳。手中之阴者，阳中之少阴。腰以上者为阳，腰以下为阴。其于五脏也，心为阳中之太阳，肺为阳中之少阴，肝为阴中之少阳，脾为阴中之至阴，肾为阴中之太阴。在内者，五脏为阴，六腑为阳。在外者，筋骨为阴，皮肤为阳。

如"脏象"：肝、心、脾、肺、肾五脏，皆为阴。胆、胃、大肠、小肠、膀胱、三焦六腑，皆为阳。阳受气于四末，阴受气于五脏。肝主春，足厥阴少阳主治，其日甲乙。心主夏，手少阴太阳主治，其日丙丁。脾主长夏，足太阴阳明主治，其日戊己。肺主秋，手太阴阳明主治，其日庚辛。肾主冬，足少阴太阳主治，其日壬癸。春脉者肝也，夏脉者心也，秋脉者肺也，冬脉者肾也。脾脉者土也，孤脏以灌四旁者也。肺主皮毛，心主血脉，肝主筋膜，脾主肌肉，肾主骨髓。心为噫，肺为咳，肝为语，脾为吞，肾为欠、为嚏。胃为气逆、为哕、为恐。大肠、小肠为泄。下焦溢为水，膀胱不利为癃，不约为遗溺。胆为怒。精气并于心则喜，并于肝则悲，并于肺则忧，并于脾则思，并于肾则恐。心恶热，肺恶寒，肝恶风，脾恶湿，肾恶燥。心为汗，肺为涕，肝为泪，脾为涎，肾为唾。心藏神，肺藏魄，肝藏魂，脾藏意，肾藏志。肝色青，心色赤，肺色白，脾色黄，肾色黑。心者五脏之专精也，目者其窍也。多阳者多喜，多阴者多怒。肺者气之本。肝者中之将也，取决于胆，咽为之使。人卧血归于肝。肝受血而能视，足受血而能步，掌受血而能握，指受血而能摄。脾主为胃行其津液者也。人受气于谷，谷入于胃，以传于肺，五脏六腑，皆以受气。其清者为营，浊者为卫。营在脉中，卫在脉外。人无胃气则逆，逆者死。脉无胃气亦死。脉弱以滑，是有胃气。肾者主

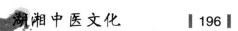

水，受五脏六腑之精而藏之。肾者水脏，主津液，主卧与喘也。膀胱之胞薄以懦，得酸则缩。人始生，先成精，精成而脑髓生。

2. 妇科治略

以《景岳全书·妇人归》的有关内容为基准，吴德汉对妇科胎、产、经等20余种疾病的证治进行了概述，如胎漏、堕胎、妊娠药禁、滑胎、六逆产、产后腹痛、产后恶露不止、产后大便秘涩等病证，还记述了妇科用药法、催生保产万全汤方论，并且载录了共20类薛氏妇科医案。

《医理辑要》之"妇科治略"卷开篇就引述《景岳全书》等书之内容说："谚云：宁治十男子，莫治一妇人。盖妇人幽居抑郁，常无所伸，阴性偏拘，每不可解。或有怀不能畅遂，或有病不可告人，或信巫师，或畏药饵。故染着坚牢，根深蒂固，而治之有不易耳。然尚有人事之难。如寇宗奭引黄帝之论曰：凡治病，察其形气色泽，形气相得谓之可治，色泽以浮，调之易已，形气相失，色夭不泽，谓之难治。又曰：诊病之道，观人勇怯，骨肉皮肤，能知其虚实，以为诊法。故曰：治之要极，无失色脉，此治之大则也。今富贵之家，居奥室之中，处帷幔之内，复有以绵帕蒙其手者，既不能行望色之神，又不能尽切脉之巧。使脉有弗合，未免多问，问之觉烦，必谓医学不精，往往并药不信。不知问亦非易。其有善问者，正非医之善者不能也，望、闻、问、切，欲于四者去其三，吾恐神医不神矣。故凡医家、病家，皆当以此为意。"（《医理辑要·妇科治略》）

又如有关"胎漏"的证治：妊妇经血不固者，谓之胎漏；而胎漏之由，有因胎气者，有因病气者；而胎气之由，亦有二焉。"余尝诊一妇人，脉见滑数，而别无风热等病，问其经脉，则如常不断，而但较前略少耳。余曰：此必受妊者也。因胎小故血盛有余而然。后于三月之外，经脉方止，果产一男。故胎妊之妇，多有此类。今常见怀胎七、八个月而生子者，人但以血止为度，谓之不足月，然其受胎，于未止之前，至此而足，而实人所不知也。第此等胎气，亦有阴阳盛衰之辨。如母气壮盛，荫胎有余，而血之溢者，其血虽漏，而生子仍不弱，此阴之强也，不必治之。若父气薄弱，胎有不能全受，而血之漏者，乃以精血俱亏，而生子必矮小，此阳之衰也。凡此皆先天之由，然栽培根本，岂果无斡旋之道乎？至若因病而漏者，亦不过因病治之而已耳。"（《医理辑要·妇科治略》）

3. 儿科治略

以《景岳全书》的有关内容为基准，吴德汉对儿科脉诊、色诊、补法，以及急慢性十余种儿科疾病的证治进行了概述，如急惊、慢惊、惊痫、咳嗽、痘、疹等病证，还载有张景岳之吐泻治验，并摘录了35类薛氏儿科医案。

如《医理辑要》之"儿科治略"卷篇首摘述《景岳全书》诸书之内容，如：小儿之病，不过表、里、寒、热、虚、实六者而已。故凡外感者，必有表证而无里证，如发热头痛，拘急无汗，或因风搐搦之类是也。内伤者，止有里证而无表证，如吐泻腹痛、胀满、惊疳、积聚之类是也。热者必有热证，如热渴躁烦，秘结痈疡之类是也。寒者必有寒证，如清冷吐泻，无热无烦，恶心喜热者是也。然四者之中，尤惟虚实最为紧要。盖有形色之虚实，有声音之虚实，有脉息之虚实。于体质强盛与柔弱者有异也，形色红赤与青白者有异也，声音雄壮与短弱者有异也，脉息滑实与虚细者有异也。故察其脉候，其果有实热，果有火证，则不得不为治标。然治标之法，宜精简轻锐，适当其可，及病则已，毫毋犯其正气，斯为高手。但见虚象，便不可妄行攻击，任意消耗。若见之不真，不可谓姑去其邪，谅亦无害，不知小儿以柔嫩之体，气血未坚，脏腑甚脆，略受伤残，萎谢极易。一剂之谬，尚不能堪，而况其甚乎？矧以方生之气，不思培植，而但知剥削，近则为目下之害，远则遗终身之羸。然非有融通之见者，固不足语此，此其所以不易。

又如有关"小儿吐泻"的证治："小儿吐泻,虚寒者居其八九,实热者十中一二。但察其脉证无火,面色青白,气息平缓,肢体清凉,或神气疲倦,则悉是虚寒之证,不得妄用凉药。古人云:脾虚则呕、胃虚则吐者是也。盖饮食入胃,不能运化而吐者,此脾气虚弱,所以不能运也。寒凉入胃,恶心而吐者,此中焦阳气受伤,所以不能化也。若邪在中焦,则止于呕吐,若连及下焦则并为泻矣。故在中、上二焦者,宜治脾胃,连及下焦者,宜调脾肾。若非实热火邪而妄用寒凉消伐者,无有不死。小儿凡无故吐泻,察其无火者,必生冷寒气伤胃所致。今小儿所病,大约皆是此证,宜养中煎,或温胃饮为主治。其次则五君子煎、理中汤、冬水煎。若兼血虚燥渴者,宜五君子加当归。若兼脾肾虚寒,或多痰涎,或兼喘促,宜理阴煎,甚者人参附子理阴煎为最妙,勿谓呕吐不宜熟地也。"(《医理辑要·儿科治略》)

吴德汉认同张氏上述论说,并引述薛立斋之言进一步阐述之,即:凡暑令吐泻,手足发热,作渴饮凉者,属阳证,宜清凉之剂。若手足并冷,作渴饮汤者,属阴证,宜温补之剂。故病有属阴者,误用寒凉之药,死后手足青黯,甚则遍身皆然,于此可验。附一治小儿吐泻验案以印证:

"余仲儿,生于乙卯五月,初秋,感寒发热,脉微紧。然素知其脏气属阴,不敢清解,遂与芎、苏、羌、芷、细辛、生姜之属,冀散其寒。乃不惟热不退,而反大泻作,连日泻不止,而喘继之。因用人参二钱,生姜五片,煎汁半盏,用茶匙挑与二三匙,喘虽未减,而亦不见其增甚。乃又与三四匙,少顷则觉其鼻息少舒,遂与以半小钟,更觉有应。自午及西,完此一剂。适一医至,急呼曰:误矣,误矣,焉有大喘如此而尚可用参者,速宜以抱龙丸解之。余诺之而不听,乃复以人参二钱五分,如前煎汤,自西至子,尽其剂,而气平安卧,泻亦止,而热亦退矣。此所以知其然者,观其因泻反喘,岂非中虚?设有实邪,自当喘随泻减。向使误听彼医,即当置之死地，必反咎余之误用参也。余因记此，以见温中之妙云。"
(《医理辑要·幼科治略》)

4. 外科治略

以《景岳全书》的有关内容为基准，吴德汉对外科（又称为疡科）疾病的证治进行了概述，并载录了近五十余类薛氏疮疡医案。

如关于"疮疡治法"，《医理辑要》载述为："疮疡之治，有宜泻者，有宜补者，有宜发散者，有宜调营解毒者。经曰：形气有余，病气有余，当泻不当补。形气不足，病气不足，当补不当泻。此其大纲也。故凡察病之法，若脉见滑、实、洪、数，而肿痛甚，烦热痞结，内外俱壅者，方是大实之证，宜用硝、黄猛峻等剂，荡而逐之。然非有真实真滞者不可下，此下药不可轻用也。其有脉见微细，血气素弱，或肿而不溃，溃而不敛，或饮食不加，精神疲倦，或呕吐泄泻，手足常冷，脓水清稀，是皆大虚之候，此当全用温补，固无疑矣。然不独此也，即凡见脉无洪数，外无烦热，内无壅滞，而毒有可虑者，便当托里养营，预顾元气。盖恐困苦日久，或脓溃之后，不待损而自虚矣，及其危败，临期能及哉。故丹溪云：痈疽因积毒在脏腑，宜先助胃壮气以固本，则气血凝结者自散，脓瘀已成者自溃，肌肉欲死者自生，肌肉已死者自腐，肌肉已溃者自敛。若独攻其疮，则脾胃一虚，七恶蜂起，其不死者幸矣，即此谓也。其有脉见紧数，发热憎寒，或头痛，或身痛，或四肢拘急无汗，是必时气外闭皮毛，风热壅盛，而为痈肿，此表邪之宜散者也。如无表证，则不宜妄用发散，以致亡阳损卫。故仲景曰：疮家不可汗，此之谓也。其有营卫失调，气血留滞，而偶生痈肿，但元气无损，饮食如常，脉无凶候，证无七恶，此其在腑不在脏，在表不在里，有热者清其热，有毒解其毒，有滞者行其气，所当调营和卫，而从平治者也。大抵疮疡一证，得阳证而病气形气俱有余者轻，得阴证而形气病气俱不足者重。若正气不足，而邪毒有余，补之不可，攻之又不可者

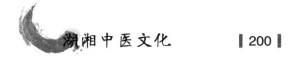

危。若毒虽尽去，而脾肾已败，血气难复者，总皆不治之证。故临证者当察虚实，审邪正，辨表里，明权衡，不可苟。"（《医理辑要·疡毒治略》）

三、简要评价

吴德汉素精儒业，兼通医理。其幼怀博济之心、扶危之志。后多方购集名书，撮其要领，分门别类，编成《医理辑要》，意存救世。其医学思想多宗景岳，兼及仲景、东垣、立斋诸名家。吴氏论及医理，范围广，涉及基础、病症、脉法、内外妇儿及方药等医学学科，阐述深奥，力求实效，对中医学理论研讨及临床实践均有很好的借鉴意义。

四、原著摘录

女人以血为主，而子嗣身体之盛衰，无不肇端于此。在古方书皆言心主血，肝藏血，脾统血，故凡伤心、伤肝、伤脾者，均能为经脉之病。又曰：肾主闭藏，肝主疏泄。二脏俱有相火，其系上属于心，故心火一动，则相火翕然从之，多致血不静而妄行。然相火动而妄行者有之，中气脱陷及门户不固而妄行者亦有之。此由脾肾之虚，不得尽言变火也。再如气道逆而不行者有之，精血败而不行者亦有之，此由真阴之枯竭，不得误以为滞也。且血之行与不行，无不由气。如《经脉别论》曰：饮入于胃，游溢精气，上输于脾，脾气散精，上归于肺，通调水道，下输膀胱，水精四布，五经并行，合于四时五脏阴阳，揆度以为常也。此言由胃达脾，由脾达肺，而后传布诸经。故血脱者当益气，血滞者当调气，气主于肺，其义可知。然其病之肇端，则或由思虑，或由郁怒，或以积劳，或以六淫饮食，多起于心、肺、肝、脾四脏。及其甚也，则四脏相移，必归脾肾。盖阳分日亏，则饮食日减，而脾气胃气竭矣。阴分日亏，则精血日涸，而冲任肾气竭矣。故凡治经脉之病，或其未甚，则宜解初病而先其所因，若其已剧，则必计所归而专当顾本。甚至脾肾大伤，泉源日涸，由色淡而短少，由短少而断绝，此其枯竭已甚也，倘云积血而通之破之，祸不旋踵矣。

王节斋曰：调理妊妇，在于清热养血。白术补脾，为安胎君药，条实黄芩，为安胎圣药，其说虽若有理，而实有大病，不可不辨也。夫孕之胎气，必随母之脏气，大抵阴虚者多热气，阳虚者多寒气，寒之则寒，热之则热者，是为平气。今以十人言之，则寒者居其三，热居其三，平者居其四。若谓受胎之后必增内热，自与常人不同，则何以治恶阻者必用二陈、六君、生姜、半夏之属而后效乎？况今之胎妇气实者少，气虚者多，气虚则阳虚，而再用黄芩，有即受其损而病者，有用时或未觉，而阴损胎元，暗残母气，以致产妇羸困，或儿多脾病者，皆由乎此。奈今人不能察理，但以圣药二字，凡属安胎，无不用之，其害盖不少矣。至若白术虽善安胎，然凡阴虚者非可独用，气滞者亦当权宜。是以用药之难，当如盘珠，不可胶柱而鼓瑟也。（《医理辑要·妇科治略》）

第十四节　萧培仁

一、生平著作

萧培仁，字德安，清代湖南衡山人，具体生平不详。约生活乾嘉以后，其生活时代应晚于清代衡山名医熊廷良所生活的时代。萧培仁对其所处时代的一些行医状况非常不满。其认为古医皆读书明理之人，不过借行医以示仁民爱物之心，兼以播名，而非为谋利计。而萧氏所处时代一些业医者则不然，误用大药而"杀"人，死者无怨，知者亦罕；侥幸得中，而其名遂彰。故误用大药"杀"多人而恶名不加，能愈数人，而大郎中之名成，获利亦多；用一般表里寒凉之药治愈好病人，人谓仅仅是伤风小疾，如误而伤人，人则曰医杀之。故益人反而名不彰，获利无几，若伤人则恶名遍传，术永不行。此股歪风代代授受相承，流毒广泛，无有底止。萧氏为点破此弊端，指引医路，乃广读医书。后遇刘鹿平先生，其著有《四要》、《八要》、《心传》，皆集前贤之说，而加以润色辞句。萧氏认为是书由博返约，诚初学之津梁，于是将刘鹿平先生原稿整理编成《医学引路》一书，并附管见于后。萧培仁医德高尚，视病人如己亲。在学术上，其重视问诊，主张灵活用药，反对妄用大药，反对重议药而不重议病。除此之外，萧氏还有许多临证经验和思想观点，值得当今从医者效仿。

《医学引路》全书分上下两卷，以摘录刘鹿平等前医之医论为主，间附萧氏评述于后。上卷主要摘录刘鹿平所著《四要》、《八要》、《心传》的有关内容，涉及脉证、诊法、辨证、用药等内容；下卷主要论述伤寒五证（春温、瘟疫、风温、伤寒、中寒）、内景真传、五运六气等内容，并引述熊廷良之"金针三度说病"、"金针三度说方"于后。该书为初学者指引道路，亦为传徒之捷诀。

此外，其还著有《医书歌括》，该书未见。

二、学术内容

萧培仁研习中医颇有心得，对于如何选读医书、如何辨病诊治、如何灵活处方用药等，结合切身经验，提出了许多切合实际的建议，对从医者具有较大的指导作用和参考价值。

1. 推介习医之书和习医之法

为引导初习医者能正确研习医学，快速入医门，萧培仁根据自己的习医经验，总结了一批医书，以供参照。除《内经》、《伤寒杂病论》之经典医籍外，萧氏推介刘鹿平之《四要》、《八要》、《心传》，建议熟读之。此外，萧氏还建议：《医宗金鉴》，辨症详晰，诸症悉备，业斯道者，不可不熟读；习医者应将《医宗必读》之"药性择其常用者"、"脉诀诸论、"各症按说"等篇熟读；于《医方合编》汤歌常用者，熟读一二百方，各症总注、各方集解，亦宜详看；将十四经络穴道，五脏六腑部位，饮食出入道路，五运六气盛衰，讲明熟记于心；将喻氏伤寒《尚论篇》、《医门法律》朝夕研究，口诵心惟，一句不可忽略；读《寓意草》至叙病症后，便掩卷自思："此症当如何治？当用何药何方？"再读后截，合则熟记于心，不合则再读细思，或阙疑求教明者；《尚论》后篇，间有难解之处，初学者可以缓读；《伤寒》亦须参看（萧氏认为：伤寒为百病之始，故先师分经设法，详晰无遗。是书若通，诸病皆可比例而推），然言简意赅，学者最宜多看各家注解，细心揣摩，不可畏难苟简；《景岳全书》，学问大，议论精，所制新方八阵，谓补阴不可利水，清火兼滋阴，补阴兼益气，麻黄佐熟地，补阴而发汗，论制附子、地黄等法，是皆补前人之未备，学者不可不读；《冯氏锦囊》，议论平正，而妇人、小儿尤精细，所制全真一气汤，亦补前人之未备，医案一卷，不可不留心；《万氏女科》、《幼幼集成》皆要看熟；春温症，须当讲究，《瘟疫论》立言未必无偏，也要看过，方可医病。

　　此外，萧培仁也提出了一些较好的读书方法和阅读医书的注意事项。如：看病必须细问病情，辨证用药，效则即此是师，不效则再将诸书细读，潜心研究；书即是师，一边行，一边读书，最易进功，切不可假装模样，终日饮酒嬉笑，甘为庸下而不耻；若能手不释卷，心常挂念病者之苦，久之自然得心应手，渐入高明，医人之所不能医，功德莫大，获利亦无穷；所推介之医书，多发前人所未发，切不可随文顺口读过。凡读各家医案，皆当如此，方能进功；于《伤寒论》，因用药大峻，分两过重，而古今元气不同，各朝戥称亦异，师其法，勿执其方。另外，萧培仁还认为：习医者虽然研求古圣昔贤之精义，仍必得明师指授，假以岁月，而又能发愤苦读方可在医界有所成就。

2. 诊病尤重问诊

　　萧培仁认为：望闻问切四者皆医家之要，而问症尤在所先，望闻次之，切又次之。如："凡医一病，必先详问病情，

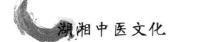

暴病只辨表里、寒热、虚实，久病必问得之何时，初系何症，现在何症，何药少减，何药病增，饮食多少喜恶，小便清浊长短，大便软硬多少，治法得其大半。再观其人胖瘦黑白，举动轻重，眼耳口鼻舌胎燥润如何，听其声音呼吸出入，咳嗽缓急，辨明经络气运，治法已得八九。然后参其脉之虚实，合则坦然无疑，不合则和盘细揣，务得其理，方可用药，必须如此，庶几不致大误。每见今之医者，略问数语，舌胎一瞧，便将病者两手捻着，胡猜乱想，装成模样，称虚道实。服药不对，则曰脉当服此药，再服病笃，则又曰药与脉反，死期至矣。抑思岐黄仲景之神圣，尚且多方推求，诚以人命至重，不敢草率，若辈何知，而敢以一切推人生死，岂真立心害人哉！抑授受相承，不过假此以哄愚夫愚妇之财也。抑劫运使然，故生此辈，为阎君代行勾除也，悲哉！"（《医学引路·凡例》）

于切脉，萧培仁认为：切脉不过辨明浮沉迟数、有力无力、有无胃气、有神无神及虚实而已，但胃气难辨。在萧培仁看来，辨胃气当以来去缓急为辨，来去分明，至数均匀，应指有和缓之象，虽数亦是有胃气有神；来去疾数模糊，如龙雷之火，过指即无，至数不匀，虽四至亦是无胃气无神。有则可治，无则不可治。盖人之生也，必藉饮食以养之；人之病也，必藉众饵以调之。药虽有补泻，必藉胃气敷布，今胃气不用，虽有灵丹，莫可救矣。其他二十七脉，辨症诸细法，不可固执。盖望闻问，三者显而可凭，而切脉则模糊难明，似是而非，指下少差，杀人易如反掌。且切脉必知其人平日脉象，临病方得有准。萧氏曾见有脉洪大弦紧如钱串者，有微细迟缓如虫行者，有浮取不现者，有沉取全无者，萧氏认为是生来如此，其人并无病，病则脉必反常，亦有不改者。若不察症，而凭脉用药，则杀人之事矣。是脉不可以常法拘。

3. 用药详察细审

萧培仁认为：医者治病用药，如大将剿寇用兵，必先探知敌情，察其虚实，筹谋划策，审而又审，然后选将出兵，百战

百胜。所谓多算者胜，少算者败，治病亦然。凡遇一病必先细
察六淫何伤，七情何伤，所伤何经、何腑、何脏，或伤一经，
或伤两经三经，何经为六淫所伤，何经为七情所伤，何经最
重，何经次之，何经伤轻，辨明虚实，或补或泻。某经伤最
重，当用某药之对症力大者为君，某药之同气相助者为臣。某
经伤略轻，当用某药为君，而不用臣，或用而减其分两。某经
伤更轻，只用某臣药而不用君，然后择古方中，何方可合，不
合则用某方合某方，倘其中有药不相宜，则加减之，方可举笔
书方。病虽千变，自然百发百中。萧氏说："每见今之医者，
开口便云此名何病，当用某方，不效则曰此系某大家之方，所
载治症悉合，安得有误！抑思病症之相同者极多，如伤寒咳
嗽，伤湿伤燥亦咳嗽，脾虚阴虚亦咳嗽，安得一方而通治诸嗽
哉！若能审清外伤内伤，治其本经，不治嗽而嗽自止矣。他可
类推。"（《医学引路·凡例》）

4. 辨病用药因地制宜

临证辨病用药，萧培仁常因地制宜，灵活处置。萧培仁认
为：伤寒症，于西北地高，风烈寒严，居人风寒习惯，皮肤坚
固，汗出有时，毛孔常闭，不伤则不伤，伤则多入内腑。寒从
足生，寒则足先受之，膀胱乃水腑，居下部，属足经，水性
寒，故先伤。既伤膀胱，次第相传，故传足而不传手。于萧氏
看来，苦冷之地，寒水之腑，风寒所伤，兼伤营卫，故宜用桂
枝辛热香散，暖水腑温营助卫，气血暖而流通，风寒自散；用
佐麻黄开肌表，风寒随汗而出。萧培仁认为二药单用兼用
均可。

萧培仁又认为：东南地卑，山多风柔，湿气长存，乍寒乍
热，居人常受湿热熏蒸，汗出无时，毛孔常开，风寒因之而
入。肺主皮毛，故先伤肺。肺乃手太阴经，故手足并传。然风
寒之人，暑湿燥火亦随之俱入，故东南所伤，每多寒热夹杂。
先伤手肺经，非独风寒伤足经之为害。肺乃娇脏，畏寒而尤畏
热，热则伤肺，桂枝辛甘壅肺，故不宜用。是以《伤寒论》

中桂枝汤后，继中酒客吐者，汗不出者，皆不可用。若麻黄虽辛温而味微苦，轻扬发汗，引邪外出，邪从毛孔而入，亦可从毛孔而出。且开肺窍而不助火伤肺，六淫合并之邪，皆可因佐使驾驭而用，无不相宜，非若桂枝，辛香助火僭肺。凡夹暑湿燥火，东南之人大不相宜。

有人认为麻黄发汗，汗多亡阳，桂枝有汗能收，无汗能发。萧氏认为此乃"一唱百和，害人不浅"之言，他予以反驳："抑知麻黄虽发汗，在人调用，脾虚君以参、术，阴虚君以地、芍，寒胜用姜、附，燥胜用清凉，或佐以酸敛，皆祛邪而不致大汗。但麻黄力大，用一二钱则止，不可多用，中病则已，不可过用，无邪不得误用多用，过用、误用，则有汗多亡阳之患；当用少用、佐使而用，乃达肌表，走经络，祛淫邪，开肺塞，理痰涎，手足通行之要药，非他药所能代者也。且伤寒亦有传手经者，越经传者，两经三经并传者，故麻杏甘石汤兼治肺经，麻黄附子细辛汤兼治少阴，合葛根兼治阳明，合柴胡兼治少阳。《伤寒论》中，法则井井，乃今人全不领略，开口诵药性，举笔写桂枝，视麻黄为毒药，吾不知其何等懵懂，抑未读书之过也。"（《医学引路·凡例》）

5. 尊古而不必泥古

于经典之方药，萧培仁认为既要遵循，然又不可固执套用。若不遵方，则无规矩。病症夹杂者，熟读《本草》，一方可用数十味，任使不专，争功夺能，安有成功哉？若固执古方，有诸味皆宜，而此味独不宜者；有诸症皆治，而此一症未治者；有药与此病相合，而气味有与此人不合者，不经加减，则此胜彼败，得半失半，安能收全功哉？且病有外感者，内伤者，有一经病者，两经、三经并病者，有六淫病者，七情病者，七情而兼六淫者，前人制方，不过为后人规模，安能逆料外感何症，合内伤何症，六淫何伤，兼七情何伤，尽其千变而立一定之法哉！即使果能，《本草纲目》集万方，犹有未尽，学者亦安能记得许多？

萧培仁认为《本草》亦有立言未善者，如云桂枝，有"汗能收，无汗能发"等语，时医凡遇感冒风寒暑湿，有汗体虚年老之辈，厥云麻黄不敢用，桂枝稳当。不知桂枝辛热香散，极易僭上，凡阴血虚，精液枯，肝肾肺燥，口渴咳嗽者，大不相宜，多服易致干咳成痨。盖本草言桂枝能止汗者，以风乃阳邪，卫亦属阳，风伤卫，以阳助阳，故营弱而有汗，桂枝驱风，邪出而汗自止。且桂枝汤有芍药助营卫酸敛，非桂枝能收汗也。今人有汗皆用桂枝，《本草》一言之差，误人如此。可见药性之言治某病某病者，皆不可固执。

另外，针对时医对一些经典古方的应用，萧培仁提出了质疑。如补中益气汤，本为劳倦所伤者而设，劳则气倦神昏，气多下坠，故用甘温补气，而兼升提，使清阳上升，复得其所，不致下陷。劳则易于感邪，故于本方加表药，祛邪外出，不使存留。当时一些业医者谓此方能升清降浊，萧培仁则表示异议，如："抑思方内皆上中二焦温补升发之药，并无下焦苦降之药，何由而能降浊？若云清升而浊自降，岂此方独升清气而浊气则不升乎？又谓虚人发汗，夫阳虚者助阳，阴虚者助阴，惟气虚汗多邪陷者，此方加表药为宜，安可混用？每见时医，阳虚者误用，则升其浊阴，阴虚者误用，则升其火，可不慎哉！又升阳散火汤，为寒冷郁遏阳火而壮热者，故制此方，散寒散火，不伤正。余意则不然，伤寒发热汗吐下和四法，汗则必开肌表，使热从毛孔而出，吐则从口鼻而出，下则从二便而出，和则清凉以解之，真火必使潜伏，邪火必使外出。若云火郁发之，是即发表汗解之意，升葛羌柴，非透汗之品，是散火必导之以出路，安有升而可散之理？时医见升阳散火之名，而又能散寒，凡遇寒火夹杂之症，使用此方以为一举而得，每致寒未能散，反引邪火上攻，而归咎古方之误人，岂非立言之未善乎？亦用方者之固执不通也。嗟乎！医人执古方，不知变通以误人者，何可胜数，聊取近日所常用者数方言之为例，以告后之学者，惟望以类推之可。"（《医学引路·凡例》）

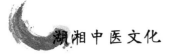

6. 倡导讲明药性及制法

萧培仁认为：药性功能宜忌，力大力小，有毒无毒，医者最宜讲明。萧氏对一些较实用的介绍药性的著作进行了推荐：初学先宜熟读《医宗必读》，然后参看《景岳全书》之药性并制法，及《冯氏锦囊》、《本草纲目》亦宜参看。盖药之力大者，非辛热即苦寒，非香散即酸敛，非大发即速下，皆有一偏之性。用之得宜，起死回生，用之不当，亦能杀人。而甘淡和平之品，又无冲锋破阵之能，故救困扶危，有不得不用者，医者须当慎而又慎，不可不细心。

萧培仁认为制药必须讲明。如制附子，须切厚片，用水浸半日，换三四次，然后于长流水内漂去咸味，略存辣味，用生姜抖汁和渣拌蒸，熟即托出焙干，不可过蒸，若漂蒸太过，则烈性全失。制白术，浸润切片，淘米水浸半日，于长流水内略漂去油，老壁土拌炒油干，洗去土炒焦。又要辨明夏术、冬术二种。夏术味苦性燥，补脾力大；冬术油重味甘，生津力重，不得混用。制地黄、首乌，必九蒸、九晒方有力。有不必制者，香药畏火，如砂仁、波蔻之类，用姜汁煮炒，芳气失矣。萧培仁认为煎药亦要得宜。如麻黄羌独荆防柴前薄叶之类，不要久煎太浓，久煎则失其升发之性。如黄连枳实胆草槟榔味厚之类，宜水多久煎，使其味出，不可太浓，取其荡邪涤热，不可黏滞伤胃。如熟地枸杞白术尾参滋补之类，宜久煎熬浓，使之停蓄，淡则不能久停，滋补无力。余可类推。

此外，萧培仁倡导处方开单必写正字，不可胡草；药名必载清道地，不可写别名；买药多与钱文，各味另包，务要过眼，恐有差错遗漏。凡事细心，自无不中。

7. 推介辨医择医之法

时常有一些病者盲目择医，而为庸医所误，萧培仁见之，深为感慨。经多方观察，萧培仁总结出一套辨医择医之法。他介绍道："余有辨医之法，凡医入门，必先告以发病时日，前后病症，饮食二便多寡，药方效否，引之切脉、观色、闻声，方叩其如何辨症，或客邪，或本病，伤何经络，气运乖否，何者为急，如何用药，自然发无不中。倘或辨症未确，待其静坐筹思，不可催迫。医若以法试之亦可，《伤寒论》中有此法，不得谓其非。余见今世有等医人，不讲察症、观形、听声，开口便云脉象若何，当用何方，必属无知之徒。盖切脉疑似居多，可以指鹿为马，而辨症则显而难欺。脉之好歹可以强揣，病之添减人人皆知，脉诀只有许多，易于记诵，望闻问三者，浩渺难穷。其人必无学问，既不知辨症，切脉必是欺人，断非明医，切莫受其欺愚。又有一等做恶状者，做成大模大样，高视阔步，旁若无人，自以为天下唯我一人，无一人可与言者。他医问之，则曰你难道不知么，我和你同道中人，亦穷我乎？主家问之，则曰汝不必疑，病虽危急，我当极力救之，可以挽回。病愈固当重谢，不愈则归数尽，亦必酬劳。又有一等恃年长者，自以为老成谙练，闭口不言，告以病症，或点头或微笑，主人问之，则曰吾阅历多年，治经千人，昔凭脉用药，服吾药者，无不回生。若病笃告急，必又曰病不应药，乃绝症也。是生人则有功，杀人则无过，此二种乃奸诈小人，而无学问者，假装模样，拒人盘问，掩己寡陋，切不可信。又有一等称得秘传奇方，能治某病者，如肿胀疟痢之类，亦属不经之言。体之强弱不同，病之变态不一，安有一方人人通治之理。诚能如此，古之神圣，何不每症各制一方，而必纷纷多岐哉！此则愚夫所为，不听可也。以上四等，乃近日恶习成风以惑人者，举世一辙，良可恸恨。余故凿凿言之，以告世人，惟望世之高明，即余言推而广之，畅发先圣先贤之仁心，洗除此等恶习，以挽秃风，使人人咸知奸徒之欺伪，不为所惑，得延明医，以救父母妻子之疾厄，老幼同登寿域，不为庸医所杀，岂非人人尽知医理哉！是则余之所深望。"（《医学引路·凡例》）

三、简要评价

萧培仁医德高尚，心怀仁济，长存人病如己病之心，敢于揭露医界时弊。其临证经验丰富，于习医、诊病、遣方用药等，言常人不能言，发常人不能发，实为一位值得后学者敬仰和效仿的名家。

四、原著摘录

有病之表里。自外感而来者为表，由内受而生者为里。在阳经之表为表，在阴经之表为里。发于皮毛为表之表，发于肌肉为表之中，发于筋骨为表之里。如头痛发热恶寒，腰痛脊强，属太阳，是表之表也；头痛发热，目痛鼻干，属阳明，是表之中也；头痛往来寒热，呕而口苦，耳聋胁痛，属少阳，是为半表半里。其在三阴，皆为表之里。肝主筋，肾主骨也。在表者，饮食知味，二便如常；在里者，不欲食，小便短赤。内外之病并来，则表里之证并见。若表证重而里证轻，必先解表；里证重而表证轻，须当救里。表里有虚实之分，内外有寒热之别。表邪入里不可汗，里邪出外不可攻。

有脉之表里。分而言之，七表为表，八里为里；约而言之，浮主病在表，沉主病在里。然有浮脉而病反在里，不在表者。脉沉细，而病反在表不为里者。此又不可拘也。

有药之表里。走阳分者为表，但散外寒者为表，而去内寒者为里。故发散解肌为表，而涌吐和解亦为表；利水攻下为里，而行滞消导亦为里。然寒凉者，去表热之入内；温燥者，散里寒之在中。表虚宜补而固，里虚宜补而温。（《医学引路·鹿平刘宾贤先生纂辑四要八要总诀·表里》）

第十五节　鲍相璈

一、生平著作

鲍相璈，字云韶，善化（湖南省长沙）人。生活于清·道光至咸丰年间，曾任职广西武宣县。鲍氏自幼爱好医药之学，心存济世救人之情，自谓："余幼时，见人有良方，秘而不传世，心窃鄙之。因立愿广求，不遗余力，或见于古今之载籍，或得之戚友之传闻，皆手录之，久之，荟萃甚富，各门俱备，乃删其不甚经验及数方相同与贵药不能力致者。"（《验方新编·序》）自上可知鲍氏之为民情怀，因凡人不能无病，病必延医服药。然医有时而难逢，药有时而昂贵，富者固无虑此，贫者时有束手之忧，为方便计，自莫良于单方一门矣。单方最夥，选择宜精，果能方与症对，则药到病除，无医亦可。故鲍氏"区区救世之苦心，校雠不倦，寝食与俱，盖二十年于兹矣。"（《验方新编·序》）

《验方新编》共16卷。按病证分为99类，广收民间流行的单方、验方，各种治疗方法近六千条，涉及内、外、妇、儿、五官各科，在具体的治疗方法上，灵活运用了内服、外敷、针灸、按摩、捏脊、拔罐、刮痧、引流、放血、祝由及人工呼吸等各种方法。既简既便，亦精亦博，"虽至穷乡僻壤之区，马足船唇之地，无不可以仓卒立办，顷刻奏功。"（《验方新编·序》）该书问世之后，深受民众喜爱，多次重梓与增辑，自道光丙午年刊行后，先后有《增订验方新编》、《正续验方新编》、《选录验方新编》等数十种版本和百余家书局印行，足资证明该书的价值。

二、学术内容

鲍氏虽言治病以简便廉为宗，外治法为主，但其论病仍然注重辨证，以脏腑理论为指导，体现外治之理亦不离内治之理的特点，现将其学术思想与临床经验总结如下。

1. 外治重脏腑病机

鲍氏论病简明扼要，抓住病机之所在，示人治疗要点。如在"目部"论洗眼仙方时指出：凡患肝虚目疾，虽双目不见，洗至年余复明。平日宜养心息气，切忌怒怯。又如在"耳内时闻蚂蚁战斗之声，时开时闭"中指出：此肾水亏极，兼怒气伤肝所致。用柴胡、栀子、白芥子各三钱，熟地、白芍、萸肉各三两，麦冬一两，水煎服。方中纯是补肾平肝之圣药，饮之数日，其声渐息，服至一月痊愈。可知此药用治肾水亏，水不涵木，肝气横逆上冲之证。又如在"牙根腐烂"病证时指出：名走马牙疳，凡大人热病之后，及小儿痘症之后，火毒流于胃经。致有此患，势甚危急，甚则落牙穿腮透鼻，一二日即能致命，故有走马之名，言其骤也。此症有五不治：不食、烂舌根不治；黑腐如筋者不治；白色肉浮者为胃烂不治；牙落、穿腮、鼻臭不堪闻者不治；山根上发红点者不治。如是凶险，命在须臾。急用生大黄三钱，丁香十粒，绿豆二钱，共研末，热醋调敷两足心，最为神效。仍照后金鞭散治之，庶几十可救五。又如论胸腹腹胀证时指出：此脾土衰弱，肝木气旺，木来喜土故也。甚至身面黄肿，亦有不黄肿者。用苍术二斤（淘米水泡一日两夜，烧存性），甜酒曲四两（烧存性），皂矾一斤（醋泡，晒干，入瓶内，煅存性），加平胃散。共为末，醋为丸，如梧子大，每服三四十丸，酒下，米汤亦可，日服两次，神效。此仙方也。在"痰疾"中论"痰疾癫狂"时指出：狂病有因伤寒而得之者，此一时之狂也。照仲景张公伤寒门治之，用白虎汤以泻火矣。更有终年狂病而不愈者，或持刀杀人骂官，不认父母妻子，见水则喜，见食则怒，此乃心气之虚，而热邪乘之，痰气侵之，遂成狂矣。此等欲泻火而火在心，不可泻也；欲消痰而痰在心之中，不易消也。唯有补脾胃之气，则心自得养，不必去痰痰自化，不必泻火火自无矣，方为化狂丹。此上诸例可知鲍氏虽取验方，并非不辨阴阳虚实、脏腑表里，而是有是证方能用其方。

2. 阐发微理妙论

鲍氏对中医理论的阐发多结合临床实践，结合相应的病证而阐发之，并以为多有效验而后发之。如在论"痢疾"时其认为，痢为险恶之症，生死所关，不惟时医治之失宜，而古今治法千家，多不得其道，是以不能速收全效。今立方何以为奇，不泥成法故奇也；立论何以为妙，不胶成说故妙也。然其药品又不外乎常用而已，有识者切不可更张，勿为庸医所误，遵而用之，百试百效者也。古今治痢皆曰：热则清之，寒则温之，初起热盛而下之，有表证则汗之，小便赤涩则分利之。此五者，举世信用，如规矩准绳之不可易。予谓五者，惟清热一法无忌，余则犯四大忌，不可用也。今详于后。一曰忌温补。痢之为病，由于湿热蕴积，胶积于肠胃中而发，宜清邪热，导滞气，行瘀血，其病即去。若用参、术等温补之药，则热愈盛，气愈滞，而血亦凝，久之正气虚，邪气盛，不可疗矣。此投温补之祸为最烈也。一曰忌大下。痢因邪热胶滞肠胃而成，与沟渠壅塞相似，惟用磨刮疏通则愈。若用承气汤大下之，譬如欲清壅塞之渠，而注狂澜之水，壅塞必不可去，无不岸崩堤塌矣。治痢而大下之，胶滞必不可去，徒伤胃气，损元气而已。正气伤损，邪气不可除，壮者犹可，弱者危矣。一曰发汗。痢有头痛目眩，身发寒热者，此非外盛，乃内毒熏蒸，自内达外，虽有表证，实非表邪也。若发汗，则正气既耗，即邪气益肆，且风剂燥热，愈助热邪，表虚于外，邪炽于内，鲜不毙矣。一曰忌分利。利小便者，治水泻之良法也。以之治痢，则水乘矣。痢因邪热胶滞，津液枯涩而成，如用五苓等药分利其水，则津液愈枯而滞涩愈甚，遂至缠绵不已，则分利之为害也。若清热导滞，则痢自愈而小便自清，又安用分利为哉。予于此一症，素畏其险恶，用心调治，经今二十余年，百试百验。既而身自患之，试验益精，然后能破诸家之迷障，而为寄妙之方论，用是述其巅末，以拯斯人之疾苦，而悉登诸寿哉也。以上五者虽系鲍氏倪涵初集中摘录，亦反映鲍氏赞同此论。

3. 论儿科外治九法

鲍氏论儿科病证颇为详细，从麻、痘、惊、疳，到儿科杂治和外治诸法，十分丰富。现列举其外治九法如下。其一疏表法。小儿发热，不拘风寒饮食，时行痘疹。以葱一握，捣烂取汁，少加麻油在内和匀。指蘸葱油摩运儿之心口，头顶，背脊诸处，每处摩擦十数下，运完，以厚衣裹之，蒙其头，略疏微汗，但不可令其大汗。此法最能疏通腠理，宣行经络，使邪气外出，不致久羁营卫，而又不伤正气，诚良法也。其二清里法。小儿发热二三日，邪已入里，或乳食停滞，内成郁热，其候五心烦热，睡卧不安，口渴多啼，胸满气急，面赤唇焦，大小便秘，此为内热。以鸡蛋一枚去黄取清，以碗盛之，入麻油约与蛋清等，再加雄黄细末一钱，搅匀，复以妇女头发一团，蘸染蛋清于小儿胃口拍之，寒天以火烘暖，不可冷用，自胸中拍至脐口，只须拍半时之久，仍以头发敷于胃口，以布扎之，一炷香久取下，一切诸热皆能退去。盖蛋清能滋阴退热，麻油、雄黄又能拔毒凉肌故也。此身有热者用之。倘身无热，惟啼哭焦烦，神志不安，不用蛋清，专以麻油、雄黄，乱发拍之，仍敷胃口，即时安卧，屡试屡验。其三解烦法。凡小儿实热之症，乃麻症毒甚热甚者，其候面赤口渴，五心烦热，啼哭焦扰，身热如火，上气喘急，扬手掷足。一时药不能及，用水粉一两，以鸡蛋清调匀略稀，涂儿胃口及两手心。复以酿酒小曲十数枚研烂，热酒和作二饼，贴两足心，用布扎之。少顷其热散于四肢，心内清凉，不复啼扰。或用鸡蛋清调绿豆粉，贴足心亦佳。其四开闭法。凡小儿风痰闭塞，昏沉不醒，药不能入，甚至用艾火灸之亦不知痛者，盖因痰塞其脾之大络，截其阴阳升清之隧道也，原非死症。用生菖蒲、生艾叶、生姜、葱各一握，共捣如泥，以麻油、好醋同煎，四味炒热布包之，以头顶、背胸、四肢乘热往下熨之，其痰亦豁然而醒。此方不特治小儿，凡闭症皆效。其五引痰法。凡小儿痰嗽，上气喘急，有升无降，喉中牵锯之声，须引而下行。用生矾一两研末，少入面粉（米粉亦可）。盖生矾见醋即化成水（入面粉取其胶粘故也），好醋和作二小饼，贴两足心，布包之，一宿其痰自下。其六通脉法。凡小儿忽尔手足厥冷，此由表邪闭其经络，或风痰阻其营卫，又或大病后阳不布和散于四肢，速用生姜煨热捣汁半小杯，略入麻油调匀，以指蘸姜油涂小儿手足往下搓挪，以通其经络，俟热回，以指拭去。其七暖痰法。凡小儿胸有寒痰，不时昏绝，醒则吐出如绿豆粉，浓厚而带青色，此寒极之痰。前法皆不能化，惟以生附子一枚、生姜一两，同捣极烂，炒热一包。熨背心及胸前。熨完，将姜附捻成一饼，贴于胃口，良久，其痰自下。其八纳气法。凡小儿虚脱大症，上气喘急，真气浮散，不得归元，诸药莫效。用吴茱萸五分，酒和作饼。封肚脐，以带扎之，其气自顺。其九定痛法。凡小儿胸中饱闷，脐腹疼痛，一时不得用药，将食盐一碗，锅内炒极热，布包之，向胸腹从上熨下。盖盐走血分，最能软坚，取以止痛。冷则又炒又熨，痛定乃止。此方男妇气痛皆可治。

4. 临床验案

鲍氏在数十年的临床实践中积累了十分丰富的临床经验，在《验方新编》中既记录了先贤之心得，又实录本人临症之体会，现将其临症医案选录如下。

阴疽治验案

王姓媳，颈上瘰疬数个，两腋生恶核三个，大腿患一毒，不作痛痒，百余日后日渐发大，形大如斗，按之如石，皮现青筋，常作抽痛。经治数人，皆称曰瘤。余曰：瘤乃软者，世无石硬之瘤耳。此是石疽，阴症也。问：可治否。答曰：初起时皆可消，日久发大，上现筋纹，虽按之如石，然其根下已成脓矣，如偶作一抽之痛，乃是有脓之证也；上现青筋者，其内已作黄浆，可治；如上现小块，高低如石岩者不治，三百日后主

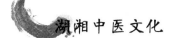

发大痛，不溃而死。如现红筋者，其内已通血海，不治；倘生斑点，即自溃之证，溃即放血，三日内毙。今患所现青筋，医其至软为半功，溃后脓变厚可冀收功也。外以活商陆捣涂，内服阳和汤，十日则止一抽之痛，十三剂里外作痒，十六剂项软，十八剂通患软，其颈项之病块、两腋之恶核，尽行消散，一无形迹。只剩石疽，立起内脓袋下，令服参一钱，因在筋络之处，先以银针刺穿，后以刀阔其口，以纸钉塞入孔内，次日两次流水斗许，大剂滋补托里，删去人参，倍增生芪，连进十剂，相安已极。适有伊戚亦行外科道者，令其芪、草换灸服，不三日，四周发肿，内作疼痛，复延余治。余令以照前方服，又服二十余剂，外以阳和膏随其根盘贴满，独留患孔，加以布捆绑。人问：因何用膏贴，又加捆绑。答曰：凡属阻疽，外皮活，内膜生，故开刀伤膜，膜烂则死，所出之脓在皮里膜外，仅似空衒，又不能生肌药放入，故内服温补滋阴活血之剂，外贴活血温暖膏药，加之以捆，使其皮膜相连，易于脓尽，且又易于连接生肌。果绑后数日，内脓浓厚，加参服两月收功。（《验方新编·阻疽治验》）

遍身瘙痒案

一人浑身上下四肢俱生风热疹子，成颗成片，耳孔、鼻孔俱已生满，心中发热闷燥，头眼俱肿，以滚水烫之，自在一时，少刻又痒，百药不效。后以灯火烧背脊两旁共六下，心口一下，乳下二下，软胁眼左右二下，肩尖左右二下，手弯上左右二下，脉门左右二下，虎口左右二下，小指节缝中左右二下，圆膝下外左右二下，腿肚之下左右二下，大脚趾丫左右二下，天庭中、太阳共五下，随用糯米捣浆，调水服一菜碗，精神松爽；并用糯米浆以鹅羽翎蘸扫浑身二三次方愈。（《验方新编·遍身瘙痒》）

治痘四宜四忌论

治痘有四宜：一宜补气。真阳充足，方能送毒出外以成痘。倘痘顶不起等症，皆元气不足之故，宜服党参、白术、黄芪、甘草之类以补之。二宜补血。真阴充盛，方能随气到苗以成浆。空壳无脓等症，皆阴血不足之故，宜于补气药中加熟地、当归、丹参、川芎之类以补之。三宜补脾肾。脾土壮健，气血自充。饮食减少，口淡无味等症，皆脾土虚弱之故，须脾肾双补，即于前气血药中加枸杞、故纸、附子、肉桂等药，痘疮自无陷塌泄泻之患。经云：虚则补其母。此之谓也。四宜察虚实。小儿饮食有味，二便如常，不服药最为稳当，设或灌浆不满，烧浆不干等症，必察其气分血分何处亏虚，照症调补，不可妄用凉药。必口鼻臭，尿臊便结，有实火可据者，方可暂行缓解。

治痘有四忌：一忌清热败毒。凡胎中阴毒，必赖阳气托送，方能发出。阳气被削，阴毒内归，痘之塌陷，实由于此。是连翘、生地、黄芩、泽泻等药，非有实火者，万不可用。二忌克伐气血。气血充畅，痘易成功。克削下咽，中气亏而毒乘虚深入，泄泻塌陷诸症作矣。是大黄、芒硝、山甲、山楂等药，在所必禁者也。三忌妄投医药。小儿出痘，延医诊治，求其有益也。岂知近代医师不分虚实，总是凉药，毒轻者几死，毒重者不生，是以不如不服药之为妙。客问曰"痘之顺症，可以下药，我知之矣；痘之险症，可以不用药乎。余曰：若纯用凉药以治险证，但见治毙，未见治愈也。客猛然省悟而去。四忌服医家小丸。近代痘师所带小丸总是巴豆丸，彼以为痘是胎毒，巴豆下行，自必可以泻去之，岂知中虚下陷，性命休矣！小丸数粒，所非温补气血之药，即抱龙、牛黄等丸，亦与痘症大有防碍，是以最不可误服。亲友处受此害者甚多，目击心伤，故特表而出之耳。至于前人所制人牙散、独圣散、鸡冠血、桑虫之类，逼毒外出，旋即收陷，皆非正理，何曾见其治愈一人，断不可用。(《验方新编·小儿科痘症》)

三、简要评价

鲍氏立愿不遗余力，广求医药验方，荟萃甚富，取其精

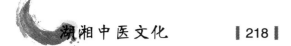

华，弃其糟粕，分门别类，共收单方、验方及各种治疗方法近六千余条，充分体现简便廉效的特色，其中亦有鲍氏自己的学术观点、方法、临床经验，是一部很有价值的中医临床参考书。

四、原著摘录

凡患鼓胀、膈食，愈后必戒杀放生，方免复发，至要至要。

手指按之下陷不起者，水鼓也；随手即起者，气鼓也；周身老黑色，皮内有紫黑斑点者，血鼓也。身大热如火者难治，身发寒热如疟者难治；四肢发黑者难治，肠胀、脉大命绝者难治，唇口黑是脾绝者难治，缺盆平心绝者难治，手足心平肾绝者难治，肚脐翻突肺绝者难治，背平肝绝者难治，阴茎肿烂者难治，泻后身有青筋起者难治，大便滑泄者难治，周身有破皮者难治，先起于四肢、后散于腹者难治，先起于腹、后散于四肢者易治。

治水鼓法

手按之下陷不起者是。雄猪肚一个（去净内脏），老丝瓜筋半条，土狗子（又名蝼蛄）十个，小黑公牛粪一泡，紫背浮萍一两。以上各药共装肚内，以麻线缝好，放新砂锅内，加水，用桑柴火煮烂，去净浮油，煮好去药，将肚温水洗净，竹刀切片，仍入原汤中，再加赤茯苓皮、大腹皮、生姜皮、广陈皮、生桑白皮各三钱，甘遂（面包煨）、绵大戟（面包煨）、芫花各二钱（醋炒），用文武火再熬数滚，原汁约有一大菜碗，将药去净。猪肚与汁分作二次或三次服下。听其自利，其水由大小便出，其鼓立消。服此之日，务须依法严忌盐、酱一百二十天为要，每日用真秋石可代盐。此治水鼓第一神方，不可轻忽。（《验方新编·鼓胀》）

第十六节　郭传铃

一、生平著作

郭传铃，字楚贤，湖南中湘（今湖南湘潭）人。约生活于清道光、同治年间，为清代医家。郭氏家学渊源，有感于历代医家对癫病研究欠佳，"余观古今医书，汗牛充栋，而兹证独略。非故略也，特无专科耳。"（《癫狂条辨·原序》）经过郭氏的临床实践，发现该病有其独特之处，与其他疾病有区别，"狂证有外邪而兼有内郁，癫证则无外邪而止有内郁，盖癫之痴迷昏愦，由忧思郁结、痰迷心窍也，内邪也，阴也。疫之发热咽燥，疬气之伏于里而浮越于表也，外邪也，阳也。狂则忧郁之气结于脏，瘴疬之气复入于腑，内邪与外邪交战于脏腑之间，即欲浮越于表而不能，所以身无寒热而怪证百出，及阴阳混杂也。"（《癫狂条辨·原序》）郭氏在此基础上，结合自己的家学，着意于癫狂病证的研究，认为："治狂，则以理痰为先，清火次之。盖理痰以治其内，清火以治其外，标本兼治而治备矣。其辨证下方条理井然，学者诚当奉为矩矱。"（《癫狂条辨·原序》）

《癫狂条辨》不分卷。但在实际内容中则分为癫狂总论与应用诸方两部分，重点论述了审脉以辨虚实、审色以辨浅深、审症以辨经络、审方以辨先后、五脏分治法、五脏合病法等内容，并附痰饮辨、癫犬咬方等节。本书是郭氏根据家传之学，结合个人经验总结而成，是我国现存的第一本精神病学专著。

二、学术内容

郭氏对癫狂强调以脉、色、症、方为辨识的重点，着眼于五脏分治与五脏合病治法，在病机上提出："癫症专责乎痰，痰火夹攻则狂也"。（《癫狂条辨·癫狂总论》）在辨证上，提出辨虚实、辨浅深、辨经络、辨先后的癫狂辨证大纲；在治疗上，总结出以五脏分治为主的脏腑辨证体系，提出治癫"以温中升阳为主"，治狂"则以理痰为先，清火次之"（《癫狂条辨·原序》）。并对癫狂病的预后判断、防止复发、重视巩固治疗等方面亦有独创经验。现将郭氏学术思想与临床经验简介如下。

1. 论癫狂辨证大纲

郭氏提出："人受天地之气以生，不外阴阳气化。阴阳和则百病不生，阴阳乖则邪气易入。故人感之，即发为异病。癫狂者，病之异也。感之浅则治之易，感之深则治之难。惟治之有要，斯亦易而无难耳。……须知癫症专责乎痰，痰火夹攻则狂也。盖火属阳而常动，故有传经之变；痰属阴而常静，故有结聚之坚。痰本不动，其动者，火逼之也。狂虽有传变，又与伤寒传经异，伤寒自外而入，狂则自内而出。伤寒始于太阳膀胱，一日一传。狂则始于厥阴肝，次传心，次传脾，次传肺，次传肾。至肾不愈，则又反而传肝。"（《癫狂条辨·癫狂总论》）郭氏认为该病多由痰火而作，如忧思则伤脾，郁久而怒则伤肝，土郁而木复克，此痰所由生也，痰迷心窍而昏愦作矣。岚瘴戾气伏入于里，积久成热，此火所由生也，火灼心君而妄念作矣。内乱既生，外侮因而乘之，痰火触逼，两相夹攻，心神亦因之扰乱而谵狂作矣。在审脉以辨虚实中郭氏提出："患斯病者，癫症不过百中一二，故脉每多实强。善治者，不得忽视。夫脉亦不得徒泥乎脉，脉症参观，斯为尽善。"在审色以辨浅深中指出："欲知症之真伪，须察耳后穴。经系青紫色，目斜视而白珠色红者，决无疑焉。其穴在耳后，系三焦经之颅息穴。观铜人图便知，初起之时，穴上有纹二条上冲发际，当察以辨其病在何经。在肝，色青；在心，色赤；在脾，色淡黄；在肺，色淡白；在肾，色黑；病退则散。若纹渐收缩，凝而成珠，形如豆粒，则难治矣。如恐未的，可再用青油燃纸，令患者向火久视，目中定现五色彩晕，亦以红、青、黄、白、黑，分心、肝、脾、肺、肾。现某色者，即属某经；或全现者，病流五脏。若经纹之色隐而不现，火光之色亦不现，即宜以独活汤一二剂升发之。后仍不现，非病之将散，即属他症，又当参详再辨。舌色初起，色深红；热燥极，色黄。若用硝、黄太早，则色转黑，又宜以升阳散火汤主之。若胎如积粉，即属疫症，以达原饮主之。又观面色以验生克，或面黄而内现青，为木克土；或面色白而内现赤，为火克金。凡五行相克者准此，俱宜以一补一泄之法治之。"（《癫狂条辨·审色以辨浅深》）

2. 审症以辨经络

郭氏强调癫狂之症，应重经络，因经络与各脏腑相连，五脏之中以心为主，心神惑乱，则癫狂作也。癫狂之作，有癫之始发，不过痴迷昏愦而已，无他症也。狂之始发，身无寒热，心神昏迷，狂妄相乘，谵语叠作，似有邪祟依附，以故喜乐怒哀失其正，爱恶情欲反其常，言则无非神祇，见则无非妖怪或社坛礼拜。凡呼天誓地，甚至裸体忘羞，远方逃匿，种种异状，难以枚举。"其见证大要有五：一曰悲泣也。热在胆，痰在肝，肝与胆相通，则热炎于肝而气不畅，故悲而泣也。二曰喜笑也。热在小肠，痰在心，心与小肠相通，则热炎于心，心血上升，故喜而笑也。三曰歌乐也。热在大肠，痰在肺，肺与大肠相通，则热炎于肺，肺窍气塞，则气逼热邪而散于脾，子入母怀，故乐而歌也。四曰詈恶也。热在胃，痰在脾，脾与胃相通，则热炎于脾，脾土燥极，故詈而恶也。五曰阐怒也。热在膀胱，痰在肾，肾与膀胱相通，则热蓄下焦，水不生木而肝燥，故怒而阐也。至癸堂上坐，男称帝，女称佛，则邪已传胃，一下即愈，此狂症之常也。时而弃衣狂走，逾墙上屋，行窄径如行平地，或侧退或弃履，或言语不伦，此五行混杂，五脏合病也。时而仰视，为火有余；时而俯视，为水有余；时而左顾右盼，如见五色精兵、天仙往来、神鬼相攻，此则五行互克，病愈深而治愈难矣。世俗每见前证，疑有魔鬼相攻，辄以巫师治之，实非鬼也，乃狂症之变也。总之，不离乎痰者近是。然五脏见证，间印《内经》不合，大抵病为怪病，而理亦相反。"（《癫狂条辨·审证以辨经络》）

3. 论治以五脏分治法

郭氏论治癫狂以五脏分治法。在选方上认为：或病之初起，或初接他人手，审症未的之时，俱宜以独活汤升发之，次则依各条主方治之，或随证变通，或随方增减，神而明之，则存乎其人。但不可先用补剂阻塞经络，以致不可救药；亦不可遽用硝、黄，致痰为寒凉所陷，凝结不散。总以理痰为先，清火次之。若血蓄下焦及病已传胃，即宜急以硝、黄下之。既下之后，又当救阴，或以金水六君煎主之。若直中癫证，则又以温中升阳为主，寒凉断不可用。在具体五脏分治上，郭氏提出："邪传肝经，则泣，以清风饮子主之，或羚羊角散、犀角地黄汤加柴、苓亦可。邪传心经，则血旺，故多言多笑，以天黄散主之，或导赤散亦可。邪传于脾，气不能舒则詈，以柴陈汤主之，或二石滚痰丸、涤痰汤、越鞠丸亦可。邪传于肺，则壅塞肺窍，必歌，必喊叫，以润肺饮主之。邪传于胃，则血蓄下焦，故阐怒，以桃仁承气汤主之。邪传于胃，则病将愈。然有男女之分，在妇必称神、佛之尊，在男必称帝位之尊，急宜下之，以导痰承气汤主之。"（《癫狂条辨·五脏分治法》）又如对五脏合病之治法，郭氏认为如症见"凡翻坛打庙、逾墙上屋、弃衣弃履、狂走倒退、行径拜揖等症，皆五脏合病，五行混杂，宜调和营卫，清热化痰，以五脏饮主之，或八味逍遥散亦可。若仰观、俯观、左顾右盼而面色又相克，此亦五行混杂，病必纠缠，亦以五脏饮加减调养可也。"（《癫狂条辨·五脏合病治法》）

三、简要评价

郭氏之论治癫狂病证，家学渊源，颇具心法。其着意于审脉、审色、审证、审方，并从五脏分治法、五脏合病治法等脏腑辨证体系入手，在治法上对癫证以温中升阳为主，治狂遵循理痰为先、清火次之的原则。愈后调理方面，其提出："是症有一治而愈者，有久治而后愈者，有愈后略欠调理，数月复发者，最难治。故治此病者，宜拔其根本，劫其巢穴，宽之以岁月，养之以优游，方保无反复之忧，或用天王补心丹，或金水六君煎主之。"（《癫狂条辨·愈后宜调理》）

四、原著摘录

患延日久，伏火上炎，则邪着于肾，故好淫，男女皆同，用知柏地黄汤主之。

知柏地黄汤

知母　黄柏　干地黄　牡丹皮　泽泻　山茱萸　茯苓　怀山药

《癫狂条辨·伏火上炎治法》

狂症转癫，皆因泄热太早，痰为寒凉所凝，痰陷诸窍，则癫也，以回阳升麻汤主之。

回阳升麻汤

熟地　人参　附块　干姜　当归　升麻　甘草

《癫狂条辨·狂症转癫治法》

直中癫症，因阴邪内积，抑郁难伸，故不语不乐，默默如醉，目光直视，无时颠仆，三部之脉俱虚，宜回阳升麻汤主之。或附桂理阴煎、胡椒理中汤亦妙。

回阳升麻汤 见前。

附桂理阴煎

熟地　当归　肉桂　北姜　附子　炙草

胡椒理中汤

川椒　荜茇　北姜　细辛　附子　白术　陈皮　款冬炙草

《癫狂条辨·直中癫症治法》

诸证皆可参入。风热邪痰相攻，心神不安，宜五福饮主之。

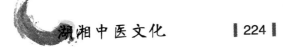

五福饮

竹叶钱　侧柏叶半钱　陈壁土两

共煎水壹碗，用秤砣烧红，以药水淬之，温服。

（《癫狂条辨·心神不安治法》）

第十七节　杨尧章

一、生平著作

　　杨尧章，字芝樵，清·道光至咸丰年间长沙人。好学，"于学无不窥，而其于医则自其少所究心，以之卫生而却疾者也。"（《温疫论辨义·孙序》）杨氏尝言："医非通儒，不能精，非至诚，不能任。苟平日于斯人休戚不相关，一旦疾苦颠连死生所系，既不藉为炫鬻计，孰肯从病者之安危责之一己者？故先生虽不欲以医名，而求治者众，治无弗效。嗟夫，天下之病，治之非无方也！大谋大功，可以庇生民而利国家。"（《温疫论辨义·自序》）杨氏所处时代正是温疫流行之际，"道光已酉、庚戌两年，湘中时疫流行，兼值下游遭水难民，流离省会，塞巷填街，十人九病，忧骸载道，惨不可言"（《温疫论辨义·胃气论》）。"夫以疫为病，互相染易，由一人传之一家，甚则传之遍村。市死者，十常七八，害綦烈矣。"（《温疫论辨义·瞿序》）但温疫一证，自仲景以下，前人论之者多矣，然未辨明病属何经，显示途径，致学者茫然，无所问津。杨氏熟读吴又可所著《温疫论》后发现，虽能揭明邪伏膜原附近，于胃为表里之分界。法以治里为主，里气通，伏邪自由里达表，最忌辛温发散，确切详明，诚千古不易之定义也。故杨氏认为："夫同一证，也有体强体弱之分，新病久病之异，专主下夺，将体强者生而体弱者死，新病者生而久病者死。论中虽云四损不可正治，卒亦委之无术挽回，又何怪宗之者恨其法之未备，转疑其义未协哉！余于审脉辨证之余，察本气而悟病情，临机应变，于又可论中所未发者，间有千虑一得，随时笔记，积累成编，迩来居间，复为删定。窃意抒一己之见，独为一家之言，此好名立异者所为，反没又可之苦心，淆后学之宗旨。特于原文后，逐条辨析，其确宜遵守者，则畅发作者之精思；其随宜变通者，则证平生之阅历。"(《温疫论辨义·自序》)杨氏临床经验丰富，其在自序中论及"李次云世兄归自浙中，患疫甚剧，次年，其亲串亦迭婴是病，余先后医治，应手奏效。每谈及是病，表里虚实，朝夕之间，传变不一，医药稍有不合法，枉命者不知凡几"(《温疫论辨义·自序》)。

《温疫论辨义》共4卷，附胃气论、寒疫论2篇。本书是杨氏研究温疫的代表作。杨氏以吴又可的《温疫论》为正宗，其辨义之意是："余于又可原文后，另文加按字。言证、言脉切要处旁加密点，发明精义处旁加连圈，以便省览。"(《温疫论辨义·凡例》)由此种方式我们就可知杨氏治温疫之学的根本。此外，"辨义者，辨明是非疑似也。余于又可原文逐条剖析，不敢稍事阿徇，亦不敢妄行驳斥，反复推求，以期折衷至当，于世有济而已。至温疫案不胜纪，兹摘录重证、损证、坏证，汇十余案。又于又可论中，亦杂附二案。其表里虚实，传变之不常，审脉辨证，因端竟委。有言之不足而长言之者，务使明白晓畅。令阅者了然于心，目间而无一毫扞格。庶不失又可之宗旨，而得成瘟疫之全书耳。""惟当时匠心独运，立法定方固多引而不发之旨。则变通之妙，救弊补偏，实有赖于后来辅翼之人，此余《温疫论辨义》之所由作也。"(《温疫论辨义·凡例》)

二、学术内容

杨氏认为吴又可《温疫论》为治疫之津梁，而义有未尽，故逐条剖析，于当从者，疏其蕴；于不当从者，抉其蔽，使之治瘟疫提纲挈领。现将杨氏学术思想及临床经验简介如下。

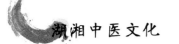

1. 温疫论辨义

　　杨氏有感于温疫一证，自仲景以下，前人论之者多，但切合临床实际者少。至明末吴又可《温疫论》出，始有发明。但"又可论瘟疫传里，只有阳明胃一条，至三阴则略而不讲，创立六经分治之法，自矜心得，不知六经皆受气于胃。胃为六经之母，母病移子，母安而子俱安，法以治胃为主。"（《温疫论辨义·凡例》）杨氏在其临床历验之，邪越阳明居多，少阳次之，太阳其次也。若离膜原而内陷于胃，是为火实胃中。胃为十二经之海，火郁于中，十二经受困。故火乘心肺，发狂谵语，口臭气粗；火乘肝脾，扬手掷足，踰垣升屋；火乘肾水，目睛直视，烦躁不眠。所谓中土者，万物所归，邪归胃府，府之为言聚也。火愈聚则愈炽，水谷莫能容，气血无从化，是生死一大枢机也。虽疫邪发作有迟、速之别，潮热有短、长之殊，但从外解者顺，从内陷者逆。从外解者，或发斑，则有斑疹、桃花斑、紫云斑；或为汗，则有战汗、自汗、盗汗、狂汗。从内陷者，则有苔刺、胀满、燥渴、谵语等证。其表里传变先后不同，一视乎禀气之强弱，感邪之轻重，参错以尽其变耳。而其要惟赖中土健运有权，则清气升而浊气降，清气升，则邪热易从外解；浊气降，则邪热不致内陷。有时浊降而清气乃升，有时清升而浊气自降，转移妙用，全在斡旋。胃气得其要领，虽证变各殊，而理可一贯，自无胶柱鼓瑟之病矣。疫邪亦与疟证、伤寒仿佛。第疟邪客于风府，卫气一日一夜大会于风府，阴阳相薄，故先憎寒而后发热。伤寒由卫及营，邪从太阳递传，自表入里，故发热而兼恶寒。惟疫邪从口鼻直趋中道，不由外廓，始则凛凛恶寒，继则纯热而不恶寒。其见证不同，故其治法各异，学者当详辨之。杨氏根据吴又可论治温疫初起之法，提出了辨义："温疫初起，舌显白苔，胸胁苦满，人事恹恹，语言不爽，或头眩鼻塞；或痰壅气促，或手足微厥遍身疼痛，先憎寒而后发热也，疫毒蒸郁于上，而舌苔纯白，头眩鼻塞阳滞于中，而胸胁苦满，痰壅气促；浮溢于筋络，而肢体疼痛，微见厥逆。凡此皆由邪气固蔽，阳气抑而不伸，表里为邪所束。故起病之时，必先憎寒，迨阳气郁而忽通，则与邪气混而为一。发热而不恶寒，日晡益甚者，申酉戌为阳明胃旺时，邪气乘之而愈炽耳，且浊邪上干清道，令人神志昏迷，故人事惺惺，语言不爽。其脉不沉不浮而数，右关为盛，亦间有全伏者。惟达原饮直达病所，兼能鼓动胃气。俾中枢转运有权，疫邪由是表里分传，洵入手第一良方也。"（《温疫论辨义·温疫初起》）对疫邪感之轻者，苔薄而热轻，口不大渴。服达原饮一二剂，或从汗解，或从衄解，或从发斑解，或从吐痰解，脉静身凉，舌苔悉退。或现微黄色，人事清爽，二便如常，此邪从外溃者也。用葛根、苍术、神曲、枳壳、陈皮、甘草等药，解散余邪。口苦，加黄芩，喜冷饮，加知母；血燥，加生地黄、白芍；小便短赤，加山栀、泽泻清利之，无余患矣。又如"服达原饮后，舌苔或黄或黑，或无苔而色紫赤，下证悉具者，以三承气酌量下之，此言其常也。另一种白苔，布满无隙，按之如沙皮。服达原饮后，毫不变色，已见腹满便闭，或臭粪黏胶，燥渴喜饮，潮热等证。由胃中津液素亏，苔色无从蒸化，宜重佐二地、知、麦等药，徐徐下之，舌苔自退。如下证已除，苔仍未退者，宜用葛根、陈皮等药，加入润燥药中，外发胃中清阳。胃气升，津液自回，苔即随之溃散矣。又有服达原饮后，苔转黄黑，经下后黄黑苔退，转现白苔者，或宜外散，或宜清润，当按脉证而施治之。"（《温疫论辨义·温疫初起》）吴又可认为：三承气汤，功用仿佛。杨氏认为："究竟主治各殊，胸腹胀满，便闭潮热，此邪热在气分也。小承气用大黄佐枳实、朴者，宣通其气而热自解。若加谵语、烦躁、宿粪坚结不行，或溏粪色如败酱，臭恶不堪，胶滞难出，此邪热兼伤阴分也。大承气用大黄，虽藉枳朴行气，而必佐芒硝者，取其咸寒纯阴之性，软坚润燥，滑而善下，则邪热速解，即兼救阴分也。若宿结不行，反攻于上，头痛欲吐，谵语神昏，此邪热上干清道也。无痞满证，气分无病。调胃承气用大黄去枳、朴者，恐伤胃气。佐芒硝、加甘草者，兼和胃阴也。至云三承气功效俱在大黄，而体强脉实邪重者，两许尚不胜邪；体弱脉虚邪轻者，钱许已觉伤正。他如枳实、厚朴、芒硝、甘草，佐使各有所宜，因证增减，不可紊也。尝见时师治疫，遇宿结不行，及溏粪臭恶难出者，大黄辄放胆用至一二两，而不敢佐芒硝少许，致大黄失其荡涤之能。不能速下，转觉劫精耗气，邪热未行，真元先败，伐害生灵，其谬甚矣。且火邪入胃，燥伤津液，生地黄、银花，宜藉以滋津养液。口苦，加黄芩；心烦，加麦冬、连翘；燥渴，喜饮，加石膏、知母；痰滞，加草果、陈皮；食滞，加谷芽、神曲；升发胃中阳气，加葛根；清解火毒，加人中黄、马勃；阴虚，加熟地黄、当归、白芍；气虚，加人参。审脉察证，虚实了然，佐使得宜，斯邪去而正气易复。全在临机应变，得心应手，收效捷如桴鼓耳。"（《温疫论辨义·注意逐邪勿拘结粪》）此为杨氏临床之经验。

2. 辨伤寒与时疫异

伤寒与时疫之不同，是因伤寒感天地之正气，时疫感天地之戾气。气既不同，为何俱用承气汤，又何药之相同也。医家认为伤寒与时疫，有霄壤之隔，但病情发展传至胃家时，并用承气汤，至是亦无复有风寒之分矣。推而广之，是知疫邪传胃，治法无异也。故又可辨伤寒、时疫受邪之不同，治法始异终同而又不同。杨氏认为：时疫受邪与治法，始终悉不外伤寒门经。特其间受邪之参错有殊，治法之顺逆不一，要之其理可一贯也。伤寒之邪，从卫营入，由太阳而传阳明，由阳明而传少阳，所谓经证则递传也。至入阳明之里，则无所传，惟有下夺一法耳。时疫之邪，从口鼻入，舍太阳直犯阳明。证见目胀、鼻塞、头重、口臭、气粗，兼有少阳之胸胁苦满，心烦喜呕，是阳明少阳合病也。少阳居表里之界，邪入里则寒，邪出表则热。故初则凛凛恶寒，继则纯热而不恶寒，其受邪也深，其见证也故缓，又可立达原饮。槟榔、厚朴、知母，治阳明药也。白芍、黄芪，治少阳药也。草果开发胃气，兼破胁下之结，阳明少阳互治药也。时疫邪气先入里，治宜攻里，承气诸药是也。里气通，余邪传为腑热，白虎诸药解之，再传而为表汗，柴胡诸药导之。故解表为重，攻里为轻。必见谵语、潮热、汗出、硬满诸证，方主大承气汤。治伤寒之邪，由表而腑而里，其法从顺治也。治时疫之邪，由里而脏而表，即从治伤寒之法，从逆治也。通斯义者，则谓伤寒为万法之祖，不诚足启发千百世之聋聩哉。或谓自汗、盗汗、狂汗，伤寒邪解之候恒有之。若战汗一证，时疫尤多，则宜专属时疫。对此，杨氏进一步加以发挥，惟疫邪阳明居多，必俟邪毒攻下，胃气流通。然后少阳表里互结之邪，始从战汗而解，必然之理也。且《伤寒论·少阳篇》云：凡柴胡病证而下之，若柴胡证不罢者，复与柴胡汤，必蒸蒸而振，却发热汗出而解。振即战也。下后复与柴胡汤，以取战汗，本伤寒法也。惟时疫邪毒最重，传染于人，却与伤寒迥别。然受病者从口鼻而入，染病者亦从口鼻而入，皆不越阳明经。时疫受邪与治法，始终悉不外伤寒门径，其理可一贯也。又如：对疫邪解后调理问题，杨氏指出："疫邪未解之先，下之阴液重伤，暴解之后，郁阳骤伸，元阴未复，阳无阴辅，即丹溪所谓气有余便是火也。火非实邪，乃阳亢阴燥耳。使用参、术助阳之品以愈劫其阴，变生种种异证。诚有如又可所云者，医者茫不知悟，反为舍本治标，愈误愈深，贻毒曷可胜言哉。凡疫邪暴解者，若里气得和，饮食渐进，津液逐日滋生，阴血易复，勿药为上。如内热未除者，清燥养营汤。表热未退者，柴胡养营汤。元阴大亏者，六味地黄汤，去山萸肉，加当归。里气不和，宜酌加陈皮、木香醒脾开胃。兼气虚者，合生脉散以滋化源，此常法也。然亦有下汗之后，实热甫除，虚寒立起。中气虚者，宜用参、术、砂、半、苓、草之类，理中扶脾。下元虚者，宜用参、附、归、地、姜、桂等药，温经回阳，此变法也。学者详审脉证，知其常法，通其变法，头头是道矣。"（《温疫论辨义·解后宜

养阴忌投参术》）

3. 治温疫立益胃三方

自《内经》详述脾胃之生理与病理之后，历代医家均以"土为万物之母"、"胃气为本"、"饮食自倍肠胃乃伤"，其言治法则在"劳者温之"、"损者益之"等基础之上加以发挥，然最著者有金元李东垣，倡"脾胃内伤，百病由生"，以补中益气汤、升阳散火汤等论治脾胃虚弱。李东垣的重点是详于脾而略于胃，自温病学家叶桂创胃阴学说，主张用甘平或甘凉濡润，以养胃阴，补东垣脾胃学说之不足。杨氏在继承诸家的基础上，着意于胃气的发挥，并特立"胃气论"，"人身所赖以生者，水谷耳；水谷所赖以容者，胃耳。其水谷之津液，流布为精血，糟粕为浊秽者，皆胃气升降之权也。是故胃为水谷之海，五脏六腑之源，气血交会之所，即阴阳互根之基也。疫邪初起，从口鼻而伏于膜原，如阴翳四塞，白昼无光，胃阳为之不舒矣。疫邪中溃，从膜原而下趋胃腑，若火燎原，不可扑灭，胃阴为之失养矣。治初起者，宜疏利，所以升胃中阳气也。治入腑者，宜攻下，所以救胃中阴液也。然升阳气者，必兼救阴，所以防邪毒入腑之亢燥也。救阴液者，必兼升阳，所以引邪毒出表之顺利也。要之斡旋阴阳，不可偏废者，诚以胃为养命之源故也。"（《温疫论辨义·胃气论》）温疫之邪最易感者，多为老衰幼弱及素来虚怯之人，其人正气先亏，一感邪气，最易形成正不胜邪，而邪愈炽而正愈亏，故几微之正气，全赖胃中谷食为之滋养。若当火毒内焚之余，胃气上壅下闭，匪惟劫夺阴液，抑且阻遏阳气，断非攻下不为功，在攻下中兼佐甘润之品，则胃阴不伤；间用升发之品，则胃阳不陷。当令得下后胃中渐纳谷食，庶几正气渐旺，邪气以渐而解，此必然之势也。有时更宜补阴以佐祛邪者，有宜补阳以佐祛邪者，有宜阴阳兼补佐以祛邪者，有宜先大补阴阳而后祛邪者。故临床上于常法中而通变法，成方中而参变方，无非保护真元，俾不绝其生化之机而已。至若下后邪气已解，饮食有味，胃气易复者，可以不必服药。若邪虽解，胃气难复者，审其内有余燥，则宜清燥。而清燥中宜兼养阴，间有宜兼扶阳者。若无余燥而专属正虚，或养阴，或扶阳，或阴阳兼补，务宜精心体察，计出万全。胃气大回，元神渐旺，始为医家能事。杨氏指出："每见时师治疫，但务去标，不知固本，无论实证夹虚，莫辨属虚属实，以承气重剂，劫命者不少。即其证悉转为虚，渴为虚渴，烦为虚烦，热为虚热，脉为虚浮、虚数，犹复认虚为实，不知培养真元，反投寒凉疏散，甚至厥逆吐利，证变纯阴，六脉沉细，尚不敢议温补。坐令胃阴枯竭，胃阳消亡，谷粮日绝，生机立戕，至死不肯任咎，比比皆然。白日青天，茫茫罗刹世界，良可慨已。余目击心伤，特立斯论，以宣又可未发之蕴。复立益胃三方，以补前法所未备，而治疫之要领，悉概括于方论中，未始非活人之一助云。"（《温疫论辨义·胃气论》）由此可知，杨氏立"胃气论"主要是针对时世疗温疫，"但务去标，不知固本"的时弊而作，阐发了治疫病注意顾护胃阴，胃阴不虚，则胃气化生之源不绝，病可复也的指导思想。另外，杨氏将此思想贯穿在自己的临床实践之中，在"胃气论"篇中附十余则医案证之。现录一则如下："袁椿年长子，体素虚弱，感受时疫，头身疼痛，发热，口燥渴、腹不胀满。医进表散之剂不效，继用桂枝五钱，大黄三钱，得大汗，大便日夜泻十余次，身热转加，夜间谵语不止，头身仍作疼痛，起则眩晕，不欲食，脉虚浮而紧。余曰：证本时疫，邪未传里，先投大黄，胃气受伤，故泄泻不止。正气素虚，重用表散，则汗出津液益伤，表邪愈陷，故热转甚。遂用熟地黄一两，当归三钱，人参三钱，生黄芪一钱五分，柴胡一钱五分，麻黄五分，白芍、丹皮各二钱，茯苓二钱，陈皮、甘草各一钱，姜枣为引。连进二剂，次早大作寒战，唇口刮白，牙关紧，重覆衣被，半时许，忽觉身热如火，烦躁异常，旋得通身大汗淋漓，衣被俱透，人事清爽，脉静身凉，胃饥思食，口不渴，泻不作矣。因其舌色纯赤而燥，里热未除，改进花粉、黄芩、滑石、生地黄、连翘、元参等药数剂。食量渐加，而大便三日不行，腹中微作胀闷，肛门发热，脉右关微数，乃余邪瘀积胃中。原方加大黄一钱五分，服后大便通利，腹不胀满，舌亦回润。去大黄，仍投清润之品，十余剂而全愈。是证也，前医先投大黄，则伤胃气，余继进大黄则去余邪；前医专用表散，则汗出而邪仍留，余佐补托表，则得战汗而邪退。先后虚实之间，设非精心体察，药不妄投，几何不误戕生命耶。"（《温疫论辨义·胃气论》）杨氏对此医案并按语如下，进一步论述其治温疫要养胃阴的观点，"温疫初起，邪未入腑，无里证，宜兼表散者，葛根、柴胡、羌活是也。若脉紧无汗，邪溢营分，宜用麻黄发表者，邪火盛，则佐知母、石膏；真阴虚，则佐熟地黄、当归；气虚者，均酌加人参，此定法也。若下后里证已解，或邪去六七，现表脉证者，亦如法施之。惟桂枝辛温气烈，助火灼津，则在所禁。黄芪补中升气，内蕴实火者，尤忌之。若下后内结已开，实火去，或去其六七，正气下陷，夹表邪者，于养阴散表中，合人参补气托表，最为得力。但汗出清气升，不必再投。若阳去入阴，变为虚寒证，又非此论。"（《温疫论辨义·胃气论》）

4. 论寒疫证治

寒疫，是为寒邪入里，纯是阴气用事，惟有补火崇土，驱阴回阳，阳长则阴清，邪自解矣。其有宜用表者，则佐温补以取汗。脉证与三阴伤寒同条共贯，治法无异。非若温疫之倏表倏里，或一日而脉证数变，治法亦数变也。凡三阴证，原不必拘泥舌上白苔，寒疫亦有白苔。世医因此概以温疫治之，阴阳乖舛，伤生实多。故余论中特揭明辨证之要，主治之方，与温疫大相悬绝。因吴又可论温疫，不言寒证，故杨氏在其著作中特立"寒疫论"篇，免致误治贻害，而反推咎于吴又可论之不详。杨氏认为：厉气有温有寒，其人感气之温者，谓之温疫；而感气之寒者，谓之寒疫。亦有真阳素亏，虽感温毒，外邪协水而动，阳热变为阴寒者，亦寒疫也。其证初起，舌显白苔，胸胁苦满，肢体疼痛，手足微厥，或鼻塞头眩，或痰壅气促，或吐或不吐，人事恹恹，与温疫诸证略同。盖因疫邪从口鼻而入，直犯太阳，脾土失职，阳气郁而不伸。寒邪上僭，故舌苔白而胸胁满，寒邪外溢，故头身痛。而手足厥。其头眩痰壅诸证，无非寒邪阻隔中焦，清明之气下陷而然。且寒邪横肆，势必兼犯少阴，而为汗出亡阳，四肢厥冷等证。并犯厥阴，而为吐利腹痛，冷结关元等证。辨证之法：温疫多见舌苔白而燥，口渴喜冷饮；寒疫多见舌苔白而滑，口不渴，或渴而喜热饮，温疫多先憎寒而后发热，发热则不恶寒，热与热两相合也；寒疫亦先憎寒，而后发热，发热而仍恶寒，寒与热两相争也。温疫则燥烦不眠，气粗口臭；扬手掷足，谵语发狂，阳性主动故也；寒疫则虚烦倦卧，身重头眩，神弱气微，郑声多怯，阴性主静故也。治之之法，惟有驱寒辟疫，温经回阳，如严冬闭寒，雪沍冰凝，端赖泰谷春回，积冻潜消矣。第真阳一点，镇摄坎宫，水火相济之妙。其专扶阳者，所谓阴从阳长，精生于气是也。亦宜兼养阴者，所谓阳根于阴，气化于精足也。此中消息精微，人命存亡，关系甚钜。故治三阴受邪之证，真阳虚而元阴未亏者，用辛温，专扶其阳，以御其阴，否则阴盛灭阳矣。真阳虚而元阴复亏者，用甘温，兼养其阴，以辅其阳，否则阳亢烁阴矣。里虚夹表者，解表必兼温里，扶正乃能驱邪也。里重于表者，温里不必解表，正旺而邪自溃也。通斯义者，可以悟阴阳互根之理，可以识标本定治之宜。济世活人，其庶几乎。故杨氏治寒疫立"醒脾饮"、"温经散寒饮"。其一醒脾饮治寒疫不发热，脉沉迟，或虚浮无力，悉现前论诸证，宜用辛温解散者，此方主之。其二温经散寒饮治寒疫壮热无汗，脉浮紧，无力无神，悉现前论诸证，宜用甘温佐表者，此方主之。杨氏在"寒疫论"篇中除论证寒疫证外，还列举自己治寒疫十余例，现录之以证之。"彭芷亭，秋初患寒疫十余日，舌苔满白，身重恶寒，壮热无汗，胃中积有寒痰，欲吐不吐，不得寐，不欲食，喜热饮而不能多。医者初进达原饮，加柴胡、羌活数剂，不效。继进白虎汤，转加呕恶，懊恼不宁，气怯声微，势增危剧。邀余诊之，六脉浮紧无力，尺脉尤虚，其舌苔白滑多痰，不欲食者，邪侵太阴也；身重畏寒，气怯声微，邪侵少阴也；阳虚宜欲寐不得寐者，神明为邪所扰，精气不交也。寒邪入营，发热日久，阴血亦为焦灼，故不能作汗。为定温经散寒饮，令速投之，汗出病当霍然。其父疑信参半，质之前医，咸谓：麻黄性烈，暑月最忌，熟地黄滞表，反引邪入阴分，尤不可用。然颇知凉药之误，用附子理中汤，连进二剂，舌苔稍退，呕恶亦止，转加烦躁，身热更炽。其父复求诊视，谓：前方即用麻黄，必请减去熟地黄。余曰：经云：汗者，津液之余也。熟地黄补元阴，而滋津液，助麻黄发汗，相辅而行，缺一不可。如法投之，即沉沉熟睡，少顷大汗透出，衣被皆湿，醒后神气顿清爽矣。次日身热尽退，惟头面手心微热，除麻黄，加陈皮、茯苓，服二剂，各证俱平，饮食渐进，除草果、柴胡、生黄芪，加炙黄芪、人参，大剂温补。时不大便者七日，忽得大下，先硬后溏，其父仓皇走告，疑为下脱。余曰：此正气健运有权，寒滞悉行，温化而出，无余患矣。原方除熟地黄、当归、加肉桂、固脂，十余剂而精神复元。"（《温疫论辨义·寒疫论》）

三、简要评价

杨尧章善医而长于辨治瘟疫，其学术遵吴有性之《温疫论》为治疫之津梁，但认为其阐发未尽，故著《温疫论辨义》4卷。其辨义者，辨明是非疑似，于又可原文，逐条剖析，不稍事违，亦不妄行妄议，反复推求，以期折衷至当，且析理明白晓畅，令阅者了然于心，而无一毫扞格。然多有发有性未发之论。创胃气论篇，谓胃为六经之母，母病移子，母安而子俱安，治法以胃为主，处处顾护胃气，着意升胃阳，养胃阴，可谓发叶桂之未发也；论寒疫则是寒邪入里，纯是阴气用事，唯有补火崇土，驱阴回阳，阳长则阴消，邪自解矣。

四、原著摘录

按：时疫为病，其初宜用达原饮攻动伏邪。迨邪气已溃，火实胃腑下证悉具，以承气下之。或为斑、为汗，为呕逆，均宜随证分别施治，斯邪易退而正易复也。最忌起首即用石膏、黄连寒凉等药，抑遏胃气，伏邪不得升降，绝其出路，转增郁热。医者见热势加甚，愈投寒凉，一误再误，绵延日久，正气愈亏，邪毒愈炽，卢、扁不能回生矣。盖寒凉之品，专清火热，无汗吐下之能。凡邪火入胃，非下夺不为功，得寒凉转滞塞不通矣。凡为斑、为汗，斑则宜托出肌表，汗则宜调理营卫。专用寒凉，阳气下陷，斑忽敛矣，阴液内耗汗不透矣。凡痰涎壅闭，或宜攻下，或宜疏利。误用寒凉，则胸胁痞满，神思益迷闷矣。每见时师治疫，以此贻害者甚多。北方诸医，允不解分经辨证，摇笔即是犀角、黄连、石膏、青黛等药，自始至终，有增无减。迨至病增危剧，反藉口于证不可为，遂束手谓药难取效。死者含冤莫诉，病家信任不疑。罗刹国中枉杀亿万生命，造孽无涯。观又可此论，谆切垂诫，未知钝根人，亦能悟当头棒喝否？（《温疫论辨义·妄投寒凉药论》）

第十八节　朱兰台

一、生平著作

朱兰台，字增籍，生活于清道光至光绪年间，湖南湘乡人。朱氏聪颖过人，少通经史。"三代二汉之书罔弗读，读未澈，虽夜兮不少休，时攻制举文，满以甲乙科可唾手可得，既不第，遂专治方书，问道王公平石，研经石龙山。"（《疫证治例·序》）"医书汗牛充栋，每当披览之余，汪洋浩渺，莫穷指归。后从先师王平石公游，公示籍曰：是道当奉张长沙《伤寒》、《金匮》。……益知赤文绿字，神妙莫名，文理虽变，其大要皆浑化六经而立言，从是方书治之，每多桴鼓相应。"（《疫证治例·自序》）自此，朱氏医名日进，求治甚众。"余每访君，辄外出赴人，远近请尾之，又为人中途侦邀，递送迎嬲不得归。归则户方局，肩舆、马仆、书刺，已杂遝至。甚或裹粮携杖，诣就诊，乞方药，坌集一时，躄者启杖，盅者约带，赢者控拳，皆称之曰：'良医，良医!'无异词。而君不以此自喜。"（《疫证治例·序》）朱氏之际，正值疫气流行，于是其广溯病由，采先贤著说，得之皆谓疫从口鼻而入，但立论出方彼此不同，茫无定律，闷然于心者几历年。经过自己的临床实践，反复探求疫病，终悟出疹入口鼻，直干气道，邪心混合，弥漫匡廓，与伤寒始异终同，出入不出乎六经之理，厥后临证，谛审更自觉此理确然不易。故集三十余年经验，撰《疫证治例》五卷。其不背古亦不泥古，能于经典中取其精，用之于临床得之妙，以见朱氏为医中高手。

《疫证治例》5 卷。全书以张仲景六经为主，逐条分析。朱氏认为，医者必先深究六经，洞悉脏腑，临证之时，相诊邪之出入，审元气之厚薄，用药才能方中肯綮，庶免蒙混之弊。可知朱氏学宗张长沙。其论诊之谓，是指风、寒、暑、湿、燥、火，六气失时，是谓六诊。恶气，抑毒气也，即疫证之原，乃毒气为之。因中诊邪直干中道，其传布概以出入二字，盖脏腑居匡廓之内，六经循匡廓之外，故邪溢三阴之经，亦以出字隶之。医者治疫以中道为机轴。全书首论疫证治例，详述疫之病原；卷二论邪留中道治例，蕴蓄三焦的各种论治方药，详于三阳经论治；卷三论治三阴治例；卷四论疫证治例医案，录其临床之经验；卷五则为朱氏临床诊治各种杂病之实录。以上为朱氏"皆生平用心体贴，亲见效验，与论中所言各证，实相符合，故特表而录之。"（《疫证治例·凡例》）

二、学术内容

朱氏在《疫证治例》中强调叶天士以疫邪从口鼻而入，

分布三焦，与伤寒六经相同。万病不出六经，舍六经而言治，则治非其治矣。故朱氏自临证以来，凡遇疫病，先行述解，不辄用寒凉，掩遏邪气。轻者随愈，重者必出此入彼，看邪道在何经，按经用药，无不切中病情，此六经治例所由而作也。因而朱氏在理论发挥和临床实践上均宗仲景六经方论。将其学术思想及临床经验简介如下。

1. 论疫证与伤寒不同

朱氏认为疫病之病因乃风、寒、暑、湿、燥、火，六气失时，是谓六诊。诊，恶气，抑毒气也。诊气之作，多值阴阳胜复，二五驳杂之候，晦雾蒙空，黄沙蔽天。虽平原旷野，与岭南之岚瘴同气。人在气交之中，呼吸吐纳，清浊混淆，中其毒者，率由口鼻入。口气通地，鼻气通天，口鼻受邪，直干肺胃，稽留气道，蕴蓄躯壳，病发为疫，证类伤寒。来路既异，初治与伤寒迥殊，传布六经则一也。伤寒邪自外入，由皮毛而肌肉、而筋脉、而脏腑。疫病邪自中作，或出而三阳三阴之经，或入而三阳之腑、三阴之脏，听邪气之出入以为出入，而邪气之出入，又每随人元气之厚薄、脏腑之寒热以为传化。医者当随邪气之传化以施治，不可泥古以疫为热邪，辄用寒凉，草菅人命。其所创芦根方，随邪气之传化运用抽添，用之得当，药入口，表气即通，有从汗、或衄、或班疹、或战汗而解者；有表气通而里气亦随之而通，或从小便黄赤、或大便溏、或下黑水、或下黑血而解者；有里气通而表气亦随之而通，郁热一下，登时发疹，或汗出而解者。盖以斯方造成透发疹毒，邪无附丽故也。其或疹邪胶固，缠绵中道，蕴蓄三焦，上极而下，下极而上，如胶投漆，莫之能离，如油入面，莫之能出，当从中道驱逐。邪结在上，栀豉、二黄汤辈；邪结在中，陷胸、泻心汤辈；邪结三焦，防风通圣散、三黄石膏、犀角地黄汤辈，则不虑稽留中道之为害也。若服芦根方，中道疹毒虽藉透发，而邪溃而传三阳经府，当按三阳经府证例治之。邪溃而传三阴，出而太阴之经，桂枝加芍药汤；少阴之经，麻黄附子细辛汤、四逆散；厥阴之经，当归四逆汤辈。入而三阴之脏，则有寒有热，辨证最宜分晓。如其人元气素旺，随阳化热者，黄连阿胶、桂枝大黄、白头翁汤辈，按三阴热证例治之。如其人元气素衰，随阴化寒者，四逆、理中、吴茱萸汤辈，按三阴寒证例治之。然治法如此，而奏效殊难。服四逆辈，正信邪诎，有漐然汗出，还表而解者；有中气有权，秽恶随下，还府而解者；有邪不服病，似小愈，过数日而又肆其虐者。盖疹虽随阴而化，终属热邪，四逆辈能扶阳不能祛疹，以疹邪滋蔓故也。当此之际，再视人之正气以匡救之。如正将复而邪盛者，间用清润之品，玄、麦、生地黄辈；或用攻于补，黄龙汤辈；用剿于招，附子泻心汤辈，俟邪气稍退又当顾正。如正未复而邪盛者，当清补兼投，炙甘草汤，元麦地黄汤、玉女煎辈；或寒温并进，连理汤、黄连汤、乌梅丸、白通加猪胆汁汤辈。正复而邪亦徐服。朱氏在临症治疫中认识到："此等治法，在旁观鲜不以为用药颠倒，而不知治疫而至三阴，医者非三折其肱，不能随机应变，因病制方也。虽然，邪之出入三阳三阴，与正伤寒小异而大同，若初起审辨不确，鲜不以疫病误作伤寒者。"（《疫证治例·疫病论》）那么，如何辨识疫病与伤寒呢？朱氏主张辨之之法宜从八方面着手："一在色：伤寒初起面色光洁；疫病初起面色晦滞。一在舌：伤寒之舌在表色白，入里则黄，由黄而燥而黑；疫病之舌初起或白或白厚、或白黄、或淡黄，甚至多有肿者，迨传入胃则燥黄而黑，然黑黄亦有随三阴寒化而见，尤宜参证审辨。一在神：伤寒初起神不昏迷，至传里入胃，始神昏谵语；疫病初起，神志不清，扰乱烦躁，如醉如痴，妄见妄言。一在气：伤寒初起室中有汗臭气；疫病初起另有一种秽气触人，鼻观善者入室便知。一在耳：伤寒邪传少阳，始有耳聋之证；疫病初起则气逼两耳，恍若瓮覆，甚者万籁交集，殊难耐过。一在热：伤寒初起发热恶寒，头疼体痛；疫病初起证类伤寒，或先憎寒而后壮热，或壮热微觉恶寒，沉沉默默，其热入暮更甚，无汗。一在头：伤寒初起头项强痛；疫病初起头颅紧箍，或痛，或眩晕。一在腹：伤寒入里乃腹满胀痛；疫病初起脐腹多板实不灵。一在觉：伤寒初起有无烦热头痛，确觉其处；疫病则内府挥霍撩乱，无可奈何，莫觉其状，莫觉其所。一在脉：伤寒自外而入，初起脉多浮，或兼紧、兼缓、兼长，迨传入里始不见浮，至数清楚；疫病自中而作，初起脉多沉取，或中取，有数有迟，迨自中达表，其脉多中取而数，或兼弦兼紧，至数模糊。凡此数端，亦不必求备，但有三四确证。"（《疫证治例·疫病论》）

2. 论治邪留中道

疫病之作，病情复杂多变，中道之症在伤寒有结肠、痞满，多由误下而致；而在疫病自中作，多有不经误下传变，听渗邪乘其虚实而干之，因邪留中道，所以最易造成中焦病症，诊邪郁结。朱氏分为三种情况加以论治。其一是渗邪郁结上焦，壅塞心胸，胸中窒，烦热或发汗吐下后，虚烦不眠，剧者反复颠倒，心中懊憹，栀子豉汤主之；若素有饮邪，挟饮上滞，胸中痞硬，气冲咽喉不得息，寸脉微浮，瓜蒂散主之；其或渗炽上部，咽喉肿痛，头面肿大、口疮目赤，二黄汤主之。其二是渗邪郁结上中二焦，虚邪则心下痞满，按之自濡，脉关上浮，大黄黄连泻心汤主之；痞恶寒汗出，附子泻心汤主之；痞而发热呕逆，半夏泻心汤主之；痞而下利、腹泻、干呕、心烦，甘草泻心汤主之，痞而下利腹鸣，干噫食臭，生姜泻心汤主之；痞而噫气不除，旋复代赭石汤主之；痞而尿闭燥渴，五苓散主之。实邪则心下结硬，痛不可近，脉沉紧，大陷胸汤主之；结硬项强如柔痉状，大陷胸丸主之；结硬微热，但头汗，为水结，大陷胸丸主之；结硬漱水不欲咽，为血结，抵当汤、或桃仁承气主之；结硬正在心下，按之始痛，脉浮滑，为小结，小陷胸汤主之；硬结身无大热，口不燥渴，为寒实，三物白散主之。又有寒实结胸，因屡经下后虚气上逆，胸膈高起，手不可近，枳实理中丸主之。朱氏论疫邪着意于蕴蓄三焦，对于此之治疗朱氏继承了河间论治火热病之实火的方法，在用方时采用防风通圣散、凉膈散合天水散主之。如"诊邪蕴蓄三焦，火热烦渴，脉实数，表实无汗，三黄石膏汤主之；里实秘结，三黄汤主之；表里俱实，防风通圣散主之；尿赤而涩，凉膈散合天水散主之；热甚斑狂，烦躁谵语，黄连解毒汤主之；身热脉和，目赤，唇焦，神昏谵语，状如醉人，导赤各半汤主之；烦热惊狂，多言喜笑，水不制火，二阴煎主之，壮热发斑，吐衄便血，漱水不咽，犀角地黄汤主之。"（《疫证治例·邪留中道治例》）可知朱氏论治疫病既宗仲景伤寒之治，又采河间治热病之里通表和之法。

3. 创芦根方直达病所

疫邪直干中道，弥漫三焦，膻中正受熏蒸，所以初起每多神志不清，只得透发渗邪，神识自清。若叶天士、吴鞠通一流，当疫邪初起时，见有神昏之证，辄用牛黄丸、至宝丹掩遏邪气，与杨栗山肆用寒凉，同一关门逐贼之举，读是书可以悟知。朱氏在此基础上结合自己的临床实践，创制出芦根方，"直达疫所，俟疫邪溃后，相其出入，按证施治，仍不外乎六经，所谓变而不离其宗也。"（《疫证治例·凡例》）如"诊邪直干肺胃，多发咳嗽，日则微热，入暮发热更甚，脉沉数，或中取而数。医多以痨瘵治之，缠绵不愈。辨的是疫，即投芦根方，照咳嗽加减治之，无不应手取效。亦有虚损日久，服补剂不效。如值疫气流行，务宜审慎夹疫。夹疫者必先解疫，然后理损，乃克有济。"（《疫证治例·凡例》）朱氏创制治疫之芦根方颇具特色，"值疫气流行之年，功用不小。"（《疫证治例·疫病论》）其组方如下：芦根鲜者一二两，干者五六钱，全蝉蜕去泥土三钱，僵蚕三钱，金银花三钱，生甘草二钱，薄荷二钱。朱氏并对组方解释如下："按：芦根甘寒，益胃清热方书载为胃药者以甘也。吾以是物居污泥中而洁白如雪，中虚多节，又似肺管，以色以象，直入肺胃，解渗毒而不伤正气，故为肺胃要药；薄荷辛凉疏表；银、草，清热化毒；蚕食桑，桑乃东方神木，上应箕宿，蚕独食此，得气之清，虽因风而僵而善而于化，蝉胎于秽。关尹子云：蛣螂转丸，丸成而精思之，而有蠕白者存丸中，俄去壳成蝉，用此径入疹气中，同气相求，且性最清洁，出秽恶而不染，日吸风露而又善于脱。疹气伏留清道，得此二味善脱善化之品，相解于无声无色之中，真有匠石斫鼻、庖丁解牛之妙。朱氏还对芦根方临证加减之法作了说明：芦根方兼证加味法：元气旺者，加黄芩、白芍、知母、连翘；元气衰者，加人参、葳蕤或生黄芪；血亏者，加当归、白芍、生地黄；中寒而呕者，加生姜、半夏、藿香；火逆而呕者，加石膏、橘皮、竹叶、半夏；咳嗽属寒者，加陈皮、茯苓、半夏、桔梗；属热者，加贝母、花粉、杏仁、麦冬；胸膈满者，加枳壳、桔梗；咽喉肿痛者，加连翘、牛蒡子、元参、桔梗、马勃、荆芥；渴者加竹叶、花粉、石膏；衄者，加侧柏叶（炒黑）、白茅根；外寒束疫者，加麻黄、杏仁、石膏；正值岭南岚瘴之地，加苍术、荆芥或藿香。先定主药，然后相疹邪出入兼证加味；兼太阳之经，加羌活（按：羌活气甚秽恶，与疹同气。邪溢太阳，羌活最宜，但胃虚人不可服，服之令人呕，宜麻黄或桂枝）。兼阳明之经，加葛根；兼少阳之经，加柴胡；此治疹邪兼出三阳之经，分经出治也。然疹邪稽留气道，多匿而难达，大要以出表为顺，入里为逆，吾每于初起时，即加羌活、葛根、柴胡三味，并三阳而提之，极为捷效。兼太阳之府，加木通、泽泻、滑石；兼阳明之府，加石膏、知母；大便实者，加芒硝、大黄；兼少阳之府，加黄芩；此治疹邪兼入三阳之府，出其治法也。疹气与正气混合，得芦根方，相其出入加味，诚执中用两之道，疹邪每多解散而愈。如不愈，而疹气胶固中道，按中道例治；出入三阳三阴，按六经例治。"（《疫证治例·疫病论》）

4. 芦根方临床经验简介

诊邪蕴蒸肌表，服芦根方表解，而入府之邪不随之而解，通其里余邪复还表而解，此是朱氏临床运用之一。现摘录如下："余性僻好山水，戊子九月望后，率男光馥历览龙山。至廿六日族人邀诊，遣男归。廿九日遇门人方正告余曰：树桂于廿六夜抱病，自服麻桂不应。昨主麻桂败毒散必效，先生可无虑。余心亦适。初一日接归，询属伤寒太阳证，服青龙、败毒、五积等方七八剂汗不出，而发热更甚，热极时，微觉恶寒，欲得衣被盖履，近日反腰痛如折，口渴，小便不通，欲饮热茶，一嗑即止，少顷又索，颠倒床褥，时难耐过。诊之左手细数，右手气口洪大，舌薄微有白色，审问间，适方正至。议前此所服之方，本属对证，不惟不愈，而反腰痛如折，小便闭。恐患房事，命正问之，曰否。予不以为然，用温托之剂，腰痛愈，小便通。乃与正议用小柴胡汤加陈皮、白芍二三剂，热渴更甚，病更难耐。周察至夜半，思索病原，如此处治而不应者，必前感山岚沴气故尔。夫沴气中人，由口鼻入，直干肺胃，肺主皮毛，胃主肌肉，其邪透发于肺胃所主之分，故蒸蒸发热，微觉恶寒，欲得衣被盖履也。邪在肌表，属肺胃气分，故口渴而频索茶水。邪气蕴蒸于表，必致吸动里湿，故口虽渴而喜热，一嗑即止，少顷即止，少顷又索也。舌苔微白，邪在肌表尚未入里也。其脉气口洪大，属肺胃之部也。肺胃受邪，惟芦根能直达其所，乃手定芦根方。顾谓方正曰：斯病斯方，何其神也。余曰：肌表之邪虽解，而入里之机已兆，汝知之乎。方愕然。余曰：汝不征之舌色乎，微白虽去而深红紫赤，必须下之。昨日大热而不敢下者，恐表邪陷里也。今日热退而欲下者，端倪已露于斯也。不下必至变生，遂主大柴胡汤加硝，兼以大黄一味蜜丸与之。正义高情笃，周视一日一夜，四鼓连下三四次，先硬后溏，里气一通，浑身发疹，乃止服，仍从芦根方数剂而愈，后以参苓白术散调治。"

诊邪与正气混合游行上下，服芦根方微汗诊出，病似小愈，加托里药乃得大全解。是朱氏应用芦根方治诊邪之二则。族瑾泉三次子棣志，体素羸弱，经余治乃成立。庚寅五月十二日在宝郡染时疫，发表清里不应，十八日归，十九日延余治。浑身厥冷，喜笑，舌苔黄黑，牙根腐烂，齿黑唇晦，小便黄，大便微溏，神明欠清，呻言热气冲上溜下，无可奈何，其脉中取四至。谛思良久，病重若此，而脉不浮不沉不迟不数，必是疫邪横据膜原，剿之为要。唇舌乃邪气熏蒸，不可以小便黄一证，认作里热。厥冷乃邪伸正诎，不可以大便溏一端，误作阴寒。其心神瞀乱瞀喜笑者，沴邪上干膻中，疫病常情，不足为怪。仿吴氏达原饮，取草果之臭，与疫同气，直达病所；槟榔、厚朴直捣中坚；甘草解毒；去知、芍、黄芩，无使淹溜阳气，不得外达；加人参扶其正气，羌活、葛根、柴胡提出三阳表分。俟阳伸厥解，再为处治，服二剂。次日诊之，果厥解而神明稍清，自知一团热气，无有定所，时而冲于心胸，时而溜于脐腹，时而注于喉关肩臂，时而游于背脊跗腘。一至其处，初按之在是，细审之却又不在是，其烦热不可名状。细揣病情，与吴氏所论邪据膜原不同，此是沴气从口鼻而入，直干肺胃气道，邪正混合，随气升降，周流躯壳，所以上下无常，往来不定，欲出不出，外不干经，欲入不入，内不干腑。草果、槟榔徒耗清空之气，恐致变生不测。忆前岁因小儿光馥病疫，悟出芦根方，证虽殊而治大同，遂用其方，径清疫热，提邪外出，使邪干血分则从斑解，邪干气分则从汗解，听其自然。服一剂果斑出，三四剂诸证皆除。瑾喜曰：病愈矣。余曰：未也。沴气蕴蓄，余邪难尽。方内须加参芪防风归地辈，力行拖解，使余邪皆从外出。服至五、六剂，脉数口渴发热，热极时反觉恶寒，欲得衣被盖覆，促令再服一剂，口更渴，热更甚，瑾以热茶数碗与之助其气液，郁蒸大汗而解。翌日热退身凉，四肢如在井泉中出，身体尚津津汗出。随用人参黄芪当归桂枝汤加芦根等，以复其体。

沴邪缠绵日久欲出不能，服芦根方表气通，汗出发疹渐解。朱君倬云，庚寅四月十九日染病，经李君融峰调治，至五月初十日延余。诊之，脉中取带数，壮热无汗，微觉恶风，其热入暮更甚，精神困倦，舌边肉色暗晦，中心黄，两边黑，两耳气逼，若瀑布声，若雀噪声，若金鼓声，万籁交集，殊难耐过。细审此病，虽缠绵日久，沴邪犹在中道。壮热微觉恶风，是邪欲出表而未能；两身气逼，是沴邪熏蒸三焦胆府。府受邪蒸，必循少阳脉道而上扰空窍，故有万籁交集，殊难耐过之状，舌苔黄黑，在伤寒多属下证，而在疫病不足为作凭。与李君商及小子光馥病状，饮进芦根方，李君称善。遂主芦根方，加人参归芍扶正，柴胡提邪，一服汗出发疹，二三服舌苔减，五六服热渐退，议用清补兼投以善后。余他往，得李君调理而安。

表气通里气随通下血块，申寅庄抱病，诸余治。云初起发热恶寒身体痛，服表剂后，身痛稍减。现头颅箍闷，内府挥霍撩乱，无可奈何。问其所苦，莫名其状，舌苔黄白。审的是疫，即主芦根方。兼口苦咳嗽，加柴胡、黄芩、桔梗、花粉、麦冬。次日又诣余治，云病已愈，服一剂汗出，二剂五鼓时，下黑血块极多，诸证皆除。今日请更方，余曰不须更，再服二三剂，以散余毒，自然体复。庚寅。

三、简要评价

朱氏学术宗张长沙六经为主，逐条分析。其认为医者必先探究六经，洞悉脏腑，临证相诊邪之出入，审元气之厚薄。论中沴邪直中干道，其传布概以出入二字。辨疫邪从八方面论治，其治以自创芦根方为主，随临床病症之变化而于加减。可知朱氏既保持六经按证施治，仍不外乎六经，所谓变而不离其宗之学术思想与临床经验之体现。

四、原著摘录

疫邪入胃，下法与伤寒同而异。伤寒下不厌迟，疫病下不厌早。伤寒下其宿食燥结，不可过剂；疫病下其郁热秽恶，少则数剂，多则十余剂，以毒尽为度。第少与多与缓与急与间日而与，务宜临证权衡。老人虚人难任下者，则用导法，或陶氏黄龙汤。

伤寒邪从表始误攻而生变者多。疫证不从表始，攻之虽不为大害，而要贵得其法耳。盖人胸中旷若太空，一团氤氲之气，既为邪所混扰，斯时出表入里，尚无定着。师用芦根方解毒安中，听中气之转输，或出表从战汗发斑而解，入里从下利污秽而解，此二者不妨随经导散也。若攻下一法，在伤寒大便先硬后溏，则不可攻。疫证则不然，盖伤寒者六淫之正气也，随人之阴阳偏胜以为虚实也；疫者六淫之诊气也，譬草贼流寇，东掠西窜。其充斥凶悍之势，非猛将雄兵，挽强弓，操毒矢，不能威服。故邪势内溃，稍涉胃府，不必问其大便或溏或硬，但觉潮热汗出，脐腹痞满即当下之。倘病不尽除而流散余党，宜随人之阴阳虚实以施治也。腾故曰攻之得其法耳。门人颜泽腾谨识。(《疫证治例·阳明证治例》)

第十九节　孙泽霖

一、生平著作

孙泽霖，字澍棠，号退庵老人，湖南湘潭人。生于清咸丰六年（1856 年），卒年不详，年龄至少在 70 岁以上。少时习儒，攻五经之术，兼习歧黄之学，亦儒而医者。孙氏曾任清季太守，官居四川多年，后以医随杨公儒驻节欧美等国 11 年，曾参加莫斯科国际医学研讨会，清亡后归国。孙泽霖归国后，更加精求医学。后辄取昔日所诵习之《内经》、《脉诀》，以及名贤理法，潜心浏览，取方书之精华，参以五十余载之历练，分类记载，编著成《医门摘要》一书，公诸于天下，时年已七十余岁。医学学术上，孙泽霖推崇五行，重视疾病传变。其发挥五行生克相济、子盗母气等医论之理，发挥内、外、妇、儿、杂病等病症证治，阐述六气杂症之"形状"，具有较高的实用价值。

《医门摘要》一书系综合性医著，共 2 卷。上卷论诊法、外感诸病，诊法除望闻问诸法外，重点论述脉法，间参前人诸贤之论述。于《脉诀》以及六经定法，采摘昔贤精要，未更改只字以录。下卷以论妇科及内科杂病为主，博采众长，兼附己意，所列方剂，皆一一指明诸药君、臣、佐、使之地位，以便学者明晰方组。于六气杂症，特将风寒暑湿燥火六淫之邪相搏，审出一症，则指明一症形状。本书宗旨在为习医者引导，不在求全，词无取乎文深，理惟求其显露，俾学了然于心，若身历其境。是书强调习医必知理、气，诊病重在辨因，治疗推重五行的生克制化，多启医学之秘论，堪为初学之津梁。该书于民国十六年（1927 年）初次刊行，1999 年重加点校后收录于《湖湘名医典籍精华》中再刊。

二、学术内容

孙泽霖学识渊博，见多识广。在医学方面，其精通内、外、妇、儿诸科疾病之证治，并富有独特的创见，对五行生克相济、子盗母气等诸多医理进行了发挥。另外，其特别关注中医的传承和发展。其提出的一些有关临证诊治和医学教育的思想观点，有较大的现实意义。

1. 倡立医学入门之定法

孙泽霖认为，医理无穷，初学引导，全在师承。所谓师承，必其人先经明师教授，良友研求，确于此道，得有透彻惬心学问，然后以之传授学子，循序而入，不使误走歧途。习医者需天资明敏，谙熟诗书，根底深厚，意志坚韧，方可有较大的成就。至于入门之法，孙泽霖认为：首先须研习望闻问切之法，要由难中求易，方能深造；次读《脉经》，先必条分缕晰，再求提纲挈领，逐一融会，方可下手诊视；还有手足十二经、奇经八脉，尤须心领神会；于解剖、《难经》、铜人图各学，须烂熟贯通，治疗方知部位；再将六气杂症相搏与冬温、春温、风温、湿温、时疫各症，审察分明，认症的确，治法方可无讹；至于儿科验指纹，须熟察形症；药性汤头，要熟读精思，方知前人立方意义，则用方如鼓应桴。总之，医者如知脉知证又知方，则临证施治多可获效。

对于脉法，孙氏还认为，脉法虽心中了了，然指下难明，亦所谓能与人规矩，不能使人巧。此须脉证互相参考，舍脉从证，或舍证从脉，灵活处之，神而明之，存乎其人。

2. 重视望闻问切之诊法

孙泽霖认为：望闻问切，为临证之指南。望而知之谓之圣，闻而知之谓之神，问而知之谓之功，切而知之谓之巧。盖察病者五色黯淡光莹，观其部位相生相克，可以定其吉凶。听病者声音言语异同微厉，闻其口鼻气之粗细，可以定其虚实。审病者头身腰背胀痛，知病在表；胸腹胀痛，便闭溺赤，知病在里。诊病者浮中沉三部有力无力，可以知其虚实；寸关尺脉之迟数，可以定其寒热。若两尺脉数而无力，此真阴不足；若两尺脉大而无力，此真阳不足。孙泽霖认为，察色、审证、听音、诊脉，此四者为医家最要之关键，习医时不可囫囵读过，而不深思。

对于望诊，孙氏认为，青黄赤白黑五色，发现头面，当分晰部位。其还取面目鼻舌各色纂成歌括，以便初学习诵。对于问诊之十问歌，孙氏亦以自己之言进行了总结，如：问其寒热多寡，以审阴阳，细辨真假。汗之有无，以辨风寒而别虚实；问其头痛为邪盛，不痛为正虚，暴眩为风火，渐眩为正虚；问其小便赤白、大便秘溏清谷清水，以辨其寒热虚实之明征；问饮食以察胃口之强弱，等等。

对于切脉之法，孙氏总结为：先定己之呼吸，以中指按定高骨。高骨为关，长人下指宜疏，矮人下指宜密。轻按浮部，次按中部，重按沉部。一呼脉来二至，呼出于心肺，一吸脉来二至，吸入于肝肾，一呼一吸，脉来四至是为无病之脉，否则病矣。间有平人脉来五至，亦为无病。

3. 以六经病统领诸病

孙泽霖指出：凡病总不外乎六经。医家之六经，如勘舆家

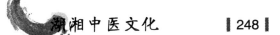

之指南针，一以定其地之方向，一以寻其病之源头。而六经定法，前贤论述其众，孙氏乃取足六经最要者，并手六经确切详明者，以及六经传变、六经标本、六经多气多血、中风伤寒各辨说，合而摘之于《医门摘要》一书中，以裨来学。

孙氏认为，此法尤宜熟读精思，治疗方有把握。其说："然人身之病，不属于气，便属于血，表里相通，脏腑传变，手足六经，每多合并而为病。须知合病者，伤寒初起，合二经同病，合三经同病是也。并病者有一经病未已，又连及一经者，名曰并病是也。唯须审症之形状，按定经络，分析详明，始可主方言治。医药动关生命，一有不慎，造孽无穷。然治病又有初中末三法，不可不讲。初则驱邪存正，急治其标；中则补泻并行，兼顾其本；末则养正祛邪，使正气复，而邪气自除。此初中末三法，为诊治之大法门，医者酌之。"（《医门摘要·六经病》）

4. 详述六气杂症形状

孙泽霖认为：风寒暑湿燥火，六淫之邪相搏，病症百出，不一而足。有风寒相搏，有风暑相搏，有风湿相搏，有风燥相搏，有风火相搏，以此类推。六气为病，变症多端。加以人身禀赋各有不同，而病之兼症来路不一，治法实难言罄，贵在认症明确。

于风寒暑湿燥火之六气杂症，孙氏分析其何以曰风，曰寒，曰暑，曰湿，曰燥，曰火，指出：明一气，须求一气之"形状"（概指其表现症状）。其将六气杂症六条，并温疫五条，分列于《医门摘要》之后，指明各气各症之"形状"，以供学者认症之助。如"风第一条"："何谓风？风为百病之长。风邪伤人，其脉浮缓，头痛发热，自汗恶风，此风淫之邪是其候也。若风中于里，当分析中腑、中藏、中血脉之殊，治法详见中风门，不入六气杂症相搏之例。如风淫之邪与寒相搏，谓之风寒两伤营卫。盖风为阳邪伤卫，寒为阴邪伤营，风症形状见第一条，寒症形状见二条，风寒两邪相搏，其症恶风恶寒，而发热烦躁是其候也。与暑相搏，谓之风暑，风症形状见第一条，暑症形状见第三条。与湿相搏，谓之风湿，风症形状见第一条，湿症形状见第四条。与燥相搏，谓之风燥，风症形状见第一条，燥症形状见第五条。与火相搏，谓之风火，风症形状见第一条，火症形状见第六条。"（《医门摘要·六经病》）

5. 精通各科病症证治

内科杂症辨治。于内科杂症辨治，孙泽霖尤为精通。其于《医门摘要》中，对胁痛、腹痛、泄泻、痢疾、霍乱、疟疾、水肿、血证等诸病症之辨治，作了精辟的论述，并于其后附有系列方剂。如"胁痛"，孙氏论述道：伤寒胁痛，属少阳经受邪。少阳与厥阴相表里，肝病胆连，肝为甲木，胆为乙木，木主风，于时为春，故脉弦，宜小柴胡汤。若杂症胁痛，左为肝气不和，用柴胡疏肝散，右为肝遗邪于肺，用推气散（主治右胁痛，方药有：枳壳、桂心、广陈皮、川郁金、生姜、大枣）。然胁痛虽属肝肺二经，肝之部本不居左，而气行于左；肺本不居右，而气行于右，此左旋右转之道耳。凡治实证胁痛，左用枳壳，右用郁金，皆为良剂。然亦有虚寒作痛，得温则行，宜用温补，不可拘执。又如"疟疾"，孙氏论述道：疟疾一症，因阴阳相搏而成，经曰阴搏阳而为寒，阳搏阴而为热，如二人相争，彼胜则此负，此胜则彼负，阴阳互相胜负，故寒热并作也。然有先伤于寒，先寒后热为阴疟；先伤于风，先热后寒为阳疟；但热不寒为瘅疟。以及寒多热少，热多寒少，概从阴阳二字辨之，则丝丝入扣矣。善治疟者，调其阴阳，平其争胜，察其相兼之证，按照六经，施以引用之法。大抵无痰不成疟，而生痰之源，多由于寒湿，邪与气血相搏，聚成气血寒痰湿五积。为病初起，宜五积散三五剂，使其表汗出透。如牵涉他经，则以他经之药加减。或有寒热未尽，略用西药金鸡钠霜截之。此定寒热之妙药，每服三四厘，开水吞送，不过二三次即愈，此其屡试屡验之法。再如"吐血"，孙氏论述道：吐血一症，宜分暴吐久吐，暴吐当驱瘀降火，久吐当养阴理脾。又有表里寒热之别，如大汗失汗，以致邪蕴于经而吐血者，用麻黄汤散之。邪气入里蕴酿成热而吐血者，犀角地黄汤清之。大便闭结，热邪上攻者，生地四物汤加大黄下之，如釜底抽薪，使火气顿平，而釜中之水，无腾沸之患矣。此为表里皆实。若脏寒吐血，如天寒地冻，水凝成冰，非温剂不化，附子理中汤加当归主之。若大吐大下，无以脉论，当即用独参汤救之。盖有形之血，不能速生，无形之气，所当急固，以无形生有形，先天造化本于是也。"凡失血症，古人用药全凭理气施治，予之心悟，以人身之血络，如地道之沟渠，一遇壅塞，则水满而溢之。血络阻滞，因热则逼血逆行而上吐，因寒则血凝滞而成瘀，设使先行疏通经络，则血自归经。犹浚导沟渠，则源流不息，又何吐血如水满之患哉！予前游历各洲，每遇西医谈论失血之症，伊均指为血管穿破，此皆不知理气之故耳。"（《医门摘要·内科杂症》）

妇科病辨治。孙泽霖认为：女人之病多于男子，因其有调经种子、产后胎前等事，且性情多郁，易于生病，故女人杂病，较男子为多。孙氏于妇人之调经、孕脉、胎产、产后三审、孕娠药忌、经闭不行、杂症、郁症等医理，结合自己的临证经验，多有发挥。如"调经"，孙氏有言说："妇人中风伤寒，经水适来适断，时有寒热，此为热入血室。又妇人伤寒，昼则明了，夜则谵语者，亦为热入血室。值经水适来，血海空虚，邪气乘之，入于阴分，是以日轻夜重，并非邪祟之病，治法无犯胃气，必自愈，宜小柴胡汤去半夏，加红花、桃仁、生地、丹皮之属。"又如"孕脉"，孙氏有言说："妇女为阴，其孕脉宜尺大于寸。何以知妇人有孕？曰尺大而旺，或心脉大而旺是也。何以知妇人血崩？曰尺脉虚大弦数是也。何以知妇人半产？曰诊得革脉是也。何以知妇人产期？曰脉离乎寻常是也。何以知妇人无子？曰尺内微弱而涩少，腹冷身恶寒是也。此论妇人调经种子，有孕无孕，脉之分析。"（《医门摘要·妇人门》）

小儿科病辨治。孙泽霖于小儿病症之证治，精通于心。于《医门摘要》中，孙氏对病位分辨、五行生克论治、五迟五硬五软生理、不治坏症、变蒸、乳食喂养等理论或临证经验进行了精辟的论述。如关于"乳食喂养"，孙氏说："但幼稚脏腑娇嫩，消化薄弱，乳食尤宜注意，一有不慎，诸恙丛生。然有藜藿膏粱之不同，而禀赋亦异。藜藿褓褛单薄，习惯自然，体多强壮；膏粱褓褛温暖，筋骨柔脆，体反清癯，藜藿食淡茹蔬，乳汁清洁，膏粱浮甘油腻，乳汁浊晕。由此观之，谚云'欲得小儿安，须带三分饥与寒，'此育婴之妙法。然居膏粱者，必欲选择乳母，年壮气强，无病之妇，使之哺乳，方为善耳。"（《医门摘要·小儿科》）又如关于"五行生克论治"，孙氏认为小儿治病必论五行生克，其于生克制化相济中，发挥子盗母气、无形生有形、相生与相克之至理。如：肝实必传脾，故脾未病而先实之，以防木克土。若肝虚必受肺邪，故肺未病而先制之，以防金克木。木生火，宜助心，以免子盗母气，而火又能制金，金被制，则木不受邪，而肝病自愈。

此外，孙泽霖对温病辨治亦有所阐述。温疫各症，古人论述甚详，然前后杂出，未经成章，孙泽霖取各家精华纂成一类于《医门摘要》中，将冬温、春温、风温、湿温、时疫五种，详明发透，一症必审出一症之形状，以助后学者。于温疫五种，孙氏尊古法用药。然温疫症，间亦有恶风恶寒之现象，原非此病本有之症，或因其人营虚恶寒，卫虚恶风，又或病中重感新中之故，孙氏告诫切勿以其恶风恶寒，而用伤寒门麻黄桂枝之品发表，以致误病。孙氏认为上述麻桂之品当为切禁，为治温疫最须注意的地方，学者须慎之尤慎。

三、简要评价

孙泽霖学宗《内经》，推崇仲景之六经辨证论治法，重视中西医的汇通，对内科杂病、外感热病及妇儿诸病之证治都有独到的经验和认识。此外，孙氏还发挥表里寒热虚实阴阳论，认为凡病之源，无论内伤外感，总不外乎表、里、寒、热、虚、实、阴、阳八字；总结不治之症六十条，认为不治诸症，亦须胸次了然，临症使能决断。其还证明中西医学之缺憾，认为"西医所缺者，不知吾国圣人理气之学，中医所缺者，未经设立学堂，专门研究，反失古圣之传流，故医道愈趋卑下"。孙氏自立医学入门之法，认为习中医者初学至关重要，初学必先经明师教授。其认为中医应向专科化方向发展，主张设立专门学堂教授医学。孙氏之观点在当时实属难能可贵，即使在当今亦有现实的借鉴意义。

四、原著摘录

如心实必传肺，故肺未病而先实之，防火克金也。若心虚必受肾邪，故肾未病而先制之，防水克火也。火生上，宜助脾（脾为心子，助子救母），一免子盗母气，而土又能制水，水被制则火不受邪，而心病自愈矣。如脾实必传肾，故肾未病而先实之，防土克水也。若脾虚必受肝邪，故肝未病而先制之，防木克土也。土生金，宜助肺（肺为脾子，助子救母），一免子盗母气，而金又能制木。木被制，则土不受邪，而脾病自愈矣。如肺实必传肝，故肝未病而先实之，防金克木也。若肺虚必受火邪，故心未病而先制之，防火克金也。金生水，宜助肾（肾为肺子，助子救母），一免子盗母气，而水又能制火，火被制，则金不受邪，而肺病自愈矣。然此法有二，因五行各居其一，唯火有君相之二，心为君火，克金则肺病；肾为相火，生土而助脾，脾旺则肺病亦自愈矣。如肾水实必传心，故心未病而先实之，防水克火也。若肾水虚，必受土邪，故脾未病而先制之，防土克水也。水生木，宜助肝（肝为肾子，助子救母），一免子盗母气，而木又能制土，土被制则水不受邪，而肾病自愈矣。即是以观生克之理，虚实显然，如实则以受克之藏而先实之，虚则以未病之藏而先制之，此隔二隔三之治法。至论子盗母气，情理当然。如母有病，而子欲求其乳食，母病得能安乎？方书多不发明，以为后世必能举一反三，殊不知今之学者，深思研究固有其人，而隔靴抓痒者不知凡几。予惟倾心吐语，将子盗母气之经义反复说明，庶几乎为治内伤劳疾别开生面之要法（内症必以生克制化，隔二隔三）施治。（《医门摘要·五行生克论》）

第二十节　周声溢

一、生平著作

周声溢，字菱生，号靖庵，一号中书，晚号云隐，湖南长沙人，生于清咸丰十一年（1861 年），卒于 1918 年。周氏家族世居官宦，亦精歧黄，时长沙周郢生大令，乃周声溢之兄。周氏早年习儒攻科举，1889 年举湖南乡试，后承其祖父少吕先生之学，尽得其传，以医闻名。周声溢晚年迁居上海，于悬壶、授子、课徒之余，著成《靖庵说医》、《医学实验》二书。是书其词斐然有根本，又多得于躬验，医人读之，不迷于受方无患为罔；病夫读之，粗明病所从受，亦无患为殆。周声溢临证经验丰富，医理精熟，于五脏生理病理等中医理论多有发挥，于临证诊治多有创见。其重视医德，以救治病人为己任。认为切脉为诊病治病之首要，立方遣药不拘泥于古，善于灵活运用。著《靖庵说医》、《医学实验》二书，尚有《说文解字选篇》、《读易小记》等书。

1. 《靖庵说医》

该书为杂论，不分卷，近 3 万余字，主要是评述医德、习医及医学中诸多疑似之处，次论五脏生理病理、脉诊要点、辨治要点、用药心得、误治教训等。是书高度概括《灵枢》、《素问》之精粹，且通变张仲景之《伤寒杂病论》，以尽用之大。其既突戒墨守，又能神明于规矩。全书言简意赅，说理透

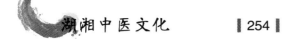

彻，为习医者值得习阅的参考书。

2.《医学实验》

该书为以医案为主的著述。全书以 45 例医案为主线，对何以发生、何以变化、何以误治、何以救弊、何以不救等问题，进行了深入的探讨分析。

以上两书，有 1925 年的上海铅印本。1999 年，两书经点校后收录于《湖湘名医典籍精华》中再次刊行。

二、学术内容

周声溢医理精熟，于许多医理均有发挥，论说多切中时弊。其于五脏生理病理、杂病证治、遣药立方等诸多方面多有创见。

1. 阐述行医之道及习医之法

揭露习医之时弊。周声溢认为，行医之道，很繁杂，很简要，也很灵活，其有一定的规律，凡习医者必须先明白这个道理。周氏对许多贸然及轻率的从医行为予以了批判。如：一些少年子弟习儒不成，无业可执，父兄乃命之以学医，这既害其子弟又害于他人；一些医家广开学舍，任人入学以学医，其学问程度如何，其识解高下如何，皆置之不问，贸然授之以医书，命之切脉，此亦是误人子弟，又推其误以误病人。

总结不可学医和适合学医之人的行为。周声溢对适合或不适合学医之人的行为进行了总结。其认为适合习医者应心光灵敏，精气完足，学问明通，识解超迈，而又处事果断，且有一片慈祥恺悌之衷肠，有一种体贴周密之情意，以济世救民为己任。而不可学医者是：轻浮乖谬不可学医，迂牢固执亦不可学医，豪放自喜不可学医，谨慎太过不可学医，有利市之心者不可以学医。

推介习医之法。周氏认为，尽信书则不如无书，医书尤甚。医书古籍，难保其毫无差谬，且有的经历上百上千年的流传，亦难保无遗失残缺、穿凿附会及妄驳之弊，即使是《灵枢》、《素问》、《伤寒》、《金匮》之类，亦是如此。故读书者当观其通，通者玩而味之，疑者阙之，不要强通其所不通，不要强疑其无可疑。如计量单位"升斗斤铢"，就不适合于后世使用。古之医书，汗牛充栋，习医者欲全读之，实不可能。周声溢认为，读医书不宜死记硬背，不要以"血流漂杵"之法读医书，而要"记其理道之至精而至通"。其认为一些医家编撰方歌来记方剂实属不妥，其说："若方剂之芜杂，草木金石之繁琐，记其小者、粗者，忘其大者、精者，安能济哉？执其简以驭其繁，握其一以驱其万，提挈纲领，变化贯通，亦何用乎委琐龌龊之为耶？陋者恐不能记，乃约举其名物，编为歌辞以利学者，何其愚欤！"（《靖庵说医》）医道与学问之道息息相通。周声溢主张习医者读书不能只局限于医书，要博学广识。其说："欲学医而不通理道，不达人情，皆不足与于斯也。五经四子书，诸子百家医学之源也。寻常日用万事万物，医学之辅也。学问阅历，相辅而相成，其识自高，其理自足。若夫墨守医书，强记方剂，即精矣，亦一隅之学也，而况其断不能精耶！"（《靖庵说医》）另外，周声溢主张习医书要与临证相结合，理论与实践相结合。通过临证治病而获得成效，则必学明而理足，心静而识高。欲识高而理足，专恃医书则不可。专恃医书者，虽十年不下楼亦终无进步。

2. 重视医德

医家履行救死扶伤的神圣职责，除有高超的医技外，还需有高尚的医德。周声溢认为，病家将自己郑重地托付于医家，病家恃医家以为活，医家与病家的关系不可谓不重大。作为医家，亦必须郑重地对待病家，竭力救助，否则就是医家之"罪"。病家心诚求医，医者亦应至诚无二，诚与诚相感而相应，自有一种可以已疾之理，方剂之施犹其次耳。周声溢倡导医家将"不求其生是不仁也，不能求其生是不智也"作为自己的行医准则。医者，杀人之术，医者，又乃仁术。周声溢认为，于医家，只问其学之精与不精，其道之大与不大，其识之确与不确，其心之仁与不仁，仁术与杀机，决之于此。周氏说："吾竭吾之学，吾尽吾之心，万计千方，虽繁不惮，真无可救，则是文忠公之所言（欧阳文忠公之言曰：求其生而不得，则死者与我皆无憾也）也，吾无罪焉耳。"（《靖庵说医》）

3. 重视切脉

周声溢认为，医以切脉为最重要。其认为脉以平常人之脉为最准，应多切平常人之脉，定为宗主，如发现与平常人之脉不符，可知已有病情。医家临证，应重在切病家之脉，问其脉象应有之症，定其脉之落于某家，考其病之因何而起，提其纲领，删其一切，或补或泻，直捣其巢，如是，立起沉疴而立愈。周声溢反对不切脉而凭方书（如《验方新编》）之验方来施治。其认为，验方，一脏服之而效，一腑服之而不效，但凭验方论治是刻舟求剑之法。其说："症之种类，有千有万，以治脏之法治腑犹且不可，况以渺冥恍惚之道行之哉！其所列之证与所见之证，与之相合矣，其所列之方与所见之证必不合也。即合矣，亦幸而偶中也，必未可尝试也。且也有阴症似阳，阳症似阴，实症似虚，虚症似实，舍脉从症，舍症从脉之分别，以俗书中所列之方投之，轻则错误而延其病，重则可以殒命戕生，夫岂可苟焉已乎？天下事有可以抱此俗书而可以不延医者乎？诚如是也，则医可废矣。以是知切脉不可不讲求也。"（《靖庵说医》）周声溢认为，切病家之脉，有何象即应有何证，再依其脉象来询问病情，依此施治，十有八九有效。

4. 注重肝脾病症证治

周声溢认为：脾肝两家病最多而最要。脾主食，肝主眠。脾健则食旺，肝畅则眠安。脾虚脾滞则食减，肝旺肝郁则眠不稳。能食能眠，百病皆退，不食不眠，百病乃丛集。肝气太旺则燥，太遏则郁，燥与郁均不得眠。肝气和则血足，血足则阴气足，阴气足则鼾睡，鼾睡则仍生血。周声溢认为：服熟地壹两，不如鼾睡终宵，亦即指睡眠乃自然之生血，较之服药有天壤之别。凡病不能食犹可言也，不能眠则病甚矣。脾气可以固至七日不食，尚不足虑；七日之内，病除则能食。若一宵不眠，肝不得安，血无以养，阴气不潜，水火不交，病只一二分，不眠则又加一二分，故不眠甚于不食。不病而不眠犹可致病，有病而不眠则更易致病。

5. 精通妇科病症证治

周声溢临证经验丰富，于妇科尤甚。周氏认为：吾诊病脉多矣，而妇病居十之七八。妇科之病较男子为多三事，即经、孕、产。而尤以经症（月经病）为多。孕与产，一般得到较足够的重视，能料理得法者尚多。然行经病症，几乎百人而百病，千人而千病。女性行经，一人之事，自为料理，自为调护，然行经之时未经合适的调摄，饮食则酸辛水果之不择，行事则寒暑风湿之不避，于是身体受病，眠食皆非，五官百骸，遍体不适。此期不舒心之事又多，忧郁而累肝。肝气既伤，移累于肾，于是行经不应时期，天癸或遭阻滞，干血之症亦由此而发。有的妄服攻伐之剂，或杂投补养之方，颠倒失常，乃成瘵症。

于月经不调之调治，周氏认为：治之之法，唯有调和其气血，行动其气血，凡一切升提之品，阴凝之剂，皆不可施。或者气和则头部之热自退，血和则三焦之痛自止。于月经阻滞，周氏亦认为其是气血不和之故，治宜和其气血，不问其行与不行也，而自然必行，攻伐与补养均不可取。

6. 精通施方遣药

立方之法，贵活贵简。周声溢主张立方用药要"活"。此主要表现在两个方面：一是用药（即药味加减）之活，一是铢两（即剂量加减）之活。立一方而拘牵板滞，应重则适轻，应轻而适重，铢两不匀，则不足以愈病。周声溢又主张立方用药要"简"。周氏认为，若有病之人，立方则不可不简，多病

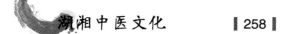

之人尤不可以不简。只看其病之发于某家，单刀直入，直捣其巢。病在东而源在西，病在彼而源在此，删除枝叶，擒贼擒王，无枝枝节节而为之，则乌得而不简乎？

补气补血之品可重，行气行血之品不可重。周氏说："补气之品可重，行气之品不可重；补血之品可重，行血之品不可重；行气之品，宜较之行血之品而尤轻。如重行气之药，徒伤气而邪因之以更壮；如重行血之药，血不行而瘀因之以四散。至于气血两补之时，则无邪无瘀，重用乃有益，轻用则无益。然此时而用行气行血之品，仍不可以重，行气之品尤不可重于行血之品。非轻不灵，非轻不捷，非轻不活。气也者，至灵至捷而至活之物也。用药之灵捷与活，当与之相称而停匀，此则以灵思神其妙用，虽口舌笔墨，亦不能述之矣。"（《靖庵说医》）

慎用"参芪归柴"。周声溢对许多药物之适治或禁忌之症颇有心得，于人参、黄芪、当归、柴胡诸药尤甚。其认为：参只入肺，芪则各家皆入。黄芪为上品，至美之药，不可以轻用。中风误服黄芪，可能因之而不语。盖黄芪性专主升提，中风之症，风夺气权，旧说相传，以黄芪为风症要药，风症用黄芪，所以伸气之权以制风。然今世之人，肝血不足者殆十而九，血不足而肝失所养，乃有风症。肝血既不足，则黄芪不扶气而提风，风既迷漫，上迷肺窍，乃有不语之症。周声溢又认为："当归养血而适足以燥血，柴胡畅肝而适足以伐肝，服此二物而失眠者多矣。而人不之察，以此为妇科要药。殊不知今之血虚者十而九，既虚矣，安能不燥乎？又安能伐之乎？"（《靖庵说医》）后周氏于临证中以红花代当归，以桑枝代柴胡，屡用之而屡效，百不失一。周声溢还建议，于药物之有弊者，当仿此法寻求常用的其他药物替代之。此不但可保全病人，免增他症，亦是医家事半功倍之要道。

不可轻用补药和凝滞之品。在周声溢看来，医者第一不可轻用补药，第二不可好用凝滞之药品。周声溢认为，补药不可轻用，有时可以不用。病去则不要再用药，以饮食起居调理之。病者不明医学，贸贸然曰当补，医者则从而和之，亦曰当补，此实不妥。周声溢还认为，人体许多疾病是由"滞"所致，其近半是由于自滞，一半则是由于误投凝滞之药品所致，故治病不宜好用凝滞之品。

推广仲景桂枝汤之应用。长沙（指张仲景）伤寒第一方曰桂枝汤，奇方也，其所辖之症不知其凡几也。对仲景之桂枝汤，周氏详审而精思之，并自立一方曰双关饮，即在桂枝汤的基础上加以"苓、术"。周氏解释道："脾肝两家之病极多，桂芍入肝，苓术入脾，甘草以和肝脾之气，曰双关者，两关脉之要剂也。吾持此以诊病，是吾一人执简驭繁之法。然每用此而得效，吾不能不服长沙立方之精妙矣。此方如遇热症，则不能不稍加变通，万不可呆用，术与桂皆近于热者也。如不能用术则去术，俟其热退而用之。如不能用桂枝则改用桑枝，千变万化，总不能离乎此五者也。"（《靖庵说医》）

善用白术理脾。周声溢认为，脾之不健，惟白术足以健之。脾喜燥，白术之性能燥；脾喜润故易受湿，白术之油能润；脾有湿，白术可燥湿；脾有痰，白术可以除痰；脾系胎，白术可以安胎；脾主带，白术可以止带；脾系腰，白术可以暖腰。脾为后天之宗，白术为脾家之宗。白术以健脾，脾气一旺，百体安而百病除。此外，周声溢还认为，白术以健脾，脾还可输气于肺以生金，以成其子肺之功。

三、简要评价

周声溢医德高尚，医技精湛，于中医基本理论及各科病症证治等论述精辟，多发己见。其重视切脉、注重医德、注重肝脾病症证治、精通妇科病症证治、精通施方遣药。除此之外，其还提出了许多具有创见性的论述，如："五脏心最无病"、"凡症有一寒症，即有一热症"、"气肿尚可治，水肿难治"、"血症不可妄润，血症不可强止"、"解酒之法，以高丽参、粉

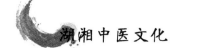

葛根、枳蓂子为最妙"，等等，于此不能一一述之。周氏之论说极大地丰富了中医学理论，且多浅显易懂。周氏还重视中西医的比较，认为"西医重实验，中医重理想"，认识到中医与西医的差异和差距。总之，周声溢乃近代不可多得的医家，其学术思想及临证经验，具有较大的实用价值。

四、原著摘录

凡症有一寒症，即有一热症。如厥，寒症也，而亦有热症，盖热气结于中焦故厥也。泄，寒症也，而亦有热症，盖热气逼于脾家，脾不能化，故泄也。便结，热症也，而亦有寒症，盖寒气凝结于大肠，或肺为寒所闭，故结也。白喉喉痛，热症也，而亦有寒症，盖寒气郁结，蒸而为白，逼而致痛，故白而痛也。他如咳嗽，有寒症，有燥症，又有肝风入肺之症，又有胃风之症。呕吐，有寒症，有热症，又有风气上逆之症。凡症不可执一以求之，则切脉之道为最要也。

气肿尚可治也，水肿难治。肺主皮肤，益气散气尚易施力。水肿则不易易也，扶脾气使之化水，而既肿难化；欲引入小肠，则既已泛滥，引之未见其从令也。水肿虽为水，然仍气也。所饮之水脾化之，肺统之，脾病不能化水，肺亦不能统水，水反侵蚀肺气，夺其主掌皮肤之权。气肿有夜起早消、早起夜消之时，水肿则无时而消也。水肿既久泛滥，足以夺真水之权，故并小便而亦涩也。追至皮肤溃裂，水流不止，则苦不胜言，而亦无可施救矣。（《靖庵说医》）

第二十一节 刘本昌

一、生平著作

刘本昌，字笃生，湖南湘潭人，约生于清同治十年（1871年）左右，寿高70余。幼习科举，即奋志进取，学以致用。弱冠时弃儒，索居无所事，思欲再习一门技艺，而无所选择。一日，其父训之曰："昔范文正公有言：不为良相，必为良医。良医者，济世之要道也。汝不可因弃书而无所执业。"遂从学于刘时若先生门下，研习医学。后笃志于斯，于《内经》、《难经》及仲景之书，靡不洞悉。数十年来，日则出外临证，夜则挑灯兀坐，手不释卷，老且不衰。业医数十年，医术日精，且不辍于笔耕。

刘本昌初习医学便读沈微垣之《脉诀规正》，发现此书论理多近于偏，并认为是承李中梓先生撰论之误。后阅崔嘉彦（号紫虚，南宋时期人士）之《四言脉诀》，发现其内载亦多辩妄。刘氏认为王叔和之《脉经》被后世伪辩误传，并深感痛心，于是经多方考证，历时十年编著成《脉诀新编》。其于《脉诀新编》自序中说："吁！一误再误，沿袭至今，脉脉相传，只说遵称《内经》，竟无一人剖白。其孰真孰伪，不但不知《灵》、《素》候法，且与十二经脏腑脉位之配合大相刺谬。余心恨数十年以王叔和先生之苦心孤诣，立论著书，确确凿凿，大中至正，竟遭后世之伪辩，反致承讹袭谬。此余今日不得不为考正其理，首列简端，为业医家者切正其指归也。至于内附李濒湖之二十七脉、崔紫虚四言脉诀，以及《奇经》、越人《图注难经》，详订考据。有增损数字者，有更改全篇者，有补缺略者，有添音义者，有增加未尽其理者，一一附载是书，俾令习医之人一览了然，真伪立辨，是则余考正补注之私意也。"此外，刘氏还著有《单方新编》一书。刘本昌言医，循循然有法度，尤擅长脉象，于脉诀之孰偏孰正、孰是孰非，知之最审。弟子有李明哲、萧传舒、周名晃等人。

《脉诀新编》亦名为《脉诀新编全集》，为脉学专著，成书于约1939年，1942年湘潭涟南乡刘培根堂有刊本刊行。该书共4卷，前2卷为《脉诀新编》，后2卷为重校明代张世贤《图注八十一难经》。全书以《脉经》为本，于沈微垣所定旧本，择其可从者录之，其纰缪者则辞而辟之，纠正谬妄，一以

《脉经》为断。书中又融会《难经》六腑六脏之说，推论三焦为外腑，配包络为外脏，于五行之顺逆从化，一一贯通。该书对寸关尺分配脏腑之说全从叔和。高阳生之《脉诀》有乖经旨，至流弊后世，故书中力辟其非。对李濒湖、崔紫虚等人之有关脉论，书中亦兼有评论。书中详论诸脉部位、主病，各病脉象及详列其顺逆吉凶，示人以辨识病症之准绳。是书于脉学中删繁存精，订正辟谬，对脉学研究及临证，有较大的参考价值。另外刘本昌还著有《单方新编》，该书湖南中医药大学图书馆有珍藏本。

二、学术内容

刘本昌尤擅长脉学，以王叔和之《脉经》为尊，于中医脉学理论多有发挥，于妇人脉、小儿脉、杂病脉等脉诊法多有创见，兹例举如下。

1. 匡正《脉诀》之讹传

刘本昌初习医时，所读脉学著作是沈微垣所著的《脉诀规正》，然是书论理多有偏颇，大旨并不符《内经》及王叔和所著《脉经》之意，于是对此书详加辩驳，并予以考正和补注。如关于脉位之配属，沈氏《脉诀规正》一书及李中梓之书皆认为王叔和之《脉经》将大小肠配于寸上，以三焦列于左尺，以命门列于右尺，及乎厥阴膻中竟置而不言，实为不妥。而刘氏仍遵叔和，并不与沈、李苟同。其道："盖叔和所配脉位，其于脏腑表里经穴一一贯通，章章可考。如左寸心配小肠，以心与小肠相表里也；左关肝配胆中，以肝与胆相表里也；左尺肾配膀胱，肾与膀胱相表里。右寸肺配大肠，肺与大肠相表里；右关脾配胃中，脾与胃相表里；右尺胞络配三焦，胞络与三焦相表里。其言表里者，谓十二经之表里也。……所谓膻中者何？包络是也。观此包络一脏配三焦之腑，以足十二经脉之数，其来已久，非创说也。至于心配小肠，肺配大肠，均配合在下之腑，则又有说。越人《三十五难》曰：'……心荣肺卫，通行阳气，故居在上；大肠小肠传阴气而下，故居在下，所以相去而远也。'沈、李辟安，言经络相为表里，诊候自有部位，其说尤为乖谬。不思诊候部位者，原欲知脏腑表里病情属何经络也，岂可离弃一切，空谈部位哉！况辩文于厥阴膻中竟置而不言，而《脉诀》以命门寄诊右尺，包络之位究未尝遗却膻中部位。夫命门寄诊，借此决人生死，并合左手心肝肾、右手肺脾命，以成六脉之名。命脉非正经正脏无待言矣。越人反复详言，了如指掌，沈、李竟以为非而置辩。"（《脉诀新编·考正＜脉诀＞论》）

刘本昌认为其改右尺为包络藏，命门为寄诊部，以别诸家之辩安，安配三焦之腑位确无疑义，并以相生、相克、相制之理证之。其说："夫相生者右尺少火生右关脾土，右关脾土生右寸肺金，右寸肺金生左尺肾水，左尺肾水生左关肝木，左关肝木生左寸心火，心火又生少火，所谓生生不绝，此相生之义也。相克相制者，左寸心火克右寸肺金，赖金之子水相制也；左关肝木克右关脾土，赖土之子金相制也；左尺肾水克右尺少火，赖火之子土相制也，是对待不移之理。此相克相制之义也。"后刘氏又举所辨三部，心与小肠，肺与大肠，包络与三焦，取十二经表里原络，先主后客之确据再证之，其说："心经里之原穴神门，小肠表之络穴支正，小肠表之原穴腕骨，心经里之络穴通里；肺经里之原穴太渊，大肠表之络穴偏历，大肠表之原穴合谷，肺经里之络穴列缺；三焦表之原穴阳池，心经里之络穴内关，心经里之原穴大陵，三焦表之络穴外关是矣。二十五难曰：有十二经，五脏六腑十一耳，其一经何等经也？夫十二经者，心、肝、脾、肺、肾、胆、胃、大肠、小肠、膀胱、三焦，更加包络，共十二经也。十二经中除在外之循经，凡有三百零四正穴，彼反以十二正经不列于六部正位，讹配心与包络同诊。夫心为脏，包络亦为脏，心配包络，即脏配其脏，非配其腑也。又讹配肺与胸中，肝与膈中，将大小肠、膀胱、两肾列于两尺，使正经错乱无容身之地。盖脉有六脉，人所共知之，恰好六部，一脏一腑，天然配合十二经脉，以知表里阴阳虚实之病情，彼何加入无经络之胸中膈中，使大小肠逼至下部，挤两尺之候多端，其理可通乎？抑有经络可凭乎？但彼心与膻中及大肠于右尺，小肠于左尺，位虽讹配，而名犹在十二经之内。若胸中膈中无脏腑表里之配合，居于经外而强为脏腑者，有是理乎？"（《脉诀新编·考正〈脉诀〉论》）

刘本昌认为，沈、李所述《内经》寸部候上焦至头之有疾，关部候中焦至腹中之有疾，尺部候下焦至足之有疾，在《内经》中本指胸中、膈中、腹中，上中下三焦之候法，而言非为左右六部十二经脏腑脉位而言。后世不揣，不知此候法，承讹妄辨，使王叔和有功不著，反受庸俗之诬辩。此外，刘本昌还发现沈氏《脉诀规正》之论辩有诸多词理颠倒、文义矛盾之处。如沈微垣五行图中，六脉亦列相火于右尺。而李中梓四言脉中，亦有命脉将绝之文，五脏本脉有右尺相火与心同断之句。其说："彼辟命门无经络，妄配右尺，而其配在右尺者为相火，因包络属火同气，连位寄此，决人生死也。前辩大小肠在下焦腹中，不宜越中焦而候寸上，何以又言阳维脉从左手足少阴肾经斜至寸上手太阳小肠之位，岂非心脉当配小肠乎？何辩文矛盾若此！"（《脉诀新编·考正＜脉诀＞论》）刘本昌认为，人身之疾病切脉虽知，实无真脏形迹，不过十二经脉上朝于寸口可诊，经脉既可络于不经之胸中膈中，亦可络于在经之大肠小肠，业医者不可头疾诊乎头经，足疾取乎足脉。

2. 发挥脉诊之精要

诊脉之要有三：一曰举，二曰按，三曰寻。轻手得之曰举，重手取之曰按，不轻不重，委曲求之曰寻。刘本昌对"诊脉之要"进行了精辟的阐述。其认为，初持脉轻手候之，脉见皮毛之间者，属阳，属腑，亦是心肺之应；重手按之，脉伏于肉下者，属阴，属脏，亦为肝肾之应；不轻不重而取之，其脉应乎血肉之间者，为阴阳相适中和之应，脾胃之候；若浮中沉之不见则委曲而求之，若隐若见，则是阴阳伏匿之脉。刘氏还将五脏之脉一一细陈，如下："肺合皮毛，肺脉循皮毛而行。持脉指法如三菽之重，按在皮毛而得者为浮；稍稍加力，脉道不利者为涩；又稍加力，不及本位者为短，乃肺之带胃气而神应者也。""心合血脉，心脉循血脉而行。持脉指法如六菽之重，按至血脉而得者为洪；稍稍加力，脉道粗者为大；又稍加力，脉道阔软者为散，乃心之带胃气而神应者也。""脾合肌肉，脾脉循肌肉而行。持脉指法如九菽之重，按至肌肉如微风轻飐柳梢之状为缓；次稍加力，脉道敦厚者为大，乃脾胃之王气而神应者也。""肝合筋，肝脉循筋而行。持脉指法如十二菽之重，按至筋，而脉道如筝弦相似者为弦；次稍加力，脉道迢迢者为长，乃肝之带胃气而神应者也。""肾合骨，肾脉循骨而行。持脉指法如十五菽之重，按至骨上而得者为沉；次重按之，脉道无力为弱，举指来疾流利者为滑，乃肾之带胃气而神应者也。"（《脉诀新编·诊脉三要》）刘本昌建议业医者先习平脉再习病脉，先将以上五脏之平脉一一熟知，一遇病脉，自然可晓。

另外，刘本昌还认为业医者应辨明诊脉之六字神机，即"上、下、来、去、至、止"六字。上者为阳，下者为阴；来者为阳，去者为阴；至者为阳，止者为阴。上者自尺部上于寸口，为阳生于阴，下者自寸口下于尺部，为阴生于阳。来者自骨肉之分而出于皮毛之际，为气之升。去者自皮肤之际而还于骨肉之分，为气之降。应曰至，息曰止。如不明六字，则病症之阴阳虚实不能分别。

3. 精述各科脉诊辨治

杂病脉诊辨治。刘本昌对内科各杂病之脉症及辨治亦都作了精辟的阐述，举例如：于风邪所致疾病，刘本昌认为，中风脉浮，滑兼痰气，其或沉滑，勿以风治。或浮或沉，而微而虚，扶危治痰，风未可疏。浮迟者吉，急疾者殂。此盖指中风脉宜浮滑或浮迟，此风实有痰壅滞，若洪大急疾，重按无力必殂。其又指出：类中因气，身凉无痰，脉必沉虚，八味为最。类中因痰，形肥脉滑，膏粱之人，痰治无差。类中因火，便结便黄，色赤脉数，火治为良。在刘本昌看来，类中风者，虽似中风实非中风也，如中暑、中湿、中痰、中火、中气、食厥等症，俱类中风，医宜临证参详。如中气以八味顺气汤，中痰以二陈汤，中火以清热导痰汤，此其大法。于伤寒，刘本昌认为：寒伤太阳，浮紧而涩，及传而变，名状难悉。阳明则长，少阳则弦。太阴入里，迟沉必兼。及入少阴，其脉遂沉。厥阴热深，脉伏厥冷。在阳当汗，次利小便，表解里病，其脉实坚。刘氏认为此仅言其大略，至于治法尚需详加察明，至于大法，自有仲景之法。于瘟病，刘本昌认为瘟脉无名，随见诸经。即瘟脉随各脏腑所在外表现的症状而治，未汗脉强急者生，虚缓者死，已汗表症不退，脉强急者死，或入里腹腹痛甚不痢者死。于内伤劳役，刘本昌认为：内伤者，谓劳役之后而伤饮食，或更有房劳。内伤轻者右关沉滑，伤重者气口浮滑。右寸气口脉急大而数，时一代而涩者，涩乃肺之本脉。代者，元气不相接续，此饮食失节，劳役过甚，大虚之脉。右关脾脉数中显缓，且倍于各脏，此劳役轻而伤饮食，湿热重。数多燥热，缓多湿热，若脾脉数大，时微缓一代者，为饮食不节，寒温失所。另外刘氏认为，诸失血脉宜沉细芤小，不宜浮大洪数。若肠澼下血，脉弦绝则死，滑大则生。去血过多，身热者死。脉极虚芤迟，为亡血失精。于虚损、虚劳、痨等症，刘本昌认为：诸虚脉多寸关弦大而尺微涩，有火则尺亦大。大者正气虚而邪盛，弦者中寒。大而无力者，阳气虚；大数无力者，阴血虚；左右微小者，必成痼冷。痨症骨蒸潮热，盗汗咳血，或泄或不泄，惟肉脱甚，脉数细而涩者死。于腹痛，刘本昌认为：腹痛时，关脉一般是紧小急速，或动而弦，甚则沉伏。如脉弦多因有食滞，如脉滑多因有痰阻，如尺脉紧实，为脐及小腹痛，宜利。若尺脉伏紧小腹痛，则示有瘕痛。于便秘，刘本昌认为：便秘之脉，沉伏勿疑。热结为沉数，虚结为沉迟。若是风燥，则右尺浮起。若老人虚弱大便结，脉雀啄者不治。于反胃噎膈，刘本昌认为：其脉象多有寸紧、尺涩、紧芤或弦、关沉、浮涩、浮弱等。寸紧主胸满不食，尺涩为下元虚，命门火衰，不能生脾土，脾虚不能运化而成反胃。紧芤迟者为胃寒，弦者为胃虚，关脉沉大为有痰。浮涩，因脾不能磨食，朝食暮吐，暮食朝吐。脉紧而涩者难治。

妇人脉诊辨治。对妇科经带胎产及杂病诸症之脉诊与辨治，刘本昌于《脉诀新编》一书中亦作了较为详尽的论述。如有关经带及妇科杂病之论述：凡妇人脉比男子更濡弱者，属正常脉象。脉象正常，虽有月经，或前或后，或多或少，或一月未来者，亦不成经病；虽寸关如常，而尺绝不至，或至亦弱小者，主小腹冲任有积痛，主抢心，月水不利；若脉沉缓，为下虚弱，月经来时量多须防治之；若三部浮沉一止，寸关微涩，微则胃气虚，涩则津血不足，或尺微而迟，微则无精，迟则阴中寒，此为血不足，少阳脉卑下沉，而少阴脉细而微，为经水不利，血化为水，瘀水闭塞胞门，名曰水分，此先病水而后经断，故病易治；少阴脉沉而滑，沉为在里，滑则为实为壅，沉滑相搏，血结胞门，经络不通，名曰血分，先断经而后病水，故病难治；少阴脉滑数，或为气淋，或阴中生疮；少阴脉弦，则阴户掣痛，白肠挺出如核。又如有关胎产之论述：妊娠初时脉平，而见寸脉微小，呼吸五至，浮沉正等，按之不绝，无他病而不月者，为有孕，必三月而后尺数；关滑为血多气少之象，若尺脉滑疾，带散带代，如雀啄少停者，为胎气盛而闭塞的缘故，此时若作渴或水肿施治，胎必堕；胎孕五个月，脉喜疾而不散，若太急为紧为数者，必漏胎，太缓、沉、迟者亦必堕胎，浮者必腹胀满而肿，为之子肿；胎孕六七个月，脉宜实大、牢、弦，若沉细而涩者，亦当防堕胎；足月身热脉乱者为即产之征兆；未产脉宜实、大、牢、强，不宜沉、细、迟、涩。

诊小儿脉纹法则。小儿脉诊，在一指定三关。刘本昌于

《脉诀新编》一书中对小儿脉纹诊法作了细致的描述：令人抱儿对立于向光之处，以左手握儿食指，以右手拇指推儿三关察其形色，细心体认，亦惟辨其表里寒热虚实。刘本昌告诫诸医：凡看指纹，应以医者之大拇指侧面推儿食指三关，切不可覆指而推，因手指螺纹有火，克制肺金，纹必变色；又只可从命关推上风关，切不可从风关推出命关，此纹愈推愈出，其纹在先，原未透关，如误推而出之，大损肺气。

此外，刘本昌还认为，临证能辨表里寒热虚实此六者便为至高之手。因表里清则知病之在经在腑，而汗下无误；寒热明则知用寒远热，用热远寒，或寒因寒用，热因热用，因事制宜，用无不当；虚实辨则知大虚有盛候，大实有羸状，不为假证眩惑，凡真虚真实易知，假虚假实难辨，真假既明则无虚虚实实之患。

三、简要评价

刘本昌之医学思想和成就，在脉学方面比较突出，认为脉理为治疗之本，固当引为先务。于脉学，其以王叔和之《脉经》为宗，推崇王叔和之脉学思想。刘氏所著之《脉诀新编》，对世传之《脉诀》重加辨正校订，纂要钩玄，阐前人未阐之蕴，启后人未启之缄，堪为医门初学之津梁，研习脉学者之初步阶梯。

四、原著摘录

《三部九候论篇》帝曰：愿闻天地之至数，合于人形血脉，通决死生，为之奈何？岐伯曰：天地之至数始于一，终于九焉。一者天，二者地，三者人，因而三之。三三者九，以应九野。故人有三部，部有三候，以决死生，以处百病，以调虚实而除邪病。帝曰：何为三部？岐伯曰：有下部，有中部，有上部。部各有三候，三候者，有天有地有人也。必指而导之，乃以为真。上部天，两额之动脉（在额两旁，动应于手，足少阳脉气之所行也)。上部地,两颊之动脉(在鼻孔下两旁近于巨髎之分,动应于手,足阳明脉气之所行也)。上部人,耳前之动脉(在耳前陷中,其动应于手少阳脉气之所行也)。中部天,手太阴也(谓肺脉在掌后寸口中,是谓经乘动应于手也)。中部地,手阳明也(谓大肠脉在手大指次指歧骨之间,合骨之分,动应于手也)。中部人,手少阴也(谓心脉在掌后锐骨之端,神门之分动应于手也)。下部天,足厥阴也(谓肝脉在毛际外,羊矢下一寸半陷中,五里之分,卧而取之动应于手也。女子取太冲,在足大指本节后二寸陷中是也)。下部地,足少阴也(谓肾脉在足内踝后跟骨上陷中太溪之分,动应于手也)。下部人,足太阴也(谓脾脉在鱼腹上趋筋间直五里,下箕门为内股之分,沉取之乃得动应于手也。候胃气者,当取足跗上冲阳之分,穴中动脉乃应于手也)。故下部之天以候肝,地以候肾,人以候脾胃之气。中部之天以候肺,地以候胸中之气,人以候心。上部之天以候头角之气,地以候口齿之气,人以候耳目之气。(《脉诀新编·三部九候脉法》)

第二十二节 谭志光

一、生平著作

谭志光,字容园,湖南长沙人,具体生卒年代不详,约生活于清末至民国时期。晚清秀才,长沙名儒,精于医学。是我国近代著名的针灸学家、医学教育家。谭志光一向志向远大,且务实,专以立德、立言为己任。时刘采九山长掌教城南书院时,曾告其弟子曰:"院中弟子三千人,惟斋长谭子志光对世局别有怀抱。"壮岁时不拘于科举一途,早以岐黄之术见知于清末吴清卿中丞、刘采九山长、林次煌太史、张松雨观察诸名公,先后出任政务、学务、医务各重职。民国时期以后,潜隐于医,益肆力于针灸之术。当时长沙学界诸多人士常说:"谭容园先生者，素以针灸之学启振医林、拯救人命者也!"上世纪20年代，谭氏有感于中国针灸学濒于失传，于是以《灵枢》、《素问》为宗，搜集诸贤著述与论说，参以其30余年临证经验编著成《针灸问答》一书。后又在当时医界张季恒诸先生的支持下，经省政府备案，创设湖南针灸讲习所，广度金针，维持绝学，并以《针灸问答》为讲义，先后举办针灸讲习班10多期，培养学生、弟子多人，如吉亮勋、汉轩甫、成阜吾等人。此举开近代中医针灸教育之先河。除著《针灸问答》外，谭志光还著有《长沙秘法》、《寒温辨疑》、《脉道析微》、《汤液辑要》、《儿科秘诀》、《女科秘诀》等医书。

　　《针灸问答》一书以问答形式，歌注体裁，并附图14幅，阐述了针灸学的基本知识。全书分上、下两卷，内容包括脏腑经络解说、十二经穴、十五络穴、奇经八脉及其腧穴、经外奇穴、制备针灸法、行针法、用灸法、补泻法、针灸歌赋等。该书书名取《针灸问答》，意欲使学习者便于记悟，于读书时，自问自答，亦为学习针灸一较好的方法。书中关于行针用灸，逐穴详明。如言几分几壮，即针灸可以互用；如言分不言壮，即知此穴禁灸；言壮不言分，即知此穴禁针；如不言分壮，即知针灸并禁。是书凡考问某经之穴，必载某经之图，使图说昭然，庶临证取穴，无毫厘千里之失。是书辑自各种针经及新译诸书，间有搜集先人遗稿与时贤讨论者，皆容园30年经验，确有证据，为他书所未详者。是书所列穴道，虽根据《内经》，然《内经》中亦有未及精详，以致各针经著作相沿传讹者，则详加改正。该书初刊于民国十二年（1923年），再版于民国十八年（即1929年版本，此版本系湖南针灸讲习所版权之铅印本），民国二十四年（1935年）又有手抄本问世。1999年，该书经点校后收录于《湖湘名医典籍精华》中再次刊行。

二、学术内容

　　谭志光医术高深，于《内经》、《伤寒杂病论》诸医著，

皆能明其奥旨，尤精于针灸之术。其问答针灸奥义，解说脏腑
经络，考正腧穴针法，对中医针灸的临床应用及针灸学的探
究，有着重要的参考价值。

1. 解答人体周身经络

于《针灸问答》一书中，在阐述每一经脉腧穴之后，谭
志光以《内经》为本，证以诸家之说，中西会参，以问答形
式，对人体五脏六腑十二经脉及奇经八脉，进行了详细的
解说。

如"肝经解说"，谭志光解答说："肝系上连心包络，故
同称厥阴经。系着脊处，则为肝俞穴。……肝脉交颠入脑，由
脑而通于目，故肝开窍于目。肝藏魂，昼则魂游于目而为视，
夜则目闭魂复返于脏。……惟心火肾水交会于脑，令肝脉注目
中，肝者心之母、肾之子，故并二脏之精，而开窍于目。……
肝为厥阴经，乃阴之尽也，故其性坚忍而有守。……足厥阴肝
脉，起足大趾丛毛之际，上足跗，循股内，过阴器，抵小腹，
属肝络胆，挟胃贯膈，循喉咙上过目系，与督脉会于颠顶。毛
发皆血之余也。肝主血，故肝经起于足大趾，而其间即生丛
毛，以为主血之验。阴器名为宗筋，乃通身筋之所主，属肝
经，故肝脉绕于阴器也。小腹两旁皆属肝经，故有寒疝等症。
络胆者，厥阴之脉中见少阳，肝与胆相表里也。挟胃者，肝木
清阳之气，上升疏土，所以化物，贯膈循喉咙，故肝气逆，有
呕满诸症。上连目系，肝开窍于目也。与督脉会于颠顶，督脉
属肾，为肝之母，会于颠顶，子会于母。目系颠顶内为脑髓，
脑风晕迷均肝所司，以其脉相通也。西医详论脑髓，而无治髓
之药，盖不知髓系督脉所生，又不知髓系肝脉所贯耳。大敦循
足内侧，上至曲泉，曲泉在曲膝横纹尽处，乃诸筋会于膝之穴
也。循股内抵阴器之横骨尽处，名鼠鼷穴，绕阴器故生毛，肝
血所发泄也。抵少腹上肋，曲肘尖尽处为章门。再上为期门
穴，乃肝之募，谓肝膜之所通也，从此入属肝脏，此为肝下行
之脉。贯膈络胃，循喉咙，上连目系，则开窍于目，与督脉会

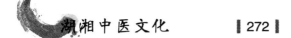

于颠。阳经惟太阳最长，阴经惟厥阴最长，乃气血之主司。"
(《针灸问答·肝经解说》)

2. 考正腧穴位置

谭志光所著之《针灸问答》，所列穴道，依据《内经》，然《内经》中亦有未详明者，以致各针经相沿传讹。如手阳明大肠经商阳一穴，各针经多从食指内侧，即系讹传。谭氏认为：盖阳经起于外，阴经根于内，如太阴少商、厥阴中冲、少阴少冲，此三阴经穴皆出手指内侧者；少阳关冲、太阳少泽，此系阳经，皆起手指外侧者；何独阳明不然耶？于是在书中详加改正。

3. 总结腧穴之位置取法主治和针刺操作

于《针灸问答》一书中，以歌诀与注释相结合的方式，谭志光对人体全身穴位的定位、取法、主治、操作等进行了总结。

如"下关穴"：下关穴，在耳前动脉下廉，合口有空，开口则闭，侧卧闭口取之。足阳明、少阳之会。三分，三壮。主治耳有脓汁出、偏风口㖞、牙车脱、牙龈肿，以三棱针出血立愈。

如"颊车穴"：颊车穴，在耳下八分，曲颊端近前陷中，侧卧闭口取之。四分，三壮。主治中风牙关不开、口噤不语、失音、牙车疼、颌颊肿、牙难嚼物、颈强不得回顾、口眼㖞斜等症。又如"太阳穴"：在眉后陷中，治眼红肿及头痛，用三棱针出血，其法以手紧扭其领，脉即现，于脉上刺出血，极效。再如"睛中穴"：在眼睛黑珠正中。取穴之法：先用布搭目外，以冷水淋一刻，方将三棱针于目外角，离黑珠一分许，刺入半分之微，然后入金针，约数分深，旁入，自上层转拨向瞳仁轻轻而下，一饭顷出针。轻扶偃卧，仍用青布搭目外，再以冷水淋三日夜止。初针盘膝正坐，将箸一把，两手握于胸前，宁心正视，其穴易得。治一切内障，顷刻光明。凡学针人眼者，先试针羊眼，羊眼复明，方针人眼，不可造次。

4. 详述行针法

谭志光重视毫针刺法，曾专程赴沪访问针师刘云阶辈，得其真传，只用毫针、三棱针两种。于《针灸问答》一书中，其对毫针的制作、行针方法、补泻手法、晕针与折针治法等进行了详细论述。

如其叙述"行针八法"（揣、爪、搓、弹、摇、扪、循、捻）中的揣法：凡点穴，以手指揣摸其处。其肉厚薄，或伸或屈，或平或直，以法取之，按而正之。以左手大指爪切掐其穴，于中庶得进退，方有准也。《难经》曰：刺荣无伤卫者，乃掐按其穴，令气散，而直刺之，是不伤其卫气也。刺卫无伤荣者，乃撮起其穴，以针卧而刺之，是不伤其荣血也。此阴阳补泻之大法。谭氏认为晕针乃神气虚之故。古云：色脉不顺而莫针，并忌大风雨雪阴天，及醉劳房后，惊饥居丧之人。谭氏以针刺病者不下数千，而晕针不过数人，但以指甲掐病者人中，醒方松手。然晕针者，必获大效，以血气交泰故。又法：晕针不可起针，宜以别针就旁刺之，用袖掩病人口鼻，鼓动其气，以热水饮之即醒，良久再针。或者掐病人十指甲盖上一分肉处，甚者针手膊上侧，筋骨陷中，即虾蟆肚肉上，名醒醒穴，或针足三里穴必醒，其病必愈。再如其叙述"折针治法"：折针用磁石引出。或用象牙末水和涂之亦出。或用车脂油摊纸上，如钱大，贴患处，日换三五次亦出。或用硫黄细末调涂，以纸花贴上，觉痒时即出。或用桑仁杏仁捣烂，以鲜猪脂调匀，贴上亦出。倘经络伤，脓血出，用黄芪、当归、肉桂、木香、沉香、乳香研末，以绿豆粉糊丸，每小丸五十粒，热水吞之自愈。

5. 总结灸法

谭志光认为：针之所不能为者，则灸法施之。用针虽捷，不如灸稳。如气血两亏，年高少小之人，并头胸腹背，咽喉各处，均宜用灸。其指出：补勿吹其火，须待自减。泻速吹其火，以开其孔。于《针灸问答》一书中，谭志光对诸多灸法问题予以解答。如灸后发疮的问题，谭氏认为：凡灸后疮发，其病易愈。故灸疮不发者，以鞋底烧热熨之，三日即发。或用赤皮葱放炭火中煨热，拍破，乘热熨疮上下十余遍，其疮亦发。或以生麻油渍之，或用皂角煎汤频点之。亦有因血气衰弱不发，必服四物汤滋养血气者，不可一概论也。要在人设法助之，不可任其不发。又如灸疮的问题，谭氏认为：古人贴灸疮，不用膏药，要使脓出多而疾除耳。故春用柳絮，夏用竹膜，秋用新棉花，冬用兔腹下白细毛，或用猫腹毛亦可。以上诸法，均须用真麻油浸湿，轻贴患处，不可令其枯干，致增痛苦。再如灸后调摄法的问题，谭氏认为：灸后不可就吃茶水食物，恐解火气，而滞经气。须少停一二时，宜静养安卧，远人事，忌色欲，平心静气，凡事俱要宽解，尤忌大怒大劳，大饥大饱，受热冒寒，生冷瓜果亦当忌之。惟食清淡养胃之物，使气血流通，艾火逐出病气。若贪厚味酗酒，必生痰涎，阻滞病气矣。至鲜鱼鸡羊，虽能发灸，但可施于初灸数日之内，不可加于十日之外。

6. 总结用针之补泻法

关于用针之补泻法，博约不同，各具其理，愈转愈深，莫衷一是。如《内经》补泻、《难经》补泻、《神应经》补泻等，皆连篇累牍，令人叹起望洋。故谭志光于《针灸问答》一书中，于行针补泻之法，尽发其凡，总结成歌诀。如：手阴从胸行于手，针芒从内往下为随，针芒从外往上为迎。手阳从手行于头，针芒从外往上为随，针芒从内往下为迎。足阳从头行于足，针芒从内往下为随，针芒从外往上为迎。足阴从足行于腹，针芒从外往上为随，针芒从内往下为迎。左为阳，阳主进；右为阴，阴主退。手为阳，左手为纯阳；足为阴，右足为纯阴。左手阳经，为阳中之阳；左手阴经，为阳中之阴。右手阳经，为阴中之阳；右手阴经，为阴中之阴。右足阴经，为阴

中之阴；右足阳经，为阴中之阳。左足阴经，为阳中之阴；左
足阳经，为阳中之阳。如针病者左手阴经，以医者右手大指退
后，吸之为随；进前，呼之为迎。如针病者右手阳经，以医者
右手大指进前，呼之为随；退后，吸之为迎。如针病者右手阴
经，以医者右手大指进前，呼之为随；退后，吸之为迎。如针
病者右足阳经，以医者右手大指退后，吸之为随；进前，呼之
为迎。如针病者右足阴经，以医者右手大指进前，呼之为随；
退后，吸之为迎。如针病者左足阳经，以医者右手大指退后，
吸之为随；进前，呼之为迎。如针病者左足阴经，以医者右手
大指进前，呼之为随；退后，吸之为迎。盖手上阳进阴退，足
上阳退阴进，合六经起止故。

三、简要评价

　　谭志光医技精湛，尤精针灸之术。其济世救人，著书讲
学，以发展祖国医学为己任。其著成的针灸学巨著《针灸问
答》，对于取寸之部位、寻穴之上下、手法之浅深、补泻之同
异、各家之成规、医案之效验等，无不缕析条分，了如指掌，
诚寿世之慈航，医医之宝鉴。《针灸问答》对学习与研究针灸
学有重要的参考价值。熊希龄于该书后赠跋称："今观所著
《针灸问答》，根据轩岐，探源华扁，鸿篇巨制，继往开来。"
唐成之认为本书较之汪机的《针灸问对》更加详明。程宝书
在《针灸大辞典》中称谭志光为我国近代著名的医学教育家，
其"针灸问答"式教学开近代中医针灸教育模式之先河。

四、原著摘录

　　问：补泻之法，有以浅深言者，有以虚实言者，何谓也？
　　答：《经》言：春夏刺浅，秋冬刺深。又云：从卫取气，
从荣置气。盖补则从卫取气，针宜轻浅，从其卫气，随之于
后，而济益其虚也。泻则从荣置气，刺宜重深，取其荣气迎之
于前，而泻夺其实也。但补亦不可太实，泻亦不可过虚，要当

以平为度耳。又：凡针逆而迎夺，即实则泻其子也。如心经热病，必泻脾胃。凡针顺而随济，即虚则补其母也。如心经虚病，必补肝胆之类是也。

问：九数六数，多少不同；提针插针，分寸互异；何关补泻？

答：凡补皆用九数，有用三九者，有用六九者，有用九九者，即子阳，少阳，老阳之数。凡泻皆用六数，有用二六者，有用四六者，有用六六者，即午阴，少阴，老阴之数。此补泻之常法也。至于泻实针疾出，补虚针久留，以及提插扪循诸用，则又补泻之活法耳。

问：针形至微，何能补泻？

答：如气球然，方其未有气也，则低塌不堪蹴踢。及从窍吹之，则气满起胖，此虚则补之之义也。去其窍之所塞，则气从窍出，复恹塌矣，此实则泻之之义也。

问：迎夺随济补泻之义何在？

答：迎者，迎其气之方来。如寅时气来注肺，卯时气注大肠，此时肺与大肠气盛，而夺泻之也。随者，随其气之方去。如卯时气去肺，辰时气去大肠，肺与大肠，此时正虚，而济补之之类是也。

谨按：补泻分男女早晚，其理幽深，原为奇经不拘十二经常度，故参互错综如是。若流注穴，仍以分左右阴阳为宜。尝忆《雪心歌》云：如何补泻有两般，盖是经从两头发，古人补泻阴阳分，今人乃为男女别。男女经脉一般生，昼夜循环无暂歇，此诀出自长桑君，我今授汝心已雪。录之以为行针定法。（《针灸问答·补泻法》）

第二十三节　刘仲迈

一、生平著作

　　刘仲迈，字瑞融，自号梦游居士，民国浏阳县人。具体生卒年代不详。刘氏善医，尤以伏气温病见长。其认为医道之传至先师长沙君，始集其大成。医家之有长沙，犹吾儒之有孔子，高山仰止，景行行止。虽不能至心向往之，高高乎不可尚已。先师闵末学之放纷，作《伤寒杂病论》，以立方治汤液，始著便民之用，承习至今。其书统百病之必备。六气之法详，奇经之治明，脉象之源典。刘氏此意即遵张仲景之学也。然"瑞融少承庭诰，博览医经，寝馈张氏之学者二十年，粗窥见病之原，犹昧一贯之旨。洎从老友宗人昆湘先生得龙宫海藏之传，启金匮、石室之秘，《伤寒》完帙，复见人间，命为义疏以诏来学。"（《温病诠真·序》）此可见刘氏究心仲景之学，又得刘昆湘先生之教诲，而于医学有所成就。尤其是对伏气温病，传经化热之治，轩岐之书尚多引而未发，后贤著述瞻仰无从。"若刘完素、吴又可、喻嘉言辈，皆自谓善于治温，夷考其言，皆不明温热二气之殊、伏气变温之旨。有清叶天士著《温热论》，亦不辨伏气、时行之异，治有气血之分，遇伏气之温反执伤寒先卫后营之序，责在血而清气，治以缓而病深，留久迁延，神昏液灼，不悟方治之差，乃创逆传心包之说。其次若吴鞠通之《条辨》，王孟英之《经纬》，或自臆说，或杂集诸家，确以温热名书……至于伏气所在，伏于何时，中于何气，舍于何经，癸于何令，则征作者之圣，其孰能与之知？……瑞融归心净业，久谢世纷，粗闻了义之经，宁蹈妄语之戒，世有明哲当能辨之。"（《温病诠真·序》）从上可知，刘氏之于温病，吸收温病诸家之成就，而对伏气温病着意发挥。

　　《温病诠真》一卷，并附"疫论"一篇的单行本。此书是刘氏所著的《伤寒杂病论义疏》六卷本中的第六卷，前五卷论伤寒病之内容。刘氏认为历代医家对温病之伏气与时行之疫气辨别不详，治疗上气血之分未明，故作《温病诠真》一书，故有"敝稿甫成，汗青有待，爰取《温病诠真》一卷，附《疫论》一篇，先行问世，以广其传。"（《温病诠真·序》）详细阐述了时行疫气与伏气的鉴别以及伏气温病的证治，丰富了温病学的内容，足见该书对临床亦有重要的指导意义。

此外，刘氏还与刘世桢合著《伤寒杂病论义疏》，另有《整理国医学之我见》一书刊行于世。

二、学术内容

刘氏认为古人论疫之书，率以一时治验，各立定法。后之用者，不达疫病之源，执方祸人，何可胜道。为此，刘氏潜心研温病，尤其是伏气温病发挥颇多，现简介如下。

1. 论伏气之因

刘氏认为，伏气者，谓伏四时之气也。四时之气，春温夏热，秋凉冬寒，气中而蓄，过时发病，病之未发，不得先见，气伏于内，故曰伏气。冬伤于寒，春必病温，春伤于风，夏为飧泄；夏伤于暑，秋必病疟；秋伤于湿，冬则咳嗽。四时之气，更伤五藏，过时乃病，皆为伏气。其他或伤于食为冷为热，膏粱之变，留连岁月，病之未发，其气亦伏。病因相似，皆伏气之类也。惟伏气专属，厥为温病。温病之发，春秋为常，冬温为变，又有先后，夏则病暑而不病温。四时之气，春气温和，病人则浅，夏为飧泄，非尽伏气然也。伏气所在，不在经脉，不在脏腑。经脉腑脏，中而即病，留连痼疾，各有病形，非同伏气。伏气所在，蓄于所合，筋骨肌肉，乃得潜藏，气动无形，血流有质。伏气之病，虽曰伏气，其伏藏必留于血分。故六气所伤，病气者暴，病血者久。邪之及体，先客于卫。对于伏气温病又有随四时所感而发之不同，刘氏提出：伏气在体，过时发病，其气温热，谓之温病。随时病异，其气则同。故发于春，则曰春温；发于秋，则曰秋温；发于冬，则曰冬温。其气或发于上，或发于中，或发于下，皆由伏气为病也。冬时寒气凛冽，将息失宜，寒伏于体，伤于经络而即病者，为伤寒。伏于所舍，即时不病。邪之中人，各以类召，故冬伤于寒，其气伏于少阴。夏伤于湿，其气伏于太阴。气不当至而至，初冬乃太寒，燥以内收，其气伏于厥阴。春秋病温者，此其常；冬温者，此为变也。冬时应寒而反大温，此其时而蓄其气，及时不病，至春乃发，名曰冬温。此由冬不藏精，气失其正，春时阳气外发，二气相搏，为病则重。医又不晓病源，为治乃误，尸气流传遂成疫。此为刘氏论伏气温病之病因总则，所强调者乃是不时之气，伏而为病也。

2. 伏气温病之治疗

刘氏有关伏气温病的治疗原则主要依据四时变化、症状表现而定。春温伏气在冬，伏气于少阴而出于少阳，春气上升，伏邪外发，故其气在上。症见，头痛、咽干、发热、目眩，甚则谵语，脉弦而急。宜小柴胡加黄连、丹皮主之。病秋温，其气在中，发热、口渴、腹中热痛、下利便脓血、脉大而短濡。宜干地黄知母黄连阿胶汤主之。不便脓血者，宜白虎汤主之。病冬温，其气在下，发热腹痛引少腹，夜半咽中干痛，脉沉实，时而大数。宜石膏黄连黄芩汤主之。不大便六七日，宜大黄黄芩丹皮干地黄汤主之。病温头痛，面赤、发热、手足拘急、脉浮弦而数，名曰风温。防风黄芩栀子丹皮芍药汤主之。病温素有湿，发热、唇焦、下利热、腹中痛、脉大而涩，名曰湿温。猪苓汤加黄连、丹皮主之。病温舌赤咽下，心中烦热，脉急数上寸口者，温邪干心也。黄连黄芩阿胶汤主之。病温口渴，咳嗽，衄不可制，脉浮短而数者，温邪乘肺也。黄芩石膏杏子汤主之。病温发热，从腰以下甚者，少腹热痛，小便赤数，脉急数下尺中者，温邪移肾也。干地黄黄柏秦皮茯苓泽泻汤主之。

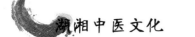

3. 疫证论治

刘氏认为：盖疫疠之作，有感天之气而发者，有感地之气而发者，有温疫、有寒疫、有寒温合之疫。感天气者中于卫，病责气分。感地气者中于荣，病责血分。发于春夏者多温疫，发于冬者多寒疫，发于秋者多温寒杂合之疫。治疫者首当辨其发于何时，感于何气，不可专凭外候以定证，凭脉变以制方。盖疫气之伤，不循经序，气血内乱，脉象难凭，故经曰天地之变无以脉诊也。百病之生，证由体异。疫气之发，老幼相似，即流行于一方，多同气之相感。能于疫作之初，推究所受之源，征以治验，则千百人可以一方起之。故刘氏将疫证分为几种，即温疫感天气而发者，温疫感地气而发者；寒疫感天气而发者，寒疫感地气而发者；温寒杂合之疫感天气而发，温寒杂合之疫感地气而发。现分述如下：

温疫感天气而发者，病在气分。阳气暴决，其气上行，证多见壮热汗出，头痛如劈，面赤，舌苔霜白厚腻，或目痛鼻干，唇肿，咽喉肿痛，或头面肿大，腮颈俱肿，烦躁索水，或胸满而胀，干呕懊侬，头汗，腰以上汗甚，或格阳于上，脚以下冷，以邪客气分，渐入膜原。甚则神昏谵语，脉当洪大而数，宜用白虎汤加通气逐秽之剂治之。对于温疫感地气而发者，病在血分。其气入深，证多见壮热无汗头额晕胀，胸膈痞满而痛，手指酸麻；或骨节烦疼，腰如被杖，或面赤鼻衄，口噤声不出；或面反青惨，色如蒙垢，昏聩如迷，头汗雨下，其痛如破，内躁索水，手足时厥；或兼胸胁刺痛，腹内搅肠，欲吐不吐，欲下不下，证时恶寒；或筋脉瘛疭，舌苔厚腻而绛。初起脉或沉数涩大，脉象转浮，亦必热火滞塞，此邪客血分。治缓则内犯腑脏，宜用大柴胡汤加通血逐秽之剂。

刘氏治寒疫则分为二证，即寒疫之发，亦有感天气地气之殊。寒疫感天气而发者，其病亦在气分。冬令闭藏，其气在下，证多见身壮热，四肢时厥，头痛皆督，肢节酸麻疼痛，腰痛，静躁不常，神昏胸痞，饮结气粗，声齁如锯，或时热汗出，腰以下甚，壮热恶寒。诸疫外证，每多共见。寒疫发于冬，其气在下，每多口胶而不甚嗜饮，脉当沉数时大，宜用附子、细辛、大黄、牙皂辈以温里解郁。寒疫感地气面发者，病在血分。证多见身痛腰痛，壮热无汗，神昏谵语，四肢反厥，或下利臭秽，少腹胀痛，呃逆躁烦，口胶索水，不能多饮，或四肢瘈疭，或胸痛如刺，或腹痛如搅，或头热足以下冷，脉当沉数涩带，肢厥腰以下甚，宜用附子、大黄、细辛加通瘀之剂。

刘氏对温寒杂合之疫的证治认为：秋承长夏之后，暑湿未退，燥乃大行，秋初则令同季夏，秋末则候似初冬，疫气行于秋，合时行之气，其变多为温寒杂合之疫。疫之发于秋者，亦有感天气地气之异。温寒杂合之疫，感天气而发者，病在气分。温寒杂合，其气在中。证多见头目晕胀，寒热如疟，或但热不寒，目赤耳聋，胸胁刺痛，干呕痰涎，呕逆不止，手足拘急，乍静乍躁，头汗腰以下冷，或吐利更作，胸中郁烦，惊惕昏闷，腹痛筋掣，颈腮耳后肿痛，甚则舌卷谵语。脉当大数时弦。宜用小柴胡加和血逐秽之剂。温寒杂合之疫，感地气而发者，病在血分。证多见头晕目胀，寒热如疟，或壮热恶寒，或但寒不热，肢节酸痛，胸胁刺痛，干呕胸胀，手足瘈疭，乍静乍躁，腹痛里急后重，便脓血，滞下腹胀，少腹更甚，腹中热痛，惊惕谵语，入夜更甚，或小便便血，脉当弦急而涩。宜用小柴胡汤加通瘀逐秽之剂。

此外，刘氏认为以上六大温疫之证治，是使学者有途可循。天地之变，不可以常理度。则疫气之辨，尤重游行之始，征以治验，始识病感何气，治当何法。但疫气相染，比户连城，自异六气正病，而头痛如破，身痛如被杖，胸痛如刺，腹痛如搅，亦较寻常六淫之邪为剧。病在气分，脉或洪或数，必无涩象。病在血分，脉或浮或沉，必应指涩为异。疫气兼霍乱，但当治其疫气，而吐下自止。若口噤不能下药，可针少商，令黑血尽为度。疫证发斑疹者尤多，或红或紫或黑，斑出

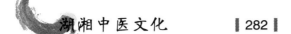

于胃，疹出于肺。疹而紧束有根者难治，根浮色鲜者易治，治当凉血行瘀。发斑赤者胃热，黑者土胜水涸，治当急清胃热。君石膏而斑化。遗溺当从三阳合病之治，非虚不能约也。干呕呃逆水止，每由血瘀胃口，当通其血而自愈。与杂病之治不同。病变无穷，学者非通于六气之治，未闻专以治疫擅长者也。以上为刘氏论治疫证之大略。

三、简要评价

刘氏之《温病诠真》着意发挥温病之伏气与时行之疫气，阐明了伏气与时行疫气和一般性温病的区别，在治疗上从气血两方面分析伏气温病、时行疫证，丰富了温病学的内容，对临床亦有重要的指导意义。

四、原著摘录

春温伏气在冬，伏于少阴而出于少阳，春气上升，伏邪外发，故其气在上。温邪上乘，则头痛，头痛不连项，非太阳之表；头痛不止两额，非少阳正病；温邪头痛，动作则痛甚。温邪出于肌胰，则发热，热在于肌肉，非太阳之表；发热而不恶寒，非风寒之邪。咽干、目眩，全类少阳，少阳由于胆不降，胆液上泄，则口为之苦，苦者热兼气分也。今伏气之发，温邪蓄于血分，故但咽干而不口苦；温邪干于心包，则心液热而谵语。伤寒胃热熏心，始发谵语，故少阳而兼谵语者，必将转属阳明。温邪之发谵语，由于血分之热，故无中焦实之证。少阳脉弦而细，今脉弦而按之急，非少阳正病也。若少阳转属阳明，则弦象退而脉转洪实；若少阳阳明并病，则脉当弦而按之大。若少阳傅经之邪，则又当起于太阳，今病作而即类少阳本病，故知为温邪伏气出于少阳也。伏气有外出之势，当因势而导之，用小柴胡引温邪由膜膈以出于肌胰，加黄连、丹皮以清血分之热，黄连行上焦而入手少阴，丹皮入厥阴而清血热，血清则气透，而诸症自解。病或迁移他脏，依后条进退治之。虽有兼证，病未传变，其气必在于上，病属伏气，其证必不恶寒。其有初病证类伏气之温加恶寒，而脉不浮无外证，此为热伏于内，脉实大者，名曰重热生寒。脉不实者，必其人体虚生寒而内有热也。盖阳并于里，而卫外之阳不行于表，则寒生。清其热而营卫气行，恶寒自止，此非伏气病温也。体虚者常有热于内，而外反生寒，久留不愈，温之则逆，寒之无功，法当滋其水而血濡，营卫和而病解。消息之妙在平脉以辨之。（《温病诠真·温病脉证并治》）

第二十四节   刘世桢

一、生平著作

刘世桢，字昆湘，湖南浏阳人，生于清同治六年（1867年），卒于1943年。兄弟姊妹九人，自幼体弱多病，为父母偏怜，读书喜泛览，不以疲困自休，勤学好问。其父有志于医，因遭时乱，毕生精力悉耗于督办团务，保卫地方，于医术未暇研精。刘氏性亦好医，窃欲继承先志。初师事同邑蔺斗杓先生，示以学医必先致力于岐、黄、扁、张四圣之书，从游数载，粗有所得。后读《伤寒》，见自序云："上以疗君亲之疾，下以救贫贱之厄，中以保身长全，以养其生。"感斯言，而学医之志愈决，无意于科名仕进。后忽患病，吐血严重，几濒于危，调治历两年余，幸获就痊。而先太夫人亦因是忧虑过度，项后生疮疡，痛苦异常，百药罔效。刘氏心中惶惶，疑医实误之深，叹为人子者不知医之罪，于是钻研益勤。1916年悬壶长沙，与弟元和共创长沙博爱医院。1935年任湖南国医分馆馆长。

刘世桢一次游江西，于一山谷遇一张姓老人，交谈甚欢。老人赠其家藏古本《伤寒杂病论》，此书与世上流传的版本不同。刘氏得此书后，勤加钻研，后将此书示好友刘瑞融，于是两人一起朝读而暮思，欲穷其奥旨，历经十余年，多有发挥。后将研习心得，整理编著成《伤寒杂病论义疏》一书。如刘氏于自序中说："如是吾两人者，朝读而暮思，积十余年，所发挥益多。余尝欲整次其语以为此书之注，而年老不任伏案，乃属仲迈推本师传之义，更互演绎，以为《义疏》十有六卷，总若干万言。"另外，刘世桢还著有《医理探源》一书。

1. 《伤寒杂病论义疏》

该书为刘世桢与刘瑞融两人共同编著，具体是前者述义，后者疏释。该书共 16 卷。卷一、卷二为平脉法，卷三为伤寒例，卷四为辨温病脉证并治，卷五为辨伤暑脉证并治、辨热病脉证并治、辨湿病脉证并治、辨燥病脉证并治，卷六至卷八为辨太阳病脉证并治，卷九为辨阳明病脉证并治，卷十为辨少阳病脉证并治和辨太阴病脉证并治，卷十一为辨少阴病脉证并治和辨厥阴病脉证并治，卷十二为辨霍乱脉证并治，卷十三为辨痉阴阳易差脉证并治，卷十四至卷十六为辨汗、吐、下等病脉证并治。书中载有"汉长沙太守南阳张机"原序全文。何键、曹伯闻为该书作序。

该书根据张氏老人所传秘本《伤寒杂病论》为根据，是否完全与仲景之原文相同，不得而知。与其他校本进行了比较，不同之处附记本条之下，大旨参证《素问》、《灵枢》，该书整体上仍以叔和编次之《伤寒论》（宋本《伤寒论》，书中称为通行本）为蓝本，但新增了许多所谓"通行本佚"的条文。全书条理贯穿，结构严谨，且诠注精正博辨，又能结合临证，立一方即垂一法，出一法即示一例，致力于实用。全书洋洋五十余万言，多以问答形式，论述及注释甚详，乃为研习《伤寒杂病论》之不可多得的医著。

2. 《医理探源》

该书共 10 卷。卷一至卷三论脉或并论脉证、论阴阳表里寒热虚实；卷四、卷五为伤寒六经脉证并治；卷六为邪入脏腑脉证并治；卷七为论平脉辨证见病知源、论真阴真阳、论足六经与手六经受邪等；卷八为内、妇、儿、五官科常见病脉证并治；卷九为危重病临证验案；卷十为《金匮》摘要、论内外科病及杂病。该书乃刘氏根据自己数十年临证经验参以诸经之说编著而成，全书遵岐、黄、扁、张四圣之法，推崇平脉辨证，理法严谨，组方精炼，是一部深入探究中医理法的综合性医著。

二、学术内容

刘世桢学宗岐、黄、扁、张四圣，学识及临证经验丰富，精仲景心法，尤其推崇平脉辨证，于中医之理法多有发挥。

1. 重视贯通脉法

在刘世桢看来，医道之难难于脉，脉法之难难于贯通。经云："微妙在脉，不可不察"。刘氏认为，欲察微妙，必先明脉法一贯之道，而后临诊确有把握。不然，人本有虚实，同感此病，外证各具，亦有外证悉同，而虚实各别者。如能贯通，无论其人之本源虚实，外证所具若何，无不形诸脉象。故阴阳虚实，缓急轻重，吉凶存亡，皆了如指掌。刘氏少年习医，遵岐、黄、扁、张四圣之脉法，反复研究三十余年，加以经验，毫发不爽，遂将四圣脉法之精微，推而一致，谓之"脉要贯一"。

2. 发挥八纲要义

八纲，此指阴阳、表里、寒热、虚实，在《医理探源》一书中，刘世桢将其一一总结，并就要妙之处加以发挥。

阴阳。水为阴，火为阳，天地之总阴阳，一水一火而已，水火乃阴阳之征兆。刘世桢认为，人应之，病应之，脉亦应之，故阴阳之理，合之则统于水火，散之则不可胜数。此特举治病之不可不知者而申论之。以气血分阴阳，气为阳，血为阴。以表里分阴阳，表为阳，里为阴。以虚实分阴阳，实为

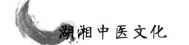

阳，虚为阴。以内外分阴阳，外为阳，内为阴。以上下分阴阳，阳在上，阴居下。以人身分阴阳，背为阳，腹为阴。以左右分阴阳，左为阳，右为阴。以营卫分阴阳，卫为阳，营为阴。以脏腑分阴阳，腑为阳，脏为阴。以尺寸分阴阳，寸为阳，尺为阴。以浮沉分阴阳，浮为阳，沉为阴。此阴阳之区别。若论阴中之阳，阳中之阴，一阳二阴，一阴二阳之理，则又系阴阳之变化。

虚实表里。经云："虚则补之，实则泻之，不虚不实，以经调之"，此治病之大法。刘世桢认为，病在表，无论虚实，当求之表。表虚微发之，过发则损元气。表实急汗之，不汗则传经。病在里，无论虚实，当求之里。里虚急救之，里实急攻之。欲分虚实表里，必以脉为准绳。诸虚脉必迟弱，诸实脉必数大。在表脉必浮，在里脉必沉。能知此，则治病已得其要领。刘世桢还认为，人本原有脏阴盛者，有腑阳盛者。脏阴盛者为虚，腑阳盛者为实。虚则为寒，实则为热，感于邪即随其人之本原虚实而变化。假令伤寒，虚者多变为阴证，实者多变为阳证，且阴盛不传经，阳盛多传，如伤寒所云："脉若静者为不传，其人躁烦脉急数者为传也"，由是推之，诸邪所感皆然，岂独伤寒已哉？治者不明其人之本原虚实，谓能知病之传变，对此刘氏认为不可信。

寒热。寒者，阴胜于阳；热者，阳胜于阴；往来寒热，阴阳相胜；先寒后热，为阴先至而阳不及；先热后寒，为阳先至而阴不及。热则脉数，寒则脉迟。故数在上热亦在上，数在下热亦在下，数在中热亦在中。迟在上寒亦在上，迟在下寒亦在下，迟在中寒亦在中。热以寒攻，寒以温取，此治寒热之大旨。对此，刘世桢进一步作了注释：数在上中下，是指寸关尺；热在上中下，是心肺在上，脾胃居中，肝肾在下。如此，经义辨析愈加明了。

3. 阐发六淫所感脉证

六淫，指风、寒、暑、湿、燥、热，刘世桢对六淫所感脉证一一进行了阐发。

刘世桢认为，六淫致病，症状表现多样，难以悉举，应以内外分治之，以平脉辨别之。如风邪所伤，假令在卫，脉必浮而缓。在上则浮缓在前，在下则浮缓在后，在左则浮缓在左，在右则浮缓在右，在内则脉不浮，当求之沉部，察其所呈何脏脉象，何脏外症，随脉症治之。刘世桢认为，风之为病，彻于上下则半身不遂，闭于一处则一处不遂，或成风痹，中于一边则为偏风，久成偏枯，此皆在经络。若入腑则不识人，至入脏则不能言，为难治。又如寒邪所伤，假令在营，脉必浮而紧，在上则浮紧在上，在下则浮紧在下，在后则阳浮紧而阴弱，在前则脉浮而大。所谓前者，寒中于腹中也；后者，寒中于背也。在内则脉不浮，当求之沉部，察其所呈何脏脉象，所具何脏外症，随脉症治之。刘世桢认为，寒之为病，彻于上下前后，则身体不仁，或疼痛。蓄于一处则一处不仁，或疼痛，或成寒痹，此皆在经络也。若入腑则不省人事，至入脏则一身尽冷，为难治。

4. 阐发六气从化理论

天有六气，六气者，风、寒、暑、湿、燥、火，人感之皆能致病。地有五行，五行者，木、火、土、金、水，人秉天地之气以生，受天气而生六腑，受地气而生五脏。于天之行气，刘世桢认为，初之气厥阴风木，在人则肝应之；二之气少阴君火，在人则心应之；三之气少阳相火，在人则三焦应之；四之气太阴湿土，在人则脾应之；五之气阳明燥金，在人则大肠应之；六之气太阳寒水，在人则膀胱应之。于从化，刘世桢认为，足厥阴以风木主令，手厥阴属火，从母化气而为风；手少阳以相火主令，足少阳属木，从子化气而为暑；手少阴以君火主令，足少阴属水，从妻化气而为热；足太阳以寒水主令，手太阳属火，从夫化气而为寒；足太阴以湿土主令，手太阴属金，从母化气而为湿；手阳明以燥金主令，足阳明属土，从子化气而为燥。刘世桢认为，此皆以气不以质，天地之气从化之理，虽与人身相应，固不可不知。刘氏说："究于致病之由，不悉本此，治病之要端，赖平脉辨证，随脉症治之，自归于中正。不然，六气所感，气有偏正，本原有虚实，同感此气，随人之本原虚实而变化。"（《医理探源·六气从化论》）

5. 推广平脉辨证法

人禀赋不同，脉亦有别。刘世桢认为，因本脉有浮沉大小缓急之分，必平脉辨证，方能见病知源，仲景以此为治病要领。刘氏将此法推而广之，认为大小缓急亦有有病与无病之分，并在《医理探源》一书中设为问答，使人易知晓。如：

问曰："肥人责浮，瘦人责沉，其故何也？"答曰："肥人肌肉厚，脉动在中，故当沉。瘦人肌肉薄，脉动在外，故当浮。反此者病，故责之。"

问曰："脉大有有病无病，何以别之？"答曰："脉大当病燥热，无燥热为无病，本脉大。"

问曰："脉缓有有病无病，何以别之？"答曰："脉缓必兼他脉象为有病。如缓而浮为伤风之候，缓而细当病阳虚伤风。若无浮细为无病，知其人脉本缓。"

6. 诊病权轻重缓急

刘世桢认为，病有轻重，治有缓急；方亦有轻重，证亦有缓急。凡身体欠安，不思饮食，或夜卧不宁，不恶寒，不发热，类此者皆为轻病。若臌胀一身尽肿，或咯血，或终夜不眠，肌肤减瘦，类此者，虽无寒热，皆为重病。一剂分作数服为缓治，一日服二三剂为急治。大补大泻及发汗之剂为重方，和平之剂为轻方。凡病之轻重缓急，方之轻重及治之缓急，难以悉举，为医者，不可不知也。然而，病之轻与缓、重与急，以及方之轻与治之缓、方之重与治之急，其意似同而实异。

病轻用轻方，病重用重方，缓病缓治，急病急治，此固然之理。刘世桢认为，若病轻脉危，必有内损，宜用重方。病重脉平，根本巩固，宜用轻方。治之轻重缓急，权而已矣。

7. 提倡灵活运用疾病治法

刘世桢认为，于疾病之治法，不宜照搬照用而应灵活运用。因人之秉赋不同，有本阳虚者，有本阴虚者，有的尚有痼疾，故同感此气，变化各别。诊治者处方不能拘一定治法，又不致囿于所习。如太阳中风，若恶风，头项强痛，脉浮缓，宜桂枝汤；若浮缓按之弦，恶风口苦，头晕目眩，兼往来寒热，为太阳少阳并病，宜柴胡桂枝汤；若左关独强，必本肝旺，宜桂枝汤加黄芩治之；若右关独强，必本胃燥，宜桂枝汤加葛根知母治之；若脉下坠气短，必本气虚，宜桂枝汤加人参治之，若两尺沉微，足下寒者，宜桂枝汤加附片治之；太阳伤寒，恶寒头痛，或身体疼痛，脉浮紧，宜麻黄汤；若浮而数为表实，必本阳盛，宜急汗之，恐其传经；若按之大，身滋润似有微汗者，宜大青龙汤；若但浮按之濡弱，其人必本虚，宜人参麻黄芍药汤；若浮紧按之涩，必其人血亏，虽发汗而汗不出，反口渴咽中干，宜麻黄汤加当归治之，汗自出而愈。

刘世桢还认为，凡病治不得法，则为坏病。治坏病无定方，随证治之可也。假如感冒六气，经久未治，轻者自愈，重者加剧。仅感一气，并无他气杂合，病虽剧，治者易得其病情。若误药，既成坏病，医又治不得法，则一误再误，以轻微之病，酿成重病，或成危病，甚至不可救药。凡病极复杂，外证多端，脉亦时时变动，当先择重要者先治之，其余渐次调治。但处方当佐固本之品，以病杂必非朝夕之故，病久亦未有元气不受伤者，故宜固本。本固枝叶虽败不亡，本败枝叶虽茂必枯。物皆然，人亦如是也。

8. 辨脉证常与变

刘世桢认为，病有常有变，脉亦如之。譬如诸伤风，当恶风，有时不恶风，反发热，脉当浮缓，有时不浮缓，反急躁。恶风脉浮缓，常也；发热脉急躁，变也。变之故，大率其人本阳盛，或素有热之所致也。伤寒当恶寒，有时反发热，脉当浮紧，有时反浮大或沉数。恶寒脉浮紧，常也；发热脉浮大或沉数，变也。变之故，大率由本阳盛，或素有里热之所致也。伤暑当汗出口渴，有时反吐泻，脉当弱，有时反强。口渴汗出脉弱，常也；吐泻脉强，变也。变之故，大率吐泻脉不强，由本胃寒；脉强不吐泻，由本胃燥也。伤湿当腹满，小便不利，有时反大便硬，小便长，脉当濡滞，有时反沉细。腹满，小便不利，脉濡滞，常也；大便硬，小便长，脉沉细，变也。变之故，大率大便硬，小便长，由本胃燥；脉沉，由本胃寒也。受燥当口渴咳嗽，有时反吐清水，脉当急，有时反迟。口渴，咳嗽，脉急，常也；吐清水，脉迟，变也，变之故，由本胃寒，不药当自愈。受热当唇枯，舌燥，咽干，有时反畏寒，欲呕，脉当数，有时反濡弱。唇枯，舌燥，咽干，脉数，常也；畏寒，欲呕，脉濡弱，变也，变之故，由本胃寒所致，不药当自愈。

9. 评医者好恶之偏

刘世桢认为，《伤寒杂病论》为医道立治法之祖，后世著书立说者，固多宗之，然而有好温而恶泻者，有好泻而恶温者，即如刘河间重泻火，李东垣重补脾胃，张景岳重补后天，各能自圆其说以传世。研究医术者，往往各执所见，自负皆有所本。刘氏认为三家之所以立此论者，盖亦有故。一因赋秉有偏盛，一因地气有燥湿。素秉腑阳盛者，受邪多化热，泻之则愈，温之则剧，甚至终身可泻不可温者亦有之。若素秉脏阴盛者，受邪多化寒，温之则愈，泻之则剧，甚至终身可温不可泻者亦有之。此赋秉之偏也。高燥之地，热气常伏于内，人多病热，宜泻之，温之则剧，间有病里寒者十之一二。若夫卑湿之地，寒气常凝于内，人多病寒，宜温之，泻之则剧，间有病里热者十之一二，此地气有燥湿也。故好温恶泻，或好泻恶温，其原因皆本于此。若欲不偏，惟有执平脉辨证，随脉证治之法，自无偏好偏恶之患矣。学者宜细思之。

10. 脾胃补泻不宜偏

刘世桢认为，人以气血养成，而化气以脾胃为主。脾胃居中，胃纳食，脾布精，当以不燥不湿为和平。和平则病少。胃阳素盛易生燥，脾阴素盛易生湿。燥易化热，湿易化寒。李东垣偏重湿寒，以补土为主；刘河间偏重燥热，以泻火为主。二者均有过与不及之弊，而非适中之道。刘世桢认为，脾胃虽一阴一阳，实有相连关系。胃素燥者，脾多不病湿，燥甚则必成病，不泻则波及脾，而成脾约，宜承气汤治之。胃素寒者，脾多病湿，寒甚亦必成病，不温则波及脾，而成脾寒，宜四逆汤治之。进而言之，六腑以胃为重，未有胃阳盛而诸腑反多寒者，未有胃寒而诸腑反多热者。五脏以脾为重，未有脾阴盛而诸脏反多热者，未有脾热而诸脏反多寒者。治病者固当以脾胃为要，若偏好补泻，又非至当之理。

三、简要评价

刘世桢行医治学五十余载，擅长平脉辨证，见病知源。其心系中医事业的发展，致力于探究医理，阐述经典之奥义，诠释仲景之心法，追求中医之真谛，对中医的发展产生了积极的影响。

四、原著摘录

凡病在阳之系者，皆起于六府也。或上或下，或内或外，剧则在中，外证或口渴唇焦而目赤，发热汗自出，甚至弃衣奔走，狂言乱语，卧而不寐，脉当数大或沉实，法当分经泻之。或曰胃属府也，亦有胃寒，其故何也？答曰：有胃寒者，因其本原藏阴甚，邪入于胃，即变为寒证，或吐或泻，伤寒所谓胃中虚冷者，此也。

凡病在阴之系者，皆发于五藏也。或上或下，或中或外，剧则在里。外证或吐呕下利，心腹胀满，外寒内热，外热内寒，皮肤不仁，举步艰难，甚至四肢厥逆，吐泻不止，病久或偏枯痿厥。脉当迟弱，或沉细、弦微、短涩、空虚、结代，法当分经补之。或曰心肝属藏也，古人谓心肝无补，其故何也？答曰：谓心肝无补者，以心肝为阴中之阳藏，不喜温灸，以养为补。假令心虚则当补血，肝虚则当补水。经云：虚则补母，即此意也。良工治病，自知活法不拘泥也。（《医理探源·府阳藏阴脉证论》）

第二十五节　何　舒

一、生平著作

何舒，号竞心，自称会于居士，又称舍予老人，近代湖南邵阳（现新邵县严塘乡光辉村湾里）人，生于光绪十年（1884年），卒于1954年。世代业医，其祖父何振翰（九皋）、叔父何短（云汉）均系当地名医。何舒毕业于江苏苏州东吴大学，精通外语。因子女众多而出国谋生未罢，遂从叔父习医，克绍家传，学成，行医上海。后因故返湘，旅居桃源县，适患瘟疫，几逢危殆，幸得长沙医界张必明（韵章）先生诊治而愈。由此深感医术尚属浅陋，故再受业于张必明先生，精诚求学三年，尽得其术，乃随张公悬壶长沙。晚年因父病返乡，行医于邵阳市，并创办"邵阳灵兰中医学会"，招收门徒，培育人才，发展中医。其弟子有赵培元、张邵棠、何南元、何致潇、何汉拔、何南元等多人。何氏业医、执教数十载，撰医学著作21种，凡36卷，统称《何竞心医学全书》。部分书刊行于民国三十七年（1948年）。所著书籍分门别类，涉及中医理、法、方、药等诸多方面的内容，多抒己见。

1. 《灵素阶梯》

该书1卷。先于导言中论述"土为太极之廓、万物之母"、"阴阳化为五运六气"、"阴阳五行相生相成"，然后重点论述"气血精神"、"升降出入"、"承制生化"、"虚实补泻"
之医理，最后还附录"运气百问"、"陆九芝六气大司天论二
篇"、"六气大司天上、下篇"。书中之内容，如"五运六气"
之说，"阴阳大论"之文，出浅入深，如指诸掌，循流溯源。
全书一本经旨，括以韵语，衍为问答，方便初学者习阅。

　　至于编著该书之目的，何氏于序中曾言："当世之医，求
能读越人、仲景以及孙真人之书而致用者，已非易易。至若
《灵枢》、《素问》全书之澈究天人，门墙高峻者，更非中下之
士所能顿超而直入矣。舍予不揣陋劣，妄思于《灵枢》、《素
问》，原其始而究其归，廿年钻仰，窃叹高坚，一得之愚，尝
草《运气百问》以引其端。继因避难山居，偶检医籍以消闲，
见周氏之《读医随笔》之证治总论，原本经义，提纲挈领，
发所未发。窃以为医家苟欲知病之所由生，与夫病之所由愈，
舍此别无捷径之可求矣。爰取其论文，演为问答，并附《运
气百问》于其次，即题曰《灵素阶梯》，或于困学之士，不无
小补云尔。"（《灵素阶梯·序》）

　　2.《脉学纲要》

　　该书为脉学专著，仅 1 卷，分 3 篇叙述。首篇为"条
辨"，宗滑伯仁，以浮、沉、迟、数、滑、涩六脉为纲统摄诸
脉，详论各脉所主病证，附以表解，以诗概之，以便记诵。次
篇为"问答"，先将"阴证见阳脉"、"阳证见阴脉"、"将死
脉证"、"有无胃气"、"从症从脉"等问题，详设问答，细述
脉理。另以附表形式，列咳嗽、骨蒸、伤寒等 34 种病证顺逆
脉候。末篇辑录陈修园、崔嘉彦、周学霆等人所述脉诗。全书
专研脉学，以诗诀、表解、问答分述，条理清楚，内容简要，
于临床应用具有较大的参考价值。

　　3.《舌诊问答》

　　该书 1 卷，书分上下篇。上篇论及察舌原理、分部诊法、
舌质舌苔的变化。下篇主要论述正常舌苔、舌苔的色泽变化与

疾病的关系。书以舌诊之基本原理设为问答形式，论述察舌诊病诸方法，对临证常见各种舌质、舌苔的诸般变化，尤对一些疑似而难以区分、理解与掌握不易之处，给以提纲挈领、简洁明了的阐示，词浅意赅，便于习阅。本书梓行时与《问诊实在易》合刊为1册，收入《灵兰医书六种》。

4.《问诊实在易》

该书1卷，分为两篇。首篇为杂辨，叙述辨痛、辨味、辨泾溲、辨胸项手膝等诊治内容，并指出临床辨证要点。次篇为诗诀，以"十问"为纲，将临床常见病列出76症，予以提纲挈领式剖析，对习医者研习问诊有重要参考价值。

5.《维摩医室问答》

该书分上下两卷，列17个论题，以问答形式论述。每一论题设若干问答，穷极诸方面予以详细阐述，尤对疑难、临证易误之处反复设答，以期补偏救弊。是书乃为一部解疑释惑的中医著作。

6.《医门法律续编》

该书仿喻昌《医门法律》而作，仅1卷，共218条，涉及内、外、妇、儿各科临床易误诊误治之证治内容，每一条后均附录名家之相关论述，于一证一法之际，阐述证治精华，并补喻昌《医门法律》诸多未备之处。是书使业医者能更好地正确辨治，知所规避，减少医误。

7.《医理逢源》

该书据何氏家人所提供手抄本于1999年第一次刊行，共3卷。卷一论阴阳五行、水火寒热、生理病理；卷二论治法；卷三论病证方药。全书采用分条论述形式，于每一条下又分为若干小条，或辅以图表解说，条分缕析，言简意赅，便于业医者习阅。

8.《伤寒论发微》

该书共6卷，卷一论述与伤寒相关之要义；卷二、卷三论述六经病脉证；卷四分类表解六经要义；卷五列六经脉证分析表；卷六记述诸家名论、杂抄、杂记、心法等。全书前后连贯，条目清晰，论述精详，参诸家之言，发己之见解，乃一部阐发《伤寒论》要义之专著。

对于撰写该书的目的及本书特点，何氏于该书自序中说："兹以邵阳市中医学会诸君子之请勉为说，其概略积累成帙，即题曰《伤寒论发微》，以示研读者之必须剖析毫厘，非谓浅尝如舍予即已得其精微也。区区之意，盖谓读《伤寒论》，必先识撰用之所本，与夫立论之纲领，则设为要义问答以发之，俾学者初入门墙便知富丽也。纲领既举，条目当分。其间辨证论脉，明微著隐，出浅入深，得其精粹者之一字一句，即能起死回生，终身受用无穷，则提要钩玄，撰为脉证歌诀以发之。俾学者于伏案时融会六经脉理证治，反复咏歌，深印于脑海而不忘，庶于临证时，自能辨别六经之病亦而不爽也。夫《伤寒》全书之篇法章法，六经之互摄交关，当做空中之鸟瞰，方能一览而无余，故复以分类表解而发之。又以《伤寒》一论如神龙之见首而不见尾，前贤各得其一鳞一爪，嘉惠来学，代不乏人，则以见闻所及，编为名论杂抄以发之。全书四篇，脉络一贯，如禅家之单提向上，一洗拘泥章句、纠缠训诂之翳障。明知徒述陈言，舍本务末，无当于至道；然而披沙拣金，颇费匠心，因指见月，尤具永怀。"（《伤寒论发微·自序》）

9.《伤寒金匮方易解》

该书首次刊于 1948 年，分为上、下二篇。上篇为《伤寒》方，依《伤寒论读本》编次，以徐灵胎所述要义而歌括之，先列方名，方名之下先引《伤寒论》条文，再编歌括，最后选诸家精粹者以阐发。下篇为《金匮》方，以陈修园本为据，择其垂名歌括，以利初机，而修园歌括之精粹者，亦择而存之，以资对照互参。全书义理贯串，方义清晰，既可资为教本，更有裨于自修。

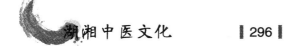

10. 《病因证治问答》

该书首次刊行于 1948 年，不分卷，以简御繁，注重原理、原则，故以八要、六气、诸气、诸血提纲，以问答形式，辅以表解，论述各病因证治。该书以《内经》、《伤寒》、《金匮》为本，参考《医宗金鉴》、《伤寒论集注》等 26 种医籍编著而成。

全书精选要义，剥落浮词，设为问答，以醒眉目，兼用韵语诗歌，提要钩玄，实为医药大全之缩影，亦即《内经》、《伤寒》、《金匮》、《千金》、《外台》之节本。该书综述病因证治，浅显适用，为初习医者之枕秘，亦适合深造者参考。

11. 《病理方药汇参》

该书成书于 1948 年，并刊行于当年。共 2 卷。卷上分药物概观、药理一得、制方大法、方药 4 章，叙及方药功用、配伍及应用。卷下分病因证治表解、药性比较表解两章，叙及六气为病、虚损、咳嗽等 28 种病症的证治及所用方药。

全书取仲景《伤寒》、《金匮》所示之病理、药理、方义，会通诸家之说，演为问答，精制图表，论药疏方，各极其则，去除陈词，以方便学者即病以检方，因方而识药，了然心目。

12. 《研药指南》

该书首次刊于 1948 年，共 5 卷。该书摘举邹润安《本经疏证》和《本经续疏》之精要，加注歌括，每药下分列经文便读、气味功能、特效、用法举例、维摩法语各项，条目清晰，易于研习。

13. 《研方必读》

该书于 1948 年初印。全书共 3 卷，39 节。卷一载方 125 首，分四时感冒、诸风类中、疟疾、痢疾；卷二载方 257 首，分诸血、诸气、诸痛、内伤、虚劳、痉病、痹病、痿病、脚气、遗精、浊带、痰饮、咳嗽、喘哮、肿胀；卷三载方 325 首，分头痛眩晕、消渴、神病、癫痫、噎膈翻胃、呕吐哕、诸

泄、疸证、疝证、积聚、霍乱、痨瘵、自汗盗汗、眼目、牙齿
口舌、耳鼻、咽喉、小便诸证、大便燥结、妇人方。该书重用
方之理，明组方之药，且其中不乏救急诸方，方简而验，颇具
实用性。

除上述 13 部医著外，何舒还编著的医书有：《暑门普
渡》、《时病紧要便读》、《天人要义表》、《维摩医室要方百
首》、《方药研究初编》、《方药实在易》、《特效药选便读》、
《本草法语》。

二、学术内容

何舒一生行医几十载，临床经验丰富。著述医著二十余
部，涉及中医学理、法、方、药各个方面，内容丰富，简明扼
要，反映出其医学知识的渊博。下面仅叙述几条，以示何氏之
医学学术思想。

1. 重视中医经典

于中医学术，何舒极重视中医基本理论，重视中医经典，
推崇《内经》、《伤寒杂病论》等经典著作。如何氏认为《伤
寒论》乃中医之经典，习医之人务必精研。其说："医家之有
《伤寒论》，犹儒家之有四书六经也。欲求内圣外王之真诠，
则四书六经外别无奇书。欲识万病之纲领，舍《伤寒论》则
无从问津矣。顾《伤寒论》之全体大用，即《内》、《难》之
具体而微，天人之息息相通，万化之交流互摄。初学治此，徒
叹高坚，甚或有十年钻仰，仍未得其精微而致用者。舍予治
《伤寒》，初涉猎于修园之《浅注》，容川之《补正》。继沉溺
于韵伯之《来苏》，石顽之《缵绪》，以及嘉言、坤载之《尚
论》、《悬解》，而仍未识其旨归。终乃寝馈于隐庵张子、九芝
陆氏之所论述，始觉坐井观天，光明在望。"（《伤寒论发微·
自序》）在何氏所编著的医书中，有许多书都是以《内经》、
《伤寒杂病论》等经典著作为蓝本，或是专门论述、阐发经典
医籍。如《病因证治问答》，就是以《内经》、《伤寒》、《金

匮》为本，参考其他医籍编著而成；又如《病理方药汇参》，乃是宗仲景《伤寒论》、《金匮要略》所示之病理、药理、方义，会通诸家之说，精编而成。而专门论述中医经典的著作就有：《灵素阶梯》、《伤寒论发微》、《伤寒金匮方易解》。

　　何氏采用多种形式阐述中医经典，以便于习阅。如《伤寒论发微》一书中，就采用了问答、歌诀、表解等表述形式。于此书中，何氏首卷即设131个要义问答，论述伤寒含义、伤寒传变、六经气化、六经纲要等，以有助于初习医者学习。其指出：读《伤寒论》，必先识其撰用之所本，与夫立论之纲领，则设为要义问答以发之，俾学者初入门墙，便知富丽也，纲领既举，条目当分其间。于此书中，何氏列脉证歌诀2卷，将伤寒六经条文撰成歌诀，后附诸家之说，发以己见。辨证治脉，明微著隐，出浅入深，得其精粹者之一字一句，即能起死回生，终身受用无穷。何氏则提要钩玄，撰为脉证歌诀以发之，俾学者于伏案时，融会六经之脉理证治，反复咏歌，深印于脑海而不忘，庶于临证时，自能辨别六经之病亦而不爽。于《伤寒论发微》一书中，何氏还分类表解伤寒之要义，对伤寒全书之篇法、章法，复以分类表解而发之。何氏说："全书（指《伤寒论》）一百一十三方，三百九十七法，提要钩玄，灵变不居，善学者，即可悟得无量方剂，无量法门矣。惟论文虽简，而含义无穷，若研究无法，虽百回读，又奚益哉？""故将其微言大旨，列为表式，俾可一览而观其全，初学者由此可得门径，已习者守此亦可以备遗忘。表无定式，惟义之从，凡可以联络贯通者，则统收为一表，不拘于论文之先后也。"（《伤寒论发微·分类表解第三》）

2. 主张中西汇通

　　何舒业医多年，精晓中医，亦通西医。何氏大学毕业，通晓外语，此为他研习西医提供了一定的便利。尤其在药物学方面，其从临床实践入手，致力探究药物的中西汇通，编著《方药研究初编》，参照西医病名、病理、药理，论述中药280

余种。如：

麻黄，盐基爱泛特林质，有效麻黄成分多，收缩胃肠诸血管，强心发汗气因和。

黄柏，柏含秘鲁培林体，健胃加餐效果微，糖尿肾炎诸眼病，皮肤各症有殊能。

人参，大补元气必用参，生津充液最滋阴，神经衰弱心衰弱，消化不良此味寻。

3. 倡导减少医误

临床上，从医者因误诊、误治而使病人病情加重或死亡的情况很多，何氏对此深感痛心。喻嘉言曾著《医门法律》，首次确立了行医规范和诊治是非标准，用以指导临证，警示业医者，以免误人。何氏对此深加赞赏，认为喻氏医门立法律，实具菩提心。然而何氏觉得《医门法律》仍不完备，于是仿喻氏之遗意，采集名言，条分缕析，著成《医门法律续编》一书。在此书中，何氏对升降、泄热、疟疾、表里等42个病证，立218条诊治法律，每条之下，参诸家之说，结合自己临证体会，详叙其病因、病机和诊治。其起例发凡，明定逆从，标举功过，俾学者有所警惕，有所遵循。

如书中关于"小儿病"的诊治：

凡治小儿惊痫，徒以疏风定惊之常品塞责，而不敢用轻粉、巴豆、牵牛等药以摄取痰涎而驱下之，致成难治，不治之症，医之罪也。凡治小儿乳食停滞，不知急用桃仁、山楂，或槟榔、牵牛以开通气血，徒以常品试服，姑息留病，致弱质不堪久病之蹂躏，而终不救者，医杀之也。凡治小儿寐中惊跃，不知其为痰格其气，津不濡脉之候，急与甘凉生津以利痰，乃误养筋而治肝，医之罪也。凡治小儿伤食，辨症不清，不以焦楂、桃仁、陈皮、紫菀等消导之，乃起手则发表以虚其中，继则清热以冰其胃阳，久则或以为慢惊而坠痰，或以为阴虚而养肾，又以为气虚而健脾补肺，终至胸高肚大而死，医杀之也。凡治小儿顿呛，不知以香附、红花、芎、归、芍药之类以和络脉之血，散胞中之寒，乃妄以前、杏、苏、芩、枳、桔、抱龙丸辈清肺化痰，医之罪也。凡治小儿，不知以存阴为主，乃恣用辛燥升散、温燥、苦涩、消导，致阴液耗伤，肝风内动，鼓痰上升而成痉瘈，医之罪也。凡治小儿，不知慎用苦寒、金石及香燥走窜之品者，医之罪也。凡治小儿疳积，不知活用一通一补（辛温通络温润补脾）之法，乃恣用刚燥耗液，苦寒杀虫，重伤脾胃者，医之罪也。凡治小儿痉病，不知其由于燥热化风所致，于风寒燥邪初起之时，不以辛润（如牛蒡、桔梗、杏仁之属）、温润（如葱、豉、生姜）散其邪，乃惑于荆芥、薄荷辛凉之说，下笔辄用以益其燥，医之罪也。凡治小儿风温、温热，不知于前辛润法中酌加微苦甘淡，如桑叶、蒌皮、栀皮、连召、蔗皮、梨皮、沙参之类，或凉润轻品如银花、菊花、知母、羚角、芦根、竹叶、梨汁、蔗汁之类，医之罪也。凡治小儿厥冒痉瘈，不知其由于客邪鼓动内风，痰涎上蒙清窍，宜于前法中佐以辛润，开闭豁痰（开通内闭宜芥子、姜汁、鲜石菖蒲，热痰宜贝母、竹黄、花粉、蒌仁、胆星、竹沥、姜汁，湿痰宜半夏、蜜炙橘红），医之罪也。凡治小儿暑湿，不知主以辛淡，如蔻皮、蔻仁、通草、赤苓、竹叶、滑石、鲜荷叶、扁豆花之属，医之罪也。凡治小儿湿热，不以苦辛开化（黄连、木通均用姜汁炒），反以辛燥重剂耗其阴液，医之罪也。凡治小儿阴液大亏，色瘁窍干，无涕无泪，口痉不能言，不知以大剂甘寒柔润，救液息风，医之罪也。

何氏之《医门法律续编》，补喻氏《医门法律》之不备，自成一家之言。对于此书能发挥多大的作用，何氏寄予很大的期望，他于此书中结尾处说："倘能逐一研求，贯通理法，则不但可以免过，习之既久，即起死回生亦行所无事耳。如此则中资可以闻道，浅深各如其量，其一鳞一爪之真修实得，亦自有其难能可贵之价值，不失为救人之良医也。若舍此而高谈大医之习业，适成为不知量，空言无补于苍生之疾苦矣。"（《医门法律续编·编余赘语》）

4. 精通病症诊治

何舒精晓医学基础理论，于临证诊治，其经验亦是十分丰富。对许多病症的诊治，其常能融会贯通，左右逢源，得心应手，而收效甚多。他编著的许多书中都记述了其临证经验及体会，如关于"小便证治"，何氏就进行了详细的论述：夫膀胱以气为用，其气盛，则中热而有纪律，经行者必受其节制；其气寒，则中寒而不能自振，经行者不受约束，直达而过。故凡小便数者，约束太过也。小便之行，固恃乎阴阳之相化。阴者，所以召阳使归，而行所当行，止所当止。阳者，所以布阴使溉，而内沾五藏，外达皮毛。且客热恃阴以消，孤阴恃阳以化，相衰相益，以底平成。夫水道为小便之源，小便为水道之委，源清而委不顺者，宜利小便。委达而源不继者，宜利水道。治小便秘，其道有三：一曰肺燥不能化气，故用二苓泽泻之甘淡以泄肺而降气。一曰脾湿不能升津，故用白术之苦温以燥脾而升精。一曰膀胱无阳，不能化气，故用肉桂之辛热以温膀胱而化阴，使水道通利，则上可以止渴，中可以去湿，下可以泻邪热也。小便不通，有热有湿，有气结于下，宜清宜燥宜升。如不因肺燥，但膀胱有热，则泻膀胱，黄柏、黄芩为要药。如因肺燥不能生水，则清金，车前、茯苓为要药。如因脾湿不运而清不升，故肺不能生水，则当燥脾健胃，二术为要药。小便不通属气虚、血虚、实热、痰闭，皆宜吐之以升其气，气升则水自降矣。小便不通之证，审系气虚而水涸者，利之益甚，须以大剂人参少佐升麻煎汤饮之，则阳升阴降，是地气上为云，天气下为雨也，自然通利矣。实热当利，服八正散而小便即通者，以大便动则小便自通。

5. 强调临证实践

世有愚者，读方三年，便谓天下无病可治，及治病三年，乃知天下无方可用。何舒对此现象感慨颇多，认为习医者必须博极医源，精勤不倦，并须在实践中多加运用和体会，不得道听途说，而言医道已了，误己误人。如其认为，五脏六腑之盈虚，血脉荣卫之通塞，非仅耳目所能察，必先诊候以审之。寸口关尺有浮沉弦紧之乱，俞穴流注有高下浅深之差，肌肤筋骨有厚薄刚柔之异，惟用心实践者，方有真正的体会。医非人人可学，苟非上智大贤，博览群书，心存济世，而亦自谓能医，悬壶都市，则必不免为自欺欺人之狂夫，甚或为含灵之巨贼矣。何氏认为，唯有博学且临证经验丰富者，临证处方用药方可得心应手。一些中医人士，其涉猎方书，便谓天下无病不治者，即好学深思之士，往往亦不免博而寡，要而遗，买椟还珠之诮。盖医之为道，不仅在原理原则之研求，而尤贵临床应变之有方，此惟平日读书有得而又诊断经验宏富者，方足以语于斯耳。

另外，何舒还认为，人的精力、能力是有限的，"惟天之生材有限，上材难得"，业医者应考虑向医学专科化方向发展，并主张择才研习，量才使用。何氏认为，一些并不是很优秀的人才从事医业，常常能治病救人，而免于大过，关键原因就在用志不纷，一门深入而已。何氏认为：当时许多人的生活大抵不合卫生，既无健全之躯体，又安得有健全之脑力？以至粗至浅之思想，求至精至微之医学，其不可能又为理势所必然矣。故何氏认为，医学之普及，莫善于明定规制，选拔高才，分科实习，俾其度德量力，矢志精研，铢积而寸累之，不务渊博之虚名，唯求专攻之实效。

三、简要评价

何舒学识渊博，中西兼晓，其编著很多医著，成为后世宝贵的财富。其行医济世，布道讲学，培育人才，为发展及普及祖国医学作出了积极的贡献。

四、原著摘录

问：愿闻伤寒传经之至理？

答：伤寒相传，病在三明三阳之六气。盖以六经配合六气，经之所循即气之所至，故兼论其脉，非病在有形之经而可以计日而传者也。其曰一日太阳，二日阳明，三日少阳，四日太阴，五日少阴，六日厥阴，六气以次相传，周而复始，一定不移，此气传而非病传也。本太阳病不解，或入于阳，或入于阴，不拘时日，无分次第。如传于阳明，则见阳明症。传于少阳，则见少阳症。传于三阴，则见三阴症。论所谓阳明、少阳症不见者，为不传也。伤寒三日，三阳为尽，三阴当受邪；其人反能食而不呕者，此为三阴不受邪也，此病邪之传也。须知正气之相传，自有定期。病邪之相传，随其症而治之，不必拘于日数也。

问：伤寒六气相传正传而非邪传固已，不知无病之人正亦相传否？不然正自正传，邪自邪传，两不相涉，正传可以不论，何以伤寒必计日数也？

答：无病之人，由阴而阳，由一而三，始于厥阴，终于太阳，周而复始，运行不息，莫知其然（无病之人经气之传无所凭验）。病则由阳而阴，由三而一，始于太阳，终于厥阴（自得病之日，即从太阳逆传，一日一经），一逆则病，再逆则甚，三逆而死矣。所以伤寒传经不过三传而止，安能久逆也（病则正气逆行，必待病退然后正气复其顺行之常也）。其有十八日不愈者，虽病而经不传也，不传则势缓矣。（《伤寒论发微·要义问答第一》）

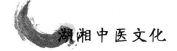

第三章　现代湖湘中医风采

第一节　湖湘"中医五老"

在现代湖湘中医界中，曾有五人声名远播，震于环宇，他们毕生奉献于中医事业，于医德医风、学术理论、临床医疗、中医教育等方面，为湖南，乃至全国作出了巨大贡献，现湖湘中医人士多尊称他们为湖湘"中医五老"。

一、李聪甫

（一）生平简介

李聪甫（1905～1990 年），男，湖北黄梅人。著名中医学家。致力中医药事业 70 余年，研究与探索李东垣脾胃理论，倡"形神学说为指导，脾胃学说为枢纽"的整体论，结合临床，确立"益脾胃，和脏腑，通经络，行气血，保津液，以至平衡阴阳"的治疗大法。在中医人才培养、中医文献整理研究方面，卓有贡献。著有《麻疹专论》、《脾胃论注释》、《李聪甫医案》、《李聪甫医论》、《金元四大医家学术思想之研究》。

（二）学术内容

1. "形神学说为指导，脾胃学说为枢纽"的整体论

长期以来，李氏紧密结合临床实践，潜心于《黄帝内经》和《脾胃论》的研究，提出了以"形神学说为指导，脾胃学说为枢纽”的整体论。

　　阴阳五行学说是中医理论体系的重要组成部分,李氏在实践中对这一学说的认识不断深化。他认为,这一学说反映到人体生命活动的整体上,则可归结为形神的合一,人体生命活动依赖于形神的对立和统一。形,是形体的概括,属阴;神,是功能的表现,属阳。“形者神之体,神者形之用。”神是形体的主导。若形神失调,则疾病生矣。治法上要使“脏腑以调,经络以通,营卫以和,气血以流”,促使机体内外整体活动调节恢复平衡。而阴阳五行学说的运用,实已寓于其中。故“形神”是人类生命现象的物质基础,贯串于脏腑、经络、营卫、气血各方面新陈代谢的发生、发展和变化之中,是维持和推动生命活动的源泉和动力。因此,他强调,形神学说是研究人体生命活动的不可忽视的重要环节。

　　李氏在深入研究李东垣《脾胃论》时,亦贯穿了形神合一论说。他提出,形神合一所形成的整体机能活动,是以脾胃元气的升降为枢纽的。他认为“人之以受气者谷也,谷之所注者胃也。”虽然脾胃同是“后天之本”、“仓廪之官”,而主体在胃。胃气旺盛与否,决定脾气的盛衰、宗气的强弱和营卫运行的畅阻。其与四脏相关的整体生理功能的关系是:脾为太阴之脏,恶湿喜燥,燥则脾的清阳之气上升以煦心肺,心肺和煦,则下济肝肾;胃属阳明之腑,恶燥喜润,润则胃的浊阴之气下降以濡肝肾,肝肾濡润,则上滋心肺。如此,则形成以胃纳脾运为中心的五脏生理动态相对平衡,进而联系六腑、经络、营卫、气血等功能,维持正常的生命活动。在这一学术思想指导下,通过数十年临床实践,李氏总结出调理脾胃、协和脏腑、疏通经络、流畅气血、保存津液等治疗大法,并据此精心主撰了《＜脾胃论＞注释》一书,进一步阐发了东垣理论,并有不少创新性的见解,引起同道的广泛兴趣和重视。

2. 临床见解

　　李氏在临床中,无论对外感热病或内伤杂病,均有自己独特的见解，影响后世。湿温病的辨治，在温热急性病中是最为棘手的。李氏通过长期实践，在这方面积累了丰富的临床经验，摸索出一套治疗规律。如湿郁卫分，用宣湿开散卫阳以透表，不使邪犯气分而导致 内逼营血的病变。湿郁气分，用宣湿化热之剂，使湿热蕴阻之气化为白㾦，透出皮表而宣解。若湿热入营，仍当透热转气，拟用转枢化浊法或转枢透热法，因势利导，循通泄之路从气分而解。病入血分，出现神志昏迷，出血倾向，或循衣摸床，乃热灼津枯，气阴两竭，速当救阴复气。这一总结本源于叶天士、薛生白、吴鞠通、王孟英的有关论说，在临证中而有所发展。

对虚劳病的治疗，李氏深入研究《内经》、《难经》、《金匮要略》及李东垣、朱丹溪诸家有关论述，颇有见地。其总的旨意是补养气血，慎用攻伐。如对肺痨咳嗽，肌瘦骨立，蒸热盗汗的重证，每用甘平以滋复肺脾之阴，多获良效。五劳虚极，内有干血，又当滋养精血与祛瘀生新同时并用，专用攻破，则有"竭泽而渔"的危险。如妇人血痹内蓄之"干血痨"，咳嗽气促，胸痛厌食，午后两颧潮红，蒸热盗汗，月经停闭，脉来细数，经投濡血化瘀之剂，经泛初见极少，色如墨汁，继变咖啡色，较淡红色，转红色中夹黑色小点，后转为正赤色，食纳渐增，其他症状亦自然消失。

在治疗内伤杂病中，李氏常以补中益气汤为基本方，自定护卫益气汤、生津益气汤、扶阳益气汤、降火益气汤等10余种，灵活运用，卓有成效。如护卫益气汤，是针对脾胃虚弱，不能顾护营卫而拟定的。方以补中益气汤去升麻、柴胡，配桂枝、白芍以和畅营卫，调达表里，临证应用，其效甚佳。

在治疗危重病人时，李氏每于处方之后，反复揣摩方药的准确性，考证方书，并根据服药后的病情变化及时更方，以取得最佳的治疗效果。1935 年夏秋之交，他曾去武昌为友人肖君救治垂危之证。当时，病人身热不退，神识昏糊，头摇谵语，口燥唇焦，烦躁不安，便闭尿赤，脉沉弦，舌质干、苔淡

黄。前医投药一派苦寒，每剂都有犀羚，李氏仔细诊察，推敲
症情，诊断为湿困脾机，胃浊不降。用温胆汤加神曲、豆卷、
佩兰、苡仁等味，一剂安睡，再剂热清，大便如酱色，人事
清醒。

　　李氏不但精于医术，而且注重医德。他把《医宗必读·
行方智圆心小胆大论》作为严格律己的一面镜子，对照自身
的言行。特别注意以论中"毋忽贫贱，毋惮疲劳，检医典而
精求，对疾苦而悲悯"来检查自己。他接待病人态度谦和，
详问病情，细察色脉，辨证施治、理法方药均很讲究。医嘱详
尽周全，对病人赠送礼物总是婉言谢绝。1934 年，李氏治疗
脑膜炎和盲肠炎疗效显著，自认为脑膜炎即痉病，盲肠炎即肠
痈。为此，他曾写信求教于上海名医陆士谔先生。陆充分肯定
他的正确认识，复函说："千里外惠书论学，虚怀若谷，不耻
下问，钦佩之至。尊论脑膜炎即是痉病，盲肠炎即是肠痈，认
症正确，足见手眼之明快……尊方所拟似乎专于已成之肠痈，
痉病之刚痉。而将成未成之肠痈，痉病之柔痉，似乎别谋治法
……"（曾载上海《新闻报》"国医周刊"）。对此，李氏曾深
有感触地说，那时年近 30，能得到前辈开诚的指点，深刻的
启迪，至今难以忘怀。

　　（三）医案医论选录

1. 伤风

　　徐某，女，24 岁。体弱，反复伤风咳嗽。某医院疑为肺
（结核）病，屡服西药，并嘱卧床疗养，进以清炖鸡汁。食
后，恶寒发热，遍身酸痛，头痛如劈，两耳轰鸣，气冲咽喉，
咳呛几无宁息。诊视脉象浮数，舌干苔白。鼻塞流涕，喉间燥
痒，干咳声哑。

　　辨证：此属伤风重症。因风邪未解，早食荤腻，物滞于
胃，邪恋于肺，肺失清肃，风阳上遏。

　　治法：辛苦宣阳，甘平化阴，肺胃以和，咳逆自顺。

用药：南沙参10g，肥玉竹10g，枇杷叶10g，象贝母7g，南杏仁7g，牛蒡子（炒）7g，霜桑叶7g，信前胡5g，紫菀茸5g，荆芥穗5g，粉甘草3g。

按语：伤风感冒原属一般病证，固无保留医案的必要。但是，正因为是一般病证，往往被人所忽视，病延日久，肺气受伤，外感转化为内伤。俗传"伤风不解便成痨"就是例证。患者肺气原虚，易受感冒，却非内伤本证，误补误滋，必致留邪增疾。但又不同于体实感冒而肆用辛温发汗之剂，反致汗泄重虚其表，淖耗重虚其肺。在这种特殊情况下，既要甘平化阴之味以养肺胃，又要辛轻宣阳之品以化风燥，则邪解而正气不伤。

2. 治疗麻疹气喘的点滴经验

麻疹常见的并发症是麻疹气喘（支气管肺炎）。它是导致麻疹死亡的重要原因之一。李氏认为麻疹气喘应分为麻前气喘和麻后气喘而论冶。

（1）麻前气喘：本证见于麻疹发热3~5天左右，疹点隐现，欲出不出，疹点与皮肤同色，症见身热无汗，目合鼻干，环唇青暗，烦躁郁闷，鼻煽喘急，身热而手足反凉，多由风寒袭表，表闭疹难外透，毒反内攻所致。法当宣毒发麦，以葛根、荆芥、防风、蝉蜕、浙贝、牛蒡子、杏仁、前胡、薄荷、连翘、木通、西河柳等味为剂，冬寒加适量苏叶、蜜酒炙麻黄；夏秋加紫背浮萍以透表。无论何时应辅助外抹疗法，即紫苏二两、酒一两、苎麻一束，同放瓷盆内开水泡汁，勿使泄气。以苎麻汁乘热按顺序从头面胸背抹及四肢，务令皮肤色红，随即用干毛巾擦干。一日抹两、三次，边抹边温覆衣被以取微汗，促使麻疹透齐，火毒外解，则喘自平缓。冬寒室内注意保温，暑天抹时亦应避风。

（2）麻后气喘：见于发病6~9天甚至10余天内，疹点遍布全身，疹也焦赤，甚或变黑。症见壮热口渴，鼻煽喘急，小便短赤或大便秘结，虎口纹青黑色，推之不移。多由麻毒内壅，肺热叶焦所致。治当化毒清表，如葛根、蝉蜕、前胡、连翘、玄参、地骨皮、瓜蒌皮、牛蒡子、知母、木通。当疹点出齐后，身热不退，喘促，乃热灼津伤，肺阴被劫，则宜清热滋肺，如鲜桑叶、枇杷叶（刷净）、沙参、地骨皮、瓜蒌仁皮、生地、麦冬、玄参、川贝母，稍佐以前胡之类，临机运用。麻疹正出时，以咳为顺，不咳则喘，这是关键所在。

3. 保肺散

北沙参 12g，云茯苓 9g，宣百合 9g，肥玉竹 9g，黑芝麻 9g，炙紫菀 9g，蒸百部 9g，苦桔梗 6g，广陈皮 5g，粉甘草 3g，薄荷叶 2g。

制法：将黑芝麻淘净炒香，其他药烤燥，共研细末。每次服 6g，每日三次，米汁或白糖水冲服。

本方治虚劳（肺结核）病，咳嗽吐血，或痰带血丝，头昏身倦，胸痛背胀，潮热自汗，喉燥咽干等症。本方的制定，是在"损其肺者益其气"和"劳者温之"的理论指导下组成的方剂。方中沙参、玉竹、百合、胡麻、甘草、茯苓以甘平益脾资肺为主；辅以紫菀、百部、陈皮、桔梗等苦辛微温，温养肺气，助肺化痰；用少量薄荷辛凉以清咽喉，相辅相成，有"补土生金"的作用。据临证观察，肺痨病多属阴虚，方中虽具滋阴润肺之品，对于阴虚患者，加入淮山药、麦门冬、天门冬，疗效尤著。

二、刘炳凡

（一）生平简介

刘炳凡（1910~2000 年），男，湖南汨罗人。著名中医学家。1928 年从师学医，1933 年起开业行医。建国后，历任湖南省中医药研究所临床研究室副主任、理论研究室副主任、研究员，中华全国中医学会第一、二届理事和湖南分会第一、二届副会长。擅长诊治内科、妇科、儿科疾病。著有《〈脾胃

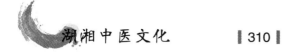

论＞注释》（下卷）、《金元四大医家学术思想之研究》、《湖南省名老中医医案选》（一、二集）等。

（二）学术内容

刘氏在70年的医学生涯中，始终坚持"临证不忘读书，读书不忘临证"，从不满足理论上的一知半解，临床上的一方一药之效，而是将读书与临证有机地结合起来，反复比较鉴别，分析归纳，从中探求真知。为了研究中医学与免疫学的关系，在着重探讨《黄帝内经》广义的治本思想与治疗原则以后，又精研了李东垣的《脾胃论》，朱丹溪的《格致余论》和赵养葵的《医贯》等中医典籍，查阅杂志的有关临床报道，结合自己的长期实践，提出"中医治病，必须治人"，即通过调整机体的功能状态以提高免疫力，发挥自然疗能作用，充分体现出中医学的整体观思想。临床上强调"脾胃为生化之源，肾间动气，为人生之本"，"五脏不足调脾胃"，形成了"以调理脾胃为核心"的学术思想。在处理先天、后天的关系上，尤重调理脾胃，认为"调理脾胃就是固本，只有资助后天，才能培养先天"，临证处方"必须时时考虑脾胃是否胜药，胃气一败，百病难治"。故"理气慎用刚燥，恐伤胃阴，养阴又慎用滋腻，恐伤脾阳"。他常于平正之中而出奇制胜。对于冠心病、肝硬化、乳腺癌、中风后遗症、食管癌、脉管炎、腹主动脉瘤等疑难杂病，在健脾助化、益气养阴的基础上配合活血化瘀、通络散结等方法，都收到了满意的疗效。对功能性子宫出血，以归脾汤为主加蒲黄炭、灵脂炭、荆芥炭，经许多临床医师反复验证，确有良好的止血效果，被誉为"刘氏三炭"。对于老年病的施治亦有独到之处，刘氏认为老年人多因阴精耗损，而呈上盛下虚之候，治疗侧重在养阴以配阳，用药慎辛香燥烈，宜甘凉滋润，培养先天之本。然而关键又在审证求因，持重察几。

在治疗方法上，刘氏不但娴熟内治法，还善于运用各种外治法配合内治。如淋巴肿大、乳腺小叶增生以及各种无名肿块，用生鹿角、黄药子、山慈姑、田三七磨汁外搽，有软坚散结之效；顽固性腰背痛、冻结肩、关节囊肿、喉痹等采用中草药"地下明珠"贴阿是穴，可止痛消肿；骨碎补、生姜外搽治脱发；鸦胆子捣泥外敷贴扁平疣等。内外同治，整体与局部配合，亦不失其在临证中的又一特点。

在学术成就上，首先是提出了"治病必须治人"的中医学整体治疗原则。整体观是中医学的特色和方法论，强调中医学整体观者往往从人与自然、人与社会的相互关系分析，动态把握人体生理、病理和治疗，这种分析过于宏观，在临床上缺乏针对性。刘氏总结数十年的临床实践，在 1972 年明确提出了"治病必须治人，治人必须注重素质，整体调节，阴阳平衡"的学术思想。任何疾病的发生都不是孤立的，常常是机体病理在局部的反映，只有调理复杂的机体，才能治好局部的疾病。"治病必须治人"学术思想的提出，是刘氏对中医学术的贡献，是对"人（疾病）、自然、社会"矛盾运动中以人为核心的高度概括。"治病必须治人"是中医学各种治疗方法的总则。

其次是创立了"柔剂养阳"的治疗大法。"柔剂养阳"比类于"炉中覆灰火不灭"之自然现象，而其内涵则包括：①养阳慎用刚剂。②益阴以配阳。类似认识，古代医家曾有论述，如张景岳"善补阳者，必于阴中求阳"，尤在泾"温之则浮焰自熄，养之则虚火自除"。但"柔剂养阳"作为一种治疗大法，则是刘氏首先明确提出的。在临床上，凡机体功能低下，阳虚之证，采用"柔剂养阳"之法，皆能于平正之中屡起沉疴。

又其次是形成了在脏腑辨证中首重脾胃的诊疗体系。刘氏对脾胃学的研究发挥，主要反映在与李聪甫合著的《〈脾胃论〉注释》、《金元四大医家学术思想之研究》和晚年所著的《脾胃学真诠》等几部著作中，有学者评价刘氏是"开建国以来研究脾胃学之先河"、"脾胃学说经典性研究卓有成效"者

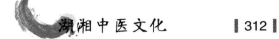

（《中国中医药报》1995 年 4 月 10 日）。刘氏在脏腑辨证中尤其重视脾胃，认为：①脾胃是人体一切生命活动的原动力。②增强脾胃，有预防疾病、提高免疫力的作用。③凡病用药勿攻伐太过，必须时时考虑脾胃能否胜药，并形成了自成体系的临床诊疗和用药特色。如脏腑杂病治从脾胃论；扶助正气重在脾胃论；虚实相因先调脾胃论；祛邪扶正固护脾胃论；调摄善后运化脾胃论；组方用药"病证脾胃，三位一体论"等。

（三）医案选录

1. 口疮案

刘某，女，39 岁，省结核病防治院职工。

患口腔及牙龈浮肿出血，反复发作，年余未愈。某医院诊断为："慢性口腔炎"、"牙龈炎"。曾用抗生素、维生素 C、维生素 B_2 等药治疗，溃疡无改变，服上清丸及其他寒凉药，则溃烂疼痛加剧。就诊时，眼睑浮肿，颈淋巴肿大，难以转侧，口舌溃烂白疱，口气秽臭，流清涎。自诉头晕，耳鸣，双下肢冷感，大便稍结，小便清长。舌质淡而胖润，边有锯齿印，脉沉细。

辨证：肾虚火浮。

治法：引火归元。

用药：熟地、怀山药、枣皮、茯苓、丹皮、泽泻、附片、菟丝子、骨碎补、牛膝、炙甘草、西砂仁。每日 1 剂，煎 3 次，早、中、晚分服。

复诊：服上方 5 剂后，口中清涎减少，双下肢渐温，颈淋巴肿核缩小，溃烂渐愈，原方加天葵子，继进 15 剂，溃疡愈合，淋巴肿核平复。半年后追访，疗效巩固。

按语：此案系虚火浮于苗窍，见口腔红肿溃烂白疱，反复发作年余未愈。虽用中西药治疗而欠佳，前人称之为"龙雷之火"。最忌苦寒直折，因苦寒伤胃，中气受损，则虚火更炽。"温之则浮焰自熄，养之则虚火自除"。用柔剂养阳之法，使浮焰自熄，虚火自除。揆度刘氏用此法的依据为：一是服寒凉药而病加剧；二是溃疡面起白疱而基底色淡；三是口泛清涎，渴喜热饮；四是下肢有冷感。这些症状不必悉具，但必须明辨其疑似，抓住肾虚的本质。

2. 头痛案

宋某，男，47 岁。

患头部疼痛多年，常用祛风止痛药无效。察其晕眩，耳鸣，腰酸痛，下肢无力，睡眠差，饮食欠佳，二便正常，舌质淡红，苔薄白，脉弦细无力。

辨证：肾精亏损，髓海空虚。

治法：补肾填精，佐以养肝熄风。

用药：制首乌、丹参、熟地、白芍药、女贞子、旱莲草、炙龟板、鹿角霜、核桃肉、骨碎补、牛膝、桑叶、白疾黎。

二诊：服上方 15 剂后，头晕、目眩、耳鸣、腰酸痛均好转，睡眠食纳正常。继原方去骨碎补，加怀山药、山茱萸肉，15 剂。服完后头痛已止，他症随之而愈。

按语：此案虽为头痛，但病久原因很多，刘氏认为：医者最忌"头痛医头"。《内经》云："肾虚则头重高摇，髓海不足，则脑转耳鸣。"盖肾主骨生髓上通于脑，肾虚则髓不能上荣。肾精不足，故头脑空痛、晕眩、耳鸣。腰为肾府，肾虚不能主骨，故腰痛而下肢无力。治宜上病下取，补肾填精，佐以养肝熄风之品而见其功。

三、夏度衡

（一）生平简介

夏度衡（1912～1992 年），男，湖南安化人。曾任湖南中医学院第一附属医院技术顾问、教授、主任医师，兼任中华全国中医学会内科学会顾问委员会委员，全国脾胃病专业委员会顾问等职。夏氏 1936 年毕业于湖南国医专科学校，后又师从名医郑守谦，得蒙深造。潜心医业 50 余年，积累了丰富的经验，治疗脾胃病、头面痛、心悸、痹证等有独到的心得。撰有《溃疡病与肝胃百合汤》、《原发性三叉神经痛的中医治疗》、《九味合璧煎治疗心悸病》、《通阳宣痹汤治疗十类风湿性关节炎》等论文数 10 篇。

（二）学术内容

1. 平阴阳，动静求衡

"谨察阴阳所在而调之，以平为期"，为治病之要旨，然医者所求的阴阳平衡乃指动态之阴阳平衡。人体阴阳气血，生生化化，吐故而纳新，动而不已，以维持体内脏腑机能之运行。然"动而中节"，言动又当有法度：气行当循径，血运当循脉；动时当速行，静时当缓运，甚或一部分留潴脏内，视情而动，相对为静。夏氏认为活休的人总以阳动为主，又离不开阴静所维持的平衡。阳动是绝对的，阴静是相对的；人体机能（阳）是主动的，而物质（阴）是被动的。以形体为例，人之所以通体能温，由于阳气；人体之所以有活力，亦由于阳气；人体脏腑气机之所以变化无穷，亦无不由于阳气。反之，若阳气已亡，则人死身凉如冰，形体虽在，勿能动矣。故活体之人，气行血运，不可一时停歇；躯体骨骼，视之似静，其实也在变动之中，"生长壮老已"为人生不可抗拒之规律。

夏氏认为病证有太过不及之分，方药有动静刚柔之别，治当"动极者镇之以静，阴亢者胜之以阳"。如"胸痹"、"心悸"等病，临床以胸闷、心慌、心悸不安、头晕、纳差、乏力、睡眠欠安、音质暗红、边有瘀斑、脉沉或结为常见症。其因多由内外、虚实之邪夹杂，使心气受损，心阳不振而致心脉不畅，心神不宁。考虑心气虚、痰湿、瘀血对本病之影响，注重温阳益气，化温逐痰，养血不离活血—静用动药，自拟"九味合璧煎"治之。

又如治"头面痛"（其中不少经西医诊断为原发性三叉神

经痛），以头面部短暂暴痛难忍、反复发作，突发突止，常伴同侧面肌抽搐，痛止则如常人为主症。因无外风表证伴随，故属内风之证，乃肝阳过亢，化风上扰所致。机能过亢者，均当折之，"肝胆内风自动，宜镇静之品"，法当柔肝潜阳熄风——动用静药，自拟"四味芍药汤"治之。

2. 理脾胃，同疏肝木

论治脏腑疾病，夏氏非常重视调整脏腑的相互关系。以调理脾胃而言，夏氏揣摩前人经验、集自己数十年临证心得，提出"后天脾胃难离肝"之说：脾胃主消化、吸收、传输，是维持人体生命活动的重要器官，然其要完成正常功能，又离不开肝的疏泄作用。食气入胃，全赖肝木之气疏泄，水谷乃化，脾胃得肝之疏泄，其升降才能正常．功能方可健旺；肝又能为脾散精，疏泄胆汁以助消化，条达情志以舒畅气机等，经谓"土得木而达"。脾胃肝在生理上密切相关，一旦发病，又多相互影响。肝木过盛可克脾犯胃，致其不能消食；肝木过弱不能疏通脾土．亦不能消食。脾胃受损．运化失司，肝失濡养则疏泄失常，致肝亦病。夏氏临证之时．治脾胃常佐以治肝，治肝胆常辅以治脾胃，相得益彰。他的自拟"肝胃百合汤"治疗胃腹痛．得心应手。

（三）医案医论选录

1. 三叉神经痛

三叉神经痛是一种常见的难治病，目前尚无特殊疗法。夏氏常从临床主症入手，认为患者多见短暂暴痛，突发突止，是风性数变所致；常面肌抽搐，是风性善动所为，非胃热所致；病情反复发作，迁延难愈，是为久病；且无恶风发热、汗出、脉浮缓及咳嗽、鼻塞等外风侵袭之症，故当属内风为患。从而提出了三叉神经痛主要系肝血不足，肝阳偏亢，化风上扰所致。因此，治以柔肝潜阳，和络息风为法，并自拟四味芍药汤治之，临床应用收效显著。

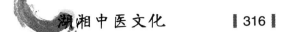

方药组成：白芍30g，生牡蛎30 g，丹参15g，甘草15g。

方义：方中重用白芍、生牡蛎柔肝潜阳息风，白芍、甘草酸甘化阴，使阴复阳潜，并可缓急止痛，丹参养血活络，共奏柔肝潜阳，活络息风之效。

加减法：如兼见烦躁易怒、口苦、面赤、大便干结者，酌加龙胆草、大黄、黄芩；若鼻塞、鼻窦部胀痛则颜面疼痛（三叉神经痛）加重者，加辛夷、苍耳子、白芷、薄荷；兼见牙龈红肿胀痛，或唇缘溢脓、渗血者，酌加葛根、生石膏、生黄芪、蒲公英；兼见腹胀、纳呆者．酌加神曲、藿香、茯苓、白术、党参；若兼见前额或眉棱骨疼、项背强、头胀、恶风者，酌加防风、白芷、桂枝；兼见胸闷、咳嗽、口流涎沫者，酌加茯苓、苍术；兼见潮热、心烦、咽干、口燥不多饮，舌红少苔，脉细数者，酌加生地、鳖甲、丹皮、栀子仁清热养阴等。

病案举例：

彭某，男，75 岁，会计。

患者自1978 年4 月开始感左侧牙床及左颜面部间发性疼痛。以后疼痛逐渐加剧，发作次数逐渐增多，甚则剃须、刷牙、洗脸、进食、讲话均可引发。痛如电击、锥刺，常伴同侧面肌抽搐，每次疼痛时间为数秒至数十秒，痛止如常人。曾到某医院就诊，诊断为"三叉神经痛（左Ⅰ、Ⅱ支）"，经治无效。于1 986 年lO 月23 日来就诊。

患者表情苦楚，精神萎靡，候诊时疼痛发作2 次，发作时锁眉、闭目、张口、息声。舌淡红，苔白，脉小弦。此系肝阳化风上扰。治当平肝潜阳，和络息风。以四味芍药汤加味：白芍30 克、生牡蛎（布包）30 克、丹参l5g、甘草15g、龙胆草10g，5 剂，水煎服。

服上方5 剂后左颜面部剧痛明显减轻，已能轻轻刷牙，饮食增加，精神转佳。上药加减53 剂后疼痛基本消失；79 剂后疼痛完全消失，其他伴随症状也均消失。患者及家属要求延长服药时间以防复发，服药至 136 剂后停药。疼痛消失，未见复发。

2. 哮证

刘某，女，33 岁。新宁造纸厂工人。

1985 年初，产后不慎当风而致咳喘，当时诊断为"支气管炎"，屡服清热化痰之药不效，渐成"哮证"。自此连续 3 年，每逢 9 至 12 月必发哮喘，每日 2 次，恒于夜间 3 至 4 时及凌晨 6 时发作。现症：胸闷气喘，喉中哮鸣有声，口苦，舌体肿胀，色淡，边有齿痕，苔薄白而润，脉沉细。

此病起于产后受寒。其哮喘每于 9 至 12 月天寒之际即发，是内有陈寒，复感时至之风寒也。舌体肿胀，边有齿痕，为宿痰遇阳之征，苔薄白而润，示风寒在表，阳虚不能抗邪外出，故脉不浮紧反而沉细。

辨证：病因于风寒，治宜发汗解表、透邪外出；在里之阳不足，治须温中，气喘胸闷，喉中痰鸣，为痰阻胸肺，肺失肃降。

治法：温中发表，化痰利气。

处方：炙麻黄 3g、桂枝 5g、当归 10g、白芍 10g、川芎 5g、茯苓 10g、陈皮 6g、法夏 10g、干姜 5g、白芷 10g、苍术 10g、桔梗 10g、枳壳 10g、甘草 6g。忌生冷，并忌食笋子。

二诊：服此方 5 剂，哮喘明显减轻，续服 5 剂，哮喘基本控制。患者家在新宁，遂带原方 5 剂返家，以图巩固。

按：祛痰止哮之法，不在见痰治痰，而在细究生痰之因，"必伏其所主，而先其所因"。本例 3 年前起病于产后受寒，未能表散！察今之证，仍系表里俱寒，且病积日久，故仿产后受寒治法，予五积散温中发表，利气化痰而获效。今人一见咳喘，常为"支气管炎"之"炎"字所惑，辄用清热之剂，不知寒凉冰伏，令入经之风寒非但不能表散，反内迫于肺而致痰聚作祟。读此案后应深思之。

3. 心悸、水肿

杨某，女，54 岁。洞井铺供销社职工。

心悸、气短，双下肢浮肿半年。口干喜冷饮，口苦、大便五、六日一行，先硬后溏，腹胀，尿色深黄，畏寒，舌淡红、苔白微腻，脉沉小。

辨证：素体脾虚、积渐发展，累及于心，致心阳受损而心悸。心火不得下交于肾，肾火衰微，失于蒸腾气化，火不生土，脾失健运。脾运衰而水湿聚，溢于肌肤，遂为水肿。

治法：益气通阳，健脾利水。

处方：桂枝 8g、白术 10g、茯苓皮 10g、泽泻 10g、枳实 10g、党参 10g、小茴香 5g、黑丑 10g。

二诊：服上方 5 剂，腹胀减轻、尚感心悸、气短、口苦咽干、双下肢轻度浮肿，畏寒、纳少、二便调。

处方：桂枝 8g、白术 10g、茯苓 10g、泽泻 10g、枳实 10g、党参 10g、小茴香 5g、黑丑 1O 克、柴胡 10g、当归 10g。

三诊：服上方 5 剂，双下肢水肿已消，心悸、气短减轻、但尚感腹胀，畏寒，二便调。

处方：桂枝 8g、焦白术 10g、茯苓 10g、党参 10g、附片 10g、枳实 10g、陈皮 6g、远志肉 6g。

按语：心悸、气短、畏寒、脉沉小，系心之阳气虚衰。本案疑惑之处在于口干饮冷、口苦、大便五、六日一行，尿色深黄，类似热象，然其大便先硬后溏，足证非里热津亏之便秘：下肢浮肿与畏寒，脉沉小并见，是为阳虚水泛。故首方用五苓散去性寒之猪苓，用枳实配白术，健脾消胀，加党参补气，小茴香配伍黑丑，名禹功散，有理气行水之功。首方药仅八味，实由苓桂术甘汤、四君子汤、枳术丸、禹功散合方化裁而成。湿聚于中，腹部胀满，故不用甘草。药后水肿腹胀俱减。三诊之方，为苓桂术甘汤、异功散合方化裁而成，内合参附、桂附，术附，令三焦之阳，一齐振奋，则水湿阴邪自消。至于用枳实，陈皮理气，远志肉化痰，意在气行则水行。

4. 胃痛案

陈某，男，35 岁。

上腹部疼痛，间常泛酸、呃气，反复发作 16 年，经胃镜检查（1991 年 7 月 31 日，本院胃镜室）诊断为十二指肠球部溃疡（A 期），胃窦部浅溃疡，收住院治疗。入院时症见：呕吐、泛酸、上腹疼痛伴灼热感，食欲减退、形体消瘦、解黑便［大便 OB 试验（＋＋）］，心烦口苦，腹痛牵及对侧背部，夜寐欠安，舌淡红、苔薄白微黄，脉弦细。

辨证：肝胃不和。

治法：疏肝理气，清胃活血。

处方：肝胃百合汤。柴胡 10g、黄芩 10g、百合 20 克、丹参 15g、乌药 10g、郁金 10g、明党参 12g、蒲公英 15g、牡蛎 15g、生蒲黄 10g、九香虫 3g。服药 3 剂，痛大减，泛酸已止，纳食稍增，黑便已止，大便"OB"（－）。嘱其节情志避刺激性食物，防受凉，服上方 30 余剂，于 9 月 4 日复查胃镜；复合性溃疡疤痕期。病愈出院。

按：肝胃百合汤是夏度衡教授集 50 余年经验所创拟的有效方剂，自 1940 年至今已治愈上万例胃病患者。前贤夏应堂云："胃病治肝，本是成法……但治肝应知为刚脏，内寄风火，若一味刚燥理气，则肝木愈横，胃更受伤矣"。清代医家陈修园在谈治胃脘痛方"百合汤"乃是取"百合汤"、"丹参饮"、"小柴胡汤"、"金铃子散"、"颠倒木金散"方意，筛选化裁而成。方取"丹参饮"而不用檀香、砂仁；选"小柴胡汤"而去法夏；取"颠倒木金散"而不用木香。盖檀香、砂仁、法夏、木香均属辛温香燥之品，虽能收到暂时止痛之效，但久用则症状反而加重，对治疗本病是不利的。本病的发生、发展，气滞为其重要的病机之一，故取性平之柴胡，微凉之郁金，性寒之川楝，微温之乌药以疏肝解郁，理气和胃。乌药虽温，但不刚不燥，能顺气降逆，疏畅胸膈之逆气，与苦寒性降之川楝为伍，相互抑其弊而扬其长，于气阴无损也。久病入络，气滞血瘀，络损血伤，故用丹参、郁金以活血通络，祛瘀生新。气郁久之化火，血瘀久之生热，本方又取黄芩以清解肝胃之热。久病致虚，当以补之。但温补则滞胃，滋腻之药又碍脾，故重用百合、丹参清轻平补之品，以益气调中，生血、养胃阴。

本方在归经上，或入脾胃，或走肝经。合而为之，不燥不腻，能取得多方协调，标本兼顾，疏理调补，相配得当的作用。不仅缓解病情较快，而且宜于久服，从而达到根治的目的。

四、谭日强

（一）生平简介

谭日强（1913～1995 年），男，湖南湘乡人。中医内科专家。1936 年毕业于湖南国医专科学校，后开业行医。新中国成立后，历任湖南省立中医院副院长，湖南省中医进修学校副校长，湖南省中医药研究所副所长，湖南中医学院副院长，中华全国中医学会第一、二届理事和湖南分会副会长。对肝脏病、血液病、心血管病的中医疗法有较深研究。著有《传染性肝炎的辨证治疗》、《金匮要略浅述》等。

（二）医论医案选录

1. 胆胀案

王某，女，34 岁。湖南中医学院职工。

起病两周，恶寒发热，胸胁苦满，心烦喜呕，上腹痛，口苦目黄，小便短黄。舌苔黄腻，脉弦滑数。西医诊为胆囊炎。

辨证：饮食不洁，脾胃受伤，湿从内生，郁而化热，湿热侵胆，胆汁郁滞，失其疏泄，影响胆胃失和，致成本病。

治法：清热利胆，降逆和胃。

用药：苦参 10g，柴胡 10g，黄芩 6g，法夏 10g，茯苓 10g，陈皮 5g，枳实 6g，竹茹 10g，白芍 10g，郁金 10g，茵陈

15g，碧玉散 10g。禁荤油及酒。

二诊：服方 7 剂，寒热已除，呕吐亦止，仍觉胸胁不适，右上腹痛。原方加延胡索 10g，川楝子 10g。继服 7 剂，腹痛消失。后以归芍六君加柴胡 10g，郁金 10g，茵陈 10g。再服 7 剂，调理收功。

按语：上方即小柴胡汤、四逆散、温胆汤等方加减而成，功能清热利胆，降逆和胃，用于胆胀最为合适，故疗效可靠。

2. 癃闭案

唐某，女，44 岁。湖南中医学院职工。

患者有慢性肾盂肾炎病史。以前曾患此病，经服西药缓解，此次复发已一星期，服西药缓解。现症腰部酸痛，小腹闷胀，尿频尿急，点滴不畅，小便灼热色黄，舌苔黄腻，脉象滑数。

辨证：湿热伤肾，郁久化脓，影响膀胱气化而为本病。

治法：清热利湿，解毒排脓。

处方：当归 10g，土贝母 10g，苦参 10g，银花 10g，连翘 10g，赤小豆 15g，鱼腥草 15g，薏苡仁 15g，冬瓜仁 15g，车前仁 10g，炒栀仁 10g，净地龙 10g，甘草梢 5g。忌食辛辣刺激之品。

按语：本病患者以妇女较多，单用清热利湿之剂，每难见效，必须辅以解毒排脓，益气升清之品，始克有济。

3. 痹证案

崔某，女，51 岁。

患慢性风湿性关节炎，身体羸瘦，四肢关节疼痛，手指变形，下肢肌肉萎缩，双踝关节肿大，病已经年，卧床不起。患者本人为针灸医生，曾用针灸、中药治疗不效。大便干结，小便尚可，舌淡无苔，脉象弦细。

辨证：此营气不通，肝肾俱虚，拟养血和营，兼益肝肾，缓图其功。

　　用药：防己地黄汤。生地黄 30g，防己 10g，桂枝 10g，防风 10g，甘草 3g，加当归 10g，白芍 10g，川芎 3g，萆薢 10g，木瓜 6g，苡米 12g。

　　二诊：服药 30 剂，踝关节肿痛渐消，用原方去防己、苡米，加地龙 10g，红花 3g。

　　三诊：又 30 剂后，关节疼痛减轻。继用原方去桂枝、防风，加牛膝、桑寄生，30 剂后下肢活动进步。后用原方加党参、杜仲、续断、鸡血藤等味作丸常服，并嘱下床适当活动，调理年余，身体渐次康复，已能上班。

　　（三）谭氏几点学中医的体会

　　1. 要学好中医，必须打好两个基础。首先是古文基础，最低要求繁体字能认识，文言文能断句。再就是中医基础，如《黄帝内经》、《伤寒论》、《金匮要略》的白文要选读，药性、方歌、脉诀、经络歌诀要熟读。有了这两个基础，才能继续深入下去。

　　2. 要多看几种好的参考书。多读古典医著，但不能太局限，还要多看参考书，方能使眼界开阔。

　　3. 要多跟几个好的老师。因每个老师各有他的长处，有的老师长于伤寒，有的长于温病，有的长于杂病，有的长于妇科，有的长于儿科。根据各老师辨证用药的特点，取其所长，为自己所用，这就大有好处。但这个条件如不具备，也可自学成材。

　　4. 学医要有坚强的意志，朝斯夕斯，持之以恒。在困难的时候，要看到前途，要看到光明，要提高自己的勇气。在顺利的时候，又要谦虚谨慎，戒骄戒躁，刻苦学习，继续前进。

　　5. 在医疗作风方面，对同道不要贬低别人，抬高自己。对病人无论工人、农民、领导干部，都要一视同仁，详细诊察，不得草率。有时病人情绪急躁，要求过高，也只能耐心说服，体谅病人。但也不能迁就病人，投其所好。更不能乘人之危，向病家需索财物，这是起码的医德。

五、欧阳锜

（一）生平简介

欧阳锜（1923~1997年），男，湖南衡南人。湖南省中医药研究院研究员，著名中医内科学家，中医辨证理论方法研究专家。历任衡南县中医院院长，湖南省中医药研究所代所长，中华全国中医学会常务理事，湖南省第六届人大常委会委员。欧阳氏15岁随其伯父欧阳履钦学中医，履钦先生为湘南名医，藏书丰富，勤于著述，对从学要求甚严，欧阳氏从小受其熏陶，养成严谨治学风尚。毕生从事中医内科、中医辨证理论方法研究，出版学术专著有《内科辨证学》、《伤寒金匮浅释》、《中医内科证治概要》、《证治概要》、《杂病原旨》等。承担卫生部重点科研项目"中医病名诊断规范化研究"，主持完成"湖南省中成药开发远景规划研究"。

（二）学术内容

欧阳氏建立了三纲鼎足互为纲目的辨证体系。认为任何一个证候，其中必然有一些起决定和影响作用的症状，其他症状都是随着这种症状的转变而转变的。前者应属主要症状，后者则为次要症状，辨证分主次，即以此为准。对于疑难复杂证候，要认真观察病情，分析病势的轻重缓急，要了解发病的前后经过，要撇开表面现象抓住疾病的本质。具体应从病势的轻重缓急，发病的先后因果，证象的真假异同三个方面着眼，如此则不难分析出谁是主症，谁是次症。这就是复杂疑难证候辨证分清主次的三大关键。从思维方法学角度提出主、次症及其辨析三大关键的论点，不仅为三纲鼎足互为纲目的辨证体系提供理论核心，而且也是欧阳氏对中医辨证学的一大贡献。

通过多年研究，欧阳氏认为，仲景《伤寒杂病论》提出辨"六经"，"脏腑经络"，"血、水、痰、食"，为后世临床辨证树立了楷模。自后，历代医家相继提出"卫气营血"、

"三焦"辨证及《素问玄机原病式》、《脏腑标本寒热虚实用药式》等，都在辨证方法方式上有所充实和发展。历代各家创建的各种辨证方法方式各有偏重，如"六经"、"三焦"、"卫气营血"侧重在辨五气为病；"脏腑经络"侧重在辨脏腑主病；"血、水、痰、食"侧重在辨邪留发病。三个方面，分之则见其偏，合之则见其全，所以全面掌握三个方面的见证及各种证候的相互关系，从而提纲挈领，使之纲举目张，就可使辨证方法方式得到集中，更便于临床的综合运用。集中各种辨证方法方式，建立比较完整的辨证新体系，也是保证辨证用药的准确性，提高中医医疗质量的需要。由此，欧阳氏提出了疾病表现的三个类型及其二十一个纲领证。这些研究成果，为"三纲鼎足互为纲目的辨证体系"之雏形。

后欧阳氏对中医病、证、症三者的概念及其相互关系、三型二十一证间相互关系进行了深入系统研究。发现外感五气、内伤脏腑、血水痰食邪结三类证候及其各证间均存在相互因果关系，各证只能互为纲目，不能执一而定。临床辨证尤其是复杂疑难证候的辨证，欲提纲挈领，明辨主次，必须综合分析纲目之间的相互关系，明确各证的内在因果联系，分清主次，治疗才能纲举目张，切中病情。各证的纲目关系，即在此证为纲，在彼证为目；或在彼证为纲，在此证为目。从三类证候各证的内在联系分析，可以看出各证不是平行的两个层次的关系，而是三纲鼎足，互为纲目的关系。按照"三纲鼎足，互为纲目"的思路，欧阳氏在三型二十一证的基础上创建出"三纲鼎足，互为纲目的结构模式"，使"三纲鼎足互为纲目的辨证体系"进一步发展和完善。随后，欧阳氏有选择地吸收其多年病证结合研究成果和临床经验，对三类证候临床常见之101个证候的概念、证方组合的内在结构、与其他类似证候的鉴别、辨证标准与因病而异的要点及证病结合用药等，进行系统研究，撰写出版了《证病结合用药式》。该书以"三纲鼎足互为纲目的辨证体系"为理论核心和基本框架，综合集中历代各种辨证用药模式与方法之所长，研究其相应关系，充实其用药经验，使之成为结构更为完备，规矩更为严谨，切合中医临床实际的证病结合用药式，对于促进中医学术与临床的发展具有重要理论价值和使用意义。因此，《证病结合用药式》的出版，是"三纲鼎足互为纲目的辨证体系"成熟的重要标志。

（三）医案选录

1. 胆囊炎急性发作

张某，女，41 岁。机关干部。

患慢性胆囊炎已 3 年，发作渐频，发时胆绞痛，呕苦，尿黄，用四逆散加郁金、鸡内金、茵陈、川楝之属，可迅速获得缓解。此次发作在久痛之后出现，脉沉细，肢冷，并感怯寒，医以其类似吴茱萸汤证，与吴茱萸汤，初服痛稍缓，旋即剧痛难忍，呕恶不已，脘腹胀满拒按。察其证虽肢冷，脉沉细，而苔仍黄腻，小便短赤，大便秘结，仍与四逆散合大黄牡丹皮汤加茵陈、郁金，大便得通，泄后痛减，肛门灼热，厥回汗出脉转弦象。2 剂后减大黄，尽 5 剂，病情始完全缓解。

按：此例因急性发作，未及时疏解清利，兼之久痛，络气不通，热郁于内，格拒阴气于外，故外现肢冷怯寒，脉沉细等假象。已误于温燥而证见满痛拒按，知热郁血瘀，非疏利剂中配以泄热止痛之品难获速效。

2. 慢性肝炎

妥某，男，55 岁。机关干部。

患慢性肝炎，肝脾肿大，检查血小板长期 5 万 ~ 6 万左右，疑为早期肝硬化。面色暗晦不泽，形体消瘦，常腹胀便溏，四肢倦怠，肝区隐痛，食纳不香，口苦口渴，苔黄厚而舌质紫暗，脉弦细。医多宗"治肝补脾"之法，长期以归芍六君汤、香砂六君汤交替使用，病迁延两年多未愈。改用疏肝和血为主，稍佐理脾助化之品，用四逆散加郁金、茜草、扁豆、苡米、麦芽。坚持服用 50 多天，黄苔渐退，肝痛、口苦、腹胀等症消失，精神食欲好转，血小板上升到 10 万以上，肝脾亦有缩小。

按：《金匮要略》治肝补脾之法，原书明确提出"肝虚则用此法，实则不再用之"。本例虽有腹胀便溏、四肢倦怠等"脾虚"现象，但同时具有肝痛、口苦、脉弦等脉症，且舌质紫暗，面色暗晦，有肝郁血瘀之征，实肝病累脾，属肝实而非肝虚，故疏肝较补脾疗效为佳。

3. 前列腺炎

钱某，男，41 岁。化工厂干部。

素患遗精，小便常余沥不净，一次冒暑远行，小便短涩不利，茎中刺痛，经清利后已解。续因遗精未止，又服封髓丹、肾气丸之类，又见小便点滴不通，胀闷难忍。某医院诊断为前列腺炎，用八正散加减，服 1 周后，虽小便通利，自后常觉尿意不尽，尿后如米泔，点滴不禁，深以为苦。医以其遗泄过多，兼有腰膝酸软等症，仍用封髓、补肾气等温补固涩之剂，病情日益增剧。察其面色黑而悴，诊其脉沉细而数，舌质深红，苔黄黑。予萆薢分清饮去益智仁，加苦参、小蓟、蚕砂、海金沙、车前子之属。服 3 剂后，小便渐通，尽 10 剂，小便始畅。再用上方去苦参、海金沙加白茅根、鲜芦根，连服 10 剂，黄苔退净，但尿后仍有余沥，仍用萆薢分清饮全方加金樱子、女贞子，两月后始恢复正常。

按：阳盛之年，遗泄之症，多因相火妄动，精不能固所致。遗泄之后，败精停蓄，清浊不分，当分清导浊，不宜妄用温补固涩。此例两次误于温补固涩，致病情一再加重，非较长时期分清导浊不为功。但清利后，苔退舌净，仍有余沥，又当稍佐益智仁、金樱子以事收涩。

4. 风湿性关节炎

黄某，女，43 岁。船厂工人。

患风湿性关节炎多年不愈，每年春夏之交必发，发则四肢关节肿痛，活动受限，并见心悸气促，小便短少。初发时，服麻桂羌独等祛风湿药（包括药酒）尚能缓解，迨出现心悸气促时，服之更觉心忡不宁，五心热，汗出，关节痛亦有增无减。诊其脉细涩而数，舌质紫暗。改用活血祛风，通络缓痛。取治风先治血，血行风自灭之意。方用归尾、续断、丹参、丹皮、桑枝、钩藤、忍冬藤、络石藤、豨莶草、防己、蚕砂等味，坚持1个多月，关节痛逐渐缓解，四肢活动逐渐恢复正常，烦热、怔忡、气促等症相继改善。自后对关节痛患者用一般风湿药无效，改用此方，亦多能取效。

按：痹病日久，风寒湿表证已不存在，麻、桂、羌、独等辛燥之品自非所宜。痛久入络，络气不通，自当活血祛风，通络缓痛。陈修园在《时方妙用》中亦提到久痛入络用柔润息风法。上方亦即柔润息风之类。

5. 胃脘痛

杨某，男，45岁。砖瓦厂工人。

患者素嗜酒，长期在高温车间工作，又兼饥饱不时，久之遂成胃病。一次胃痛发作，已数日不止，辗转不安。察其脉症，心下灼热疼痛不可按、口渴尿黄、便溏不爽、呕恶、食不下，口中秽气逼人，苔黄厚腻，脉滑而数。检视前医处方，率多广皮、木香、香附、良姜、枳壳之属。遂予小陷胸汤：半夏、黄连、全瓜蒌三味，连服5剂，痛遂止，苔退后渐能进食。自后每发，自用此方二、三剂，即可缓解。患者附近有人患胃痛，服他药不效，转用此方而愈者亦不少，因此号称"胃痛三味方"，广为流传。

按：痰热互结于中上二焦，用小陷胸汤，实属药简用宏。《伤寒论》所谓小结胸证"正在心下，脉浮滑，按之则痛"，实即指胃痛之属于热证者。既属热痛，一般辛温行气散气之品，自非所宜。

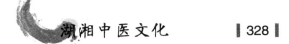

6. 腰背冷痛

张某，女，39 岁。机关干部。

自诉腰背冷痛已多年不愈，虽盛夏五、六月时，腰背不时有冷感，形瘦肢冷，脉沉细涩，舌紫暗。诉长期用温补督肾之药无效。继而月经量少不畅，色紫黑、经行时少腹痛，腰背冷痛尤为明显，经后可稍减轻。从腰背冷痛与月经周期有明显关系，结合舌质、脉象，断定此证为血海瘀阻、表里气血不通所致。予四逆散加川牛膝、蒲黄、泽兰、甘草、归尾、白芥子之属，连服半月，腰背冷痛有所减轻，经来较畅，色量正常。自后每月经前再服 15 剂，连续 3 月而愈。

按：《金匮要略》载：心中有留饮，背寒如掌大，以苓桂术甘汤去其留饮而冷自消失；血海有瘀积，腰背亦局部作冷作痛，以疏肝活血之剂祛瘀通经而冷痛自除。证不同而理则一。盖冲任督三脉起于下焦，同出一源，瘀在血海，冷痛在腰背，证非下元虚寒，故温补无效。

7. 下肢弛缓

谭某，女，31 岁。纺织工人。

因结扎手术后，脚软，偶感腰痛不适，四处求医，迭进滋补肝、肾、益气养血之剂无效，反而双下肢逐渐弛缓，步行困难。自诉头晕不支，胸闷腹胀，呕恶不欲食，察其形不瘦而苔滑，脉虽细涩，重按之有力。处方用二陈汤加枳实、葛根、白芥子、六曲之属。3 剂而胸腹舒适，食纳有增，7 剂而头目清爽，步履恢复正常。

按：此例起于妄自猜疑，乱进补益，以致脾气被困，湿浊壅滞，经气不荣。弛缓源于湿痰所阻，而非本质自虚，故以祛痰为主，佐以理脾助化之品，浊痰去则脾运自复，气血营运正常而萎弱自起。此例可为患者要求进补，医者轻信患者主诉者戒。

第二节　当代湖湘名老中医

湖湘大地，古有神农氏、张仲景、孙思邈等名医大家，如雷贯耳。建国后有李聪甫、刘炳凡、夏度衡、谭日强、欧阳锜等"中医五老"名扬全国。时至今日，湖湘中医更是人才辈出，贤豪峻起，医学湘军异军突起。在国家遴选的第一至第四批全国老中医药专家学术经验继承工作指导老师中，湖南共有70余人次入选。湖南省也分别于1999年、2006年两次评选出"湖南省名中医"共78人，他们医德高尚，医术精湛，引领着湖湘中医发展的潮流，构建了湖湘中医的新标杆。在此，我们以姓氏笔画为序，简要介绍部分当代湖南名老中医的基本情况。

王行宽（1939~），男，江苏镇江人。湖南中医药大学第一附属医院中医内科学博士研究生导师，享受国务院政府特殊津贴专家，国家第二批、第三批、第四批名老中医学术经验继承指导老师。

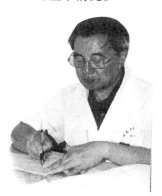

王行宽

1965年毕业于南京中医学院，后分配至湖南中医学院第一附属医院工作，耕耘杏林50载，尊崇"医乃仁术，无德不立"的古训，处处以病家为重，把济人之术作为积德行善之业。学术上勇于创新，临床上精益求精，科研上成果丰硕，教学上桃李满天下。临证擅长中医心脑、脾胃系统疾病，危急重症及疑难杂症的治疗。根据脏腑生化制约的相关性，对于慢性疾病及疑难杂症综合分析，多脏调治，习用隔一脏、隔二脏乃至隔三脏疗法进行治疗，尤倡从肝论治。如胸痹、心痛，王氏认为其病位在心之脉络，病机为心气营亏，虚为本，痰浊瘀血互结肝气郁滞，心络经隧狭隘为标，治宜补气和营、豁痰化瘀、疏肝通络。自拟"心痛灵Ⅰ号、Ⅱ号方"治疗冠心病心绞痛，效果甚验。王氏治疗慢性胃炎、胃溃疡病，倡用疏肝和胃、佐金平木法，即使肝不犯胃，又令金行左位，起制木之能，则胃气降，脾气升，枢机通畅，胃腑自和。自拟"柴百连苏饮"，效果良好。诊治消渴病，王氏不固于一般肺、胃、肾阴虚燥热，首创心肝郁热（火旺）之说，肺胃之热乃心肝郁热移易所致，肾精亏损是病情演变之结局，故另辟蹊径，倡清肝泻心，滋阴润燥法治消渴，组方"清肝泻心汤"。

尤昭玲（1949～），女，湖南湘潭人。原湖南中医药大学校长，中医妇科学教授、博士研究生导师，享受国务院政府特殊津贴专家，国家第四批名老中医学术经验继承指导老师。

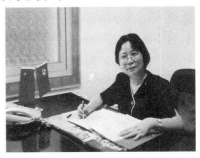

尤昭玲

1976年湖南医学院医疗系本科毕业，1983年湖南中医学院中医诊断学研究生毕业，获医学硕士学位。从事中医和中西医结合妇产科临床、教学、科研工作30余年，在月经不调、不孕、妇科肿瘤等疑难病的诊治上，有丰富的临床经验和较高的学术造诣。在妇科疑难杂病防治上倡导益气化瘀、补肾化瘀之法；较系统地提出宫环出血病的病名、病因病机、证型特点、中医药防治，被教材引用而获好评；根据妇科特殊三期，即种子、妊娠、哺乳期，构建中药生殖与遗传毒性评价技术平台，为妇女安全用药作出了重要贡献。先后承担国家级科技项目5项，部、省级重大科研项目7项；获部省级科技进步奖8项，其中二等奖3项；主编学术专著9部，公开发表学术论文200余篇。为全国高等中医药院校新世纪规划教材《中西医结合妇产科学》主编、《中医妇科学》副主编。

田道法（1952～），男，湖南芷江人。医学博士，湖南中

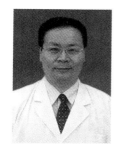

田道法

医药大学中西医结合耳鼻喉科学博士研究生导师，享受国务院政府特殊津贴专家，湖南省名中医。

　　1975 年毕业于湖南中医学院医疗系后留校工作，1987 年入湖南医科大学攻读耳鼻咽喉科学博士学位。从事中医和中西医结合耳鼻咽喉科学临床、教学、科研工作 35 年，在鼻咽癌等头颈肿瘤以及变应性鼻炎等疑难病症的诊治上积累了丰富的临床经验。在学术上，田氏提出了从改善体质病理状态入手以防癌的肿瘤预防思路，研发了具有改善病理体质、抑制 EB 病毒感染活性、阻逆细胞转化功效的益气解毒颗粒应用于鼻咽癌高危人群的防护性治疗，已经初步显示了良好作用；发展了中西医结合肿瘤综合治疗与康复技术，在围手术期的综合处理、手术方案的最优化、放化疗过程中的增效减毒、放化疗后的康复、生存期的延长、生活质量的提高、远处转移和局部复发的预防等方面，都取得了长足的进步。先后主持、参与国家自然科学基金课题 10 余项，获部、省级科技进步奖 4 项，主编专著 6 部，公开发表论文 160 余篇。

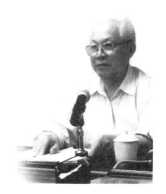

刘绍贵

　　刘绍贵（1942～），男，湖南华容人。主任中药师，湖南中医药大学第一附属医院药剂学科学术带头人，国家第三批、第四批名老中医学术经验继承指导老师，湖南省名中医。

　　1964 年毕业于湖南中医学院后留医院工作，一生淡泊名利，为人朴实，勤奋敬业，治学严谨。40 多年来一直从事中药教学和医院药学工作，为中药人才培养、医院药学服务和促进中医药学术发展作出了不懈努力。围绕临床用药质量、中药应用规范、临床药学研究，以及中药饮片形态变异、单剂量包装、中药煎服法、中药调剂配套改革研究等开展了大量工作。在湖南省医药卫生界享有良好声誉和很高威望，被许多人称之为德艺双馨的专家和后学者的楷模。

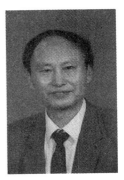

刘祖贻

刘祖贻（1937～），男，湖南安化人。湖南省中医药研究院研究员，中医内科专家，湖南省名中医。

生于中医世家，幼承庭训，为第九代传人。1958年入湖南中医进修学校（即湖南中医药大学前身）深造，1961年师承全国著名中医学家李聪甫研究员。从事临床科研教学逾50年，有丰富的临床经验、坚实的理论基础。对内科疑难病症，特别是脑震荡、脑动脉硬化、脑萎缩、血管性头痛、老年性痴呆、冠心病、胃溃疡、慢性胃炎等的辨治，得心应手。对中医基础理论，尤其在温病学说、中医免疫学说、中医临证思维方法等方面，都有自己独到的见解。对于中医脑病，提出其病因在于外邪、痰、瘀、气郁、内风、正虚等六个方面，重在血瘀、内风与正虚；其辨证要从辨别外邪、痰、瘀、气郁、内风、正虚等六个方面的表现入手，分析它们之间的相互关系，以辨知证候类型；其治疗要以治外邪、治痰、治瘀、治肝、治肾、治脾、治心等七个方面，药物为基础，重在治肝、治肾、治瘀，其辨治体系很有临床价值。

孙达武（1933～），男，湖南石门人。湖南中医药大学第二附属医院教授，国家第三批名老中医学术经验继承指导老师，湖南省名中医。

孙氏出身于中医之家，其父孙晋川是当地名医。他自幼耳濡目染，热爱父业，16岁辍学，从父学医，勤奋好学，尽得家传。1951年父亲病故后，继续跟从当地毛世新老中医学习。

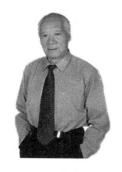

孙达武

1958年考入湖南省中医进修学校，毕业后分配至湖南省中医院骨伤科，后又拜骨伤科世家张紫瘕为师，学习传统正骨手法、外固定法及其家传内外用药经验，得其衣钵。1961年底，张紫瘕应邀参加第一次天津会议之后，全科即开展中西结合治疗骨折，在临床实践中他体会到将来骨伤科学的发展，必须走中西结合之路。乃勤求古训，搜集历代有关骨伤科的文献理论，方药病案，兼攻现代骨科学。因而在传统医学理论经验与现代科学技术相结合方面，有较深的造诣。如在正骨手法方面，孙氏主张"循其旧道"，在继承蔺道人正骨五法、《医宗金鉴》正骨八法，以及其师张氏家传正骨手法的基础上，又学习尚天裕教授的中西结合新正骨十法。脊柱相关疾病方面，孙氏根据经络学说、神经系统的解剖学特点，依据患者临床表现，采用循经逆推检查法，诊断治疗椎源性疾病，使有关"疑难杂症"获得了"意外"的疗效。

李家邦（1939～），男，广东台山人。原中南大学湘雅医学院中西医结合研究所所长，教授，博士研究生导师，享受国务院政府特殊津贴专家，国家第三批名老中医学术经验继承指导老师，湖南省名中医。

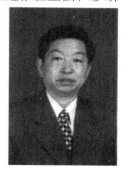

李家邦

1965年毕业于湖南医学院，后留校从事内科工作。在临床工作中，李氏发现中医药在内科中应用广泛，于1978年在湖南中医学院学习中医2年，潜心研究中医药经典理论，打下了坚实的中医学基础。临证深谙仲景"见肝之病，知肝传脾，当先实脾，四季脾旺不受邪，即勿补之"之精华，参阅历代医家理论，对消化性

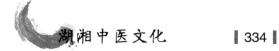

溃疡予以证型上的规范。认为溃疡病起病多缓，可因烦恼、郁怒、劳累引起，临床上常见为上腹隐痛，胃脘嘈杂，饥饿时疼痛加重，伴嗳气、返酸，甚至呕血、便血等证。病机多由肝郁气滞、木旺乘土，或脾胃虚弱、土壅木郁而致肝胃不和、气滞血瘀。"从肝治胃"治疗消化性溃疡，成功研制"健胃愈疡片"，成为湖南第一个进入国家药典的药品。

李肇夷（1937～），男，湖北黄梅人。湖南省中医药研究院附属医院教授，享受国务院政府特殊津贴专家，湖南省名中医，已故全国著名中医学家李聪甫先生嫡亲传人。

李氏子承父业，1966 年毕业于湖南中医学院，40 多年来，一直从事临床、科研、教学工作，其临床长于中医内科，兼通妇儿科，尤擅治胃肠病、肾病、风湿病、心血管病等疑难杂症。

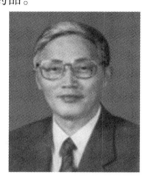

李肇夷

先后主持完成"李聪甫慢性肾炎中医诊疗专家系统"、"李聪甫整体脾胃观中医诊疗专家系统"研究。经多年临床积累形成"中医多途分层扭转平衡法"的诊治大法，对多种难治病种有系列良效药方。发表论文有《李聪甫慢性肾炎中医诊疗专家系统》、《略论中医临床理论研究的整体观》等 20 余篇。

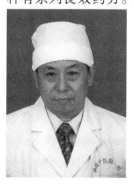

陈大舜

陈大舜（1941～），男，江苏南京人。原湖南中医学院院长，中医内科学博士研究生导师，享受国务院政府特殊津贴专家，湖南省名中医。

在学术上，陈氏倡导建立与完善中医内科疾病"辨病论治"的诊疗新模式，认为病证结合势在必行，但必须坚持四诊与辨证论治；主张理论联系实际，将中医各家学说和内科临床有机结合，如运用张景岳阴阳互济理论，探讨糖尿病的诊治规律，将叶天士治疗血证经验用于治疗免疫性血小板减少性紫癜等，很有临床实用价值；另外，还根据中老年慢性病的特点，提出"虚、痰、瘀"是其共同的病理基础等，这些对开展中医药的现代研究及指导临床实践均有一定的意义。

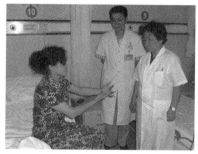

严洁

严洁（1941～），女，湖北武汉人。湖南中医药大学针灸推拿学院教授、博士研究生导师，享受国务院政府特殊津贴专家，湖南省针灸学会会长，湖南省名中医。

1963年毕业于武汉中医学院医疗专业，后分配来湖南中医学院任教。从事中医教学、科研、临床工作46年，长期以来以"经脉脏腑相关的临床与实验研究"作为主攻方向，开展了30余项课题研究。曾担任国家"七·五"攻关，"八·五"攀登项目"经络的研究"课题中"经脉脏腑相关"专题组长。临床上善于运用特定穴治疗消化系统、心脑血管系统疾病；对应点上下交叉刺激治疗各种软组织损伤；针灸配合治疗更年期精神综合征；电针、水针、神经根刺激等综合方法治疗外伤性截瘫；轻捻转加震颤手法治疗高血压病；针刺配合隔药饼灸治疗高脂血症。严氏精湛的医术和高尚的医德深受患者称道，为同行敬佩。

张崇泉（1942～），男，湖南邵东人。湖南省中医药研究院附属医院教授，博士研究生导师，老年病学术带

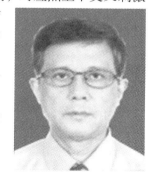

张崇泉

头人，享受国务院政府特殊津贴专家，国家第三批、第四批名老中医学术经验继承指导老师，湖南省名中医。

1966年毕业于湖南中医学院，1983年毕业于湖南医科大学。行医40多年，擅长心脑血管病、糖尿病、风湿病等老年常见病、疑难病的辨证治疗。张氏认为，老年人的生理特点为五脏虚衰，气阴亏虚，多脏器功能衰退，治疗当以调补五脏（肝、心、脾、肺、肾），益气养阴，以延缓衰老。这对于传统认识只注重补肾、健脾或脾肾双补，而忽视衰老是多系统多脏腑虚损的事实，是一个创新和进步。张氏还认为老年人血管性痴呆多由脑血管梗塞性病变所致，病因于瘀阻脑络、因瘀致虚、脑髓失养，治疗以活血通络、益气养阴、补肾益智为法，创健脑通络经验方，有较好的效果。

旷惠桃（1949～），女，湖南衡山人。湖南中医药大学第一附属医院教授，硕士研究生导师，湖南省名中医，曾先后担任湖南中医学院第二、第一附属医院院长。

1970年就读于湖南中医学院医疗系，1979年考入湖南中医学院第一届研究生班，受业于名老中医张海清教授门下，研究《金匮要略》。旷氏从事临床30余年，在中医药治疗风湿、痛风和肾病方面，有较高

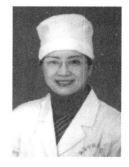

旷惠桃

的学术造诣和丰富临床经验，如运用四结合治疗痛风，创制"痛风克颗粒剂"；运用经方和虫类药治疗类风湿关节炎，研制有"三虎丸"；运用补肾益气等法治疗慢性肾病，养血搜风通络法治疗皮肌炎等，方法独特，疗效肯定。

周慎（1952～），男，湖南隆回人。湖南省中医药研究院附属医院教授，博士研究生导师，脑病科学术带头人。

1970年曾上山下乡任赤脚医师，1982年毕业于湖南中医学院医疗系，先后师从著名老中医欧阳锜研究员、刘祖贻研究员。周氏从事中医临床、科研工作30余年，擅长于内科脑病、

脾胃病与肺病的辨证论治。如从虚实二端论治中风，认为虚主要责之于阴，实主要归咎于瘀，阴虚血瘀是中风的基本证型，然证有轻重之分，主从多少之别，有风火痰气之兼，治疗上以滋阴活血通络为基本治法，制"柔肝通络汤"为基本方，同时结合辨病、对症、"三因"制宜，灵活变通论治，临床疗效显著。治咳嗽主张"四察"，一察邪之时令，依据四季不同气候有

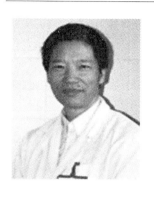

周慎

针对性的祛邪利肺；二察肺之特性，注重宣发、肃降，以恢复肺脏基本的生理功能；三察邪之所在，攻其藏薮，消除肺脏"痰、饮、瘀"等有形之邪；四察生克乘侮，重视脏腑相关理论。治脾胃病肝胃不和证，临证当根据人的体质有从气、从热、从寒、从痰四种不同变化而论治。

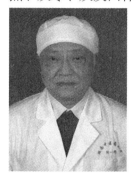

周衡

周衡（1937~），男，湖南株洲人。我国著名金匮学家，湖南中医药大学教授，湖南省名中医。

1958年考入武汉中医学院，卒业后返湘任湖南中医学院中医内科学和《金匮要略》的教学、临床，迄今已逾46年。长期专注于仲景学说的研究与传播，曾协助著名中医谭日强先生整理《金匮要略浅注》，成为建国后最早的《金匮要略》学术专著之一，被国内外广泛引用。与刘渡舟、陈亦人等大师共同发起成立中华医学会仲景学术委员会，为首任委员。主编中南五省改革教材《疾病防治学总论》，首次依据《黄帝内经》及仲景学说，系统地提出了中医三级治未病的纲目与内容，影响深远。在临床中，周氏恪守经方必须方证对应的原则，用药轻巧，价廉而效优。

　　欧阳恒（1939～），男，湖南安仁
人。湖南中医药大学第二附属医院教
授，博士研究生导师，皮肤科学术带头
人，享受国务院政府特殊津贴专家，国
家第二批、第三批、第四批名老中医学
术经验继承指导老师，湖南省名中医。

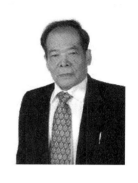

　　欧氏在中医皮肤科领域已奋斗了45
年整，对皮肤疮疡疑难病症的诊疗有独
特见解和丰富经验，是我国中医皮肤疮
疡专科的首席专家。在临床上主张病证

欧阳恒

诊断应以明病为先，病证取舍以实用为原则，病证结合以提高
疗效为目的。在具体操作上，运用取象比类法体现中医特色优
势。倡导以色治色法，以形治形法，以皮治皮法，寓搔意治瘙
法，以毒攻毒、吊毒法，参用"红升白降外科家当"说，临
床技术全面，且蓄纳一定的现代医学手段，对于皮肤疮疡疑难
病证的诊疗独具专长，并每多爆出冷门。

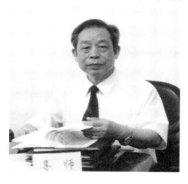

胡随瑜

　　胡随瑜（1943～），男，湖
南平江人。中南大学湘雅医学
院中西医结合研究所教授，博
士研究生导师，湖南省名中医。
　　1968年毕业于湖南医学院
医疗系，1974年参加"西学
中"班学习中医，从事中西医
结合内科医疗、教学、科研40
余年，先后参加完成国家自然
科学基金课题4项，重点项目1
项。建立了肝阳上亢证实验诊断指标；抑郁症常见中医证候标
准；成功编制了中医肝脏象情绪评定量表和简明抑郁症中医
证候评定量表。在临床中，胡氏认为现代人的疾病无不与社
会、环境、生活行为密切相关，疾病非单因单果，亦非一种治

法有效，提倡治病必须因果并重，心身同治，标本兼顾。对心境障碍、围绝经期综合征、皮肤顽疾的中医药治疗积累了一定经验。

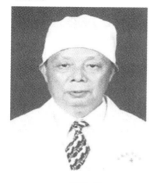

贺执茂

贺执茂（1937～），男，浙江黄岩人。湖南中医药大学第二附属医院肛肠科教授，国家第二批名老中医学术经验继承指导老师，湖南省名中医。

1963 年毕业于武汉中医学院，先从事中医外科临床工作，嗣后专事肛肠科临床、教学、科研工作 47 个春秋，主攻痔疮、肛瘘的手术治疗方式和术后并发症的治疗。临床上将中医治疗肛肠疾病的经验和现代外科手术方法有机地融为一体，形成自己独特的治疗风格，尤其在痔疮、肛瘘的术式和术后并发症的研究方面成效显著。贺氏先后改进了传统的痔结扎疗法、肛瘘的挂线疗法，使痔瘘的手术方法在原有的基础上向前迈进了一步。较早在国内提出了内痔术后大出血及痔瘘术后并发破伤风的原因和防治方法，具有普遍指导意义。经贺氏治愈的患者，好得彻底，复发率低，不但全国都有患者来求他治病，不少医院的医生教授也慕名前来求诊。

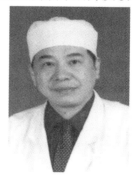

贺菊乔

贺菊乔（1952～），男，湖南衡山人。湖南中医药大学第一附属医院中医外科学教授，博士研究生导师，湖南省名中医。

1972 年考入湖南中医学院，毕业后分配至学院第一附属医院外科工作，曾师从中医外科专家谭新华教授。从事中医外科临床、科研、教学工作 30 多年，中西贯通，勤于思考，博采众方，积累了丰富的临床经验，尤其是在前列腺疾病的诊疗方面有其独到的见解。贺氏认为前列腺炎湿热、瘀滞是标，肾虚是本，临证以标证居多，本虚相兼，自拟三草安前汤，疗效显著。前列腺增生症病位在男子精室，属中医"癥瘕"范畴，基本病机是气虚血瘀，临床应注意辨病与辨证相结合，根据中医"气虚小便不利"、"血瘀水道不利"、"坚者消之，结者散之"理论，在活血散结、益气利水法基础上创制了治疗前列腺增生症的专方前列散瘀胶囊。

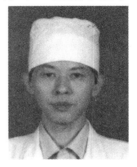

姚共和

姚共和（1952～），男，湖南安化人。湖南中医药大学第一附属医院中医骨伤科学教授，博士研究生导师，湖南省名中医。

1972 年入湖南中医学院求学，毕业后留任本校第一附属医院从事中医骨伤科教学、临床、科研工作，至今已 30 多年。对骨伤、关节病变，尤其对脊柱外科疾病，有很深造诣。其不仅精通传统的中医治疗方法，而且精于现代手术疗法，是我省中医骨伤专业的学科带头人。如姚氏论治腰椎间盘突出症，认为肾虚腰怠、腰络血瘀是腰突症的两个基本病机；临床治疗贵乎依人择法，综合施治；用药则以补肾为主，祛瘀为要，并研制有海马全蝎丸专门针对腰椎间盘突出症，临床疗效显著。

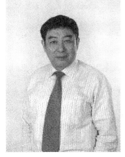

袁长津

袁长津（1946～），男，湖南津市人。原湖南省中医药管理局局长，国家第四批名老中医学术经验继承指导老师，湖南省名中医。

袁氏从事中医临床、科研、管理工作 40 年，能熟练运用中医理、法、方、药辨治内、儿、妇科常见疾病。对麻疹并发肺炎、流行性乙脑、流行性出血热、肝炎等病毒感染性疾病，消化系统、呼吸系统等疑难病症积累了丰富的临床经验，形成了自己的临床学术特色。如论治流行性感冒，袁氏认为流感患者多表现为表里同病、寒热夹杂，参考古今名方，结合经验，自拟"柴胡羌板汤"。治咳嗽则喜用止嗽散，因其药平和而效卓，加减运用之，无论咳嗽新久均有效，亦有用小青龙汤治疗"老慢支"新感外邪后咳喘复发者。内伤咳嗽常用苓桂术甘汤、二陈汤、六君子汤、金水六君煎等化裁，思维灵活，方法多样。

梁清华（1949～），女，湖南耒阳人。中南大学湘雅医学院中西医结合研究所教授，博士研究生导师，享受国务院政府特殊津贴专家。

1973年毕业于湖南医学院，1977～1978年参加省卫生厅举办的中医古典著作学习班学习两年，1979～1982年参加湖南中医学院的西学中医研究班学习3年。之后一直从事中西医结合临床、科研、教学工作已37年之久。主要研究方向为风湿免疫病及脑血管病的中西医结合临床

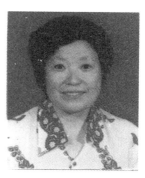

梁清华

与实验研究以及中医肝实质的基础研究。主持承担国家自然科学基金课题4项，国家科技部新药研究基金项目1项，省厅级课题14项，省科委重大攻关项目1项，省教委教学课题1项。

谌宁生（1933～），男，湖南临湘人。湖南中医药大学第一附属医院教授，著名的中医肝病专家，国家第二批名老中医学术经验继承指导老师，湖南省名中医。

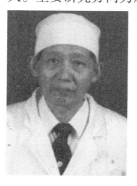

谌宁生

谌氏从事中医临床、教学、科研工作50余年,有丰富的临床经验,擅治内科肿瘤疑难杂症,特别对肝病研究有较深造诣。重视中医的整体观和辨证观,强调整体观即"治病求本"的原则,对于疾病不仅要针对患者所出现的临床症状、体征施治,而且要考虑到疾病发生的病因、病机和病理变化及其进展而进行全面论治。谌氏认为,急性病毒性肝炎重视审因论治,不拘泥湿热轻重,辨证论治,创立"肝炎消毒饮"治疗急性病毒性肝炎;慢性肝炎基本病机为肝郁脾虚、瘀血阻络兼湿热未尽,治则疏肝理脾、活血通络,兼清湿热为其基本治法;慢性重型肝炎的基本病机为"毒瘀互结",治以凉血解毒化瘀,创立"凉血解毒汤"、"解毒化瘀汤"治疗。

彭坚(1948~),男,湖南岳阳人。湖南中医药大学教授,硕士研究生导师,湖南省名中医。

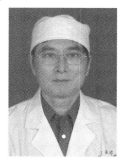

彭坚

彭氏生于中医世家,1971~1976年跟随伯父彭崇让先生(1902~1978,原湘雅医学院中医顾问,教授,1959级西医学习中医班导师)学徒,1979年考取湖南中医学院医学史硕士研究生,师从周贻谋教授。从事中外医学史教学与研究和中医临床工作40余年,2007年著成60万字的学术专著《我是铁杆中医——彭坚学术观点与临床心得集》,书中共选择了7大类疾病,包括慢性疼痛病、慢性炎症、病毒性疾病、增生性疾病、妇科内分泌失调与功能性疾病、老年性疾病,均从临床思维的角度出发,避免繁琐的病机分析,介绍最简捷的辨证论治要领,列举常用且有效的治疗方剂,并注释于治疗验案、用方心得、治疗心得和用药心得之中,简明扼要,深入浅出。

程丑夫(1949~),男,湖南益阳人。湖南中医药大学第一附属医院教授,博士研究生导师,享受国务院政府特殊津贴专家,湖南省名中医,曾先后担任湖南中医学院第一、第二附属医院院长。

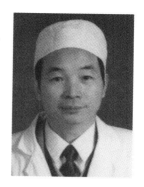

程氏生于中医世家，已从医 40 余年。20 世纪 80 年代初师从著名中医学家欧阳锜教授，并得李聪甫、刘炳凡、夏度衡诸老指点，又精研《石室秘录》等古典医籍，博采专攻，浑然有成。如论治冠心病，宗《石室秘录》"诸痛治肝"、"心痛治肝"的观点，提出冠心病心绞痛可从肝论治，以调畅气机；并将清热化痰、益气养阴贯穿始终，组方生

程丑夫

脉陷胸汤。如治内伤头痛，从风、火、痰、湿、瘀、虚六端入手，在调理肝胆的基础上，佐以疏风化痰、清热除湿、活血化瘀、健运脾胃而补虚，并注意分经论治，巧用引经药，常效如桴鼓。

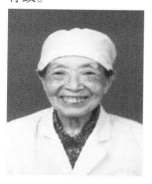

谢剑南

谢剑南（1918 ~ ），女，湖南新邵人。湖南中医药大学第二附属医院中医妇产科学教授，国家第三批名老中医学术经验继承指导老师，湖南省名中医。

谢氏 1936 年考入湖南省立高级助产学校，毕业后受业于妇产科专家李瑞林教授门下。1958 年入湖南中医学院举办的"西学中"学习班，1964年调入湖南中医学院第二附属医院从

事妇科临床和教学工作。在长期中西医结合妇产科临床中积累了丰富的经验，尤以治疗不孕症见长。经其治疗的妊娠羊水过多，子宫内膜不典型增生等病例，基本避免了手术之苦。在临床实践中解决了不少疑难病症，如妊娠羊水过多、外阴白色病损。自创"通管汤"治疗输卵管阻塞等。由于诊治疾病疗效好，患者满意，曾被湖南《大众医学》誉为"保胎圣手"；

《湖南科技报》赞为"送子观音"；群众颂为"送子娘娘"。

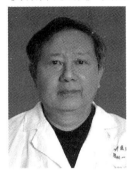

熊继柏

熊继柏（1942～），男，湖南石门人。国家级名中医，湖南中医药大学教授，广州中医药大学博士生导师，香港浸会大学荣誉教授，湖南中医药大学第一附属医院特聘中医学术顾问，国家第四批名老中医学术经验继承指导老师。

熊氏13岁师从祖父熊玉田先生习医，14岁参加联合诊所，先后拜于常德地区名老中医胡岱峰先生、陈文和先生门下。自幼遵祖父熊玉田公之训，启蒙习医，始读《雷公炮制药性赋》、《药性歌括四百味》、《王叔和脉诀》、《汤头歌诀》等书，14岁时参加农村联合诊所，遂拜师于名老中医胡岱峰先生门下，胡老师自幼习文，先儒而后医，时已八十高龄，乃依循序渐进之法教以《医学三字经》、《时方妙用》、《时方歌括》，并令熟读《医宗金鉴》中之《四诊心法要诀》、《伤寒心法要诀》、《杂病心法要诀》、《妇科心法要诀》和《幼科心法要诀》。15岁时，重点攻读《伤寒论》和《金匮要略》，由于老师要求甚严，凡所读之书悉能背诵，为今后的发展打下了坚实的理论基础。16岁时，被派去农村当实习医生。20岁，复拜师于名老中医陈文和先生门下，陈老师早年毕业于日本东京大学，执教颇重针对性，除教习《黄帝内经》之外，并令重点研习《温病条辨》、《温热经纬》和《中医内科学》、《中医方剂学》。一年之后，临证业务能力大有长进，自此长期连续不断地在农村基层医院从事临证实践，始终运用中医中药诊治内科、妇科、儿科病证，并运用中医中药治愈了许许多多的急症、重症。由于不断临证，不断学习，医疗威信逐渐提高，从1964年到1979年间，每日应诊量常达100人左右。在石门县维新中医院连续从事中医临床21年，积累了丰富的医疗实践经验。1979年底，经全国中医选拔考试之后，被选调到湖南中医学院任教师，主要从事中医理论教学。迄今已 30 余年，对《黄帝内经》进行了专门研究，主讲《内经》课，并主讲过《难经》、《金匮要略》、《温病条辨》和《中医内科学》，讲课已达 8000 多学时，曾先后 8 次被评湖南中医学院评为优秀教师、教学效果好的老师和学生最喜爱的老师。在教学的同时仍然不间断地坚持了医疗实践。

熊氏从事中医临床 50 年，始终坚持中医理论与实践相结合，善于辨证施治，精于理法方药，对诊治内科杂病、儿科病及妇科病，均有丰富的临床经验。在诊治急性热病和疑难病证方面，尤有独到的经验。在国内享有很高的医疗威望，是著名的中医内科专家。1999 年被湖南省人事厅、卫生厅评定为湖南省名中医。1999 年被中华人民共和国卫生部派遣至阿尔及利亚为身患顽疾的总统进行治疗，熊教授悉心诊治，充分运用中药汤剂及针灸，使其疾病得到神话般的恢复，得到了国际友人的赞赏，同时也为两个国家进一步建立友好关系作出了重要贡献。

经历了 50 余年的中医临证实践和 20 余年的中医理论教学，熊氏对中医学的认识得出了一条最基本的观点，这就是：中医学的理论必须与临证实践相结合。《内经》云："善言天者，必有验于人；善言古者，必有合于今；善言人者，必有厌于己。"中医学的理论本是实践知识的升华和总结，熊氏在传授弟子时强调：如果研究理论不能与实践相结合，其理论势必成空洞理论，甚至有可能出现对理论的错误理解。如果临证不能用理论去指导，其临证无疑只是贸然临证，甚至有可能造成盲目临证。"医之为道，非精不能明其理，非博不能制其约。"精，则术业必须专攻，不专则不可能求精；博，则学识务求渊广，不渊不广不能言其博，这是熊继柏教授对弟子的要求。

作为一个既从事中医学理论研究的教师，又从事中医临证实践的医师，熊氏一直把对中医学的传承与发展视为己任，并为之尽心竭力。在学术上，推崇中医学的理论体系的来源——

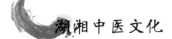

《黄帝内经》，认为《黄帝内经》"文简、意博、理奥、理深"，可谓学之不尽，取之不竭，因此，从事理论研究则以《黄帝内经》为主，务在究本识源，明晰经旨，真正掌握其临证指导意义。临床上，始终坚持辨证施治的基本法则，坚持理法方药的基本步骤，不论诊治内、妇、儿各科疾病，或诊治各种急症、疑难病证，都始终坚持这一基本法则，遵循这一基本步骤。在数十年的学与用之中，确有一些心得体会，每寻隙记录、整理，陆续发表了90余篇论文，将这些论文归类为三个方面：一为理论研究，一为临证经验，一为教学与科研，汇为一册出版了专著《医论集》。熊氏的医学著作颇多，计有16部。其中独撰著作2部：《内经理论精要》、《内经自学指导》。《内经理论精要》一书，已被美国国会图书馆，英国大英博物馆和牛津大学图书馆列为藏书。主编及副主编著作3部：《医经选讲》、《黄帝内经研究大成》、《内经选读》。《黄帝内经研究大成》一书，系全国内经专业委员会组编，为我国历代以来研究《黄帝内经》最大型、最完备、最系统的工具书，1999年获得国家新闻出版署科技图书一等奖，并获国家中医药管理局科技进步二等奖。任编委的著作3部：《内经高级教学参考书》、《湖湘名医典籍精华》、《湖南省卫技试题解》。特邀编写的著作6部：《中西医结合内科研究》、《素问析义》、

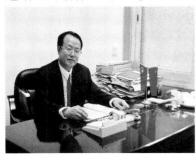

《灵枢经析义》、《马王堆医书考注》、《传世藏书·难经注》、《中医学多选题解析》。同时，并陆续在国内各级中医杂志刊发表专业学术论文90余篇。近期出版个人临床专著《一名真正的名中医——熊继柏临证医案实录》。

蔡光先

蔡光先（1951～），男，湖南益阳人。教授，博士生导师，湖南中医药大学党委书记，

湖南省中医药研究院院长，享受国务院政府特殊津贴专家，湖南省名中医，超微中药发明者，中药粉体学奠基人。

蔡氏出生于中医世家，12岁时，跟随祖父习医，细读《本草纲目》，熟背《汤头歌诀》，为病人号脉，采集、炮制药材，识药抓药煎药。1968年上山下乡当赤脚医生。1973年就读于湖南中医学院医疗系，毕业后以优异成绩留校任教。1982年考取硕士研究生，先后师承著名中医学家谭日强、刘炳凡、颜文明等。8年的系统学习和名师指点，在中医药理论及临床经验方面奠定了扎实的基础。

蔡氏从事中医药科研、教学、医疗工作30多年，在中医基础研究、产品开发、临床诊疗及研究生教学等方面取得了丰硕成果。先后主持和承担国家、部、省级科研课题25项，获得国家科技进步二等奖1项，省部级科技进步奖11项，发明专利2项，发表学术论文127篇（其中国家级刊物50篇），出版专著8部，培养博士后、博士、硕士研究生32人。因其突出的学术成就和对中医药事业的贡献，先后获得"中国百名杰出青年中医银奖"、"中国中西医结合优秀科技工作者"、"国家有突出贡献的优秀中青年科学技术专家"、"湖南省优秀专家"、"湖南省光召科技奖"、"湖南省科技领军人才"等称号和奖励。

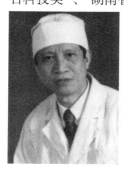

谭新华

谭新华（1936～），男，湖南炎陵人。湖南中医药大学第一附属医院中医外科学博士研究生导师，享受国务院政府特殊津贴专家，国家第一批、第三批名老中医学术经验继承指导老师，湖南省名中医。

谭氏1959年以优秀成绩考入湖南中医学院师资班深造，系统学习了中医学基础理论和临床各科。毕业后留校任教，从事中医外科工作。1962年师事中医外科名家肖梓荣教授，1964年师从名老中医汤炳光，1965年赴广州中医学院进修，师从名师张景述。

谭氏从事中医临床、教学、科研50年，主攻中医外科，对毒蛇咬伤、前列腺炎、男性不育等有着丰富的临床经验。领悟"久病入血"、"久病入络"、"久病多瘀"、"外科疾病多痰瘀"等中医理论，善用理气开郁、化痰软坚、活血化瘀等法治疗外科疑难杂症。主张外科病"内治与外治结合，治外必先安内"。提出"蛇伤解毒六法"和治蛇伤验方"百步丹"、"半边莲汤"、"蛇伤消肿散"，创"前炎清"、"前癃通"、"尿癃康"等方药，临床疗效显著。

第三节　湖湘中医教育

一、挥如椽巨笔，谱国粹新篇——湖南中医药大学

湖南中医药大学的前身是1934年创建的湖南国医专科学校，1960年改办为本科高校湖南中医药学院，2006年更名为湖南中医药大学（图3-1、2）。

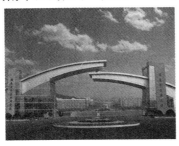
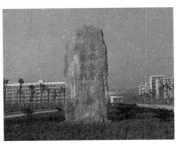

图3-1　　　　　　　　　　　图3-2

该校现有全日制在校本科生、研究生1.2万人。有2个校区，占地面积1267亩，建筑面积50万平方米。教学科研仪器设备总值1.4亿元。拥有148间多媒体教室，能同时容纳1.3万人上课。建成了先进的校园网络和拥有教学监控、视频会议

等五大系统的教学综合管理体系。图书馆藏书总量98.6万册。现有教职员工2600人，其中具有高级技术职称的人员743人。有专任教师586人，其中正、副教授285人。有硕士生导师263人、博士生导师59人。有名中医、名师54人，湖南省新世纪"121"人才工程人选7人、青年骨干教师培养对象65人。突出中医药的主体地位，积极拓展理、工、管、文等学科门类专业，现有20个本科专业，其中教育部特色专业2个、省级特色专业3个。有国家级精品课程1门、省级精品课程6门。有1个国家重点学科、3个国家中医药管理局的重点学科、8个省重点学科。中医诊断学在本学科研究领域居国内领先水平。有13个博士学位授权点，17个硕士学位授权点，2个博士后科研流动站。有10个研究所、2个部省级工程技术研究中心、2个国家中医药管理局重点研究室、4个国家中医药管理局三级科研实验室、4个省级重点实验室、1个实验动物中心、1个SPF级动物实验室。近5年来，学校新上科研课题438项，其中国家级课题49项、省部级课题106项。开发中药新药51个，科技成果转让41项，科技开发和新药转让费7518万元，其中蔡光先教授主持研发的"超微速溶中药"在国内外产生了很大的影响，其成果转让费达3600万元。获国家专利18项，学校研发的乙肝宁、古汉养生精、超微中药系列饮片、妇科千金片等产品已成为湖南省知名中药企业的拳头产品。通过项目实施带动湖南省42个GAP基地建设，中药种植面积达70万亩，年度新增产值7亿元。该校为全国高等中医药院校中首批招收港澳台及外国留学生的单位，现有在籍留学生和港澳台学生450人。已为28个国家培训了共700多名针灸学员，与加拿大中央学院、香港浸会大学等建立了稳定的医疗、教学合作关系。

经过多年的探索和积淀，该校形成了鲜明的办学特色：一是继承创新、质量立校、强化中医本科人才诊疗思维和实践能力的培养。二是构建了中西医结合本科人才培养模式和教学

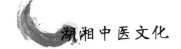

体系。

　　该校注重大学生综合素质的培养，大力实施大学生素质拓展计划，以开发大学生人文综合素质为着力点，在思想政治与道德素养、社会实践与志愿服务、科技学术与创新创业、文体艺术与身心发展、社团活动与社会工作、技能培训等六个方面促进学生全面成长成才。通过开展"挑战杯"、"三下乡"、"校园文化艺术节"、"新视界讲坛"等活动，为同学们搭建了提高素质、彰显个性、增长知识的舞台。该校胡思同学被评为2007年度"全国优秀共青团员"，成为该年度湖南省高校惟一获此殊荣的大学生。

　　光前裕后，继往开来。面对新的挑战和机遇，该校确立了建设国内一流、国际知名的教学研究型中医药大学的奋斗目标。学校将以本科教育为主，积极发展长学制本科和研究生、留学生教育，培养基础扎实、知识面宽、能力强、素质高、有创新精神的应用型高级专门人才。立足湖南，面向全国，服务社会，走向世界，将向世人展示出湖湘中医的独特魅力。

二、坚持医药相长，构筑科研平台——湖南省中医药研究院

　　湖南省中医药研究院坐落于长沙市风景秀丽的岳麓山下。成立于1957年3月。占地面积120余亩，拥有科研医疗设备约8000余万元。现已发展成为集科研、医疗、教学、开发、生产、信息服务于一体的综合性中医药科研机构。院下设中医临床研究所（附属医院）、中医基础研究所、中药研究所、文献信息研究所、省中药新药研究与开发重点实验室、省中药超微工程技术研究中心、湖南国华制药有限公司等机构以及参股的湖南春光中药饮片有限公司。拥有中药制剂、中药药理实验室等2个国家中医药管理局三级实验室和3个省级二级实验室。主办I级专业学术期刊《湖南中医杂志》。现为国家中医药科研基地、国家药品临床研究基地、中国中医药文献检索中

心湖南分中心。是国务院首批批准有硕士学位授予权的科研单位。多次在国家中医药管理局组织的综合考核评估中名列前茅，跻身于全国中医药科研院所的先进行列。

该院建院以来，先后承担各级各类科研课题 500 多项，其中国家自然基金、国家新药基金、国家攻关课题 30 多项，省部级课题 80 多项。研究内容涉及中医学、中药学、中西医结合临床医学、预防医学、基础医学等多个学科。获得科技成果 300 多项，其中国家、部省级奖励成果 63 项，其中"肝复方治疗 II、III 期原发性肝恶性肿瘤的临床和实验研究"荣获国家中医药科学技术进步一等奖，"中药超微饮片的研制与开发"荣获湖南省科学技术进步一等奖。该院牵头组织编著的《湖南药物志》先后获得中华中医药学会中医药科学技术奖（著作奖）一等奖、首届中国出版政府奖（图书奖）。

该院先后研究开发中药新药 38 个，保健药品、器械、食品 100 多个。有 10 多项成果获得国家发明和实用新型专利。国内第一个抗肝癌的中药 III 类新药肝复乐片、国内第一个中药缓释剂盐酸青藤碱缓释片、湖南省第一个 II 类中药新药蜂蜡素胶囊等均出自该院。该院研制并转让的古汉养生精、乙肝宁冲剂、肝复乐、代温灸膏、天麻首乌片、甲亢灵、益龄精、虎耳草素片、驴胶补血冲剂、心泰片等中药新药和中华皇欢液、神农茶、生力神功口服液等保健品，成为古汉集团、九芝堂、正清制药、冷水江制药、湘潭飞鸽制药等省内外中药生产企业的拳头产品或知名品牌，产生了巨大的社会效益和经济效益。

由蔡光先教授主持研发的"中药超微饮片"，具有提高药效、节省药材、质量可靠、方便卫生的特点，被业内人士誉为中药领域的一场革命。该项目已实现产业化，现有 300 余种中药超微饮片系列产品投放全省 80 多个县市的 2000 多家医院和药店，造福广大人民群众。

2002 年，该院与原湖南中医学院合并组建湖南中医药大学，实现优势互补，强强联合。省中医药研究院作为湖南省的

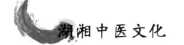

中医药科研中心，必将为加快全省中医药事业发展，促进富民强省、构建和谐湖南作出更大的贡献。

三、突出特色，强化技能，培养中医药实用型 人才——湖南中医药高等专科学校

　　湖南中医药高等专科学校始建于 1959 年，地处中南地区交通枢纽——株洲市，是湖南省实用性中医药人才的主要培养基地。该校占地 20 万平方米，建筑面积 17 万余平方米。馆藏图书 46 万余册。有专任教师 276 人，其中正高职称 26 人。面向

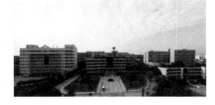

图 3 - 3

全国 12 个省、自治区招生，目前开设有中医学、中医骨伤、针灸推拿、康复治疗技术、护理学、助产、中药学、中药制药技术、药品质量检测技术、医疗美容技术等 10 个专科层次的专业，涵盖医、药、护三大学科门类，现有全日制在校学生 5600 余人。有直属附属医院 2 家，开设中西医各类科室 60 多个，开放病床 1500 张（图 3 - 3）。

　　长期以来，学校立足湖南，面向全国，致力于为农村基层、中药全行业和各级各类康复保健机构，培养一批适应医药行业生产、管理、服务需要，知识、能力、素质有机统一的高级技术应用性专门人才。在专业设置过程中，每开设一个新专业，学校都组织专门力量，通过问卷调查、实地考察等形式，进行社会尤其是农村基层和城市社区人才需求状况调查和专业设置的可行性研究。在课程设置和课时安排上，突出"三个强化"，即强化中医药基本理论，强化临床实践基本技能，强化人文教育。学校利用成教学员来校集中辅导、乡镇中医骨干培训、送学生下实习点等时机，发放调查问卷，及时采纳社会对学校课程设置的意见和建议，有效提高学生的中医药服务

能力。

围绕实用型人才培养，学校不断更新教学方法和手段，特别注重学生实践操作能力的培养，设置了临床医学实验中心、护理实验中心、康复保健实验中心、药学实验中心、基础医学实验中心等5个实验中心；在传授基本理论的基础上，坚持让学生"早临床实践，多临床实践，反复临床实践"，形成了较为完善的实践教学体系。大部分专业课程均在附属医院安排了足够的临床见习时间，临床课程均由附属医院有教学资格的医护人员承担，促进了理论向临床实践能力的有效转化。学校还设立了专门的实习、就业工作部门，在全国范围内开辟了118家稳定的实习基地，保证了所有专业的学生按计划进行为期一年的毕业实习；构筑了以珠三角、北京、上海、长沙等为骨架的辐射全国的就业网络，毕业生一次性就业率始终保持在90%以上。

在办好学历教育的同时，学校以提高农村中医药人员队伍素质为重点，有效拓宽了人才培养途径。一是独立开办了成人专科教育，与中南大学、北京中医药大学联合开办了专升本和本科成人教育。二是国家中医药管理局将湖南列为农村中医药人员学历教育试点省以来，学校作为主要承办单位，一直承担了大量教学任务。三是学校主动承担了全省乡镇卫生院的中医骨干的培训工作，侧重于农村适宜新技术的培训和中医药新进展的宣讲，近年来已成功举办了多期培训班，系统培训来自基层中医骨干600多人。

学校的办学特色引起了社会的广泛关注，2007年3月，省委、省政府出台的《关于加快中医药发展的决定》明确要求，"湖南中医药高等专科学校要加快发展，努力成为我省农村基层、城市社区和中药企业实用型人才培养的主要基地"。

四、临床科研两相长——中南大学湘雅医院中西医结合研究所

中南大学湘雅医院中西医结合研究所成立于 1989 年，2001 年批准为首批湖南省重点建设学科，2003 年批准为中西医结合一级学科博士点。现中西医结合研究所包括：中医基础理论研究室、临床研究室、中药药理研究室、针灸气功研究室、虚证与免疫研究室。2008 年被国家中医药管理局批准为首批肝藏象重点研究室拟建单位，有一支科研素质较高的技术队伍。其中国家杰出青年基金获得者 1 名，教授 10 名，副教授 5 名，博士生导师 7 名，硕士生导师 11 名，博士后 2 名，博士 9 名。

自 1989 年以来，中西医结合研究所根据学科长期基础及临床研究的积淀，形成"疏肝类方治疗学机理研究"，"中医肝藏象病理生理学基础研究"和"肝阳化风证相关疾病的临床与基础研究"三个研究方向。自主开发了脑溢安颗粒、健胃愈疡颗粒、健胃愈疡片、柏椿颗粒、天龙息风颗粒、地贞颗粒等 6 项中药新药。保证科研经费配比，临床科研两相长。1991～2006 年间先后承担国家级科研项目 23 项，其中国家科技部"十五"攻关项目 1 项，国家自然科学基金重大研究计划项目 1 项，国家自然科学基金面上项目 20 项；省部级项目 36 项；横向课题 35 项，新增科研经费 1361 万元。主编第 6 版卫生部规划教材《中医学》，副主编全国高等学校医学规划教材《中医学》，出版学术专著 8 部；申请国家专利 3 项，发表学术论文共 489 篇，其中 SCI、EI 和 CSSCI 收录 24 篇；获国家科技进步三等奖 1 项，湖南省科技进步二等奖 4 项，三等奖 3 项。

第四节 湖湘中医医院文化

一、中医为体，西医为用——湖南中医药大学第一附属医院

湖南中医药大学第一附属医院（图3-4）创建于1963年，为"七五"期间全国七所重点建设的中医院之一，1998年卫生部批准成立的全国首批五家药理研究基地之一，系湖南省首家三级甲等中医院和全国示范中医院，2009年被批准国家中医临床研究基地。医院占地177.6亩，总资产6亿元，医疗设

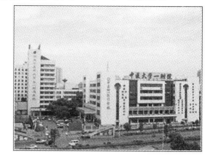

图3-4

备总值1.55亿元，开放病床1120张，开设临床科室30个，医技科室8个，中医特色专病门诊106个。

1. 加强专科建设，突出中医优势

医院遵照"人无我有，人有我优"，"扬长避短，拾遗补缺"的宗旨，在突出中医特色上下工夫，逐步形成了院有专科，科有专人，人有专病，病有专药，药有科研成果。医院现有7个国家级重点中医专科，11个省级重点中医专科、2个湖南省中西医结合诊疗中心。在中医中药治疗恶性肿瘤、眼底病、肝病、心脑血管病、慢性退行性病变、儿童哮喘、脾胃病、肾病、糖尿病、乳腺病、疮疡、皮肤病、前列腺疾病、外伤骨折、不孕不育等方面逐渐形成了自己的优势。

2. 国家中医药管理局重点中医专科

肝病中心：是国内最早成立并开展中医药防治病毒性肝炎

研究的中心，以慢性肝炎肝纤维化、重型肝炎为主要研究方向，中西医结合治疗重型肝炎成活率达70%，居国内先进水平；率先在国内开展活血化瘀药对不同程度慢性肝损伤毒副作用研究，肝纤维化/肝硬化的早期诊断、中医药阻断和延缓慢性肝炎向肝硬化/肝癌转化的研究居国内领先水平。

眼科：在中医药防治眼底病、青光眼、白内障、角膜病、青少年近视、围术期的中医药参与等领域，有其特点特色，尤以中医综合疗法治疗"原发性视网膜色素变性"疗效突出。

心血管内科：在防治冠心病、原发性高血压、高脂血症和冠脉介入围术期及防止冠脉支架内再狭窄的中医药参与等领域疗效显著。在冠心病中医药防治和临床研究方面已达到国内领先或先进水平。

骨伤科：在骨性关节炎、腰椎间盘突出症、颈椎病、骨折（创伤）的治疗上制定了具体的诊疗、护理规范，形成了鲜明的中医药治疗特色。

儿科：采用辨证治疗、敷贴疗法、经皮给药治疗、挑疳积、贴耳穴、脐敷疗法、自制药等中医特色疗法在小儿肺炎、腹泻、肾炎、肾病综合征等疾病的防治方面特色突出。

3. 加强人才建设，实施名医战略

医院始终把专业人才梯队的建设当做头等大事来抓，努力打造一支技术过硬、敢于创新、务实求真、团结一致的人才梯队。医院现有国家老中医药专家学术经验继承工作指导老师13人，享受政府特殊津贴专家22人，省级以上名中医28人；拥有省级以上学术组织副主任委员26人，全国优秀中医临床研修人才3人，医院学术梯队逐步形成。

4. 坚持科教兴院，以科研推动临床

多年来，医院注重发挥学科优势，坚持临床疑难病诊疗和重大科研项目攻关紧密结合，促进了医院科研水平的提高。医院现有2个国家中医药管理局重点研究室、1个国家局级三级

实验室、2 个省重点实验室。近年来承担各类科研课题 180 余项，包括国家级课题 65 项，国家科技厅"十五"计划重大攻关项目 15 项，国家自然科学基金项目 30 项。现已获得各级各类科研成果 60 项。

二、湖湘中医发祥地，三湘名医之摇篮——湖南省中医院

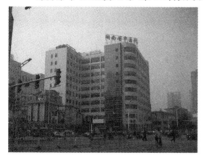

图 3-5

湖南中医药大学第二附属医院（湖南省中医院，图 3-5），创建于 1934 年，原名湖南省国立中医院，是湖南长沙历史文化遗址"仲景祠"所在地。1965 年定名为湖南中医学院第二附属医院，2006 年更名为湖南中医药大学第二附属医院。建院至今，涌现了一大批闻名全国的中医名家和湖南省名中医。派生出了湖南中医药大学、湖南省中医药研究院。素有"湖湘中医发祥地，三湘名医摇篮"之称。

医院现有职工 500 余人，其中省名中医 10 人，教授 36 人，副教授 85 人；开放病床 500 余张；开设专科专病门诊 50 个，其中中医特色专科 17 个，国家级重点中医专科 4 个，省级重点中医专科 2 个，湖南中医药大学重点中医专科 4 个；中国针灸临床研究中心湖南分中心设在该院，7 个湖南省中医（或中西医结合）专业学术委员会挂靠在该院。3 个学科拥有博士学位授予权，7 个学科拥有硕士学位授予权，医院设施设备齐全，是省内集医疗、教学、科研、保健于一体的中医医院。

医院坚持"大专科、小综合、特色兴院"的办院方针，建立"专科、专病、专药"服务体系，打造了一批重点专科

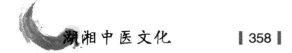

与特色专科：

皮肤科：皮肤科是国家中医药管理局"十五"重点专科。该科以银屑病、湿疹、白癜风的中医药防治作为主要研究方向，在理论上创立了以色治色、以皮治皮、以形治形、以毒攻毒、寓搔意治瘙痒等五大治法，开发了紫铜消白片、二白药膏等20多种专科用药。

肛肠科：肛肠科是国家中医药管理局"十五"重点专科，该科以痔疮、肛瘘、肿瘤及炎性肠病的研究、肛肠病术式研究、肛肠术后并发症防治研究等作为研究重点，开发了痔宁片、厚朴排气合剂等新药。

骨伤科：骨伤科是国家中医药管理局"十一五"重点专科建设单位。该科在踝关节骨折、前臂双骨折、腰椎间盘突出症等治疗手法上进行了深入研究。总结出前臂双骨折的三步正骨法，四步复位法配合塑形夹板固定治疗踝部骨折等经验。建立了关节病、创伤、脑外、手足显微外科、颈肩腰腿痛、康复及传统骨折治疗等7个专病中心，开展了23项新技术。

中医妇科：中医妇科不孕不育专科是国家中医药管理局"十一五"重点专科建设单位。该科采用中药人工月经周期调节疗法、中药活血化瘀通管疗法、中西医排卵诱导法、仪器药物综合疗法等，对妇科不孕不育症进行专题攻关，使数千患者喜得贵子。名老中医谢剑南教授被患者誉为"送子观音"。

中风专科：中风专科是湖南省中医药管理局重点专科。该科采用规范化的综合性治疗手段，包括中风急救、中西药物治疗、针灸、穴位注射、药物熏洗、浸泡、康复训练、心理治疗、饮食疗法、健康教育等。适宜中风病各期患者的治疗，起效迅速，康复率高。

心血管内科：心血管内科是湖南省中医药管理局重点专科。多年来，心血管内科以"病人为上"为宗旨，以"能中不西，中西医优势互补"为发展理念，在高血压病的中医药治疗、冠心病及介入术后冠脉狭窄的中医药干预、顽固性心衰中医药治疗研究等方面有独特的疗效。

三、中西医完美结合，奏响时代的旋律——湖南省中医药研究院附属医院

　　湖南省中医药研究院附属医院，又名湖南中医药大学附属中西医结合医院（图3－6），是湖南省唯一的一所省级中西医结合医院，系全国十所重点中西医结合医院之一，也是一所有深厚湖湘文化底蕴和中医药特色突出、专科专病优势明显的集医疗、科研、教学、预防、保健、康复、社区医疗服务为一体的

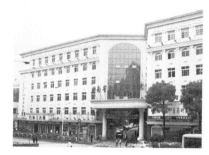

图3－6

三级甲等中医医院。拥有具有高级职称的专家98名，其中享受国务院政府特殊津贴专家15名，博士生导师5名，硕士生导师36名，名老中医药、中西医结合专家15名；配备有16排螺旋CT、DR、介入成像系统、高档全身彩超、全自动生化仪等先进医疗设备。医院坚持"以中医为主、中西医结合"的办院方针和"名科、名医、名药"的品牌发展战略，形成了以中西医结合内科为主体优势，肿瘤、脑病、脊椎、心血管、大肠肛门病为专科特色的医疗特色。先后承担国家自然科学基金项目、国家攻关课题、科技部、国家经贸委、国家中医药管理局及湖南省"十五"重大项目等各级各类课题238项，荣获过国家中医药科技进步一等奖、湖南省科技进步一等奖等50多个奖项；出版了我国第一部系统论述中医治疗肿瘤的《中华肿瘤治疗大成》、第一部论述中医科研方法的《实用中医药科研手册》等学术著作110多部。医院被国家食品药品监督管理局确定为中药新药临床研究基地，是国务院批准的首批硕士学位授予点，现拥有中西医结合临床博士、硕士、学士三

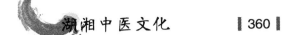

级学位授予权，中西医结合一级学科博士后科研流动站。

医院在发挥中西医结合临床科研优势的同时，大力加强重点学科和重点专科建设，以省级重点学科中西医结合临床为依托，逐步形成了以特色诊疗、特色制剂为主体内容的专科专病特色。肿瘤、脑病、骨伤、心血管（高血压病）、大肠肛门病5个专科被湖南省中医药管理局批准为省级重点专科，肿瘤、脑病科还被国家中医药管理局确定为全国重点专科建设单位。其中肿瘤科为国家卫生部肿瘤药品临床研究基地之一，湖南省重点中医肿瘤专科，国家重点中医肿瘤专科建设单位。如运用中医药健脾理气、化瘀软坚、清热解毒观察治疗中晚期肝癌，显示中医药确有稳定瘤体、改善临床症状、提高生活质量、延长生存期的作用。运用中医药配合标准化疗，防治大肠癌术后复发转移，与单纯术后化疗比较，中医药干预治疗具有明显优势。

医院其他专科专病的优势也非常明显。如脑病科将针灸、按摩、推拿等传统技术与现代康复手段融为一体，开展了脑病康复治疗以及脑循环检测等多项脑病诊疗技术。脊柱外科采用生物微创－化学溶核术、内镜微创椎间盘切除术及激光汽化配合系列内服中药治疗椎间盘突出症；大肠肛肠病专科开展了"慢性结肠炎性病变序贯疗法"、"中西医结合肠道化疗方法"、"生物反馈治疗便秘"；心血管科开展了心脏介入成像技术、冠状动脉造影及冠脉支架安放技术配合术后中药干预；创伤中心开展了急救条件下双指移植术、脑积水分流术、脊髓疝变二期手术、腹部带蒂皮瓣小腿移植术配合术后中药熏洗；外科开展了微波配合中药制剂金甲胶囊治疗慢性前列腺炎和前列腺增生；五官科开展了微波配合中药清咽饮治疗慢性咽炎、扁桃体炎、鼻炎、鼻息肉等中西医结合特色诊疗技术。医院还开展了针刺治疗周围性面瘫；穴位埋线法治疗慢性肠胃病；中药敷贴防治支气管炎、支气管哮喘及其他慢性疾病等中医特色疗法。医院还在古方或经验方的基础上研制成近40种纯中药特色制剂。

四、根植国医土壤，谱写杏林华章——衡阳市中医医院

衡阳市中医医院暨湖南中医药大学附属衡阳医院（图3-7），是三级甲等中医医院，全国示范中医医院，为1982年全国中医工作暨中医高等教育工作会议（即著名的"衡阳会议"）主会场。

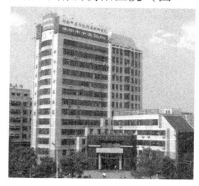

图3-7

医院在专科专病建设方面有鲜明的中医药特色。

中风脑病专科每年收治中风、头痛、失眠、眩晕、脑动脉供血不足、癫痫、帕金森病、面神经炎、神经痛等疾患近1000例，治愈率高。对中风患者采取"三位一体"的治疗模式，即纯中医特色的"石氏中风单元疗法"、特色制剂偏瘫康胶囊与现代医学微创颅内血肿穿刺引流术、溶栓术的有机结合。通过奇妙针法，配合中药熏蒸、药浴、经络导平、导推，电刺激等物理疗法，疏通偏瘫肢体经络，实现可靠疗效。

骨伤脊柱专科以治疗各种骨科疾病为特色，擅长传统手法接骨、中药外敷，能开展各种骨折创伤、开放复位内固定手术及关节置换、脊柱外科手术。颈肩腰腿痛专科对颈椎病、腰椎间盘突出、四肢关节风湿痹痛等提供专业推拿、按摩、针刺、艾灸、拔火罐、穴位埋线、小针刀等特色治疗。由这两个专科整合组成椎间盘治疗中心，引入"椎间盘超市"理念，本着"能保守不手术，能简单不复杂，最大限度保护患者的劳动能力"的原则，为每一个患者个性化设计最佳治疗方案；椎间

盘微创治疗部可开展现代微创医学经皮穿刺腰、颈椎间盘切吸术，侧路、后路椎间盘镜技术等；使约60%的患者不手术治好了多年的椎间盘突出症，受到广大患者好评。

呼吸病专科开展穴位敷贴、冬病夏治，对慢支、哮喘的治疗和预防有很好的效果。此外，肛肠病专科、中医妇产科、肿瘤科、心血管病专科、糖尿病肾病科、消化肝病科、皮肤科、儿科、急诊科等各具特色。

弘扬"衡阳会议"精神，永葆衡阳中医的历史地位；突出中医药特色，永做中医事业的有力践行者——这是医院永远的追求！

五、神农阁下的璀璨明珠——湖南中医药高等专科学校附属第一医院

湖南中医药高等专科学校附属第一医院（株洲市中医院）创建于1954年，是一所集中西医临床医疗、科研、教学、中医康复于一体的综合性三级甲等中医医院，是全国首批示范中医院，湖南省卫生厅惟一直属中医医院，荣获卫生部先进单位称号，连续11年被评为省、市消费者信得过单位。

医院职工人数737人，在职职工571人，中医药在职技术人员209人，占在职技术人员总数的56%，其中中医专业104人，占49.8%，中药专业40人，占19.1%，中医护理专业65人，占31.1%。中医药高级职称34人，占全院高级职称人数（55人）的63%。医院专家荟萃，名医云集，拥有高级技术职称的医务人员82人，国家级跨世纪临床人才1人，湖南省新世纪"121"人才工程1人，湖南中医药大学硕士研究生导师9人，株洲市十大科技领军人才1人，医学博士2人，市级学科带头人2人。

医院总占地面积24883平方米，医疗业务用房29118平方米。现有编制住院床位800张等28个病区和37个专科专病门诊及6个医技科室。

医院坚持"中医立院、特色兴院、完善功能、中西互补"的办院理念，创新管理模式，建立激励机制，实施"名医、名药、名术、名科、名院"的发展战略，充分体现中西医功能互补，促进中医特色专科向品牌优势专科的转化。拥有杨升三、程菊华、石琴大、刘松青、陈署生、彭淑谦、吴呈祥、王正大等省名老中医 8 名，独创中医特色疗法 47 项，获湖南省药监局审批认证的益肾舒肝饮、乙一胶囊、补肾温肺胶囊、消痤饮、退敏滴鼻液等中药院内制剂 67 种，院内中药饮片 428 种。纯中医治疗肝病、腰腿痛、痔瘘、骨关节病、妇科炎症、不孕不育、中风后遗症、鼻病、眼底病等疾病具有独特疗效。实行中西医并举，科技兴院，近年来，医院"中西结合治疗重症肝炎"、"中药三联疗法治疗慢性上颌窦炎"、"补肾温肺法治疗变应性鼻炎的临床研究"、"丹参复合液硬膜外腔滴注加牵引疗法治疗腰椎间盘突出症"、"小夹板超关节弹性固定捆扎治疗长骨骨折"等 14 项科研成果获省、市科技进步奖，在研的国家、省、市级计划科研课题 10 项。

该院以国家级中医重点专科肝病科、针灸科为龙头，着力打造骨伤科、糖尿病科、中风科、肛肠科、中医妇科、肿瘤科、中医鼻病科等省级特色专科。

创建于60年代初期的肝病科，1989 年正式成立中医肝病研究中心，经过长期临床研究，研制重肝科研方、肝硬化一号方、肝硬化二号方、益肾舒肝饮等系列自制药。其中在中药汤剂灌肠或直肠滴入治疗重症肝炎、高黄疸；中药粉剂外敷肝脾区治疗肝硬化、肝癌；中药粉调剂外敷神阙穴治疗顽固性肝腹水；中医综合疗法治疗重症肝炎；中药内服加中药粉剂外敷治疗肝癌等方面疗效独特。获省市科技进步奖4 项，发表学术论文 20 余篇。

针灸科 2007 年被评定为国家级中医重点专科。广泛开展传统小儿推拿技术治疗小儿发热、急慢性肠胃炎和小儿体质虚弱；针挑刺络放血治疗腰腿痛、坐骨神经痛；小针刀穴位注射加肌电按摩机治疗肩周炎及各种软组织劳损、急慢性疼痛症；子午流注针

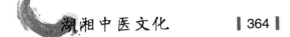

法结合中药外敷治疗面瘫；骨刺宁酊、痹痛立康酊复方中药离子导入治疗颈椎病、骨质增生；针灸综合康复疗法治疗中风后遗症；中药熏蒸治疗风湿、类风湿关节炎；针灸美容、减肥。

骨伤科开设病床 120 张，3 个病区，年门诊量 1 万余人次，年住院 1000 余人次，研制纯中药制剂 8 种，开展新技术 10 项，承担省市科技项目 3 项，获市科技进步奖 1 项，省级以上杂志发表论文 20 余篇。

六、烧伤领域的一朵杏林奇葩——浏阳市中医医院

浏阳市中医医院（湖南中医药大学附属第二中西医结合

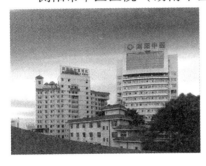

图 3 - 8

医院，图 3 - 8）始建于 1956 年，被评为二级甲等医院、全国示范中医医院等称号。2005 年被中华中医药学会评为全省唯一的"中医名院"荣誉称号。

浏阳地处湘东，是著名的烟花之乡，烧伤创伤患者较多。该院于 1994 年创立了烧伤整形科，并于 2003 年经中国烧伤创疡科技中心验收批准为"中国烧伤创疡科技中心浏阳医院中心"，通过引进烧伤湿润医疗技术后，大大提高了该院烧伤治疗水平和大面积重度烧伤患者救治成功率。近 4 年来，该院接诊 1600 多例烧伤患者，治愈率达 98.7% 以上，并成功抢救了 48 例烧伤面积超过 90% 的重度烧伤患者，成功接诊了 63 起成批烧伤事故患者，为浏阳经济发展及医疗事业进步作出了积极的贡献。

七、湘西北中医院的领头羊——常德市第一中医院

常德市第一中医院（图 3 - 9）始建于 1953 年，是全省建立最早的中医院之一，现已发展成为集医疗、科研、预防、教

学于一体的中西结合综合性中医院。

中医骨伤科于 2008 年被国家中医药管理局确认为重点学科建设项目，是常德市重点专科，经过近 50 年的发展，现有正、副主任医师、教授 7 人，有两个病区 100 张病床。擅长中西医结合治

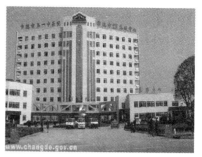

图 3－9

疗各类骨折、骨结核、骨肿瘤。尤其是带血管肌、骨瓣转移术、人工关节置换、外固定器、带锁髓内钉等新技术治疗各类骨折、手术治疗颈胸椎高位截瘫、开放手术和臭氧消融术治疗颈腰椎间盘脱出等技术居省市领先水平。

中医肛肠科是该院传统特色专科，是湖南省最早开展大肠肛门疾病诊治的传统特色专科，能够诊治结、直肠恶性肿瘤，开展各种结、直肠肿瘤的根治手术，直肠癌的保肛手术，开展慢性顽固性便秘的转运功能、排粪造影检查及手术治疗，对肠道炎症疾病如克罗恩病、溃疡性结肠炎行中西医结合治疗取得了很好的效果，对各类痔、肛瘘、肛裂、直肠脱垂的诊治有丰富的经验，同时还开展了大肠癌的静脉化疗、腹腔化疗及术中热化疗。中药抗复发转移的研究，取得了较好的疗效。

针灸推拿科是该院针灸推拿理疗传统特色专科。以中医经络理论为指导，采用针刺、药灸、推拿、火罐、耳针、梅花针、三棱针、火针、穴位疗法以及电脑牵引等各类现代治疗仪器。擅长颈肩腰腿痛治疗，其中以隔姜灸治疗颈腰椎骨质增生，针灸治疗卒中后遗症、面神经炎、神经性头痛、坐骨神经痛，推拿治疗肩周炎，耳针埋穴治疗小儿遗尿症，梅花针加罐治疗感冒，穴位注射治疗眩晕症，三棱针加罐治疗各种关节扭伤独具特色。

八、以中医特色服务患者——长沙市中医医院

长沙市中医医院（图 3 - 10）始建于 1958 年，其前身为

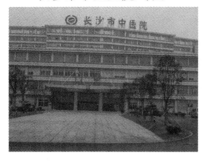

南区医院。医院经过几代人的励精图治，现已发展成为一所集医疗、教学、科研、康复、保健于一体的颇具特色的二级甲等中医医院。

图 3 - 10

骨伤科是长沙市重点专科，其传统的中医正骨法在全省享有盛誉，擅长以中医为主，中西结合治疗骨折、脱位、筋伤、骨病等，在治疗老年性骨关节病、骨质疏松症、肩颈病、腰腿痛、股骨头缺血性坏死等方面有独特疗效；对严重创伤、复合伤的急救经验丰富。

肛肠科是湖南省最早的肛肠疾病专科。该科能开展大肠、肛门肿瘤的切除及保守治疗，对内痔、外痔、高位复杂性肛瘘、环形混合痔、肛裂、慢性结肠炎、习惯性便秘等疾病的诊疗经验丰富。

内科师资阵容强大，擅长以中医为主，中西医结合治疗心血管病、呼吸系疾病、脑血管病、糖尿病、消化系疾病及多种疑难病等。能抢救各种急危重症，如多脏器功能衰竭、各类休克中毒等，以其快速和卓有成效的抢救效果及低廉的费用在社会上享有良好的口碑。

功能康复科运用传统中医特色疗法结合各种现代先进仪器，如多功能牵引床、骨折愈合仪、电动治疗仪、骨质增生治疗仪、药物熏蒸治疗仪等，对颈椎病、腰椎病、肩周炎、骨折恢复期、中风康复期进行治疗，效果显著。针灸按摩科为医院的传统特色科室，能开展 50 余种病症的治疗，尤其擅长于治疗各种痛症、肥胖症、癣症、卒中后遗症、面瘫等，对各类神

经损伤的康复有独特疗效。

九、哮喘专科名扬四方——慈利县中医医院

慈利县中医医院（图 3－11）以中医哮喘特色专科独树一帜。该专科成立于 1980 年，在 20 多年来，研究用中医化脓灸技术治疗国际上的难治之病支气管哮喘，疗效突出，多次组织专家论证跟踪调查和综合测评，总有效率达 96% 以上，治愈率为 64.5%。获得市以上科研成果奖 4 次，2004 年该科创建

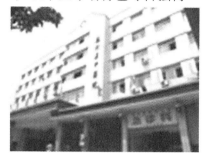

图 3－11

成省级重点中医专科，2005 年被列入国家级重点中医专科创建单位。

化脓灸是中医针灸系列的灸法之一，就是将陈艾等多种中草药配制成的艾炷，放在体表穴位上，用火点燃将皮肤轻度烧伤，贴膏药使之化脓。该方法虽古老，但用于治哮喘是慈利县中医医院的一个创举，它以纯中医治疗方式，有着强劲持久抗复发的功效而深受广大哮喘患者的欢迎，该院先后接待治疗了来自国内及美国、日本、加拿大、新加坡、丹麦等数十个国家和香港、澳门、台湾地区的 20 多万人次的哮喘患者。多次参加世界针灸学术大会，并在会上进行学术交流，被海内外专家誉为是中医皇冠上的一颗明珠。

慈利县中医医院主要以中医中药技术开展防病治病工作，应用中草药饮片 600 余种，中成药制剂 280 余种，其中自制中药制剂 128 个品种，特色专科制剂 8 种。中药房为省级中药房创建单位。每个科室都研制有特色专科自制中药制剂品种，产生了巨大的社会效益和经济效益，为人民群众健康保驾护航。

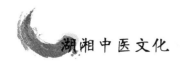

十、走专科兴院之路——沅陵县中医医院

沅陵县中医医院（沅陵中医男性病医院，图 3 – 12），成

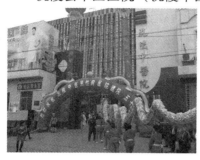

图 3 – 12

立于 1957 年。作为全国首家不育不孕专科，医院在保持中医专科特色不变的前提下，坚持走中西医结合发展道路。近几年来，医院先后自筹资金千余万，以改善基础设施为平台，以提高医疗质量为中心，以增强服务能力为重点，大力实施人才培训、病房改建、设施更新、质量提升等工程。2004 年，借助"全国农村中医医疗机构特色专科"建设项目的契机，对专科病房进行了全面改造装修，完善了病房设施，并实行宾馆式服务；添置了前列腺多功能治疗仪、性功能障碍治疗仪等大批专科治疗设备，提高了专科临床诊疗水平；在传统疗法治疗不孕不育症的基础上，深化中医的辨证论治，进一步规划了精索静脉曲张、精液不液化、阳痿、前列腺炎、排卵障碍等不育不孕专科疾病的诊疗措施，丰富了专科的诊疗内涵。2007 年男科患者门诊 6620 人次，住院 1929 人次，完成业务收入 649 万元，占全院业务总收入的 1/5，年增率达 20% 以上。

不断加强针灸理疗科的建设，将传统疗法与现代医学结合起来，形成了运用针灸、推拿、牵引、内服中药相结合的方法治疗腰椎间盘突出、颈椎病，推拿治疗小儿感冒、腹胀及消化不良等疾病的独特疗法。中医急诊科和针灸理疗科的发展壮大，也拓展了医院业务发展空间。

十一、瞄准三个目标——岳阳市中医医院

岳阳市中医医院（图 3 – 13）瞄准三个目标：建全省一流

的地市级中医院；办名副其实的全国重点中医院；创群众满意的三甲中医院。

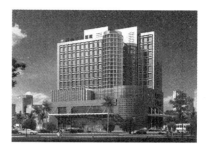

图 3 – 13

1. 做强三个专科

推拿专科——全省推拿科中唯一的国家级重点建设专科。该科注重科研创新，承担了多个国家级诊疗常规的起草工作，为"骶髂骨关节错缝手法整复"国家级科研协作组组长单位。

颈肩腰腿痛科——省级重点专科。年门诊人次、住院人次、业务收入稳居全省同类科室之首，为全省针灸学会颈肩腰腿痛科分会的挂靠单位。

肛肠科——市级重点专科，首创肛肠无痛手术，发明了多功能手术床并获市级科学技术进步奖。

2. 拓展三个市场

肿瘤市场——该院肿瘤科为市级重点专科，以黄家医圈技术为基础，综合十大技术治疗中晚期恶性肿瘤，病人来自湖南、湖北等 39 个省市和地区，还为日本、瑞典、美国等国肿瘤病人提供远程会诊和咨询服务，年业务收入 1000 多万元。

亚健康市场——医院专设 4000 平方米的"治未病中心"，开展健康体检和体质辨识；开展健康宣传与教育；连续 4 年举办冬病夏治、冬令进补大型诊疗活动，其中体检人数占本市级团体体检人数的 56%。

海外市场——传播技术和文化，1989 年收治了 99 名日本视网膜变性患者来医院诊治；2007 年在英国伦敦设立中医门诊部，每年都有医护人员前往英国、日本等国交流服务。

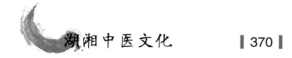

十二、湖南省国家重点中医专科

附表1：　　　湖南省国家重点中医专科

专科	医院	地址	电话
肝病科	▲湖南中医药大学第一附属医院	长沙市韶山中路95号	0731－85600700
	湖南中医药高等专科学校附属第一医院	株洲市人民中路50号	0731－28272830
	湘西自治州中医医院	吉首市北吉星路21号	0743－8251037
眼科	▲湖南中医药大学第一附属医院	长沙市韶山中路95号	0731－85600700
皮肤科	▲湖南中医药大学第二附属医院	长沙市蔡锷北路233号	0731－84917777
肛肠科	▲湖南中医药大学第二附属医院	长沙市蔡锷北路233号	0731－84917777
先天性马蹄内翻足病	▲湘潭市中医医院	湘潭市人民路184号	0731－58223825
骨伤科	湖南中医药大学第一附属医院	长沙市韶山中路95号	0731－85600700
	湖南中医药大学第二附属医院	长沙市蔡锷北路233号	0731－84917777
	长沙市中医医院	长沙市星沙经济技术开发区星沙大道22号	0731－85259000
	湘潭市中医医院	湘潭市人民路184号	0731－58223825
	郴州市中医医院	郴州市国庆南路20号	0735－2224026
	常德市第一中医医院	常德市滨湖中路	0736－7893888
心血管科	湖南中医药大学第一附属医院	长沙市韶山中路95号	0731－85600700
儿科	湖南中医药大学第一附属医院	长沙市韶山中路95号	0731－85600700
不孕科	湖南中医药大学第二附属医院	长沙市蔡锷北路233号	0731－84917777

专科	医院	地址	电话
脑病科	湖南省中医药研究院附属医院	长沙市麓山路 58 号	0731 – 88854265
肿瘤科	湖南省中医药研究院附属医院	长沙市麓山路 58 号	0731 – 88854265
	邵阳市中医医院	邵阳市东大路 631 号	0739 – 5224759
针灸科	湖南中医药高等专科学校附属第一医院	株洲市人民中路 50 号	0733 – 28272830
	永州市中医医院	永州市冷水滩区九巃巷 14 号	0746 – 8413641
脾胃病科	湘西自治州中医医院	吉首市北吉星路 21 号	0743 – 8251037
推拿科	岳阳市中医医院	岳阳市枫桥湖路	0730 – 8295975

注：▲为已验收单位项目，其他为在建单位项目

十三、湖南省省级重点中医专科

附表 2：　　　　湖南省省级重点中医专科

专科	医院	地址	电话
瘫痪病症	▲湖南中医药大学第一附属医院	长沙市韶山中路 95 号	0731 – 85600700
耳鼻咽喉科	▲湖南中医药大学第一附属医院	长沙市韶山中路 95 号	0731 – 85600700
妇产科	湖南中医药大学第一附属医院	长沙市韶山中路 95 号	0731 – 85600700
脑病康复科	湖南中医药大学第一附属医院	长沙市韶山中路 95 号	0731 – 85600700
	嘉禾县中医医院	嘉禾县禾仓南路 48 号	0735 – 6622490

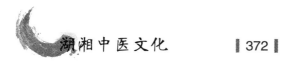

续　表

专科	医院	地址	电话
肺病科	湖南中医药大学第一附属医院	长沙市韶山中路 95 号	0731 – 85600700
	常德市第一中医医院	常德市滨湖中路	0736 – 7893888
前列腺病与男性不育症专科	湖南中医药大学第一附属医院	长沙市韶山中路 95 号	0731 – 85600700
	▲沅陵县中医男性病医院（沅陵县中医医院）	沅陵镇建设西街 2 号	0745 – 4224067
心血管科	▲湖南中医药大学第二附属医院	长沙市蔡锷北路 233 号	0731 – 84917777
	双峰县中医医院	双峰县永丰镇复兴中路 24 号	0738 – 6828268
	邵阳市中医医院	邵阳市东大路 631 号	0739 – 5224759
	衡阳市中医医院（心脑血管病专科）	衡阳市蒸湘北路 25 号	0734 – 8130528
前列腺病专科	湖南中医药大学第二附属医院	长沙市蔡锷北路 233 号	0731 – 84917777
肿瘤科	▲湖南省中医药研究院附属医院	长沙市麓山路 58 号	0731 – 88854265
	▲邵阳市中医医院	邵阳市东大路 631 号	0739 – 5224759
高血压病专科	湖南省中医药研究院附属医院	长沙市麓山路 58 号	0731 – 88854265
大肠病专科	湖南省中医药研究院附属医院	长沙市麓山路 58 号	0731 – 88854265
肛肠科	邵阳市中西医结合医院	邵阳市宝庆中路 547 号	0739 – 5325815
	衡阳市江东中医医院	衡阳市珠晖区龙家坪 28 号	0734 – 3123703

续　表

专科	医院	地址	电话
骨伤科	湖南省中医药研究院附属医院	长沙市麓山路 58 号	0731 – 88854265
	湖南中医药高等专科学校附属第一医院	株洲市人民中路 50 号	0731 – 28272830
	株洲市中医伤科医院	株洲市天元区天台横路 7 号	0731 – 28828929
	湘潭县中医医院	湘潭县易俗河凤凰西路 108 号	0731 – 57881247
	嘉禾县中医医院	嘉禾县禾仓南路 48 号	0735 – 6622490
	永州市中医医院	永州市冷水滩区九嶷巷 14 号	0746 – 8413641
	凤凰县中医医院	凤凰县沱江镇十字街 10 号	0743 – 3221466
	冷水江市中医医院	冷水江市广场路 52 号	0738 – 5212590
	邵阳市中西医结合医院	邵阳市宝庆中路 547 号	0739 – 5325815
	▲邵阳市正骨医院（新邵县中医医院）	新邵县酿溪镇新涟街东西路 10 号	0739 – 3663713
	隆回县中医医院	隆回县桃洪镇新建街 25 号	0739 – 8232162
	华容县中医医院	华容县县城关镇迎宾南路 28 号	0730 – 4228858
	衡阳市中医医院	衡阳市蒸湘北路 25 号	0734 – 8130528
	常宁市中医医院	常宁市宜阳镇群英东路 68 号	0734 – 7239201
	衡阳市中医正骨医院	衡阳市中山北路 90 号	0734 – 8715120
针灸康复科	长沙市中医医院	长沙市星沙经济技术开发区星沙大道 22 号	0731 – 85259000
	▲永州市中医医院	永州市冷水滩区九嶷巷 14 号	0746 – 8413641

续　表

专科	医院	地址	电话
眼科	宁乡县中医医院	宁乡县玉潭镇楚溈中路 171 号	0731 – 87822519
	湘乡市中医医院	湘乡市新乡路 19 号	0731 – 56767168
	安乡县中医医院	安乡县城关镇民主街 77 号	0736 – 4312803
	武冈市中医医院	武冈市玉龙路 76 号	0739 – 4225070
烧伤整形科	浏阳市中医医院	浏阳市北正中路 67 号	0731 – 83654598
哮喘病专科	▲慈利县中医医院	慈利县西街 083 号	0744 – 3238291
推拿科	▲张家界中医医院	张家界市区迴龙路 33 号	0744 – 8222453
肝病科	安乡县中医医院	安乡县城关镇民主街 77 号	0736 – 4312803
	邵阳县中医医院	邵阳县塘渡河西街	0739 – 6800217
颈肩腰腿痛科	▲岳阳市中医医院	岳阳市枫桥湖路	0730 – 8295975
中风专病	▲衡阳市中医医院	衡阳市蒸湘北路 25 号	0734 – 8130528

注：▲为已验收单位项目，其他为在建项目

第五节　湖湘中医制药企业文化

一、药真不假的劳九芝堂——九芝堂股份有限公司

　　九芝堂股份有限公司（图 3 - 14）是国家重点中药企业，国内 A 股上市公司，湖南省重点高新技术企业，湖南省百强企业，湖南省质量管理奖企业，长沙市工业十大标志性工程龙头企业，国家博士后科研工作站企业。

　　九芝堂前身"劳九芝堂药铺"创建于 1650 年。2004 年 2 月，"九芝堂"商标被国家工商行政管理总局商标局认定为中国驰名商标；2006 年 9 月，"九芝堂"被国家商务部认定为

"中华老字号"；2008 年 6 月，九芝堂传统中药文化被列入国家级非物质文化遗产保护目录。

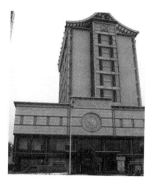

图 3－14

截至 2008 年底，公司已发展成为拥有总资产 15.46 亿元，净资产 12.28 亿元，下辖 7 家直接控股子公司、3 家间接控股子公司，1 家分公司，年销售过 12 亿元，利税过 3 亿元的工商一体化的现代大型医药企业。

公司主要从事补血系列、补益系列、肝炎系列等中药以及调节人体免疫力的生物制剂的生产与销售，正在形成销售过亿产品、过千万产品、迅速成长产品构成的一个产品阶梯，为可持续发展奠定了产品基础。主导产品驴胶补血颗粒年销售收入超过 3 亿元，位于全国天然补血类产品销售前三名；以六味地黄丸为代表的浓缩丸系列销售收入突破 2 亿元，位于全国同种产品销售前三名；斯奇康注射液销售收入 1 亿元。公司的中成药片剂、浓缩丸系列产品等出口欧美、日本、东南亚等地区，其中 10 多种浓缩丸、片剂出口日本已将近 20 年。九芝堂的产品不仅是济世良药，也是一种文化载体，九芝堂人不仅是客商，也成为了文化使节。

公司综合经济实力在湖南省医药行业中排名第一，已成为湖南省"十一五"重点发展的现代中药及生物医药优势产业集群的核心企业。2006 年 8 月，在"首届中华老字号品牌价值百强榜"上，九芝堂以 13.55 亿的品牌价值排在第 13 位。2007 年 4 月，九芝堂被《医药经济报》评为"中国制药工业企业百强"。2008 年 12 月，公司通过湖南省科学技术厅的再认定，蝉联"高新技术企业"称号。

"九州共济、芝兰同芳"，面对激烈的市场竞争，九芝堂谋求和谐合作，共同发展。九芝堂将秉承三百多年优良的制药传统，把自主创新作为推动公司可持续发展的主导力量，立足民生、民情，发展现代中药产业，适度介入生物制品，开发消费者最为需要的产品，改善人类健康生活，致力于成为百亿市值企业。

二、打造中国养生专家第一品牌——紫光古汉生物制药股份有限公司

紫光古汉集团股份有限公司（图3-15）今天的辉煌，是

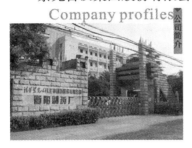

共和国光辉历程的真实写照。公司前身衡阳中药厂始建于1956年2月，先后历经10次演变：衡阳市国药第一加工厂——衡阳卫星制药厂——衡阳国药加工厂——衡阳中成药制药厂——衡阳地区制药厂——衡阳中药厂——衡阳中药实业股份有限公司——湖南古汉集

图3-15

团股份有限公司——清华紫光古汉生物制药股份有限公司——紫光古汉集团股份有限公司。公司发展历程可浓缩为六大时期：手工作坊式加工时期、迁址转轨再创业时期、走出低谷复苏时期、创立品牌发展时期、股份制改造上市时期、战略重组做大做强时期。

上世纪80年代初，公司原董事长申甲球先生历经十余年不懈努力，从长沙马王堆汉墓出土的千年古方《养生方》中开发提炼出享誉全国且连续20年畅销不衰的"古汉养生精"产品，将一个濒临倒闭的小厂发展成为产销过亿的湖南省第一家医药类上市公司——"湘中药"，运用品味（历史、文化）加品质（疗效、质量）的品牌创建模式，铸就了驰名中外的"古汉"品牌。1996年1月19日，公司在深交所挂牌上市。1997年9月，衡阳市国资委以实物资产认购配股方式将衡阳

制药厂并入公司，1999 年 12 月，公司再次配股，衡阳市国资委以同样方式将衡阳南岳制药厂注入上市公司，2000 年 8 月，清华紫光集团公司受让衡阳市国资委持有的部分股份，正式入主古汉集团，成为紫光古汉第一大股东。

　　公司现有总股本 2.03 亿股，总资产 6.62 亿元，净资产 2.72 亿元。公司下设紫光古汉集团衡阳中药制药有限公司、紫光古汉集团衡阳制药有限公司、湖南紫光古汉南岳制药有限公司、紫光古汉集团长沙药业有限公司等控股子公司，致力于研究、开发中国中药传统秘方、验方、西药制剂和生物制品，拥有古汉养生精（口服液、片剂）、心脑保泰口服液、古汉葆春栓、清暑解毒冲剂、六味地黄丸、西汉古酒等八大剂型 63 个品种中成药、保健品和盐酸洛美沙星注射液、克林霉素磷酸酯注射液、大输液等七大剂型 147 个品种的西药制剂以及人血白蛋白注射液、人免疫球蛋白注射液等 40 多个品种的生物制剂，系全国中成药工业重点企业五十强和全国最大输液生产企业之一；是湖南省乃至国内目前最大的中药、西药、生物制品综合制药企业，产品销售海内外；湖南省高新技术企业。公司与清华大学整合，形成优势互补、强强联合格局，清华大学先进的管理理念、核心技术及优质资产的不断注入，公司面临全新的发展机遇。

　　紫光古汉集团股份有限公司将秉承中华民族传统文化精粹，依托中国高新技术企业集团雄厚实力，以"清华科技、关爱人生"为宗旨，瞄准"高科技、专业化、国际化、平民化"的企业定位目标，打造中国养生专家第一品牌，实现传统医学与现代医学的完美结合，争当民族药业的巨子。

三、扬民族医药文化，创汉森驰名品牌——湖南汉森制药股份有限公司

　　湖南汉森制药股份有限公司（图 3-16）是一家集科研、生产与销售于一体的药品生产企业，是湖南省高新技术企业和

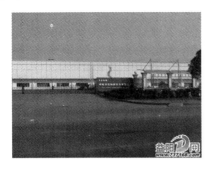

图 3－16

湖南省重点医药工业企业。公司的前身为益阳制药厂，始建于 1969 年 10 月，具有近 40 年的制药生产历史。1998 年元月，益阳制药厂改制成为湖南益阳制药有限公司，1999 年 11 月经扩股重组成立湖南汉森制药有限公司。2008 年元月，湖南汉森制药有限公司整体变更设立湖南汉森制药股份有限公司，并下设两个全资子公司——"湖南汉森医药有限公司"和"湖南汉森医药研究有限公司"。

公司位于益阳市龙岭工业园区内，总占地面积 44523 平方米。主要生产中西药制剂，拥有大容量注射剂、小容量注射剂、口服液、片剂、胶囊剂、颗粒剂、糖浆剂、煎膏剂、酊剂、丸剂等 10 个剂型，已全部通过 GMP 认证。公司目前共拥有 129 个品种、186 个规格的药品生产批准文号，主要涉及消化系统用药、心血管系统用药、呼吸系统用药、伤科用药、诊断用药、感冒用药等。主导产品有四磨汤口服液、愈伤灵胶囊、银杏叶胶囊、缩泉胶囊、泛影葡胺注射液、陈香露白露片等。其中四磨汤口服液是一种快速排除胃肠积滞，全面增强、调理消化机能的特效验方，为独家发明专利产品，并荣获"湖南省高新技术产品"、"湖南名牌产品"和"湖南省产品质量奖"称号；银杏叶胶囊为国家发改委颁发的"优质优价"产品；缩泉胶囊为国家中药保护品种。

公司秉承"扬民族医药文化，创汉森驰名品牌，攻医药尖端领域，做人类健康使者"的宗旨，按现代企业制度规范运作，切实加强内部管理，提高企业整体素质，取得了较好的经济效益和社会效益。经济效益综合指标在湖南省同行业中一直名列前茅。公司先后荣获益阳市"优秀企业"、"纳税大户"、"质量管理先进单位"和"湖南医药工业十佳企业"、湖南省"守信用企业"等荣誉称号，并被湖南省人民政府列入100家"小巨人"企业之列。

公司坚决实施品牌战略，不断提升企业形象和产品形象，"汉森"商标被评为"湖南省著名商标"，"汉森四磨汤，肠胃更健康"已深入千家万户。公司将不断研制开发新产品，提高产品质量，开拓营销市场，为发展民族医药事业而不懈努力！

四、社会为本，一诺千金——株洲千金药业股份有限公司

株洲千金药业股份有限公司（图3-17）创建于1966年，自建厂至80年代初，始终处于亏损状态，曾被株洲市人民政府列为关停并转的对象。1984年，企业调整领导班子，开始走出困境，步入健康发展的轨道。特别是1993年改制后，公司持续快速发展，1998年进入全国中成药工业重点企业50强，近几

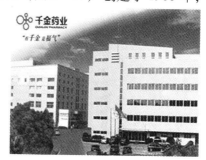

图3-17

年，经济效益综合指标在湖南省同行业中名列前茅。公司先后荣获"全国中药系统先进集体"、"全国医药优秀企业"、"湖南省优秀企业"、"湖南省双文明标兵单位"等荣誉称号。

株洲千金药业主要生产中成药，其中片剂、胶囊剂、颗粒剂、糖浆剂、酒剂等生产线获GMP认证。产品有妇科千金片、舒筋风湿酒、补血益母颗粒、好神采口服液、千金宁糖浆、养阴清肺糖浆等，主要产品妇科千金片是国家基本药物、国家中药保护品种和《国家基本医疗保险药品目录》中的甲类药品，该产品畅销全国绝大部分省市。株洲千金药业除母公司外，还

拥有 5 家子公司,形成了科工贸一体的企业集团。5 家子公司分别是:湖南千金湘江药业股份有限公司,生产化学合成药;株洲千金文化广场有限公司,经营文化娱乐、服装批零兼营;湖南千金投资控股股份有限公司,负责投资、管理湖南千金医药股份有限公司等 4 家子公司;株洲千金物流有限公司,经营物流运输;陇西千金药材有限公司,经营药材贸易。

五、一切为了老百姓——老百姓大药房

创立于 2001 年 10 月的老百姓大药房(图 3 - 18)是一家由单一民营药店发展起来的大型医药连锁企业。现除拥有全国最大规模的药品零售外,同时兼营药品批发与制造。其中零售板块由湖南老百姓医药连锁有限公司及其 14 家省级控股子公司组成,旗下的丰沃达医药物流(湖南)有限公司与药圣堂制药(湖南)有限公司也日益壮大。公司总部位于湖南长沙,现有总资产近 10 亿元,员工 18000 余人。

2001 年 10 月,公司从"让更多人看得起病、吃得起药"的朴素道德冲动出发,首创性地以超市化经营模式开出了长沙湘雅店,并革命性地举起了"比国家核定零售价平均低 45%"的降价大旗,受到了消费者的极大欢迎,出现了提着篮子排长队

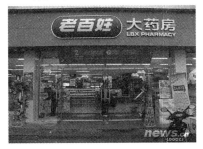

图 3 - 18

买药的现象,震动了整个医药行业,也引起了政府部门高度关注与大力推广。业内的纷纷效仿在全国雨后春笋般地形成了"老百姓现象",而开架自选与药品大卖场的开创被公认为是经营方式最深层次的变革。

其后,公司逐渐形成了以"一切为了老百姓"为内涵的有着民生思想底蕴的先进企业文化,并以此为经营宗旨,切切

实实为老百姓服务，获得了巨大的发展。2002 年 4 月，湖南浏阳店开业，公司开始走向连锁之路；2002 年 12 月，西安新城店、杭州国都店相继开业，成功地实现了西征东进，跨省经营；2003 年 7 月，西安小寨店开业，实现了同一城市开多家门店的战略举措，开始争取局部市场的大部分份额，确立区域品牌地位的努力；2004 年底，在全国药店半数亏损的情况下，销售额激增至 18.2 亿元，突破性地坐上了全国药品零售业销售额与利润的头把交椅，成为国内最具影响力的药品零售企业；2005 年 21.8 亿元、2006 年 23 亿元、2007 年 24 亿多元，连续 4 年居全国药品零售行业的销售额排行榜第一。

2008 年，公司成功引入外资 8200 多万美元，成立了中外合资湖南老百姓医药连锁有限公司，实现公司管理和经营的国际化，进一步提升了公司的国际竞争力。

经过 7 年业内最快速度的发展，老百姓大药房已成功开发了湖南、陕西、浙江、江西、广西、山东、河北、广东、天津、上海、湖北、河南、北京、江苏等 14 个省级市场，拥有门店 300 多家，经营面积 100000 多平方米。已成为全国年销售总额最大、利润最高、发展速度最快、营业面积最大、单店平均经营面积最大、单店日均销售额最大的大型连锁企业，具备了规模大、品种齐、影响深、质量优、服务好、模式新等六大特点，并体现出了规模效应、成熟低成本运营、品牌影响力与完整产业链的巨大优势，确保了企业可持续快速发展。

7 年来，公司秉承"崇善守信，务实创新"的企业精神，努力倡导亲民、为民、利民的企业文化，以拉低不合理的药价为突破口，以净化和改善畸形的医药市场与流通体制为手段，以让更多人吃得起药、让更多人拥有健康作为企业的社会价值追求。开拓创新，诚信经营，7 年来为消费者直接让利 80 多亿元，而对平价药房的发展、医药机制的改革、药品价格的下降的推动，间接让利给消费者过百亿。在广大群众心目中树立起了"胆商"与"德商"的形象，形成了全国性知名品牌。

公司多次被相关单位评为消费者信得过单位、医药行业诚信商业企业、省市级诚信经营企业及重合同守信用单位等。

老百姓大药房最终目标是打造"百年老店"，在追求社会价值最大化的同时谋取企业可持续发展。为此，董事长谢子龙提出了"善待顾客、善待供应商、善待员工"的"三个善待"思想，希望与广大的消费者、供应商和员工一起，为了一份共同的更加美好健康的事业而不懈努力。

六、颐养天年——养天和大药房

清光绪34年，黄菊翘在长沙市八角亭开设国药铺，号"养天和"，"生龙活虎"徽记。亲订16字店训："悬壶济世，童叟无欺，货真价实，公平诚谦"，自勉之，自创"生龙活虎丹"，"爽身痱子粉"中成药品牌，享誉三湘，有口皆碑。黄时任长沙商会理事，德高望重。黄于1939年逝世，长子黄亮轩继承父业。1938年，文夕大火，养天和毁于一旦后，由其子黄亮轩、黄泽轩及侄儿黄宏基共出资19万元重建养天和，合股经营"养天和药局"。1956年底，养天和实行公私合营，黄亮轩出任公方经理。养天和如虎添翼，连开9家分店，可谓开本埠医药连锁之先河。

2002年8月，年轻的企业家李能先生，为弘扬中华传统医药文化，把"养天和"这个百年品牌抢救性地从历史尘埃中挖掘出来，组建"湖南养天和大药房连锁有限公司（图3-19）"，并重新注册。创业之初，李能以企业家

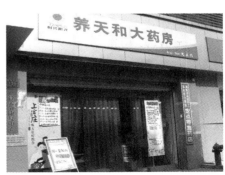

图3-19

的敏锐洞察力和战略眼光，提出了"扎根社区，服务百姓"

的发展战略，高举"养天和始终为您省钱"的旗帜，艰苦奋斗，成就卓著。7 年间，养天和由一家门店发展成了拥有 500 多家门店、5000 名员工、年销售超过 7 亿元，进入全国药品零售行业 20 强的优秀民营企业。2008 年 11 月河北养天和大药房连锁有限公司成立，养天和在全国同行中声名雀起。

　　"多少事，从来急，天地转，光阴迫。一万年太久，只争朝夕。"养天和从风雨里走来。养天和在竞争中成长。养天和取得了令人瞩目的成就。但是，养天和不会停下前进的脚步。毋庸置疑，养天和将以崭新的面貌，与时俱进，再创辉煌！

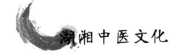

第四章　湖湘中医文化风景线

第一节　炎帝陵

一、炎帝其人

炎帝神农氏，是我国上古时代杰出的部落首领，农耕文化的创始人。据史籍记载：炎帝神农氏"生于厉乡，所谓烈山氏也"，"长于姜水，因以为姓，火德王，故曰炎帝"，"崩葬长沙茶乡之尾，是曰茶陵。"即今湖南省株洲市炎陵县鹿原陂。他始作耒耜，教民耕种；遍尝百草，发明医药；日中为市，首倡交易；治麻为布，制作衣裳；弦木为弧，剡木为矢；作陶为器，冶制斤斧；削桐为琴，练丝为弦；建屋造房，台榭而居。为缔造中华古国最早的文明，为发展社会生产力，为中华民族的繁荣昌盛作出了不可磨灭的贡献。几千年来，炎帝神农氏与黄帝轩辕氏一道被尊为中华民族的始祖，受到普天下炎黄子孙的世代钦敬。被誉为"名垂宇宙，恩泽神州"的民族始祖。

1. 遍尝百草，宣药疗疾

远古时期，百姓以采食野生瓜果，生吃动物蚌蛤为生，腥臊恶臭伤腹胃，经常有人受毒害得病死亡，寿命很短。炎帝神农氏为"宣药疗疾"，救夭伤人命，使百姓益寿延年，他跋山涉水，行遍三湘大地，尝遍百草，了解百草平毒寒温之药性。

为民找寻治病解毒良药，他几乎嚼尝过所有植物，"一日遇七十毒"。神农在尝百草的过程中，识别了百草，发现了具有攻毒祛病、养生保健作用的中药。由此令民有所"就"，不复为"疾病"，故先民封他为"药神"。炎帝神农氏终因误尝断肠草而死，葬于长沙茶乡之尾。

2. 药典巨著，恩泽万代

经过长期尝百草发明了药草疗疾，炎帝神农悟出了草木味苦的凉，辣的热，甜的补，酸的开胃。他教民食用不同的草药治不同的病，先民因病死亡的也少多了。为"宣药疗疾"还刻了"味尝草木作方书"。这便是人类医学科学的发端，神农亲验本草药性，是中药的重要起源。这一过程经历了漫长的历史时期、无数次的反复实践，积累下来许多药物知识，被撰写记载下来。随着岁月的推移，积累的药物知识越来越丰富，并不断得到后人的验证，逐步以书籍的形式固定下来，这就是《神农本草经》。《神农本草经》成为中国最早的中草药学经典之作，后世本草著作莫不以此为宗，对中医药的发展一直产生着积极的影响，并逐步发展丰富，形成了如今世界闻名的中医药宝库。

3. 旷世经典，仍为今用

《神农本草经》阐述了药物的三品分类及其性能意义，药物的君臣佐使及在方剂配伍中的地位和作用，药物的阴阳配合、七情合和、四气（寒热温凉）五味（辛甘酸苦咸）、有毒无毒、药物的采造、药物的煎煮法、药物与病证的关系等，至今仍是临床用药的法规准则。它所记载的365味中药，每味都按药名、异名、性味、主治病证、生长环境等分别阐述，大多数为临床常用药物，朴实有验，至今仍在习用。千百年来，它作为药典性著作，指导着海内外炎黄子孙应用药物治疗疾病，保健强身。

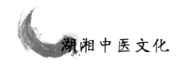

二、炎帝陵

（一）炎帝陵地理位置

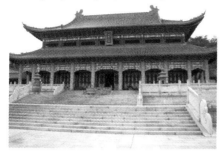

图 4-1 株洲炎帝陵

炎帝神农氏"生于烈山"，"长于姜水"，葬于"长沙茶乡之尾"即现在湖南省株洲市炎陵县的炎帝陵（图 4-1-5）。晋代皇甫谧所著的《帝王世纪》记载：炎帝神农氏"在位一百二十年而崩，葬长沙"。宋代罗泌所著的《路史》记载：炎帝神农氏"崩葬长沙茶乡之尾，是曰茶陵，所谓天子墓者。"王象之编著的南宋地理总志《舆地纪胜》记载更为具体："炎帝墓在茶陵县南一百里康乐乡白鹿原。"

在王象之写这部地理总志时，炎帝陵尚在茶陵县内。茶陵县是在汉高祖五年，即公元前 202 年，因茶乡之鹿原陂有炎帝之陵，而以陵名县。茶陵，是因炎帝神农氏在这里种茶及安葬在这里而得名的。在王象之编写这部地理总志不久，即宋宁宗嘉定四年（1211 年），朝廷将茶陵县的康乐、霞阳、常平 3 个乡分出来，建立酃县，自此，炎帝陵就在酃县了。元丰三年（1080 年）书成、八年（1085 年）颁布的北宋官修地理总志《元丰九域志》关于随州、凤翔府、潞州、衡州的"古迹"条目的记载是这样的：

1. 随州

季梁庙，按：春秋随之贤臣也，使随侯修政，楚不敢伐。神农庙，在厉乡村，《郡国志》云：厉山，神农所出。厉山庙，炎帝所起也。断蛇丘，随侯见蛇伤，以药傅之，蛇后衔珠以报，即此地。溠水，《左传》：楚人除道梁溠，营军临随涢。

汉光武宅。春陵古城。隋文帝庙。淯水。

    ——《附录：新定九域志（古迹）·卷一》

2. 凤翔府

  邰城，《续汉志》：弃封于邰，徐广曰今斄乡是也；又云郿之斄亭。宝鸡，本秦之陈仓。《三秦记》曰：秦武公都雍，陈仓城是也。西虢，周虢叔所封，是曰西虢。岐山。杜阳山，《诗谱》曰：周

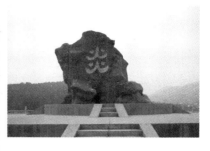

图4-2 株洲炎帝陵

原者，岐山阳地，属杜阳，地形险阻而原田肥美。太白山。陈仓山。古骆谷道。郿坞，董卓筑。汧水。磻溪，即太公垂钓之所。上公明星祠，黄帝孙舜妻育冢祠，见《汉书志》。仓颉庙。吕望祠。三良冢。

    ——《附录：新定九域志（古迹）·卷三》

3. 潞州

  长子城，丹朱所筑。黎侯亭，在黎侯岭上。黎侯城，《书》：西伯勘黎。是也。古褫亭，《汉书·志》云：铜鞮有上褫亭，下褫聚。长平关，即秦白起坑降卒处。壶关。羊肠阪，见《汉书·志》。抱书山，出道书《福地记》。三峻山，有庙。浊漳水，出长子西，见《水经》。潞水，冀州之浸，见《水经》。古余吾城，汉县也。神农庙，有神农井，神农得嘉谷之所，见《地形志》。唐明皇旧宅。潞子庙，春秋时潞子婴儿也。豫让庙。关龙逢庙。冯亭墓，有庙，即韩上党太守冯亭也，见《史记》。冯奉世庙。

    ——《附录：新定九域志（古迹）·卷四》

4. 衡州

  岣嵝山。酃湖。古酃县城。云阳山。后汉蔡伦宅。炎帝庙及陵。罗含墓。杜甫墓。

——《附录：新定九域志（古迹）·卷六》

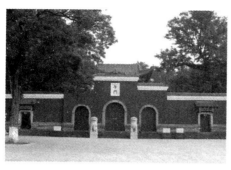

图4-3 株洲炎帝陵午门

上述的史籍记载中，只有衡州条目里有炎帝陵的记载。这说明：宋以前史籍所记载的炎帝陵，只此一处。酃县炎帝陵葬的是哪一位炎帝呢？皇甫谧在他的《帝王世纪》中说得十分明白："《易》称庖牺氏没，神农氏作，是为炎帝。炎帝神农氏，姜姓也。……长于姜水。……位在南方。……又曰本起烈山，或称烈山氏。……自陈营都于鲁曲阜。……在位一百二十年而崩，葬长沙。纳奔水氏女，曰听夭，生帝临魁，次帝承，次帝明，次帝直，次帝厘，次帝哀，次帝榆罔。凡八世，合五百三十年。"在这里，皇甫谧是讲得明明白白的：葬在长沙（即今炎陵县）炎帝陵的是第一代炎帝。之后《史记补·三皇本纪》、《路史》等诸史籍均持此说，未见史籍中有其他说法，亦未见有史籍对此提出异议。

（二）炎帝陵殿建置沿革

炎帝陵位于湖南省株洲市炎陵县鹿原陂。这里洣水环流，山峦叠翠，古树参天，景色秀丽。因此，自古以来，这里的老百姓称鹿原陂为"炎陵山"，又叫"天子坟"、"皇山"。有关炎帝神农氏崩葬鹿原陂的历史，《酃县志》记载，西汉已有陵。西汉末年，绿林赤眉军兴，邑人担心陵墓被盗，遂将陵墓夷为平地。唐代，佛教传入，陵前建有佛寺，名曰"唐兴寺"，至五代荒落。以至晋代皇甫谧作《帝王世纪》和唐代司马贞作《史记补·三皇本纪》，都只知炎帝葬长沙，而不知其确切位置。所以西汉之后宋代以前，鹿原陂炎帝陵既无陵庙，更无修葺活动。

宋王朝建立后，宋太祖赵匡胤奉炎帝为感生帝，遂遣使遍访天下古陵，于乾德五年（公元 967 年）在茶陵县南一百里之康乐乡（今塘田乡）鹿原陂觅得炎帝陵墓，"爰即立庙陵前，肖像而祀。"同时，诏禁樵采，置守陵五户，专司管理陵庙职事。据罗泌《路史》记载，宋代时，炎帝陵附近尚存古墓二百余坟，均为炎帝神农氏后妃亲宗子属之墓葬。可见当时的炎陵山已经成为炎帝"神灵栖托之幽宫"。令人遗憾的是，这些古墓，除炎帝神农氏之墓现在还保留完好之外，其余二百余坟已荡然无存了。

炎帝陵自宋太祖乾德五年建庙之后，迄今已有千余年历史，随着历代王朝的兴衰更替，炎帝庙也历尽沧桑，屡建屡毁，屡毁屡建。

宋太宗太平兴国年间（公元 976～983 年），朝廷将事官虑炎帝陵地僻路险，舟车不便，奏请将炎帝庙迁至茶陵县城南，宋太宗诏许，即移鹿原陂炎帝庙于茶陵县城南 5 里处。此后凡 200 余年，朝廷官府祭祀炎帝神农氏的活动，均在茶陵县城南炎帝祠庙进行，鹿原陂炎帝庙几近湮没。宋孝宗淳熙十三年（公元 1186 年），衡州守臣刘清之鉴于炎帝陵不建炎帝庙，反而保留唐代的佛寺，有点不伦不类，于是奏请朝廷，移庙陵侧，废陵前唐兴寺而重建炎帝庙。孝宗诏许。从此，炎帝庙又在鹿原陂恢复了本来面貌。淳熙十四年（公元 1187 年），天下大旱，宋孝宗诏衡州府修葺炎帝陵庙，祈雨禳灾。

宋宁宗嘉定四年（公元 1211 年），析茶陵军之康乐、霞阳、常平三乡置酃县。此后，炎帝陵所在地鹿原陂即属酃县境地，隶衡州府管辖。至淳祐八年（公元 1248 年），湖南安抚使奏请朝廷为炎帝陵禁樵牧，设守陵户事，再次奏请修葺炎帝陵庙。宋理宗诏许，即对炎帝祠庙进行了一次大的修葺。

宋代以后，蒙古族入主中原，建立元朝。在元代近百年间，朝廷只有祭祀炎帝陵的活动，而未有诏修炎帝陵庙的记载。

　　到了明代，有关炎帝陵庙的修葺，史书记载颇详。较大规模的修葺有 3 次：第一次是洪武三年（公元 1370 年），明太祖朱元璋即位后，诏命遍修历代帝王陵寝，"发者掩之，蔽者葺之"，由此炎帝陵庙也得到了一次全面修葺。翌年修葺竣工，旋遣国史院编修雷燧来炎帝陵告即位致祭。第二次是嘉靖三年（公元 1524 年），由酃县知县易宗周主持。这次重修是在原庙旧址上拓宽兴建。新庙的建筑格局为：主殿名"圣容殿"，殿内塑炎帝神农氏祀像，殿外建一高阁，宽敞如殿。阁下为陛道，中为丹墀，纵横数丈。东西庑各三间，前列三门，四周建有垣墙。墙内有大道绕阁，沿墙行可以直达殿后陵寝。整个殿宇陵寝连成一体，基本上改变了旧庙原貌。第三次是万历四十八年（公元 1620 年）。此次修葺距前已有百余年历史，炎帝陵庙久经风雨剥蚀，日渐颓坏。酃县县令目睹庙宇日非，恻然伤感，于是派人于路旁募款，发起整修。新庙规模因循旧庙，但庙貌大为改观。东阁学士吴道南撰有《重修炎帝陵庙碑》，记载了这次修葺盛举。

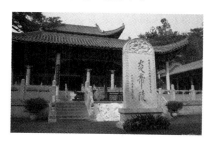

图 4-4　株洲炎帝陵

　　清代对炎帝陵庙的修葺，据《酃县志》和《炎陵志》记载，比较重大的有 4 次。

　　清世祖顺治四年（公元 1647 年），南明将领盖遇时部进驻炎陵，屯兵庙侧，蹂躏无忌。士兵拆陵殿木板搭盖营房，肆意砍伐陵殿周围树木，炎帝陵庙惨遭破坏。之后，官民士绅及时进行了补葺，但由于战乱频仍，资金缺乏，修葺未能完善。"乱后井虚无古木，春来俎豆有神鸦"，形象地反映了炎帝陵庙当时劫后余生的景象。康熙三十五年（公元 1696 年），清圣祖玄烨遣太仆寺少卿王绅前来炎帝陵告灾致祭。王见陵庙栋宇损坏严重，入告于朝，奏请修葺，康熙准奏。由酃县知县龚佳蔚督工，整修一新，但是未能恢复前代旧貌。

雍正十一年（公元 1733 年），知县张浚奉文动用国帑，按清王朝公布颁行的古帝王陵殿统一格式重建，陵庙也统称陵殿而正其名。这次修建奠定了炎帝陵殿的基本形制，形成了"前三门——行礼亭——正殿——陵寝"的四进格局。前三门平列，中为午门，左右戟门，门内有丹墀。左右两廊叠树历代告祭文碑，墀上有台，中为御道，两旁三陛，上为行礼亭。亭上有小丹墀，丹墀上为正殿，中为御道，左右三陛，祭官升降由之。亭左右各有门，行礼后，礼官引祭官焚祝帛于陵，出左门，入右门。自正殿至午门各九陛，总长二十余丈，阔五丈，殿高三丈三尺。四周垣墙高一丈许，一律以白灰粉刷涂上红色。垣墙右有一总门出进。整座陵殿皆仿皇宫建筑，不但陵殿面貌焕然一新，而且建筑布局也较以前气势恢宏，体现了我国古代建筑的传统特色。

清乾隆至嘉庆近百年间，炎帝陵殿未作大的修葺。乾隆二年（公元 1737 年），诏置守陵户 4 名，发给食银 14 两，加强了对炎帝陵殿的管理。尔后酃县知县周仕魁、林愈蕃、麦连等相继进行过局部维修，建筑结构未作改变，基本上保持了雍正年间的原貌。

清道光七年（公元 1827 年），知县沈道宽深感上任 5 年，邑内连年丰收，政成物阜，民气和畅，遂谋重修炎帝陵殿之举。这次重修，除对陵殿进行修葺外，还修复了前代所建的飞香亭、味草亭等附属建筑，并在陵南龙爪石上新建咏丰台一座，在陵寝四周修筑了炎陵墓道。沈道宽亲笔题写了"飞香旧迹"，"味草遗踪"、"咏丰台"、"炎帝神农氏之墓道"等碑名，泐碑亭内，装饰一新。道光八年（公元 1828 年），由沈道宽主持、王开琢编纂的《炎陵志》刻本刊行，记述了这次重修炎帝陵的事迹。

清朝最大的一次修复是在道光十七年（公元 1837 年），

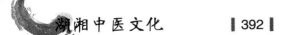

由知县俞昌会主持、当地士绅百姓募资捐款所进行的一次重建。重建工程自是年孟夏开始，年底竣工，费时 8 个月有余，炎帝陵殿和附属建筑全部修复一新，重建后的炎帝陵殿建制布局与雍正年间重建的基本相同，只是规模有所扩大。具体情况如下：

正殿：原宽四丈二尺，深三丈八尺，顶高三丈三尺。重建后宽五丈四尺，深四丈四尺，顶高三丈九尺。

行礼亭：原宽三丈六尺七寸，深一丈六尺，重建后宽五丈四尺，深一丈八尺。

午门戟门：原共宽六丈五尺，重建后宽七丈二尺五寸。午门原高一丈九尺；重建后高二丈二尺。左右戟门原高一丈五尺，重建后高一丈七尺四寸。

寝门：原宽八尺二寸，高七尺二寸，重建后宽一丈，高九尺。

围墙：原长十六丈三尺，高五尺五寸，重建后长十七丈八尺，高六尺。

左右夹道：各宽七尺，并于左右小门处各新建一亭，连接殿栏，以蔽风雨。

左右朝房：各三间，原宽三丈一尺，深九尺四寸，高一丈八尺，重建后深一丈四尺八寸，高一丈九尺。

左右碑亭，原建甚为狭小，重建后改与朝房并列。御道两旁台阶改砌条石，中间三陛，白石镌龙，并沿阶添设石栏。所有建筑物均改覆琉璃瓦。

这次重修后的炎帝陵殿，高大宽敞，金碧辉煌，庄严肃穆，蔚为壮观。各附属建筑，依山傍水，错落有致，与主殿相辉映，形成了一个统一的整体，也为炎陵山增添了无限秀色。与此同时，知县俞昌会延揽儒学之士，在道光八年《炎陵志》的基础上，调整卷目，重加类编，删除重复，增补新目，编纂了《（重修道光）炎陵志》，以记其事。

此后，咸丰、同治、光绪、宣统各朝，均未见史书有修葺的记载，但同治十二年版《酃县志》所载炎帝陵殿形制图，又与道光年间所建之陵殿有异，其间很有可能作过修葺而未入志。

　　民国年间，炎帝陵殿的修葺活动，据有关文字记载有4次：第一次是民国四年（公元1915年），酃县知事瞿燮捐资百元，连同炎帝陵修葺费14元，交人筹措修复，土木将兴，旋因湘军屯驻陵侧，以致无法施工而作罢。第二次是民国十二年（公元1923年），因连年兵祸，陵庙倾圮在即，酃县政府再次呈文请修，湖南省政府拨款500元，令县长欧阳枚鸠工修葺。第三次是1936年，酃县县长夏礼鉴于"炎陵殿宇年久失修，多已损坏"，于是年初组建了修复炎陵筹备委员会，元月31日春祭时，详细考察了炎陵殿宇的情况，以作修复计划。后来不知何故，修复计划未能实施。第四次是1940年，国民党第九战区司令长官兼湖南省政府主席薛岳主持的一次大修。当时正值抗日战争处于相持阶段。日军1938年犯湘，1939年秋，湖南省军民展开长沙会战，阻住日军攻势。1940年日军犯西南，一时湘省无战事。为防患于未然，薛岳拟将省政府迁酃县炎陵山。是年春，拨专款于炎陵山修建省政府机关办公用房和员工宿舍，修筑了茶陵至酃县炎陵山的简易公路。同时对炎陵殿宇进行了全面修葺。工程竣工后，薛岳派省政府秘书长李扬敬代为致祭，祭文碑今存炎帝陵牌坊。

　　在道光十七年（公元1837年）建起来的炎帝陵殿，由于在一九五四年除夕，祭祀炎帝陵时，不慎失火，致使炎帝陵殿的正殿和行礼亭被焚毁。经中华人民共和国文化部和湖南省人民政府批准，株洲市人民政府于1986年开始，按照清道光十七年的炎帝陵的基本形式和风格进行修复，于1988年竣工，修复后的炎帝陵殿分四进，一进午门，二进行礼亭，三进主殿，四进墓碑亭，之后是陵墓。1993年9月4日，国家主席江泽民为炎帝陵题写了"炎帝陵"陵款。

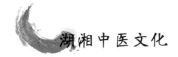

三、炎帝陵祭祀活动

炎帝陵的祭祀活动，历代王朝都很重视。据宋代罗泌《路史》记载，炎帝陵自唐代开始即有奉祀，至五代而辍。宋太祖赵匡胤于乾德五年（公元967年）建庙以后，"三岁一举，率以为常"，形成定例。元明两代，虽未有明确规定，但祭祀活动不曾间断。进入清代后，炎帝陵祭祀更加频繁隆重，极一时之盛。民间祭祀更是千百年来香火不断，经久不衰。

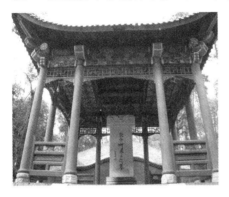

图4-5　株洲炎帝神农墓址

元代御祭，至治元年（公元1321年），元英宗曾派学士阿沙石花谒陵致祭一次。

明代御祭，御祭活动有史可查的祭祀次数就有15次。其中告即位13次，告其他2次。在告即位致祭的13次之中，其中，天启七年（公元1627年）桂端王就位衡州，亲往炎帝陵告即藩位的祭祀。正德初年，桂端王曾奉武宗朱厚照之命赴炎帝陵告即位致祭，永乐初年，明成祖朱棣遣翰林院编修杨溥告靖难致祭；天顺初年，明英宗朱祁镇复位后，遣尚宝司卿凌信告复辟致祭。以上历次致祭，均立碑炎陵庙内。因祭文碑现已毁坏散失，但祭文均存《炎陵志》内。

清代御祭，据现存《炎陵志》中有碑文可查的38次。其中告即位、亲政致祭9次，告靖边军功致祭7次，告万寿致祭12次，告复储致祭1次，告后宫晋徽致祭4次（含3次兼告），告先人后事礼成致祭7次，告其他的2次。

清代御祭规模较大、礼仪隆盛的有：康熙二十一年（公元1682年）的告平滇大捷、康熙三十六年（公元1697年）

的告漠北靖边大捷和乾隆二十年（公元 1755 年）的告平定准噶尔叛乱。康熙三十五年（公元 1696 年），清圣祖玄烨钦遣太仆寺少卿王绅赍香帛诣陵告灾致祭。主祭官王绅为炎帝陵书写了"炎帝神农氏之墓"墓碑，立碑陵前。乾隆五十年（公元 1786 年），清高宗弘历钦派礼部左侍郎庄存与到炎帝陵告祭，衡州知府张廷泰、鄜县知县詹斌等奉命陪祭，立碑陵前，以示昭鉴。光绪元年（公元 1875 年）德宗载湉钦遣荆州左翼副都统穆克德布告即位致祭。

中华人民共和国成立后，特别改革开放以来，随着祖国的日益强盛，炎帝陵祭祀再度成为海内外炎黄子孙共同向往的盛典。仅 1986 年陵殿修复以来，各级政府、企事业单位、民间社团、港澳台同胞、世界华人华侨等举办的大型祭祀就达 80 多次。

1993 年 8 月 15 日，湖南省人民政府首次隆重举行了公祭炎帝陵典礼。湖南省省长陈邦柱和全国侨联主席庄炎林担任主祭。

1994 年 10 月 13 日，湖南省人民政府省长陈邦柱率湖南省各界在炎帝陵举行了隆重的公祭仪式。

1997 年 10 月 8 日，湖南省各界人士及海内外同胞在炎帝陵举行了隆重的公祭炎帝陵仪式。湖南省政协主席刘正举主持公祭典礼，主祭人杨正午恭读祭文。

1999 年 10 月 16 日，湖南省各界公祭炎帝陵典礼在炎帝陵隆重举行。湖南省政协主席刘夫生主持公祭典礼，湖南省省长储波主祭并恭读祭文。

2000 年 5 月 27 日，原湖南省省长、省政协主席、炎帝陵基金会会长刘正举率炎帝陵基金会第一届全体会理事祭祀炎帝陵。

2002 年 10 月 14 日，湖南省各界壬午重阳公祭炎帝陵典礼在炎帝陵隆重举行。中共湖南省委副书记、常务副省长周伯华主持公祭典礼，湖南省省长张云川主祭并恭读祭文。

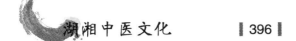

2004年10月22日，湖南省各界甲申重阳公祭炎帝陵典礼在炎帝陵隆重举行。中国侨联主席林兆枢主持公祭典礼，湖南省省长周伯华主祭并恭读祭文。

2006年10月30日，来自美国、澳洲、新加坡、加拿大、意大利等60多个国家和地区的海内外华人华侨代表、商务界代表、港澳台同胞和社会知名人士、著名企业家；国内省市社会各界代表、媒体记者隆重举行了"世界华人华侨炎帝陵祭祖大典"。

2006年6月，"炎帝陵祭典"顺利入选第一批国家非物质文化遗产名录。

2007年9月12日，湖南省政协副主席、炎帝陵基金会会长石玉珍率炎帝陵基金会第二届全体理事祭祀炎帝陵。

2007年11月8日，由湖南省人民政府主办、株洲市人民政府承办的丁亥年炎帝陵祭祖大典在炎陵县鹿原陂隆重举行。来自省内外的各界嘉宾5000余人会聚于此，共祭中华民族始祖炎帝神农氏。全国政协副主席张思卿出席祭祖大典并向炎帝神农氏敬献花篮，省委副书记、省人民政府省长周强主祭，省领导李微微、颜永盛、郭开朗、李贻衡、万建华，国家食品药品监督管理局原副局长任德权出席祭典仪式。

2008年10月17日，由株洲市政府主办的戊子年公祭炎帝陵典礼在炎帝陵祭祀广场举行。

2009年10月26日，由株洲市政府主办的己丑年重阳公祭炎帝陵典礼在炎帝陵祭祀广场举行。

第二节　马王堆汉墓

马王堆汉墓位于湖南省长沙市东郊东屯渡乡（今芙蓉区马王堆街道）境内，临浏阳河。该墓地曾被讹传为五代十国时楚王马殷的墓地，故称马王堆；又曾被附会为长沙王刘发埋葬其母程、唐二姬的"双女墓"。湖南省博物馆与中国科学院考古研究所 1972 年发掘了一号墓，1973 至 1974 年初，发掘了二号、三号墓。1973 年出版了《长沙马王堆一号汉墓》，据《史记》和《汉书》记载，长沙丞相利仓于汉惠帝二年（公元前 193 年）卒。二号墓发现"长沙丞相"、"轪侯之印"和"利仓"3 颗印章，表明该墓的墓主即第一代轪侯利仓本人。一号墓发现年约 50 岁左右的女性尸体，墓内又出"妾辛追"骨质印章，墓主应是利仓的妻子。三号墓墓主遗骸属 30 多岁的男性，可能是利仓儿子的墓葬。三号墓出土的一件木牍，有"十二年十二月乙巳朔戊辰"等字样，标志着该墓的下葬年代为汉文帝十二年（公元前 168 年）。一号墓在构建时分别打破二号墓和三号墓的封土，则其年代应再晚些。其出土文物现已全部移入湖南省博物馆，博物馆内辟有马王堆汉墓陈列馆，分为墓葬出土文物陈列和墓坑遗址陈列两大部分。

马王堆汉墓的发掘，为研究西汉初期手工业和科学技术的发展，以及当时的历史、文化和社会生活等方面，提供了极为重要的实物资料。一号汉墓出土的女尸，时逾 2200 多年，形体完整，全身润泽，部分关节可以活动，软结缔组织尚有弹性，几乎与新鲜尸体相似。它既不同于木乃伊，又不同于尸腊和泥炭鞣尸。是一具特殊类型的尸体，堪称防腐学上的奇迹，震惊世界。从三号墓中出土的帛书《五十二病方》，经考证，比《黄帝内经》（成书于春秋战国时代）可能还要早，书中记载了 52 种疾病，还提到了 100 多种疾病的名称，共载方 280 多个，所用药物计 240 多个。这是我国现在所能看到的最早的方剂。《五十二病方》的发现，补充了《黄帝内经》以前的医学内容，是一份非常珍贵的医学遗产。

马王堆 3 座汉墓共出土珍贵文物 3000 多件，绝大多数保存完好。其中 500 多件各种漆器，制作精致，纹饰华丽，光泽如新。珍贵的是一号墓的大量丝织品，保存完好，品种众多，有绢、绮、罗、纱、锦等。有一件素纱襌衣，轻若烟雾，薄如蝉翼，该衣长 1.28m，且有长袖，重量仅 49g，织造技巧之高超，真是巧夺天工。出土的帛画，为我国现存最早的描写当时现实生活的大型作品。还有彩俑、乐器、兵器、印章、帛书等珍品。

一号汉墓的彩绘漆棺，色泽如新，棺面漆绘的流云漫卷，形态诡谲的动物和神怪，体态生动，活灵活现，具有很高的艺术水平。三号墓出土的 10 多万字的大批帛书，是不可多得的历史文献资料。帛书的内容涉及古代哲学、历史和科学技术许多方面。经整理，共有 28 种书籍，12 万多字。另外还有几册图籍，大部分都是失传的佚书。二号汉墓出土的地形图，其绘制技术及其所标示的位置与现代地图大体近似，先后在美国、日本、波兰等国展出，评价极高，誉为"惊人的发现"。

根据漆器款识、封泥、印章等推断，一号墓为利苍之妻，二号墓为利苍本人，三号墓则是利苍之子，3 座墓葬的时间相距约 20 多年。一号墓由墓顶至椁室深达 20 米。椁室构筑在墓坑底部，由三椁（外椁、中椁、内椁）、三棺（外棺、中棺、内棺），以及垫木所组成。木棺四周及其上部填塞木炭，厚 30~40cm，约 5000 余公斤。木炭外面又用白膏泥填塞封固，厚度达 60~130 cm。棺内出土了一具保存 2200 多年的完整女尸（利苍的妻子辛追），尸体长 154 cm，外形完整，全身润泽柔软，部分毛发尚存，部分关节可以弯动，许多软组织比较丰满，柔润而有弹性。古尸内脏器官保持了完整的外形，相对位置基本正常。这是世界上已发现的保存时间最长的一具湿尸。

一、破解千年不朽的神话

一号墓的女尸（辛追）出土后，为了进一步了解其生理状况，人们经过仔细的研究，决定对古尸进行解剖。由于尸体保存得非常完好，各地前来的专家、学者得以在解剖学、组织学、微生物学、寄生虫学、病理学、化学、生物化学、生物物理学、临床医学以及中医中药学等诸多方面进行深入的协作和研究。通过肉眼观察及病理组织、电镜观察、X 射线、寄生虫学研究、毒物分析等，对女尸的死亡年龄、血型、疾病、死因等诸方面作了鉴定。

解剖显示，辛追生前患有多种疾病，如冠心病、多发性胆石症、日本血吸虫病、第四五腰椎间盘脱出或变形、右臂骨折等，50 岁左右死亡。尸体光滑的皮肤说明，她并没有忍受长久疾病的折磨，而属于猝死。这引起了人们的怀疑，她会不会是自杀的？医学家在颅骨里发现了汞的残留，难道她真的死于处心积虑的谋杀？可是科学家认为，这些微量的汞还不至于导致人的死亡。西汉贵族流行服用所谓"仙丹"，"仙丹"其实都是用天然矿物炼制而成，含有微量的汞，对身体有害无益。

那么，她究竟是怎么死的呢？

人们在女尸的胃肠中发现了 138 粒半还没有消化的甜瓜瓜子。也就是说，在死亡前不到一天的时间里，她曾经吃了大量的甜瓜，她一定是个喜好甜食的贪嘴的女人。贪嘴能致人死亡吗？

人们想到，在墓中还发现了不少动物的骨骼，有兽类、禽类和鱼类，它们大部分都是女主人的食物，辛追一定是个十分讲究吃喝的人。

医生再次仔细检查了辛追的生理状况，发现她患有胆结石，一块石头就堵在十二指肠口，食用太多甜瓜会引起胆绞痛，而辛追同时还患有严重的冠心病，70% 的冠状动脉堵塞。最后推断，辛追死于胆绞痛诱发的冠心病。

能如此清晰地了解 2200 年前人类的死因，在考古史上也是绝无仅有的事情，这得益于尸体良好的保存状态。解剖结果说明，尸体只出现了早期腐败的症状，也就是说，当尸体暂时地被细菌侵蚀后，便成功地阻止了大自然的进攻，时间就此停止了。

为什么历经 2200 年的时光，辛追依然能保持尸身不朽？这又成为困扰考古学家的一道难题……

一般来说，古墓中的尸体留至今天，只有两种结果：一是腐烂。因为随葬品中大量的有机物质必然在有空气和水分、细菌的环境里很快腐烂，棺木也会腐朽，最后尸体也难免烂掉，只剩下骸骨，甚至一抔碎末。二是形成干尸。这是由于极为特殊的气候条件造成的。在特别干燥，或没有空气的地方，细菌微生物难以生存，尸体迅速脱水，成了皮包骨的"干尸"，如古代埃及，人们曾经成功地保存了法老的尸体，做成了不朽的木乃伊。然而，木乃伊只是一具干枯的外壳。在马王堆之前，人们还没有发现过保存如此完好的湿尸。直到今天，人们还在不懈地探求马王堆女尸的不朽之谜，但没有一种解释能让人完全信服。据考证，可能有以下5方面原因：

其一，尸体的防腐处理好。经化学鉴定它的棺液沉淀物中含有大量的硫化汞、乙醇和乙酸等物。证明女尸是经过了汞处理和浸泡处理的，其中硫化汞在尸体防腐固定上的作用是很明显的。

其二，墓室深。从墓室的条件看，整个墓室建筑在地下16m以下的地方。上面还有底径50~60m，高20m的大封土堆。既不透水也不透气，更不透光。这就基本隔绝了地表的物理的和化学的影响。

其三，封闭严。墓室的周壁均用黏性强，可塑性大，密封性好的白膏泥筑成。泥层厚约1m左右。在白膏泥的内面还衬有厚为0.5m的木炭层，共约5000多公斤。墓室筑成后，墓坑再用五花土夯实。这样，整个墓室就与地面的大气完全隔绝了，并能保持18℃左右的相对恒温，不但隔断了光的照射，还防止了地下水流入墓室。

其四，隔绝了空气。由于密封好，墓室中已接近了真空，具备了缺氧的条件。厌氧菌开始繁殖。在椁室中存放的丝麻织物、漆器、木俑、乐器、竹简等有机物，特别是陪葬的大量的食物、植物种子、中草药材等，产生了可燃的沼气。从而加大了墓室内的压强。沼气能杀菌，高压也能使细菌无法生存。

其五，棺中存有神奇的棺液，起到了防腐和保存尸体的作用。据查，椁内的液体约深 40cm。但，它们都不是人造的防腐液。那么，这些棺液是哪里来的呢？经科学分析研究，椁内的液体是由白膏泥、木炭、木料中的少量水分，水蒸汽凝聚而成的。内棺中的液体则由女尸身体内的液体化成的"尸解水"等形成。正因为有这种自然形成的棺液才防止了尸体腐败，并使得尸体的软组织保持了弹性，肤色如初，栩栩如生。

二、随葬器物

保存较好的一号墓和三号墓，随葬品都置于棺房周围的 4 个边箱之中，主要有满盛衣物、食品和药材等物的竹笥、漆器、木俑、乐器、竹木器和陶器，以及"遣策"竹简，均达 1000 余件。两墓的锦饰内棺上都覆盖彩绘帛画。三号墓还随葬有帛书和兵器。

1. "遣策"竹简

详细记载了一号和三号两墓随葬品的情况，是目前发现的同类竹简中最完整的两批。一号墓出土 312 枚，三号墓出土 410 枚，内容均为逐件记录随葬物品的名称、数量和各种物品的分类小计。一号墓"遣策"竹简所列器物清单的大概顺序是：用漆木制九鼎、七鼎和三鼎、二鼎盛放的各种羹，用竹笥盛放的肉食品（包括禽、蛋和鱼类），用陶器盛放的酱和酒，用布囊盛放的粮食，以及漆木器具、梳妆用品、丝织衣物、乐器、扇、席和土质、木质的，但没有提到尸体的衣衾和相当数量的木俑。简文所载与墓内所出实物虽有一定的出入，但两相符合者仍然较多，因而根据简文便可确定某些器物的名称。三号墓所出"遣策"竹简，除大部分内容与一号墓相同外，还记载有车骑、乐舞、童仆等侍从，包括所持仪仗、兵器和乐器等物，这些都能同出土的木俑及棺房两壁的帛画大体对照起来。

2. 彩绘帛画

一号墓和三号墓内棺上的彩绘帛画，保存完整，色彩鲜艳，是不可多得的艺术珍品。两幅帛画的构图基本一致，全长 2m 许，均作"T"字形，下垂的四角有穗，顶端系带以供张举，应是当时葬仪中必备的旌幡。画面上段绘日、月、升龙和蛇身神人等图形，象征着天上境界；下段绘交龙穿璧图案，以及墓主出行、宴飨等场面。整个主题思想是"引魂升天"。有人认为，"遣策"简文中的"非衣一长丈二尺"，即指这种帛画。两墓帛画的主要差别在于墓主形象，一号墓为女性，三号墓为男性。三号墓棺房悬挂的帛画，西壁保存较好，长 2.12m，宽 0.94m，绘车马仪仗图像，画面尚存一百多人像、几百匹马和数十辆车；东壁的帛画残破严重，所绘似为墓主生活场面。

3. 纺织品和衣物

马王堆汉墓出土的各种丝织品和衣物，年代早，数量大，品种多，保存好，极大地丰富了中国古代纺织技术的史料。一号墓边箱出土的织物，大部分放在几个竹笥之中，除 15 件相当完整的单、夹绵袍及裙、袜、手套、香囊和巾、袜外，还有46 卷单幅的绢、纱、绮、罗、锦和绣品，都以荻茎为骨干卷扎整齐，以象征成匹的缯帛。三号墓出土的丝织品和衣物，大部分已残破不成形，品种与一号墓大致相同，但锦的花色较多。最能反映汉代纺织技术发展状况的是素纱和绒圈锦。薄如蝉翼的素纱单衣，重不到49g，是当时缫纺技术发展程度的标志。用作衣物缘饰的绒圈锦，纹样具立体效果，需要双经轴机构的复杂提花机织制，其发现证明绒类织物是中国最早发明创造的，从而否定了过去误认为唐代以后才有或从国外传入的说法。而印花敷彩纱的发现，表明当时在印染工艺方面达到了很高的水平。保存较好的麻布，发现于一号墓的尸体包裹之中，系用苎麻或大麻织成，仍具相当的韧性。

4. 帛书和医简

马王堆汉墓发现了大批帛书和两卷医简，均出自三号墓东边箱的长方形漆盒中。帛书大部分写在宽 48cm 的整幅帛上，折叠成长方形；少部分书写在宽 24cm 的半幅帛上，用木条将其卷起。出土时都已严重破损，经整理，共有 28 件。其中除《周易》和《老子》二书有今本传世外，绝大多数是古佚书，此外还有两幅古地图。这是中国考古学上古代典籍资料的一次重大发现。医书简两卷 200 支，一卷内容与《黄帝内经》相似，讲的是养生之道，另一卷则为房中术。

5. 乐器

马王堆汉墓的乐器，一号墓出土有二十五弦瑟，是目前发现的唯一完整的西汉初期瑟，还出土二十二管竽和一套竽律。三号墓除出土瑟、竽外，又有七弦琴和六孔箫。这些都是首次发现的西汉实物。12 支一套的竽律管，分别标明汉初的律名，为探讨中国早期律制增添了物证。

6. 漆器和木俑

马王堆汉墓出土的漆器共约 500 件，计一号墓 184 件，三号墓 316 件。这是各地发现汉代漆器中数量最多、保存最好的一批。器类主要有鼎、匕、盒、壶、钫、卮、耳杯、盘、奁、案、几和屏风等。漆耳杯占漆器总数的一半以上。漆器大部分是木胎，只有少数奁和卮是夹胎。装饰花纹多为漆绘的红、黑和灰绿等色。纹样则以几何纹为主，龙凤纹和草纹为辅。一些漆器书有"侯家"、"君幸酒"、"君幸食"字样，还有注明器物容量的。不少漆器有"成市□"戳记，说明是由成都官府作坊制造的。

第三节　苏仙岭

苏仙岭像一匹扬鬃奋蹄的骏马，奔驰在南岭北麓郴江之滨，又像一座巨大的翡翠屏障矗立在郴州市苏仙区境内。距郴州市中心3km，主峰海拔526m，满山古松笼翠，岗峦雾云缭绕，构成"苏林云松"的奇观，为郴阳八景之首。

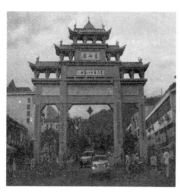

图4-6　苏仙岭

山不在高，有仙则名。苏仙岭原名牛脾山，西汉文帝时，郴人苏耽在此修道成仙，故改名苏仙岭。秦末始见郴县名，汉初即有苏仙岭。苏仙与郴县几乎同时。古老的历史，瑰丽的风景，召唤历代名人骚客浏览观光，书写了无数脍炙人口的辞章歌赋，留下众多流传千古的文物古迹。而苏耽的神奇，仙人的灵验，更吸引着古今善男信女、商贾巨子乃至达官显宦前来顶礼膜拜，祈祷保佑。故早在唐代，苏仙岭就享有"天下第十八福地"之美誉。两千年来，苏仙岭香火鼎盛，历久不衰（图4-6、4-7、4-8）。

一、神奇的苏仙

西汉文帝年间，郴州东门外一位潘氏姑娘在河边洗衣时遇奇怀孕，并在牛脾山桃花洞内生下苏耽，即后来的苏仙。苏耽出生后鹤覆鹿乳，长大后孝敬母亲，得异人授仙术，通医道，识百药，聪颖勤奋，为民治病，造福乡里。13岁时跨鹤升仙。晋·葛洪的《神仙传》、清·蒲松龄的《聊斋志异》都曾记载苏仙的传说。韩愈、刘禹锡、秦少游、苏东坡、米芾等文人都与苏仙有不解之缘。

1. 吞萍成孕

西汉惠帝四年（公元前191年）的一天，郴州城东鸭子塘村一个姓潘的姑娘，到村旁的郴江岸边浣洗衣裳。正洗着，潘姑娘猛地抬头看见一朵与众不同的五彩浮萍顺水飘近，闪现奇光异彩，煞是好看，潘姑娘既喜欢又好奇，用手去捞，不想手竟被浮莲根蔓紧紧缠住，总也甩脱不开。情急之下，潘姑娘用嘴去咬，不料这浮萍竟顺势滑进了潘姑娘腹中。过了一段时间，潘姑娘发现自己莫名其妙地怀孕了。

2. 鹤覆鹿哺

转眼到了惠帝五年，潘姑娘有了十个月的身孕。俗话说，十月怀胎，一朝分娩。这年七月十五日，潘姑娘生下了一个男孩。潘姑娘未婚孕育，大家议论纷纷，闲言碎语很多。为避众人口舌，潘姑娘的母亲只得将婴儿丢弃在村后牛脾山下桃花洞中。临走时，潘母指天卜誓道："该成人，七日之后活生生；不成人，七日之内早归阴。"到第七日，思孩心切的潘姑娘急忙赶到桃花洞探视，竟看到一幅奇异的景象：一只美丽的白鹤正张开雪白的羽翅为婴儿御寒，一头健壮的白母鹿正用奶头给孩子喂奶。潘姑娘始而惊，继而喜，连忙将这苦命的孩子紧紧搂在怀里抱回家去。

3. 取名苏耽

中国传统习俗是孩子从父姓，潘姑娘的小孩既然没有父亲，也就没有姓名。小孩长大入学，没有姓名不方便，教书先生因此要为他取个名字。先生叫他走出塾馆，通报他第一眼看到的景象。小孩刚走出门，就看见有一

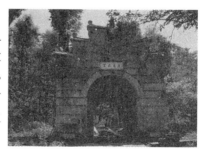

图4-7　苏仙岭景点之望在蓬莱

个人用禾草串鱼悬挂在树枝上，自己却枕着树根呼呼大睡。小孩于是将所见情景禀报先生，先生说："禾草串鱼，是个蘇字；枕树而卧，是个耽字。你就姓苏名耽，叫苏耽吧。"自此，小孩就称苏耽。

4. 初遇异人

牛脾山钟天地之正气，山灵水秀，风景佳好，山中多有神

仙异人出没。一天，苏耽入山砍柴，忽然遇到一位老仙翁。老仙翁十分喜爱苏耽的聪慧孝顺，传授了仙术给苏耽。这仙术能隐其身，变化莫测。苏耽学会后试了一下，砍刀不磨自利，柴担举重若轻。从那以后，围绕着苏耽就发生了许多奇情怪事。如苏耽与同伴放牛，别人的牛桀骜不驯，唯苏耽的牛老实听话，似通人意。傍晚，苏耽想回家，那牛不用驱赶就自返归途。又比如，山中白鹿本来胆小见人就逃，但苏耽却能靠近白鹿，骑上鹿背。白鹿驮着苏耽飞奔于峰峦沟壑，安稳如驰平地。更怪的是，每逢骑鹿驰驱，在苏耽的眼里，胯下的白鹿竟化作了一条神龙。

5. 远遁取食

苏耽非常孝顺母亲，有一次正在吃饭，苏母无意间说想吃便县（今永兴）的特产鲊鱼（油鲊鱼）。苏耽一听，放下碗筷就出了门，眨眼工夫，苏耽就提了一对鲊鱼回来。苏母问："郴县也有鲊鱼吗？"苏耽答："我是从便县买来的。"苏母觉得很奇怪。又一次，苏母患病不思饮食，苏耽问娘想吃什么，苏母说："我想吃的只怕是想得到却吃不到。"原来苏母想吃湘潭名产臭豆腐乳。怪不得说想得到却吃不到了。湘潭离郴州近七百里，常人往返需两个月时间。母亲有病需要照应，如何能尽快取回臭豆腐乳呢？苏耽在门外沉思间，忽然遇到曾向他传授仙术的老仙翁，告诉他白鹿洞通湘潭，只要日出前入洞，日落前就可从湘潭打个来回，出洞而归；第二天，苏耽按照老仙翁的指点，果真买到了湘潭臭豆腐乳，并在当天傍晚赶回了郴州。苏母高兴之余，却不相信苏耽真的到了湘潭。

两月后，苏耽的舅舅来看望苏母，说起曾在湘潭看见过外甥的事。苏母这才相信苏耽真的到过湘潭，于是更加惊异，自此，苏母认定苏耽不是凡人。

6. 七颗仙桃

苏母久病不愈，苏耽忧心如焚，暗中祈祷菩萨，愿意自己代母受病，只望母亲早日康复，苏耽的孝心感动了神灵，梦见仙人授意说："牛脾山顶古树鲜桃，吸日月之精华，已成仙果，摘食之，可治愈母病。"又告诫道："只是仙物不可妄求。一而三、再而四，七颗足矣，切忌多贪"。第二天，苏耽果然在牛脾山顶找到了仙桃；只是因一时高兴，忘记了神人的告诫，尽兴采摘了满满一筐。苏耽背着满筐仙桃飞奔下山。跑到山腰，脚绊石头摔了一跤，满筐仙桃遍地乱滚。苏耽急忙爬起捡拾，左寻右找也就拾到七颗。苏母吃了苏耽带回的七颗仙桃，病体顿时痊愈。

后来，那些散落山腰的仙桃全部化作了石头。《郴州志》载："仙岭（苏仙岭）有桃石，剖之纹核如生，世传仙桃。马岭山亦多虺蛇杀人，服之可解。"如今，仍常有人在苏仙岭山腰拾到桃石。

7. 受诏得宝

苏耽十二三岁时，已是一名品术皆优的少年郎中。有一天，他到牛脾山采药，忽然听到有人叫他的名字，苏耽直身一看，原来是传授仙术给他的老仙翁。老仙翁传诏道："尔今仙道已成，勿再依恋尘世。吾今奉命传诏，三天之后就是你升天之时。"苏耽拜谢说："非我依恋尘世，只是我若升仙离去，母亲无人终养。"老仙翁递过一件石匣，说："有此石匣，但可无忧。只是天机不可泄露，此匣万万开启不得，切记。"老仙翁传诏已毕，飘然而去，苏耽也收拾药篓怀揣石匣返回家中。

8. 群鹤迎仙

汉文帝三年（公元前 177 年）五月十五日，是苏耽成仙升天的日子。苏耽一早起来就劈柴火，扫庭院，又将水缸挑满。这是最后一次侍奉母亲，他想竭力多做些事。挑水时，他看见了倒映井底的南天门，且隐隐听见袅袅仙乐声，知道行期已近，于是整衣掸尘等候仙侣。忽然紫气西来，氤氲缥缈中，

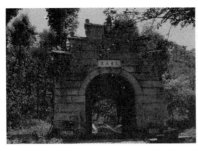

图4-8　苏仙岭景点之初登仙境

十只仙鹤迤逦降落在苏家庭院。苏耽急忙入宅含泪向母亲辞别："耽已成道，受命将升，仙仗临门，不得终养。"苏母虽然舍不得与儿离别，但知道天命难违，不可强留，于是哽咽唏嘘说："儿走后，娘何以为生？"苏耽将老仙翁授给的石匣捧送到母亲手中，说："有需必得，慎勿发也。"又说，"明年郡有疫，可取庭前井水橘叶救之"。

苏耽辞母出门，忽闻仙乐齐奏，又有异香弥漫，苏耽骑上仙鹤，旌幢和群鹤簇拥着他逶迤腾空而起。

9. 橘井泉香

苏耽升仙的第二年，郴州果然暴发瘟疫，来势迅猛，八方蔓延，不分男女老少，均受染发病，病死无数。一时间，天昏地暗，日月无光。乡亲们在此劫难中，自然想到苏耽，可苏耽已经成仙升天而去了，于是转而来求苏母。苏母便按照儿子的嘱咐，凡来求医者，每人赐给院内井水一升，橘叶一片。说也真灵，病人服后，无不迅速痊愈。消息传开，前来向苏母求医讨橘叶、井水的很多，可橘树上的叶子和井中泉水并不见少。原来，苏耽成仙，仙气飘溢，橘树招收了仙风，有了灵性，人每摘一叶，树就会自长一叶。泉水吸收了仙气，也有了灵性，人们每舀一升，井水就自涌一升。由于有足够的橘叶井水，郴郡的瘟疫终于得以平息。自此，"橘井泉香"这一典故就流传下来，并传遍全国及日本与东南亚等国。

唐代诗人杜甫、王昌龄、元结、沈彬等，对此均有题咏。唐开元十九年（731年），郴人在井旁建祠。北宋真宗赐名"集灵观"、"橘井观"。

10. 苏仙望母

苏耽无父而生，自幼由母亲一手抚养长大，他把母亲的养育之恩铭记心上。又因未及报答，少年即成仙道，以至永诀慈母。所以苏仙虽身在天界，思母之心却与日俱增，常常溜出天庭，来到苏仙岭上，朝西南翘首眺望，期盼看到母亲的身影。岭上的松林也深受苏仙孝心感染，每当苏仙望母，它们也一同倾身西南，陪伴苏仙寻觅母亲。天长日久，积而成势，苏仙岭的松林无论老树新枝，总是倾向西南。世人感慨苏仙孝感草木，感叹岭上松林善解人意，就将这片松林称为"望母松"。

11. 掷经成桥

苏耽成仙离家时，为了母亲衣食有着落，把老仙翁赠送的小石匣留给了母亲，石匣上写着"心有求，叩叩首"几个字。石匣只要叩一下，就会出现苏母所需的衣食穿用；苏母凭着这个石匣子，温饱度日，竟活到百岁才无疾而终。

苏母逝世那天，人们望见苏仙岭上有白马出没，并隐隐听到哭声从岭上传来。人们把所见所闻禀报到郡署。郡太守张邈率下属一行亲赴岭上求见苏仙。仙凡异壤，不可直面，苏仙半隐于松叶枝丛中，接待张太守，感谢他吊孝母亲。言语间，郡守张邈偶然窥见苏仙丰资神彩，光熠照人。苏仙顾及故乡诸事，知道郴江因无河桥，过往行人全凭小船摆渡，十分不便，于是有意为乡亲解难。于是苏耽对太守说："山谷幽远，日暮难归，愿许苏耽成桥水上。"说完将手中一卷仙经掷向郴江，离郡署最近的河面上立即出现了一座石拱桥。郴人为纪念苏仙的恩德，就称这座桥为"苏仙桥"。

12. 仙泪化泉

中国古代，无论是官府贵人，还是庶民百姓，凡父母新丧，孝子都要在父母坟旁起造墓庐，居身其内，守墓3年，以报父母养育之恩，以尽后代孝道之情。苏母谢世，葬橘井观之左。时苏耽已成仙升天多年，虽仙凡有别，但苏耽原本极具孝心，故仍然遵依凡例守墓尽孝。

每天苏仙在天庭值日之余，即坐一白色仙马驰抵苏仙岭，遥对橘井观旁的慈母墓跪拜行礼，凝视守望。每每想起母亲未成婚即吞萍怀胎孕，忍辱又负重，抚儿长成人，儿成仙离去，孤母只身，长寿虽百岁，咫尺难报恩，苏仙就止不住悲泪长流。整整3年，苏仙每日来山岭守望母墓，每来必哀痛哭泣。《太平广记》载："仙哭母处有桂竹两枝，无风自扫，其地恒净。"苏仙哭母的泪水在丹桂翠竹之下，汪成一泓清泉。这泪泉蕴含着苏耽思母的绵绵深情，人饮可祛病延年，故称"不老泉"。苏仙守墓3年恪尽孝心。"三年之后，无复哭声"。而"不老泉"却不竭不涸，清冽长流。

二、灵验的故事

1. 仙助刘瞻拜宰相

唐代咸通年间官至宰相的刘瞻，是郴州市乌石矶人，史称刘瞻"奇伟能文，才思敏捷"。少年时与兄刘曙同窗苦读，一日，学馆放假，兄弟相携同游苏仙岭，于岭上遇一少年道人，与刘氏兄弟行礼寒暄后，少年道人说："汝昆季（兄弟）清姿丹表，非凡骨也。倘能相师，吾当成汝"。刘曙赋性僻静，羡慕神仙，今逢真人指点，欣然从之。刘瞻恃才立志，羡慕宦达，对真人劝导不屑一顾，傲然笑道："丈夫得君行道，期不负所生，岂效乔松辈熊经鸟伸，无益人世哉。"又挽留欲要从道修炼的兄长说："神仙邈远难求，庙廊咫尺易致，不如求仕。"无奈刘曙修道之心已决，兄弟于是分手。

这少年道人就是苏仙。苏仙见刘瞻虽然眼慕宦达，心中却怀着有益人世之志，倒也难能可贵，且与神仙拯苦救难有异曲同工之善，于是有意扶助刘瞻仕途腾达。

却说刘瞻过去是兄弟共读，互相砥砺。如今兄长一旦离去，不免形影相吊，且又挂念刘曙求道前途未卜，不免心神恍惚，一时无心向学。苏仙暗中探知刘瞻学业日渐荒疏，拟用激将法激发刘瞻志气。一夜刘瞻上床就寝，将睡未睡时，忽见兄长刘曆立于床前，傲视刘瞻说；"鄙将遗于山野，尔将劳于尘俗，尔终劣于鄙耶，后四十年当验矣。"言毕拂袖而去。刘瞻幡然醒悟，自此发愤，夜以继日"究心坟典（古代经典）"，学业日见长进。

大中元年（847 年），刘瞻赶赴乡试。应试间，恍惚有一少年书童捧砚侍立身侧，每有疑难，只需探笔蘸墨，则疑难冰释，文思如涌。此试即举进士。后应博学宏辞科试，亦见少年书童暗中相助，又中上选。刘瞻不知，少年书童实乃苏仙所化。

从此，刘瞻仕途一路亨通，官历太常博士、翰林学士、中书舍人、户部侍郎、中书侍郎等职，咸通十一年（870 年）为"中书侍郎同中书门下平章事"（唐代官职，宰相）。后来刘瞻为保护无辜，向皇帝进谏力争而获罪。又因奸佞排挤，被皇帝贬出京城，辗转为荆南节度使，廉州刺史乃至灌州（今越南荣市）司户参军。朝中奸臣甚至假传诏旨，意欲逐杀刘瞻。刘瞻以"有益人世"为旨，为人耿正，为官清廉，既得世人称道，更得天助神佑，方才逢凶化吉，遇难呈祥，奸佞无以得手。不久，唐僖宗登基，刘瞻复拜"中书侍郎同平章事"，重登相位。

2. 偶结仙缘补州官

宋代元佑初年，官场冗赘，人浮于事，即使是进士举子，如果官场无有背景或不用钱财打通关节，都无缘跻身官场施展抱负。进士林愈就是这样一个落魄书生。这天，闷闷不乐的林愈登游泰山，返回途经齐州章丘，夜宿旅店中，偶见旅舍墙壁上有一题词。仔细看那题词却是："苏仙真人诣东岳回过此"。诗曰："东南间望景清虚，万里云程半日余。因过章丘留此语，归郴重庇旧乡间。"奇诧的内容，怪异的字体，吸引着林愈反复吟诵，吟诵间忽觉胸臆顿舒，豁然开朗，愁闷为之一扫。林愈并忽发奇想，认定有朝一日，自己能亲到郴州拜谒苏仙。胡乱想了一阵，回头再看眼前，自己一介书生，穷愁潦倒，仕途渺茫，前程难卜，何能远赴千里之遥的郴地呢？叹息之余，不免暗笑自己痴。

然而世上之事就有那么巧。过了不久，林愈得以补缺，且奉诏出任郴州知军（宋代官职，郴州最高地方长官）。林愈到得郴地，才知郴州正是苏仙的故地。想到自己一睹苏仙字迹，即补缺来守郴州，冥冥间似觉甚得苏仙扶助。任职期间，林愈铭记苏仙"归庇乡间"的旨意，殷勤政事，成为郴州历史上颇有政绩的州官。

3. 苏仙巧计救寿佛

佛教自汉代从印度传入，一直发展盛行至隋唐。到了李唐王朝，皇帝自称是老聃的后代，而老聃是道教的开山鼻祖，故道教也很得势。一时佛道两教并驾齐驱。到唐武宗时，由于佛教寺院广占土地，滥收僧侣，使得李唐王朝的课税收入锐减，国库空虚，皇上恼怒。武宗遂下令断禁佛教，拆毁庙宇遣僧还俗。一时佛教几尽毁灭。

却说郴州地面当时有个出自周姓的"无量寿佛"，极有功德，且孝顺母亲。有一次，寿佛返乡探母，母子阔别多年，又见寿佛形容枯槁，母亲就炖了一只鸡给寿佛补养。佛家本应戒荤腥吃斋素，寿佛为了不致拂逆母亲爱子之心意，竟吃掉大半只鸡。辞别母亲离家后，寿佛来到江边，掏出肠肚将鸡肉汤汁漂洗干净，才保持住佛家之身。

武宗灭佛来势凶猛。佛道二教虽不相容，但苏仙念及寿佛本无恶迹．又怀孝道，因此立意拯救寿佛于危难。这天，苏仙赶到寿佛居住的湘山，对他说："大劫将至，大师当易衣冠。"寿佛惶恐问："若之何？"苏仙略作沉思，想出一条妙计。就为寿佛脱下袈裟披紫露，除去僧帽戴青纱，将寿佛脸颊的肉变成胡须，挪头顶肉化成发髻……经苏仙法术腾挪，眨眼间，本是释家相貌的无量寿佛变作道家方士模样。唐武宗灭禁佛教，释家僧人"未有漏网者"，由于苏仙的救助，"惟寿佛得以幸免"。

4. 仙浇橘苏治疫疾

清代雍正时，郴州有个孝子名叫邓存忠。其母患疫疾，邓存忠"徒跣走粤求医，不以星夜为瘁"，遍延名医为母诊治。然而母疫如痼疾沉疴，毫无松动。听说从患者排泄的大便味道，可辨别药物的对误和效果。于是每当母亲服用药石汤剂后，邓存忠都要舔尝母亲粪便甜苦以判断母病情状。为使母亲早得痊愈，邓存忠遍祷郴之九仙。每祷一仙，不管山高路远，不避寒冬炎暑，总是一步一跪拜，三步九叩首。邓存忠的孝道虔诚感动了苏仙。当时，苏宅的汉代橘树因历经二千年风霜雨雪和人攀畜啃，已成根腐茎枯的朽木，再无橘叶以治瘟疫。为治邓母疫疾，苏仙浇洒仙露于朽橘根茎。一夜之间，只见千年枯树青绿充盈，枝头橘叶蓬勃生发，郴州一时轰动。邓存忠采得橘枝叶，舀取井中水，给母亲服用，一服大见效，连服三次就痊愈了。

5. 仙降甘霖济苍生

郴州历史上旱涝频繁。每逢天旱，人们求雨苏仙，苏仙每求必应.普降甘霖缓解旱情以济苍生。史籍对此多有记载，其中尤以清初知州谢仲元所记最为详尽。现将谢仲元全篇照录，编者加标点断句，以便阅读。

附：苏仙岭祷雨记（谢仲元）

巍然于郴者皆岭，而城东苏仙岭为独有名。苏仙之名著于汉，橘井愈疫，天下莫不闻。知岭盖其生长地，都人于此香火奉之。唐饰祠宇，宋赐封号，仙之显灵由来久矣。予摄篆（当官）郴州。乾隆戊子（三十三年），春雨失时，泉痼土乾，终三月种不能播。舆情皇皇惧稼事之始基将废，主伯顿足而吁，或环庭投状以诉。予为遍祷诸神，每祷无不应，而未获滂沱。爰（于是）诹吉（择吉日）致斋，乘夜陟岭，祷告仙坛。维时二三僚佐亦先后不谋而集。礼成。俄闻林叶渐沥有声，骤雨随风而降。黑云四布，出山犹未大明。嗣是（接下来）诘朝（早晨）分乡洒润，不浃辰（古代以干支记日，自子至亥一周十二日为浃辰）大沛甘霖，则初夏之四日也。亩浍（垄沟）流膏，锄耨并作。昔之焦卷黄落忽睹葱倩盈畴。农夫动色，岁幸有秋。仙之庇乃桑梓，辅翼官司（协助政府），施其仆救，不啻挹注（将水从别处引来）从之。为灵昭昭固若是欤。夫阴阳之气蒸郁成雨。神则气之良，能仙。又人之凝其精气等。于神之莫测而祷者以心之诚相感召焉。是仙与神之为人致雨，本一气之鼓荡于其间。理殆（仅）切实而非诞。故祷雨之礼，肇（创建）自先王，其验并彰于史策。而我朝之雩祀以逮水旱，祈报载之。

6. 梦见仙鹿生贵子

明代崇祯后期，郴人喻玉铉一夜梦见苏仙骑鹿进入家宅。第二日，其妻即生下一男孩，喻玉铉梦仙得子，为孩子取名鹿寿，号国人。国人"生而倜傥负大志，慨然以斯道自任"，毕生"以复古国书为志"，因明末战乱，他隐居30余年，潜心钻研理学，著书35种，如《伏羲乐律与六书真传》、《神禹治水本源》、《周易河洛定议与筮占》、《帝王历数真传》等，成为一代理学名家。大学士魏真庵称"其道德学问大异寻常"。翰林院侍读、学士崔玉阶说"春山（即国人）先生复古图书之功，功在万世，为当代第一人。"

第四节 仲景祠

一、张仲景其人

张仲景，名机，字仲景，东汉末年著名医学家，被人称为医圣。南阳郡涅阳（今河南省南阳市人），另说河南省邓州市穰东镇张寨村（因在东汉时期，邓州市行政范围归南阳管理）

人。生于东汉桓帝元嘉、永兴年间（约公元 150～154 年），死于建安末年（约公元 215～219 年）。相传曾举孝廉，做过长沙太守，所以有"张长沙"之称。

张仲景生活在动乱的东汉末年，连年混战，"民弃农业"，都市田庄多成荒野，人民颠沛流离，饥寒困顿。各地连续爆发瘟疫，尤其是洛阳、南阳、会稽（绍兴）疫情严重。"家家有僵尸之痛，室室有号泣之哀。"张仲景的家族也不例外，据载自汉献帝建安元年（公元 196 年）起，其家族中十年内有三分之二的人死于传染病，其中伤寒病占百分之七十。"感往昔之沦丧，伤横夭之莫救"（《伤寒论》自序）。于是，他发愤研究医学，立志做个能解脱人民疾苦的医生，"上以疗君亲之疾，下以救贫贱之厄，中以保身长全，以养其生"（《伤寒论》自序）。当时，在他的宗族中有个人叫张伯祖，是个极有声望的医生。张仲景为了学习医学，就去拜他做老师。张伯祖见他聪明好学，又有刻苦钻研的精神，就把自己的医学知识和医术，毫无保留地传授给他，而张仲景竟尽得其传。何颙在《襄阳府志》一书中曾赞叹说："仲景之术，精于伯祖。"

张仲景刻苦学习《黄帝内经》，广泛收集医方，写出了传世巨著《伤寒杂病论》。它确立的辨证论治的原则，是中医临床的基本原则，是中医的灵魂所在，被后世医家誉为"万世宝典"。书中系统地分析了伤寒的原因、症状、发展阶段和处理方法，创造性地确立了对伤寒病的"六经分类"的辨证施治原则，奠定了理、法、方、药的理论基础。书中还精选了三百多方，这些方剂的药物配伍精炼，主治明确。如麻黄汤、桂枝汤、柴胡汤、白虎汤、青龙汤、麻杏石甘汤。这些著名方剂，经过千百年临床实践的检验，都证实有较高的疗效，并为中医方剂学提供了发展的依据。后世不少药方都是从它发展变化而来。名医华佗读了这本书，啧啧赞叹说："此真活人书也。"喻嘉言高度赞扬张仲景的《伤寒论》，说："为众方之宗、群方之祖"，"如日月之光华，旦而复旦，万古常明"

（《中国医籍考》）。历代有关注释、阐发此书的著作很多。特别是注释、阐发《伤寒论》的著作，竟达三四百种之多。它的影响远远超出了国界，对亚洲各国，如日本、朝鲜、越南、蒙古等国的影响很大。特别是日本，历史上曾有专宗张仲景的古方派，直至今天，日本中医界还喜欢用张仲景方。日本一些著名中药制药工厂如小太郎、内田、盛剂堂等制药公司出品的中成药（浸出剂）中，伤寒方一般也占60%以上（其中有些很明显是伤寒方的演化方）。可见《伤寒杂病论》在日本中医界有着深远的影响，在整个世界都有着深远的影响。

《伤寒杂病论》序中有这样一段话："上以疗君亲之疾，下以救贫贱之厄，中以保生长全，以养其身"，表现了仲景作为医学大家的仁心仁德，后人尊称他为"医宗之圣"。

二、长沙仲景祠始末

张仲景祠又名张公祠，始建于清乾隆八年（1743年）。清光绪《善化县志》载："张公祠在北门贤良祠，祀汉长沙太守张机。祠宇久圮，光绪二年（1876年）奉宪清复改修。"贤良祠在今开福区蔡锷北路至巡道街之间，供奉康熙朝湖南巡抚赵申乔。抗日战争时期，张祠毁于战火。1947年，长沙中医界又捐款重建新祠3间，改名仲景堂。至今蔡锷北路湖南省中医学院附二医院内还刻有石碑，以纪念这位杰出的医学伟人及他对长沙的遗泽。

仲景祠联云：

识用精微，举孝廉，官太守，许洛阳时才，陈志范书无传记；

论广汤液，救贫贱，疗君亲，岐黄称圣手，伤寒金匮有遗篇。

下面是《草堂医话》中有关仲景祠的描述："湖南省长沙市教育东街保节堂左侧，原有仲景祠一所，乃清代纪念汉长沙太守张仲景者，刊入县志有所矣。民国时废祠改办了育英小学，旋因兵燹为墟，仅存旧址。湘医药界人士醵资重建复原，并得河西廖裕洋医士割捐私宅以广其基，遂于祠旁添筑医院，层楼巍峙，五年落成，即今新辟蔡锷北路西边之湖南省立中医院，后又改称中医药研究所。而所谓仲景祠者，又随保节堂改建中医进修学校，一并变其面貌矣。余幸医事勃兴而略纪旧事，亦仍不妄张仲景之有功于医药保健事业焉。"

三、张仲景任长沙太守考

张仲景由于《后汉书》和《三国志》均未为他立传，故有关他做长沙太守的事也就不见于史书记载。历代文献最早谈到张仲景"官至长沙太守"的是唐代甘伯宗的《名医录》，可惜该书已佚。北宋医官林亿、高宝衡、孙奇等人在校刊整理出版《伤寒论》时，其所作序文中引用了《名医录》的原文，并说："张仲景《汉书》（应为《后汉书》）无传，见《名医录》云：南阳人，名机，仲景乃其字也。举孝廉，官至长沙太守"。自宋代以来的许多医学文献都说张仲景"官至长沙太守"，还有不少医书称张仲景为张长沙，他所开处的方药也被称之为"长沙方"。

1981 年，从河南省南阳市医圣祠院内地下发掘出一块墓碑，还有碑座。碑的正面刻有"汉长沙太守医圣张仲景墓"等文字，碑座上则刻着"成和五年"4 个字。"成和"是东晋成帝司马衍的年号，成和五年即公元 330 年。此碑距张仲景逝世之岁（公元 219 年）仅 111 年，因而是可信的。已故著名医史学家耿鉴庭先生等人据此充分肯定张仲景曾经做过长沙太守。

张仲景究竟在何时做过长沙太守？清代名医陆懋修（字九芝）在其《补后汉书·张机传》中说："建安中官至长沙太守"。近代著名学者、国学大师章太炎先生则认为，建安六年荆州刺史刘表发兵打败长沙太守张怿之后，当由张仲景出任长沙太守。近代名老中医黄竹斋先生在所撰《医圣张仲景传》

中又说："盖仲景为长沙太守在建宁年间。"将以上三说加以分析比较，当以陆懋修和章太炎的论断较为可信。尤以章太炎之说最为可信；而黄竹斋之说则疑问较多。

人们知道，"建宁"为汉灵帝年号，前后历时5年（公元168～172年）。其时张仲景的年龄为18～23岁，此时"举孝廉"则无可厚非，若要做长沙太守，那是极少有可能性的。"建安"为汉献帝年号，共历时25年（公元196～220年）。建安元年张仲景年满46岁，至建安中期也只有50多岁，从古代多数官员的出仕年龄来看，张仲景此时出任长沙太守是完全可能的。再从东汉末年长沙郡的历史和地理情况来看，张仲景在建安六年以后至建安七年以前出任长沙太守，也是非常合乎逻辑的。

东汉时期的长沙郡，只不过是荆州所管辖的一个地区而已。据《后汉书》记载，当时的荆州共辖南阳、南郡、江夏、零陵、桂阳、武陵、长沙等7个郡，表明南阳郡和长沙郡都是归荆州管辖的。东汉建安时期担任荆州刺史即荆州最高地方行政长官的是刘表，他从中平六年至建安十三年一直担任此职近20年。当时刘表的权势很大。他对所辖各郡太守实际上拥有生杀予夺大权，能够直接任免郡太守。例如长沙太守张羡与张怿父子因反叛而被刘表发兵打败，用武力手段夺了他们的权，后来张仲景做长沙太守，实际上就是由刘表任命的。刘表与东汉著名诗人王粲（字仲宣）都是"山阳高平"（今山东邹城西南）人，两人是同乡。王粲于兴平年间或建安初年投奔刘表，随即成为刘表的部属，前后在荆州待了10多年，直至建安十三年刘表死去，王粲还在为刘表的儿子刘琮出谋划策。可见王粲与刘表的关系极其密切。南阳人张仲景此时亦前往荆州行医和办事，因而有缘与王粲见面，彼此之间也就有了一定的交往。张仲景比王粲年长20多岁。两人实际上成了忘年交的朋友。晋代针灸学家皇甫谧在《甲乙经序》中记载了"仲景见待中王仲宣（即王粲）"的事，在短短的几天之内即连续多次见面，说明两人的交往较为频繁，过从甚密。正是在王粲的推荐和引见下，张仲景结识了刘表，这就为他后来出任长沙太守提供了有利条件。

章太炎先生在《张仲景事状考》一文中指出，建安四五年间，长沙太守张羡病死，由其儿子张怿继任长沙太守，刘表复派兵攻怿，大约在建安六年彻底打败张怿。只有到了这时，张仲景才有做长沙太守的机会。章太炎在该文中说："（张）羡父子相继据长沙，仲景不得为其太守。意者先在荆州，与仲宣（王粲）遇，表即并怿，仲景始以表命官其地，则宜在建安七年矣。"章太炎先生认为，刘表打败张怿之后，正是通过王粲的推荐，刘表便任命张仲景出任长沙太守。章太炎先生此说很合乎当时的历史实际，因而是很可信的。张仲景就任长沙太守的具体时间应为建安七年至十年即公元202年至205年之间，这与他在《伤寒杂病论·自序》中所述"建安纪年以来，犹未十稔"之说也是吻合的。

张仲景出任长沙太守时，坚持一边做官，一边为人治病，一边撰写医学著作。凡遇农历每月初一、十五，便停止一切公务，专门在大堂之上设案为老百姓治病，称之为坐堂。故至今在药店设座行医者仍然称为坐堂医生。自建安时期多次疫病流行，张仲景家族原有100多口人，建安元年以来不到10年时间，竟有三分之二的人因染疫病而死去，其中伤寒病占了十分之七。故张仲景除了做官、看病之外。又潜心研究伤寒病，并奋笔撰写医书，他的《伤寒杂病论》一书也就是在这个时期内完成的。

四、张仲景长沙坐堂

坐堂，本指官吏出庭命理案件处理事务，因坐于厅堂而得名，鲁迅《华盖集·并非闲话》足以证明："清朝的县官坐堂，往往两造各责小板五百完案。"然而，在民间"坐堂"还有另一涵义，指中医师行医之处。像我国一些老字号的中医药店，也多以"堂"相称，如"同仁堂"、"济生堂"、"长春堂"、"四知堂"等。以致有些药店演变到后来发展成制药厂，仍然保留着这些老字号。如北京的"同仁堂"、天津的"达仁堂"、杭州的"胡庆余堂"、石家庄的"乐仁堂"、安阳的"明善堂"等，至今仍名扬海内外。中医药店为何称"堂"呢？这都与张仲景有关。

张仲景在任长沙太守期间，正值疫疠流行，许多贫苦百姓慕名前来求医。他一反封建官吏的官老爷作风，对前来求医者总是热情接待，细心诊治，从不拒绝。开始他是在处理完公务之后，在后堂或自己家中给人治病；后来由于前来治病者越来越多，使他应接不暇，于是干脆把诊所搬到了长沙大堂，并择定每月的初一和十五两天，大开衙门，不问政事，而专为百姓治病。时间久了，形成了惯例，每逢初一和十五这两天，他的衙门前就聚集了许多来自各方的病人等候看病。

他的这一举动，被传为千古佳话。为纪念张仲景，后来人们就把坐在药铺（店）里给人看病的医生通称为"坐堂医生"。这些医生也把自己开设的药店取名为"××堂药店"，这就是中医药店称"堂"的来历。

五、张仲景八十得子

东汉年间，在长沙任太守的张仲景八十高龄的时候，膝下没有儿子，早晚谈起这事，老两口总有点不美气。

一天，张仲景到长沙城外菜园散心，见一个姑娘在锄菜。张仲景见这姑娘的菜种得那么好，说："姑娘，天大旱了，别家园子里的菜都枯黄了，你这园子里的菜咋恁好咧?"张仲景到这一带看过病，他虽然不认识这姑娘，这姑娘可认识他，对他的家事也了解。这姑娘对他说："地壮能保墒，菜叶咋会黄，人活八十只要棒，照样也会有儿郎啊!"张仲景听了这话，"啊"了一声又散步了。

一月过后，张仲景差人去姑娘那个地方，叫种菜姑娘送挑菜来。那姑娘对差人说："你去吧！我随后就到！"

第二天，那姑娘没担菜挑子到太守府。太守问："姑娘，你没青菜了？"种菜姑娘回答："我带了些菜籽。"张仲景说："我没用。"姑娘说："只要有籽，就会有菜。这么大年岁啦，咋不解味儿呢！"

姑娘走后，张仲景翻来覆去睡不好觉，总想着这姑娘两次说话有啥意思。是啥意思呢？猜不透，他把这些想法说给了老伴儿，让老伴儿猜猜姑娘说的究竟啥意思！老伴说："哎哟！你个老东西，那是想你的好事的，这就不懂啊！"张仲景说："懂是懂，我这把年纪，岂敢胡想！"老伴儿说："指望我是要绝后啊！还不差人去找那姑娘问明此事！"老伴儿亲自差人作媒见了那种菜姑娘。姑娘说："只要太守不嫌弃，我就侍候他的晚年。"那姑娘到太守府作了张仲景的小太太。婚后第二年就生了个胖儿子。

八十岁的太守得了贵子，长沙城都传开了。好多人说："张太守真是个神医，他的养身之道就是管用，八十岁能添一贵子就是见证。"

还有人说："八十相公年轻媳，不知这娃是姓谁？"

听到邪话，小太太直哭。张仲景知道孩子是自己的，可也不愿听这邪话。一气之下，说："不在这儿当官了，也八十了该回南阳啦！"

临走，他在太守府影壁墙上写了一首诗：

　　　　　八十老翁得一娃，
　　　　　笑坏长沙众百家。
　　　　　如若是我亲生子，
　　　　　十八年后坐长沙。

张仲景回南阳后，整理了药书，不些时儿，就去世了。

话也真是，18年后，张仲景八十得了的那个儿子，真的也当了太守。

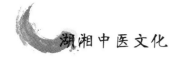
第五节　龙山药王庙

　　清《一统志》载："龙山在（湘乡）县西南百八十里，跨湘乡、安化及宝庆府邵阳、新化四县境。"照今天的政区划分，龙山位于涟源市西南边陲，山脉横亘涟源、新邵、邵东、双峰四县（市），主要部分在涟源市境内。清同治《湘乡县志》载："湘乡之山以龙山为最大，高峰矗立，环湘两百里，望之，如陈云浮碧，有水飞洞，四面崇山围绕，中有洞天，其水由浮云石飞流而下，望如白练，故其地又名白水。浮云石有石依山歧出，高百丈余，远望如人参立云表；故又名仙人石，皆胜地也。山巅有池，池中有鲤，常有烟雾缭绕，相传为龙所居也。"（图4-9、图4-10、4-11）

一、龙山的由来

　　据说，在很久以前，这座山上有一座寺庙，寺里住着一位老和尚。

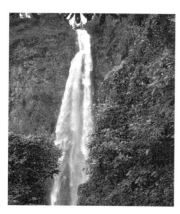

图4-9　龙山水飞洞瀑布

　　有一天晚上，老和尚梦见一位长角的白胡子老头对他说，他是寺庙后面石洞内一条青蛇，修行几千年了，如今已修炼成龙，明日就要下山到东海居住。为了感谢老和尚年年敬斋供饭，临行时想为寺庙造些田亩，以供寺内和尚们的饭食。为了减少他出行时风云雷雨所造成的破坏，还特别叮嘱老和尚，要他砍些楠竹，破成竹枧，从寺后石洞的泉眼引水架过寺庙，他将化成小蛇，沿竹枧内水流出寺。

第二天，老和尚不敢怠慢，一早就带着众僧砍竹劈枧，接过寺后石洞的泉水，放入山涧。午时三刻一到，只见艳阳高照的晴朗天空，突然乌云密布，一道闪电划过，滂沱大雨哗哗而下，一众僧人纷纷躲入寺庙房内。唯独老和尚身穿法衣，手执法杖，静静地守候在竹枧旁边。果然，洞内冒出一股浊水，浊水中，一条泥鳅般大小的青蛇顺着水流出寺而去。老和尚正暗自庆幸能相安无事。忽然，不远处山涧内一声巨响，那条小青蛇一下现出老龙的原形来，身高数十丈，巨大的躯干，乌黑的长角，银髯飘拂。伴随着轰隆隆的巨响，庞大的龙身在山涧里的洪水中翻滚，周围的山头被它一扫而平，巨石像沙子一样被冲走。一时间，地动山摇，几个小山峰一下就被扫平了。

老和尚害怕了，以为是孽龙造怪，赶紧跪地向上天祷告起来，求玉帝快快将孽龙收去。这一下，反倒是老龙害怕了，又化作小青蛇，随着滚滚山洪翻过邵水，进资江，入洞庭，拥滔滔长江直奔东海去了。

老龙一去，又是云开日见。只见寺庙下面，原来的几个小山头都不见了，展现在眼前的是一片宽阔平坦的田畴。老和尚这时猛然想起那老龙在梦中对他说过要为寺庙造些田亩，供和尚们饭食的话。如果不是自己大惊小怪，把老龙吓走，兴许要多出几倍的良田呢！老和尚以掌击额，叫苦不迭，直呼：可惜！可惜！从此以后，这座山就被称作"龙山"。

龙山"顶有龙池，泉如潮涌，分为二派，一入湘乡为涟水，一入邵阳为邵水。"（方舆纪要）古代的神人出门多要乘龙，逶迤奔驰。如祝融出门乘的是两条龙，并辔齐驱，煞是风光。颛顼乘龙而至四海。既然有人乘龙，那么就一定有人养龙和驯龙。所以，在中国的神话故事里就有了豢龙氏和御龙氏。这好比皇帝身边有专门养马、驯马的人一样。马又叫"龙"，皇帝出门就像乘龙御驾一样了。据说古时有个叫董父的人，非常好龙，当然不是叶公那样的假好龙，而是真正的喜欢龙，与

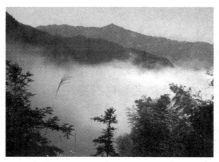

图4-10　龙山云海

一峰独峙，众山环绕，素有
"四十八面龙山"之称。
"岳坪峰"原名"岳平峰"，
清朝邵阳人刘应祁《游龙山
记》云："邵境之山，惟龙
山最大，而高等衡岳，其顶
名岳平，谓与岳埒耳。"意
思是龙山最高峰与衡山（南
岳）祝融峰高度相等，所以

龙产生了深厚的感情，朝
夕相处，形影不离。董父
能够根据龙的习性和嗜好，
给龙以不同的饮食和调教。
因此，各种各样的龙都成
了董父的知己，纷纷归顺。
董父养龙的地方就叫龙池。

龙山巍然屹立于湘中，
气势磅礴，奇特壮观，主
峰岳坪峰海拔1513.6米，

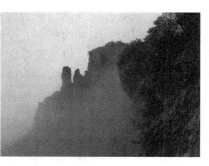

图4-11　龙山仙人石

山顶名岳平峰。其实，岳平峰比之祝融峰还高出223.6米，古
人无现代的测量技术，凭推测，致使有200多米的高度之误。

龙山之所以雄伟，还在于其主峰凌驾于四周众山之上。龙
山周边地势平缓，多在海拔200米以下，唯其主峰平地崛起，
拔地通天，与四周群山的相对高度在1000米以上，形成鲜明
的对比。登上岳坪峰，鸟瞰八方，群峰拱"龙"，众山若丘，
俨然有"小天下"的观感。就像"五岳独尊"的东岳泰山，
崛起于华北大平原的东缘，凌驾于齐鲁丘陵之上。其主峰玉皇
顶（海拔1545米）与四周群峰的相对高度都在400~500米之
间，登泰山极顶，就有"一览众山小"的观感，而何况岳坪
峰与周边群山的相对高度在1000米以上，所造成的视觉冲击

就更加可想而知了。

在山体形态上，龙山比衡岳要雄伟壮观。"衡岳群峰四出，忽起忽伏，而龙山横亘数百里，一望如屏，幽崖绝谷，鸟道猿踪"（刘应祁《游龙山记》）。每到初冬，隔数十里遥望，龙山恰似一条银龙静卧天际，积雪至隔年仲春始化，

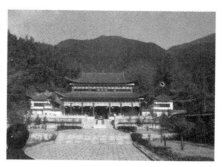

图 4 - 12　龙山药王殿

雪深达数尺，游人可徒手捕获野物，雅兴无穷。

二、孙思邈与药王殿

2007 年 6 月 13 日，龙山国家森林公园在龙山凤凰寺为"药王"孙思邈诞辰 1426 周年举行隆重的祭祀大典暨药王圣像开光仪式。此举让人惊喜，惊喜中又略带几分迷惑。孙思邈是闻名世界的中国古代医学家，其人及其医学巨著《千金方》不仅对我国医药学作出了杰出的贡献，而且对全人类医学亦作出了卓越贡献。这样一位医界超级名人能被迎接到龙山"长住"，真是可喜可贺。然孙思邈是陕西省耀县人，怎么被相隔千里之遥的湖南龙山人如此顶礼膜拜？这还得从龙山岳坪峰上的药王殿说起（图 4 - 12）。

龙山药王殿始建于唐，后经历代修缮扩建，至清光绪时，全殿由山门和殿堂两大部分组成，占地 900 平方米，殿高 8 米，全系浮雕石刻，外墙由巨型花岗岩条砌成，顶盖大铁瓦。"药王殿"三个大字刻在殿堂的拱形石门上，其余多处刻有精美图案和对联，其意融融。殿内存放有孙思邈像，即人们常常前往朝拜的"药王菩萨"，其造型别致，栩栩如生。据中国华夏文化纽带工程组委会专家考证：龙山药王殿是全国十大药王古殿中历史最长且保存最好，最有研究开发价值的一座古殿。

　　进殿门不远处有古井一口，泉水潺潺，四时不竭，井旁有一块大青石，分别被称为"滴泪泉"和"晒书石"。传说，某天白昼突然昏天黑地，狂风大作，《千金方》书稿被卷进一个无底山洞，孙思邈异常悲伤，面对山洞泪流不止。不久云开雾散，洞内涌出一股清泉，托出书稿，孙氏赶忙拾起，置大石上晒干。后人据此命名该泉和石，沿用至今。

　　据史志和有关文献记载，孙思邈从年轻时就开始修道学医，为了了解中草药的各种特性，曾遍访南北名山，寻找民间药方，无数次深入太白山、终南山、峨眉山、青城山、龙山等深山老林采药制药，他炼制的"太一神精丹"对霍乱、腹痛、癫狂、蛊毒、温疟等症非常有效，称得上是"灵丹妙药"。当他来到龙山采药时，很快就被这里繁多的草木药材吸引住了（据查，龙山现在仍有高等植物 1000 余种，药用植物达 500 余种，是名副其实的"药山"），于是定居在龙山脚下。在这里，他一边上山采药制药，一边为当地百姓们施药治病，至今在龙山尚留下不少古迹。如岳坪峰上的晒书石、洗药池，传说孙思邈曾在石上晒书，在池边洗药；大洋江边有陕西寨、望乡台，传说是龙山人为了留住孙思邈，减轻他在异乡思念故土之情而修建的；拱形桥，传说是孙思邈为方便人们行走而在半山大洋江上修建的。还有孙家桥、孙水河等，也都与孙思邈有关。

　　公元 682 年，孙思邈去世，享年 100 余岁。生前留下遗言："遗令薄藏，不藏明器，祭去牲牢"（《新唐书》）。孙思邈去世后，龙山一带的民众为他建药王殿，尊他为药王菩萨，朝朝代代，香火不息。尤其是现在新化、冷水江、涟源、双峰、新邵等县市群众，每年都要上山朝拜，人流络绎不绝，香火长盛不衰。

　　孙思邈能受万民景仰，特别是在龙山享有至尊至圣的声誉，是与他高尚的医德和高超的医术分不开的。他有一颗一切为病人的赤诚之心，曾说："人命至重，有贵千斤，一方济之，德逾于此。"所著《千金方》，也正是取意于此。该书对后世有着重大的影响，一部中国大百科全书之传统医学卷，引用孙思邈及其著作内容近百次之多，引用率之高，在古代医学家之中名列前茅。孙思邈是勇于创新的一代药王，他第一次主张妇儿应分科论治；首创了针灸的"指寸法"和"阿是法"；最早使用导尿法，《千金方》载有："津液不通，以葱叶除尖头，内阴茎孔中深三寸，微用口吹……津液大通，便愈。"这与法国医生拿力敦在1860年发明橡胶管导尿相比，则早1200多年。在民间还留传孙思邈"悬丝诊脉"的传奇故事。所谓"悬丝诊脉"，即用9尺红丝线拴于患者手腕部的"寸口"，医者隔帘执线诊脉。据说，唐太宗时，孙思邈曾用丝线为长孙皇后诊治过病。这类传说听起来有些玄乎，使人难以置信。却不料当今的科学发明，竟为此作出实证。1989年，世界上第一台脉图循环动力检测仪在中国湖南试制成功，它使"悬丝诊脉"的神奇传说成了现实。这件仪器可以在荧光屏上清晰地显示有关图像和指数，能在很短的时间内准确地诊断心血管疾病。

现在，龙山已是国家级森林公园，又是"药王"圣地，"华夏中药文化园"亦落户于此。该园已经形成整体发展思路，即：以"天下药王"龙山为基础，辐射涟源、娄底及湘中周边县市，建立起近期20万亩、中期50万亩、远期100万亩的中药生产基地。到那时，中华传统医药、医学将从这里走向世界，龙山真的可以昂起"龙头"看天下了。

第六节 湖湘非物质文化遗产

一、南药瑰宝——九芝堂

2008年6月14日，文化部公布了中国第二批非物质文化遗产项目保护目录。九芝堂中药文化榜上有名，这标志着以"药者当付全力，医者当问良心"为代表的九芝堂文化已经深入人心，并将获得政府的支持与保护。

随着全球化的推进和对高效率的追求，手工业者的精益求精被机器的批量生产所取代，效率优先成为当今社会的通行法则。一切不符合全球经济一体化的事物终将被淘汰——但是，文化例外。文化不是商品，它有精神和价值内涵。

九芝堂作为一家拥有 358 年历史的老字号药企，多年来为湖湘人民的健康事业作出了巨大贡献。但是，家族式的单店经营一直限制了企业的发展和名声的传播，品牌影响力远不及制药实力。经历了文夕大火的炙烤和日军炮火的轰炸，九芝堂辗转迁徙，几经沉浮，恤苦济贫的精神却一直没有动摇。

经过数代沿革，九芝堂人秉承"药者当付全力，医者当问良心"的祖训，兢兢业业，品牌影响力与日俱增。九芝堂文化的影响力早已不局限于湖湘大地，而是辐射全国各省市，甚至与药品一起输送到海外市场。现在的九芝堂作为中华传统医药代表之一，品牌实力大增。

（一）医乃仁术

"芝兰生于深林，不以无人而不芳"（《孔子家语·在厄》）清顺治七年，公元 1650 年，一位老者从邻居蔡姓人处借得白银 300 两，在古城长沙坡子街自家大门内用石砖砌了个简陋的柜台，开了一家无名无号的小药铺。这位老者的名字叫劳澄，而这家无名无号的小药铺，就是后来的"劳九芝堂药铺"，也就是现在的"九芝堂股份有限公司"。

劳澄医术高明，工诗善画，其画尤为神品，与王石谷齐名，北京故宫博物院藏有其《天香书屋图》。据《中国美术家人名辞典》介绍，劳澄"性好游览，足踪所经，寄情诗画"，曾隐居于岳麓山，后因目睹战乱，生民经受疾疫之苦，便放弃初衷，应诊施药。孔孟儒学的"亲众爱人"思想和湖湘文化的"经世致用"精神在劳澄身上留下了深深的印记，只求悬壶济世、利泽生民，至于能否赚钱，倒在其次了。

药铺虽负债经营，劳澄仍主张"广施济民，倡仁修德"，强调"人有贫富之别，药施并无二致"，对于任何病人，都要做到竭诚尽智，全力救治。治病贵在神速、精准，否则，差之毫厘，谬以千里。因此，凡是病家有请，劳澄必马上前往，详细询问患者病灶症候、起居饮食，在心中有了十成把握之后，对症下药，药到病除。劳澄对于劳家子弟的要求非常严格，他说："为医者，必持悲悯之心，遇有疾厄相求者，当以至亲相待，精诚诊治。否则，误人性命，贻祸甚烈！"

"昔我先王熊绎辟在荆山，筚路蓝缕以处草莽，跋涉山林以事天子。"这是《史记·楚世家》中的一句话，精辟地反映了楚国草创时期人民在艰苦卓绝条件下的创业精神。儒生出身的劳澄，行仁布义，又深受湖湘文化所熏陶，坚忍自强，不仅很快还清了借银，而且，药铺生意日渐红火，无名药铺，远近闻名。

清康熙末年，公元1775年，劳澄重孙劳禄久继承家业，决定给药铺起个名号。冥思苦想之后，遂取意曾祖劳澄晚年所绘《天香书屋图》（图中，植双桂，桂生九芝），以画中九芝为名，正式称作"劳九芝堂药铺"。

劳澄后人谨记劳澄教诲，四方有请，寒暑不避，性存温雅，无自妄尊。药铺做大后，也采取了前店后厂的经营模式，进行中药炮制。劳九芝堂对于成药原料，通常是选用地道的上等好药材，如肉桂选用越南产的上桂，鹿茸多用锯茸、西茸，制丸散用的麝香多选自四川万县，广皮则用潮州所产。同时，在成药制作工艺及包装上也非常考究，如熬制膏药的葱油要预先熬成黑色膏状油质，黄丹按季节下料，熬炼时掌握火候，药料须待油料熬至滴水成珠时方可拌入，收膏时趁热洒水入锅，让水蒸气把油烟带走，如此制成的膏药有明如镜、黑如漆、热天不流汁、冬天不硬不脱、香味浓的优点。劳九芝堂药铺的产品不仅遍销省内各县市，而且远销到云、桂、川、新疆、海南岛以及南洋岛一带，劳九芝堂成为了闻名遐迩的长沙药业大户。

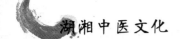

湖湘文化，福祉天下。王夫之有"国忧今未释，何用慰平生"之语，魏源有"不忧一家寒，所忧四海饥"的感叹。劳九芝堂药铺，"恤苦济贫"，遇到极端贫困的病人，不仅免费供给医药，还酌情赠送生活费。每逢农历初一、十五，劳九芝堂半价销售附桂紫金膏；平日，对穷苦百姓无偿散发"万应膏"、"时疫散"等药铺常备的小药品；大年三十夜，劳九芝堂还派人给露宿街头的穷人散发米票。这些做法，给生活在社会底层的市民带来了一定的实惠，劳九芝堂将利泽生民的信念发扬广大。

"夫医之为道，君子用之以卫生，而推之以济世，故称仁术。"（《重刻本草纲目序》。）而也许，劳九芝堂药盒上的铭文更能反映劳九芝堂人的思想："修合无人见，存心有天知。"

（二）药真不假

劳九芝堂能从一个小小的无名药铺逐步壮大到鹤立江南药业半壁江山的局面，立三百多年不倒，虽然有种种原因，但最重要的还是与"讲诚信、重质量"的经营理念有关。

用劳建勋的话说，就是四个字：药真，不假。

劳建勋举个例子说：有一年做"十全大补丸"，当时缺一味中药，端哥（劳端生）不做。市面上已经脱销很久了，有人说可以用别的药代替或是缺一味也没有多大关系，不能眼看着生意溜走。但是，端哥坚决不糊弄顾客，不搞劣药，硬是顶了几个月，直到缺的那味中药材到了，才开始生产。

正因为药真不假，所以药效奇特。劳建勋说，他单位有位司机嘴边生了个"饭疔"，疼得一边脸都歪了。他曾经留有3粒"麝香蟾蜍丸"，还是"文夕"大火前生产的。这种丸子一粒只有苋菜籽大小，他给这位司机敷了一粒，很快就好了。

劳先进的父亲劳绍谔是负责技术的，据他介绍，劳九芝堂生产的"膏、丹、丸、散"，用药都很有讲究。像当归、黄芪这类药材，一般只取中间一段药性强的，头尾去掉不入药。选料认真是劳九芝堂进货的特点。生产原料通常是挑选上等的，不用次货。如：制参桂鹿茸丸和附桂紫金膏用的上桂，总是购买中越边境或北越产的肉桂，比普通货要好两倍。麝香用云南产黄色有油润的，色枯无油的不用。

所有进货，必须经过制药部员工验收，发现品质低劣、货不对样板的，有权拒收。有时，为了疗效显著，还特意加重某味药的分量。如号称"儿科圣药"的灵宝如意丹，就加重了麝香的分量。劳九芝堂的紫金锭是将古方紫金锭与玉枢丹合二为一制造的，这样既提高了疗效，同业又难于仿制。

在制作工艺上更是有讲究。如生产眼药用的炉甘石要反复研细，珍珠用豆腐合煮，使之易于研碎。退翳障用的荸荠粉要过水飞等，这样加工出来的眼药，患者使用时不仅眼膜不受刺激，而且有清凉舒适感。制丸药、膏药渗兑的大葱、白蜜等料都预先熬炼成油备用。大葱选用长达两尺以上将要开花的老葱，熬成黑色膏状油汁，白蜜则用上等蜂蜜熬成黄色液汁。这些讲究的加工方式和操作工艺，有助于提高质量。

生产与储存方面，则根据每种成药在一定季节的销量和有效存放期长短，分期分批安排生产，避免成品积压或脱销。需要连续生产的畅销货，如附桂紫金膏，则每天熬一锅，每锅下料一百斤左右，做到当天熬出当天就揸好，不使过夜。在成品的包装上，做到畅销品事先装罐，冷背品临时装罐，使成品出货时味足色鲜，不受潮，不发生霉变。

据劳氏后人介绍，以前民间号称专治疑难杂症的江湖游医，所用丸、丹、膏、散，很多都是从劳九芝堂进的货，因为他们知道劳九芝堂的药靠得住，药效奇特，见效快。

将劳九芝堂药铺做大、做成品牌者，当数劳氏"克"字辈的几房兄弟及其后人，即"克、存、祖、志、永、绍、先、声"等辈。特别是第二任经理"克"字辈的劳克敬，主持业务达50年之久。他既有中医药知识，又能听取职工和顾客意见，为了改进经营，往往打躬作揖地向提意见者道谢。

劳克敬晚年选拔的第三任经理劳德扬继承衣钵，戒奢从俭，对店务作了进一步整顿，而且订出了一套经营方针和管理制度，代代相传。从此，劳九芝堂逐渐成长为长沙药业中的大户，到同治年间，月平均营业额高达白银四千两。

1930年前后，劳九芝堂年营业额已达18万银元，有员工60多人。长沙东山还有几百亩田地，几百平方米房屋，年收益银元近万元。至1938年11月长沙"文夕"大火前，劳九芝堂累积资产达40万银元。劳氏后人说，"文夕"大火前，劳九芝堂店铺从坡子街顺着衣铺街一直延伸至樊西巷，一条街全是劳九芝堂的。

（三）"九芝"撷趣

世界上没有一模一样的树叶，也没有一模一样的人，可是，世界上有没有一模一样的名字呢？有！而且很多。据统计，全国重名率最高的名字是"张伟"，无独有偶，在三百五十多年的历史长河中，"九芝堂"这个名字也曾多次被别人用过。不信？我来跟你说一说。

清末民初有个大商人叫黄楚九，浙江余姚人，据说是黄宗羲的后裔。他15岁时跟随母亲闯荡大上海。35岁时就已经是上海有名的大富豪之一。由于黄家世代为医，黄楚九也从开药店打天下，他所开设的药店当中，有一所药店的名字正是"九芝堂国药店"，只是这所药店经不起历史风浪的折腾，黄楚九一死，它也立马散了架。

陆懋修，清代医学家，家族也是世代行医。年轻时的陆懋修一心博取功名，却次次名落孙山，无奈之下只有继承家业，走行医这条路。不料，这一改行竟激发了陆懋修医学上的潜质，成为了一代名医，而且写了好多书，可谓是著作等身。巧得很：陆懋修，字九芝（别字勉斋），号林屋山人（别号江左下工）。怎么样，不用我多说了吧？

苏州园林名扬天下，著名的沧浪亭直让天下游人竞折腰。可是，又有几个人知道，苏州园林的历史上曾有一处隐然于世的人间美景呢？南宋宝祐年间，有一个叫俞琰的人在今苏州南园俞家桥附近修筑了一个小园子隐居。直到他孙子贞木那一代仍然生活在这里，并修筑了"咏春斋"、"端居室"、"盟鸥轩"等园子。到了贞木的孙子那一代，又修筑了一个园子，此园"列植以松竹果木，有井可绠，有圃可锄，通渠周流，烟庖水槛，迤逦缭葺，是则可舟可舆，可以筋，可以钓，书檠茶具，鼎篆之物亦且间设，环而视之，不知山林城府孰为远迩。"这处园子的名称是——"九芝堂"。只是到了明朝，这处风景秀美的园林已成为菜地，隐入了历史，可谓"生也隐然，去也悄然"。

明朝万历年间有个叫龙膺的进士，官至太常寺卿。这个人不仅官当得好，在文章诗赋上也颇有造诣，而且对于"九芝"厚爱有加。此话怎讲？他有一篇赋名叫《九芝赋》，他的诗集取名为《九芝集选》，不仅如此，他还把自己的府第命名为"九芝堂"，有诗为证："打叠歌环与舞裙，九芝堂上气如云"。够痴心吧？

林林总总讲了这么多，最后要强调的是真正把"九芝"这个名号叫响的，当属劳九芝堂药铺——九芝堂股份有限公司。

大浪淘沙，披沙砺金，数风流"九芝"，还看今朝。

二、千年的苗医，万年的苗药

苗医苗药为湖南省非物质文化遗产。其治病方法与众不同，有的拔牙不用麻醉药，也不用动手拔，只要病人能准确告知是哪颗牙有病，苗医只需轻按穴位几分钟后就能让病人自己把病牙吐出来。有的能治蛇伤，能在短期内治愈致人死命的疔、痈、疽和毒疮。有的用药可取出体内竹签、弹片、铁钉、铁屑等异物。有的精通骨科技术，能治疗颅骨骨折、脑挫伤、脑震荡。但因为苗族是只有语言而没有文字的民族，所以苗医没有付诸文字的医药论著，仅以师承父授，或以苗谚歌诀口传心授为传播方式。

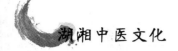

（一）苗族医药的历史起源

苗族医药的起源很早。苗族民间有"千年苗医，万年苗药"之说，而苗族医药见诸史籍的时间也很早。西汉刘向在《说苑·辨物》中说："吾闻古之为医者曰苗父。苗父之为医也，以菅为席，以刍为狗，北面而祝，发十言耳。诸扶之而来者，举而来者，皆平复如故。""苗父"者谁？有的学者认为："刘向《说苑》说上古有人名苗父，……这个苗父就是黎、苗族的巫师（巫医），巫师治病主要是祈祷禁咒术，但也逐渐用些酒、草等药物"（《中国通史简编》）。

有的学者认为，汉族文献所记的苗父，就是苗族传说中的"药王爷"。湘黔交界的苗族人民说，药王爷是一个周身透明、状如玻璃、有翼能飞的神人，他不畏艰难险阻，披星戴月为人民"岜税岜嘎"（东部苗语即"寻找药方"，这个传说流传很广，苗族东西部地区均有"一个药王，身在八方；三千苗药，八百单方"的歌谣。至今黔西南州安龙、贞丰、晴隆等地的苗医，还非常崇敬"药王"，在行医过程中治好病，就要以杀鸡祭祖的方式来敬祭"药王"。这个传说同《淮南子》记载的"神农尝百草"的传说非常类似，《山海经》云："黑水之北，有人有翼，名曰苗民。"其中"有翼"和"有翅"、"透明"的传说，均是神话时代苗族先民的特征，这说明苗族医药是起源于上古神话时代的。

由于苗族本身无本民族文字和史实的记载，故其医药的起源难于考证，但从众多的其他文献和传说、古歌中，仍可窥知其具体情况，其特点一是起源较早，历史悠久；二是起源于苗族人民生产和生活实践。苗族由于生活于药物资源十分丰富的地区，较早地了解和掌握了植物的知识和药用价值。至今在苗族地区，几乎每人都能认识掌握几种甚至几十种药物治疗方法，有些地方家家户户门庭院落房前房后皆种植一些常用药物，形成人们应用草药极为普遍的特点，具有"百草皆药，人人会医"之称。史载楚国巫师经常用苗药作巫具，《楚辞》

中有不少记有被称为"苗药"的"菖蒲"和"泽兰",长沙马王堆一、二号汉墓把"泽兰"作为殉葬品,说明了苗药的历史悠久和广泛应用。汉武帝时唐蒙在南越吃到枸酱,问从何来,曰:"道西北牂柯江……"(《史记·西南夷列传》),即古夜郎境内。《兴仁县志》载:"山产蒌蒟,花如流藤,叶如荜茇,子如桑椹。苗家沥其油,醢为酱,味亦辛香。取其叶,裹槟榔食之,谓可辟瘴,苗女持赠所欢,以为异品。"兴仁在古夜郎境内。从上述记载,可知苗族开发植物资源作为食品和药物的历史悠久。苗族"古歌"中关于远古发现药物的故事也很多,如黔东南一首叫《垫哈》的古歌,说的是哈哥小时不幸被虎背去,十年未返,后被父母找回时,野性不改,声音嘶哑不能说话,一次他跑出去到河边吃了很多浮萍,哈哥不但能说话了,还改掉了野性,苗家因此积累了浮萍能治嘶哑病的经验。

　　虽然苗族生活在植被繁茂、药物丰富的地区,但苗族早期迁徙频繁,所到之处大多是人迹罕至的荒僻山区和瘴疠之乡,自然条件十分恶劣,但这种环境反而锻炼了苗族生存斗争的能力。在这种特定的条件下,如果没有起源较早的医药活动,绝对不能保证民族得到生存和繁衍。苗族的许多有名的治疗方法和用药经验,就是来源于这种生存斗争。如苗医著名的糖药针疗法,是一种独特的外治疗法,此法广泛流传于贵州西南和西北大部分地区,贵州关岭、镇宁、紫云等地的苗医,用此法几乎走遍了全国各地。糖药针疗法溯源于古老的弓弩上应用的弩药,从弩药的成分上看,主要是古代苗人将"见血封喉"的剧毒药汁敷涂于弩箭尖上,以猎取虎豹等凶猛动物,《宋史·蛮夷列传》载,蛮夷人主要指苗瑶民族"其保聚山险者,虽有畬田,收谷粟甚少,但以药箭射生,取鸟兽尽,即徙他处。善为药箭,中者大叫,信宿死,得药解之即生。"至今苗族仍有狩猎习惯,古代苗族应用弩药是可以肯定的,但其他民族也有弩药,而苗族都能将它应用在治病上,可谓是一个创造。苗族在应用弩药的漫长过程中，配制者为适应治病的需要，有意减去了其中的剧毒成分，加入蜂糖等降低药物毒性的成分，用特制的排针或三棱针沾药汁刺于患处，其操作简便，治疗迅速，副作用小。糖药针是苗医独特的外治法，是起源于苗族古代狩猎活动而发明的弩药，这正是苗族医药起源于古代生活和生产实践的有力佐证。

（二）苗族医药的形成以及发展

苗族是农业为主体的民族，生活在长江以南温带亚热带气候湿润的山区，这些地方药物资源十分丰富。苗族应用药物的历史悠久，历代本草书均有很多记载。

从历代医籍中，可以看到苗族先民对药物命名的痕迹。如长沙马王堆三号墓出土的《五十二病方》中，就有用来治病的"答"，这个"答"，汉语无法解释，而苗语却很了然，现在苗语仍称豆为"答"，可见"答"是豆类植物，是汉语记音词。据新近的统计，《湖南农村常用中草药手册》中，中草药借用苗语记音的药物，药名直译（记音）的占有30%左右，苗名意译的占40%，这说明苗药在历史上的重要地位。

由于苗族地区盛产药物，所以是历代地方官上贡朝庭的主要贡品。《宋史·蛮夷列传》载："咸平元年，古州刺史向通展以芙蓉朱砂二器，马十匹，水银千两来献。上溪州刺史彭文庆来贡水银、黄蜡"，"咸平五年，汉碟（西南夷王龙汉晓）又牙校率部蛮千六百人，马四百六十匹并药物布帛等来贡。"历代本草如《本草纲目》菖蒲条引宋代苏颂的记载说："黔蜀蛮人常将（菖蒲）随行，以治卒患心痛，其生蛮谷中者尤佳。人家移种者亦堪用，但干后辛香坚实不及蛮人持来者，此皆医方所用石菖蒲也。"这段记载说明了苗族用菖蒲治病的情况，也说明了产地与药品质量的关系。《滇南本草》有灯盏花主治"左瘫右痪，风湿疼痛"的记载，是据云南邱北县苗医的经验收载的。《植物名实图考》也收载了不少苗药，如白及条有"白及根苗妇取以浣衣，甚洁白，白及为补肺要药"的记载。

改土归流后，苗族的药物得到较大的发展，曾有过较为兴盛的时期，这是由于对药物需要的增加，使得药市得以繁荣。19世纪末20世纪初，当时黔东南和湘西等地大批药材经湖南洪江、常德转销武汉等地，刺激了药物的生产经营及药市的产生。如号称"滇黔锁钥"的关岭县，据《关岭县志》记载商品类药物已达200余种，其境内的关索、坡贡、永宁、花江等地形成了繁荣的"场期药市"，许多苗医一方面售药，一方面看病，还进行民族医药的交流。其他如黔东北的《松桃厅志》就记有苗药52种，湘西《凤凰厅志》也记有苗族常用药物100多种，并进入市场销售。苗药的药市，使种植生产苗药的药园发展起来，促进了苗药的发展。如湘西凤凰县禾库村老苗医吴忠玉家药园有近200年的历史，贵州安龙县酒垤村老苗医杨明珍、熊德芬，关岭县老苗医杨少堂家都有祖传几代的药园。

苗医药物品种繁多，包括植物、动物和矿物等1000多种。所用药物，疗效很高，且和中医有许多不同。"药色诡异，非方书所载，统称草药。"（光绪《凤凰通志·风俗》）有些药虽为中医本草书所载，运用也有很大不同，具有苗药自己的特点。

苗医对药物应用的原则来源于生活的实践和几千年的用药经验，具有鲜明的民族特色。

苗药命名，有的突出药物的特殊形貌，有的反映药物的特殊气味，有的则根据药物的特殊功效……，总之，命名形象而具体，注意实际，易懂易记。苗医很重视药物的功效，为此还编出许多口诀，各地均有，生动易记。苗药在加工炮制及剂型方面，苗族医师除多数主张用生药外，还懂得将药物通过晒、炒、浸、酒制、醋制、茶制、尿渍等加工方法，使药物减低毒性，提高药性。在用药上主张"立方简要，"一方一病"，"对症（病）下药"，以单验方治病为主。民间有"三千苗药，八百单方"之说，事实上不止如此，仅湘西一带，单方达1000

多个。

由于苗族历史上无文字，对其医药的发展，历代文献记载甚少，但经过近年的实际调查，发现了苗族医药历史悠久，特色鲜明。关岭、镇宁、紫云苗医外出行医时，除用草药外，还喜用耳针、硫黄针、糖药针、膏药外敷、放血、推擦、刮痧等外治法，广西融水苗医用药物煮沸淋洗治精神病、癫痫等，都很有效。

（三）苗医苗药的神奇之处

花垣县的苗医苗药，素有"崇山一绝"之称。因为花垣县境，朝朝代代都被统治者列为苗疆生界，除严行封锁隔离外，还不时派兵入境清剿。在如此恶劣的历史环境中，这里的苗族人民为什么不但不会灭绝，反而日趋繁荣，这除了他们吃苦耐劳的品质和坚持反压迫斗争之外，还与苗医苗药的保健作用有着密切的关系，所以本地的苗族人民，非常喜爱本民族的医药。

1. 奇妙的方术

1938年（民国二十七年）编的《湘西乡土风情汇编》称赞花垣县苗医苗药为"奇妙技术"。所谓奇，就是说富有民族特色和地方特色；所谓妙，就是说具有显著疗效。清道光至民国初，猫儿乡涿鹿寨（今新寨村）著名苗医龙万家，使用芮孝松、密夺六、比舌奄等苗药作蒸汽疗法，配合内服蛇血公鸭饭等，治疗麻风病人疗效颇佳。他活到九十多岁时，还在家设置病床收治远方来的麻风病人。人人都称他为老药匠公公。

龙潭籍苗医石登望，最精外伤科，民国时期任"湘西王"陈渠珍部医官。凡枪伤刀伤，皆以化水术治疗，在军队颇受敬重。

2. 独特的医药理论

1824年，《凤凰厅志》载："苗地多产药饵，其药名诡异，非方书所载，或吞或敷，奏效甚捷。"凤凰县是花垣的毗邻，以上所指"苗地",也包括花垣境地。其所记载的"药名诡异"、"奏效甚捷"与《湘西乡土风情汇编》称花垣苗医苗药为"奇妙技术"的涵义相同,由于过去他们不知道苗医的医药学理论,只看到疗效好得惊人,所以才感到"诡异"和"奇妙"。而花垣苗医苗药之所以享有盛誉,就是因为花垣苗药独特的理论体系。这种理论体系,为 1985 年湘西土家族苗族自治州卫生局组织民族医药大普查时所发现,主要由祖传八代的苗医大师龙玉六所传述,县内其他知名苗医也有所增补和引证。为了让读者对花垣苗族医药学遗产这块瑰宝有所鉴赏,特此作简介如下:

3. 苗医生成哲学

花垣苗医生成哲学的核心内容是"事物生成共源根"。由苗医大师龙玉六生前所传授,原文见苗族古籍《古老话·事物生成共源根》(1990 年岳麓书社出版)。其中:"千万事和物同一理,事和物生成共源根。头号重要的是事物生成的能量,第二是事物生成的物质基础,第三是事物生成的良好结构,三条缺一不得生。"这几句是其哲学理论最简洁的概括。它指出一切事物的生成都离不开能量、物质、结构这三大要素。总而言之,事物生成三位一体的原理包括能量第一论、物质基础论、结构决定论。

4. 苗医体系的成就

花垣苗医苗药有三四千年的发展史。其学术性的理论成就,已渗透到了医药学的各个分科,形成了较完整的学术体系。

表面看来,民间苗医配方用药杂乱,似乎没有多大学问,但只要潜入深层,就可见到不少名老苗医之中有精深的苗医方剂学理论,正如麻栗场卫生院老苗医龙进生生前所说:"我们苗医用苗药配方,方法严格,灵活多变,对各种病症,可以文来文打,武来武敲。"苗医大师龙玉六对方剂学的学问则更为渊博。

花垣苗医看病的方法以往多只凭眼看、耳听和把脉等，现在的新型苗医，由于掌握了新知识，也结合使用听诊器、体温表、电子诊断仪以及其他诊断技术，诊断的准确率大有提高。

三、孙氏正骨术——邵阳正骨医院

孙氏正骨术的创始人是新邵的孙孝昆，被誉为一代医学宗师，其幼年习武，师从少林寺和尚七豹子、刘泽成学习国语及跌打损伤，文武双习，对中医正骨术和外科疮疡造诣较深。其正骨术名播娄邵地区，现被列为湖南省非物质文化遗产。

邵阳正骨医院前身为新邵中医院，1958年建院时就继承了孙孝昆的"孙氏正骨术"。第二代传人孙广生提出"骨科兴院、流派引路"的思路，潜心致力于以"孙氏正骨术"为核心的骨伤科技术研究与规模拓展，促进了医院的发展。第三代传人廖怀章上任后，进一步确定了骨伤科发展的主攻方向。即由四肢骨折向脊椎脊髓损伤和颅脑损伤发展；由简单骨折向复杂骨折发展；由新鲜骨折向陈旧性骨折发展；由长骨骨折向关节骨折发展；由骨折向骨病发展；由普通损伤向危急重损伤发展；由正骨向康复发展；由大伤科向小专科、专病、专方发展。他将骨伤科这个大伤科划分为小儿骨科等9个专科和骨伤研究室等五个病组，形成了专人——专病——专法诊疗的专科模式，营造了"人无我有，人有我优，人优我特"的经营优势，达到了"一救生命、二保肢体、三复功能"的治疗效果。

邵阳正骨医院紧紧围绕专科方向，制订科技创新的规划与工作目标，将重点放在临床实用的科研攻关上，并注重引进、移植院外科技成果及诊疗技术。各科室也相继成立了科研小组，做到科科有项目，人人有课题，形成科技兴医，科技兴院的良好氛围。该院年均引进新技术成果10项以上，大大提高了专科水平。如：小儿骨科采用孙氏正骨手法结合现代医学微创技术治疗儿童先天性"马蹄内翻足"、"O"型腿；采用孙氏舒筋活血汤配合孙氏正骨手法及屈肌腱松解法，治疗临床难愈的儿童前臂缺血性肌挛缩；脊柱外科对颈、胸、腰椎间盘突出症的患者，区分不同类型采用传统中医手法、牵引、理疗、中药熏蒸、药浴、针灸与介入治疗，以及椎间盘置换、椎体间融合等多种术式治疗，均收到费用低、疗效高的效果。骨关节科开展的"湖南邵阳地区汉族人群骨质疏松症的证治"研究，以传统的中医疗法结合关节镜下的微创疗法治疗各类关节退行性病变及施行关节置换术，为数以万计的患者治好了顽疾。

邵阳正骨医院加大对制剂产品的科研开发，将40多种中药方按《中国药典》标准要求制成丸、散、膏、丹、颗粒等12种剂型，形成了具有中医特色的专病专药。其中"壮骨胶囊"、"续断接骨胶囊"、"孙氏跌打膏"、"活血止痛胶囊"、"跌打胶囊"等5个品种被省、市、县职工基本医疗保险中心和新型农村合作医疗管理中心批准列入基本医疗保险用药范围。

邵阳正骨医院在发挥中医优势，继承创新"孙氏正骨术"，打造中医骨伤专科品牌医院方面取得了可喜成绩，将继续以进入湖南省非物质文化遗产名录为契机，进一步将"孙氏正骨术"发扬光大。

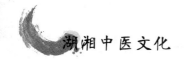

第五章　创新湖湘中医文化

　　在中医发展历史上，继承与创新始终是人们注意的中心问题。湖湘中医药事业，进而延及湖湘中医文化的振兴，必须走继承与创新并行的发展之路。继承是创新的基础，继承的目的是创新。只有重视继承，才能将湖湘中医文化的精华传承下来，为发展和创新奠定基础。创新是湖湘中医继续发展的需要，是历史螺旋式上升的必然。前面的章节中，我们已经看到了湖湘中医文化厚重的历史底蕴，站在新的历史起点与高度，我们更须直面的是湖湘中医文化和湖湘中医药事业的创新与发展。

第一节　创新湖湘中医文化发展的意义

一、继承弘扬湖湘中医文化，是当代湖湘中医人的时代使命

　　湖湘中医之源最早可洄溯至西汉马王堆医书，千年而下，人文湘楚名儒名医辈出，"湖广熟，天下足"、"唯楚有材，于斯为盛"、"船到郴州止，马到郴州死，人到郴州打摆子"，特定的自然、人文、政治、民俗等历史条件，煅就了湖湘中医文化"医德为先，心忧天下"、"思变求新，敢为人先"、"执中致和，道法自然"及"兼容并举，中西汇通"等精神特质，并造就了湖湘中医的历史华章。历史大潮滚滚向前，时代变化日新月异，21世纪的今天，当代湖湘中医发展面临新的挑战

与机遇。虽然湖湘中医事业近年来取得了长足进步，如在人才培养、资金投入、中医院建设、名医打造、中医特色内涵构建等方面都达到新的历史高点，但不可否认的是，比较而言，湖湘中医的发展速度滞后，湖湘中医在全国的影响力下降。2009年，由人力资源和社会保障部、卫生部及国家中医药管理局共同组织遴选的"国医大师"名单中，湖湘中医榜上无名，就是一个有力的说明。医院建设方面，湖南缺乏在全国有很大影响力的中医医院。在中药产业方面，也缺乏在全国有特别影响力的名企、名牌。"老牛自知夕阳晚，不用扬鞭自奋蹄"，抓住历史机遇，扬鞭策马，奋起直追，创新、发展、壮大湖湘中医事业，传承、发扬、升华湖湘中医文化，是当代湖湘中医人的历史使命。

二、创新发展湖湘中医文化，是推进"文化强省"的重要引擎

2009 年 12 月 20 日，湖南省文化强省建设工作会议在长沙召开，进一步贯彻落实党的十七大关于推动社会主义文化大发展大繁荣的战略部署，总结湖南省第九次党代会以来全省文化强省建设取得的成绩和经验，深入分析当前新形势和新任务，对文化强省建设进行再动员、再部署。省委书记、省人大常委会主任张春贤强调，以改革创新精神激发文化强省建设活力，更好地发挥文化这一优势资源，提升湖南省综合竞争力。会议资料显示，2005 年到 2008 年，湖南省文化产业生产总值由 584.3 亿元增加到 1090 亿元，三年翻了将近一番，年均保持了 20% 以上的增速，成为湖南省第 6 大千亿元产业；文化产业增加值占 GDP 比重达 5.1%，成为全国 5 个上 5% 的省市之一。2009 年 1 至 9 月，在应对国际金融危机冲击中，湖南省文化产业逆势上扬。会议指出，要力争湖南省文化产业增加值保持年均 20% 以上的增速，到 2015 年总产值达到 3500 亿元，实现增加值 1900 亿元，占 GDP 的比重提高到 8%，使文

化产业成为湖南科学跨越、"弯道超车"的重要引擎。

　　在湖南文化产业跨越式发展的过程中，"广电湘军"、"出版湘军"和"动漫湘军"作出了突出的贡献。中医药产业是"朝阳产业"，前景广阔。"怕上火，喝王老吉"，一罐中药凉茶创造了王老吉公司年销售120多亿的产值，成为中医文化创造产业价值的神话。中医文化产业的重要优势在于，它是我国文化自主创新的源泉。有人说，美国文化的传播是靠芯片、大片和薯片，而中国文化的传播则要靠中文、中餐和中药。可以预见，中医药文化必将伴随着中华文化的复兴而迎来全新的发展机遇。创新发展湖湘中医文化，做大做强湖湘中医药产业，将成为推进"文化强省"的重要引擎，"中医湘军"应当而且一定会为"富民强省"战略的实现作出新的历史贡献。

第二节　创新发展湖湘中医文化和产业的优势

一、中医文化复兴是历史大潮

　　山东中医药大学祝世讷教授在《中医文化的复兴》一文中深刻指出：在20世纪后半叶，特别是最后30年，首先在中国，同时在世界上，出现了复兴中医文化的潮流。……随着中国社会历史的演变，中医文化的5000年发展史大体可分为三个大的历史阶段，从远古至鸦片战争，创造了繁荣的医学文化体系，长期居于世界领先地位；从鸦片战争至新中国建立前，中西两种医学文化并存、争鸣，由"中西汇通"而至"废止旧医"，中医文化被排斥、否定，走入历史低谷；新中国建立后，由低谷回升，结束徘徊，开创振兴新局面，重新走向现代世界。历史是螺旋式上升的。近代，发展的箭头指向西方，20世纪以来，发展的箭头又旋向东方。中医文化的复兴，是中华民族的历史在20世纪下半叶发生的伟大变革的一个组成部分，是中华民族重新站起来走向世界的文化产物，是世界医学文化在现代发展中向东方寻找智慧的结果，是人类的科学、文化螺旋式上升的一种表现。

当前，中医药已传播到世界上 130 多个国家和地区，中医药的科学价值和卓越疗效已经为世界医药学界所公认，一个学习、应用和研究中医药的热潮正在世界范围内兴起，与此同时，伴随针灸热、中医热而来的是中医文化热。中医及其文化在历史上曾经走向世界并产生过重大影响，今天，随着中国的改革开放，中医重新走向现代世界，中医文化的复兴成为世界性潮流。

历史经验告诉我们，顺应历史潮流的事业是有巨大发展潜力和空间的。

二、湖湘中医文化底蕴深厚

如前所述，湖湘中医文化底蕴深厚，株洲炎帝陵、长沙马王堆汉墓和仲景祠、涟源龙山药王庙等文化资源弥足珍贵，历代湖湘名医及其有史可据之 480 部湖湘医著是丰富宝藏，近代李聪甫、刘炳凡、欧阳锜、谭日强、夏度衡"中医五老"的影响犹在，这些都是湖湘中医文化发展的资源优势。

三、湖湘中医药产业发展资源优势明显

湖南地处中南，药材种植历史悠久，有的已有上千年历史，如隆回的百合、慈利的杜仲等。省内以亚热带气候为主的多样性气候、复杂地形地貌和多种土壤类型为各种生物的繁衍生息提供了良好自然条件，适宜中药材生长，是中药材主产区之一。据统计，全省拥有药材品种 2384 种，占全国的 18.7%，其中植物药 2077 种，动物药 256 种，矿物药 51 种，药材总藏量 1200 多万吨，年产量 1.7 万多吨，居全国前列；全国 361 个重点中药材品种中，湖南省拥有 241 个，占全国的 66.8%，居全国第 2 位。杜仲、厚朴、枳壳、白术、木瓜、玉

竹、山银花、百合、茯苓、薄荷、湘莲、龟甲等"道地"中药材质量好、市场竞争力强、享誉国内外。其中杜仲种植面积达 74.6 万亩，约占全国总面积的 20%，为国家的杜仲基地之一，平江白术产量居全国第 2 位，枳壳产量居全国第一，靖县茯苓占国际市场需求的近 70%，具有全球知名度。湖南省也是全国 8 个中药材种植基地省份之一，种植面积达 410 余万亩。

四、湖南中医药产业基础较好

近几年来，湖南中医药产业发展较快。2006 年，全省中成药销售收入 46.99 亿元，同比增长 22.8%。2007 年，全省中成药完成工业产值 58.6 亿元，中药饮片 11.6 亿元。预计到 2020 年，湖南省中药产业年销售收入达到 1000 亿元以上，年均增长 20% 以上，占全省 GDP 的比重达到 5% 左右。经过近几年产业结构调整，各种资源的配置正在进一步优化，湖南省医药产业正朝着产业集群方向发展。在国内外有一定影响的湖南中医药大学和湖南省中医药研究院有一批专门从事中药研究的科研人员，依托科研、人才、地理等优势，全省中药产业已经逐步形成以长沙为中心，以长株潭为核心区，岳阳、衡阳、常德、邵阳等为扩展区，辐射其他区域的中医药产业发展格局。2007 年，长沙市医药工业总产值占全省医药工业总值的 48%。长沙市浏阳生物医药园经过几年发展，已成为我国 4 大医药专业园区之一，园区以现代中药与生物医药为特色和独特的产业集群式发展，对全省中医药产业发展的推动作用日益增强，已成为湖南省医药工业发展的核心载体。目前园区内集聚了 68 家医药及相关企业，产品集中于免疫调节药物、肝炎治疗药物、戒毒药物、植物提取物、功能保健食品等中药制造和生物制药领域。2007 年园区医药工业总产值达 30 亿元。同时，立足中药材资源优势，以中药材种植、初加工为核心的怀化"湖南西部中药谷"正在加紧建设。产品结构显著优化，大品牌品种初步形成。截至 2007 年底，湖南拥有中医药生产企业达 30 多家，中药保护品种 70 多个，涌现了九芝堂、千金药业、正清集团等上市公司和大型企业，其中有的产品过亿元：如衡阳古汉集团的古汉养生精口服液和片剂，长沙九芝堂的乙肝宁冲剂等。九芝堂、千金药业、紫光古汉 3 家上市企业年工业产值均超过 4 亿元，特别是古汉养生精已累计销售超过 30 亿元，九芝堂进入全国医药工业销售收入排名 100 强，千金药业利润排名全国 100 强之列。

五、湖湘中医文化和产业发展有良好政策支持

近年来，党和国家高度重视中医药发展，"十一五"期间国家计划投入近 30 亿元用于改善中医医院的基本条件。2009 年，国务院下发了《关于扶持和促进中医药事业发展的若干意见》，明确提出"要坚持中西医并重的方针，充分发挥中医药作用"，为中医药事业发展提供了极大的政策支持。湖南省委、省政府也高度重视湖南中医药文化和产业的发展。2007 年 6 月，湖南省委、省政府召开全省中医药发展大会，先后两次出台关于加强中医药工作的《决定》，指出要"充分挖掘我省中医药文化资源，积极发展中医药文化事业"，提出建设中医药强省的目标。国家和省委、省政府的政策支持为湖南省中医药发展创造了良好环境。

第三节   创新湖湘中医文化发展的策略

湖南作为中医药资源大省，区位优势明显，中医药文化源远流长，中医药资源十分丰富，科教基础良好，技术力量雄厚，中药产业初具规模，中医医疗体系基本完善，湖南应当紧紧抓住中医药面临的发展机遇，充分利用现有基础，发挥资源优势，站在更高的战略高度，加快实施发展中医药战略，打造中医药强省，加速推进"富民强省"步伐。

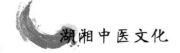

一、培养打造现代湖湘名医

由于诊疗思维和诊疗模式不同，西医看病是看人得的病，中医看病则是看得病的人；病人看病，在西医则是关注在哪个医院看的病，在中医则是关注是谁给看的病。中医诊疗更加倚重医生个人的经验和权威。"山不在高，有仙则名，水不在深，有龙则灵"，名医是地域中医文化发展的最大名片。培养打造一批大师级的现代湖湘名医，是彰扬湖湘中医文化的最好广告。

名医的培养和打造，是一个系统工程，涉及中医文化氛围的培育、中医优秀人才的培养、中医产业的发展、湖湘名老中医经验的传承和整理等等，需要长期的积淀。要创新人才培养模式，建立人才激励机制，遵循中医成才规律和特点，采取高校教育、名师带徒，政策、资金重点扶持等措施，培育和造就一批在中医临床各科技术精湛、医德高尚的"名医"。最近，由湖南中医药大学、湖南时代阳光养天和大药房连锁有限公司和湖南中医杂志社共同发起，成立了"湖湘名医俱乐部"，旨在促进湖湘名医内部学术交流，加强对湖南省名中医临证经验和学术思想的研究、整理，加大湖湘名医宣传力度，打造大师级名中医，凝聚湖湘中医的号召力，这应该是一个很好的开端。

二、培养打造一批名院、名科

中医的存亡兴衰，关键在疗效。中医药事业的发展，一定要抓住医疗实践这个环节。湖湘中医文化的创新发展，要有一批知名的医院和知名专科发展做为前提。湖湘中医医疗发展策略，要重点突出，优化资源配置，构建不同层次的中医药服务体系。重点扶持建设一批现代化综合性中医医院、中西医结合医院和重点专科医院，培育出一批特色独具、全国知名的"名院"、"名科"。

1. 配合国家中央预算内专项（国债）资金地市级中医医院建设项目，设立湖南省中医药服务体系建设专项资金。

2. 加强高端中医院建设，重点建设湖南中医药大学第一附属医院国家级临床研究型中医院、湖南中医药大学第二附属医院（湖南省中医院）、湖南省中医药研究院附属全国重点中西医结合医院，政策扶持落实到位。

3. 集中力量建设好 10～15 个中医特色浓厚、中医优势明显，人才、疗效、管理、服务、设施一流的"名院"（地、市级）。

4. 抓好 10 个国家级重点专病专科建设。

5. 以市县级中医院、综合医院中医科为依托，创建 25 个省级专病专科，形成能以发挥示范带头作用、有一定区域影响的"名科"。

6. 按现代化中医院标准，完善乡镇卫生院、社区医疗服务点开展中医药服务的基本设施配置。强化专业人才队伍建设，使乡镇、社区卫生院、新农合的中医服务能力提到一个新的水平。

三、做大做强湖湘中医药产业

中医文化的创新发展依附于中医药产业的创新发展，反过来又将促进中医药产业的发展。只有把湖湘中医药产业做大做强了，湖湘中医文化的影响力才会深远。由湖南省生产力学会完成的《湖南省发展中医药产业战略研究》课题报告中，对湖南中医药产业发展提出了如下建议：

1. 加大湖南省龙头制药企业和有自我发展能力、自主创新能力强、具有强势品牌优势和跨国经营潜力发展的中小型制药企业力度，在政策和资金上给予倾斜。

2. 通过战略引进方式，鼓励和支持国内外知名企业来湖南兴办中医药企业，为湖南中药产业发展注入新的"血液"。

3. 重点培育影响力比较高、科技含量高、具有自主知识产权的中药品牌，全力打造湖南省中药"大品牌"。大力争取国家发改委、国家生物医药产业化项目。

4. 加强产、学、研 结合，充分发挥高校科技平台资源优势。以大企业集团为主体，以重大项目为纽带，搭建产学研紧密结合、互动有为的创新发展模式。促进企业成为新药研发创新的主体。

5. 利用现代生物技术集中资源进行中成药优势品种的二次开发，立足湖南道地、大宗药材资源研究开发新产品。支持企业重点发展专利产品、独家产品及中药保护品种。

6. 加快重点企业技术改造。

7. 加快湖南道地药材 GAP 种植基地建设，延伸产业链，发展相关配套产业。大力发展订单种植，支持中药企业采取"公司＋基地＋农户"的产业化运作模式，建立中药材规范化种植基地。支持加强产销联合，推进中药材种植业良性发展，改善农村经济结构，大力促进区域经济发展。

8. 加快规范化、标准化中药饮片、中药提取物生产基地的建设，扩大配方颗粒饮片、超微饮片的生产，支持中药提取物集约发展和进一步扩大经营范围。

9. 加快建设中药制造大基地。重点支持浏阳生物医药园、长沙高开区、株洲经开区、湘潭高开区、怀化"湖南西部中药谷"的建设。

10. 加大物流中心的引导管理扶持，打造现代中药物流"大基地"，构建中药营销"大网络"。重点支持长沙双鹤、双舟、全洲医药物流、中南物流，加快长沙高桥、邵阳廉桥两个国家级中药材专业市场的建设，迅速发展成在国内外具有较大影响的现代化中药材集散地。

四、促进"马王堆汉墓－炎帝陵－仲景祠－药王庙－湖南中医药大学博物馆"旅游产业链形成

湖南有着悠久历史和鲜明地域特色，其名胜古迹、文化名

城、民俗风情、历史传说、名人名篇和爱国主义、革命传统教育基地等比比皆是。而以湖湘中医为特色的旅游路线的提出，应该是一个很好的尝试。形成"马王堆汉墓－炎帝陵－仲景祠－药王殿－湖南中医药大学博物馆"旅游产业链的时机已经成熟，其作为湖湘中医文化的顶级代表，又有着浓郁的湖湘山水特色，应该有着诱人的前景，也能促进湖湘中医文化的广泛传播。

五、进一步整理湖湘中医文库

湖南对于湖湘中医古籍的整理，早在"九五"期间，就组编出版了大型中医古籍丛书《湖湘名医典籍精华》，具有很高的学术价值和临床指导意义，并荣获全国优秀图书三等奖。必须把对湖湘中医药古籍的整理研究，提到继承发扬湖南中医药学事业的高度去认识，进一步加强这一工作，扎扎实实地去整理研究。

1. 构建湖湘中医古籍数据库，促进文献的数字化。

2. 成立湖湘中医古文献数字化研究室，以广泛服务于湖湘中医药文献研究、教学、临床、科研与开发。

六、探索湖湘中医"产－学－研－医－文化结合"之路

党的十七大报告提出，要"加快建立以企业为主体、市场为导向、产学研相结合的技术创新体系，引导和支持创新要素向企业集聚，促进科技成果向现实生产力转化。"把建立产学研相结合的技术创新体系，作为推进中国特色国家创新体系建设的突破口。湖湘中医文化的大发展，也要注重探索"产－学－研－医－文化结合"之路，科研成果、文化繁荣最终要转化为现实生产力，才能为地域经济发展和和谐社会构建作出贡献。在湖南中医药产学研结合实践上，我们已经有过诸多成功经验，如肝复乐、古汉养生精、妇科千金片的研制等。

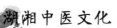

特别是由湖南中医药大学蔡光先教授主持的"中药超微颗粒",创造了年销售近亿元的产值,而且还荣获2009年国家科技进步二等奖,填补了湖南省建国六十年以来中医药界在国家科技进步奖奖项上的空白,实现了零的突破,展示了中药湘军的实力,是"产-学-研-医-文化结合"的一个典范。我们应当总结经验,积极探索、不断创新湖湘中医"产-学-研-医-文化结合"之路。